CCU
レジデントマニュアル
第2版

編集
高尾 信廣 高尾クリニック院長
西 裕太郎 元聖路加国際病院心血管センター循環器内科部長

医学書院

CCU レジデントマニュアル

発　　行	1997 年 4 月 1 日　　第 1 版第 1 刷
	2012 年 5 月 15 日　　第 1 版第10刷
	2016 年 3 月 15 日　　第 2 版第 1 刷Ⓒ
編　　集	高尾信廣・西裕太郎
発行者	株式会社　医学書院
	代表取締役　金原　優
	〒113-8719　東京都文京区本郷 1-28-23
	電話　03-3817-5600(社内案内)
印刷・製本	アイワード

本書の複製権・翻訳権・上映権・譲渡権・公衆送信権(送信可能化権を含む)は(株)医学書院が保有します.

ISBN978-4-260-02412-9

本書を無断で複製する行為(複写, スキャン, デジタルデータ化など)は,「私的使用のための複製」など著作権法上の限られた例外を除き禁じられています. 大学, 病院, 診療所, 企業などにおいて, 業務上使用する目的(診療, 研究活動を含む)で上記の行為を行うことは, その使用範囲が内部的であっても, 私的使用には該当せず, 違法です. また私的使用に該当する場合であっても, 代行業者等の第三者に依頼して上記の行為を行うことは違法となります.

JCOPY 〈出版者著作権管理機構　委託出版物〉
本書の無断複製は著作権法上での例外を除き禁じられています.
複製される場合は, そのつど事前に, 出版者著作権管理機構
(電話 03-3513-6969, FAX 03-3513-6979, info@jcopy.or.jp)の
許諾を得てください.

*「レジデントマニュアル」は株式会社医学書院の登録商標です.

St. Luke's International Hospital

This hospital is
a living organism designed to demonstrate
in convincing terms the transmuting
power of christian love
when applied in relief
of human suffering

Rudolf Bolling Teusler

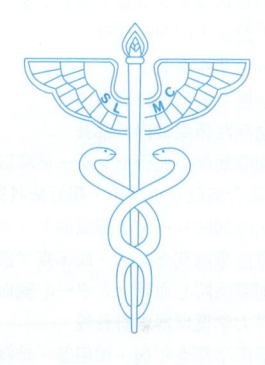

執筆者一覧(執筆順)

大谷	典生	聖路加国際病院救急部医長
望月	俊明	聖路加国際病院救急部副医長／CCM/HCU室長
水野	篤	聖路加国際病院心血管センター循環器内科
高尾	信廣	高尾クリニック院長
猪原	拓	平塚市民病院循環器内科医長
三橋	弘嗣	聖路加国際病院心血管センター循環器内科副医長
浅野	拓	聖路加国際病院心血管センター循環器内科
渡辺	直	聖路加メディローカス所長
椎名	由美	聖路加国際病院心血管センター循環器内科
植田	琢也	誠馨会千葉メディカルセンター放射線科部長
桑原	政成	虎の門病院循環器センター内科兼高齢者総合診療部
山内	照夫	聖路加国際病院オンコロジーセンター長／腫瘍内科部長
西原	崇創	富士重工健保太田記念病院
青木	眞	感染症コンサルタント
増田	慶太	筑波大学医学医療系循環器内科
安斎	均	太田記念病院循環器内科部長
小松	一貴	聖路加国際病院心血管センター循環器内科
陶山	恭博	JR東京総合病院リウマチ・膠原病科医長
岸本	暢将	聖路加国際病院リウマチ膠原病センター医長
森本	康子	国立成育医療研究センター臨床疫学部
阿部	恒平	聖路加国際病院心血管センター心臓血管外科医長
近森大志郎		東京医科大学循環器内科教授
久保	亨	高知大学医学部老年病・循環器・神経内科学講師
山崎	学	聖路加国際病院心血管センター心臓血管外科
久保	豊	東京女子医科大学東医療センター内科講師
岡村	大介	聖路加国際病院リハビリテーション科アシスタントマネージャー
尾関	理恵	聖路加国際病院薬剤部
白井	丈晶	聖路加国際病院心血管センター循環器内科副医長
井上	健司	順天堂大学医学部附属練馬病院循環器内科
中里	良	聖路加国際病院心血管センター循環器内科副医長
渡邉	琢也	国立循環器病研究センター病院生活習慣部門予防健診部
松元	紀子	聖路加国際病院栄養科NSTコーディネーター
酒見	智子	聖路加メディローカス女性診療科科長

序

　科学技術の進歩は目覚ましく，医療分野でも膨大な臨床試験を背景にさまざまなガイドラインが登場しています．ガイドラインは本来「指針」であり，その時点における専門家の総意としてお勧めですが，添付文書と同様に法律解釈の判断基準として一人歩きを始めたガイドラインに義務感だけでなく恐怖すら覚えます．循環器領域のすべてのガイドラインを網羅して，この小さなマニュアルに詰め込むことは到底できません．またガイドラインの要約集が本書の目的でもありません．大規模臨床試験の結果を直接当てはめられない除外基準を満たす患者は数多くいます．臨床現場は，医学的，時間的，人的，社会的などいろいろな制約下で創意工夫を行いながら行う小実験の連続です．残念ながら上手くいかないことも多くあります．ここ数年間にわれわれが経験したことを踏まえて，日々の臨床に役立つようにまとめました．聖路加国際病院循環器科も2008年から心血管センターとして循環器内科と心臓血管外科の拡充だけでなく，成人先天性心疾患分野が新たに加わりました．循環器医に必要な先天性心疾患の最低限の知識にも触れました．

　CCUレジデントマニュアル（第1版　1997年）を上梓してすでに20年弱が経過してしまいました．その間改訂作業を怠り，多くの方にご迷惑をおかけしました．今回，聖路加国際病院心血管センターに関係した多くの仲間に執筆協力を求め，本書が完成しました．本書の内容の一貫性を保ち，読みやすくするため省略，加筆，統合を編者の責任で行いました．編集の大幅な遅れにもかかわらず辛抱強く支えていただいた医学書院医学書籍編集部の中根冬貴氏，制作部の加藤寛之氏に感謝します．

　最後に共同編者の西裕太郎先生が2015年5月21日に急逝しました．臨床を大切にし，部長としてわれわれをリードしてきた先生を偲び，謹んで哀悼の意を表し，本書を捧げたいと思います．

2016年2月

高尾信廣

第1版　序

　分野を問わず専門家になるためには，最低5,000時間(少なくとも2〜3年間)の訓練が必要とされています．CCUレジデントは常にクイックレスポンスを要求され，身体的にも精神的にも多忙ですが，単に忙しいだけでは誰でも専門家になれるわけではありません．思考方法や技術を体得し調整するための頭と体の訓練が不可欠です．

　このマニュアルは循環器内科を学び始めたレジデント(後期研修医)を想定して書かれています．循環器疾患の治療は理論的で優れた薬剤も多くあり，外来での軽症〜中等症患者の治療は随分と楽になりました．しかし，CCUに入院するような重症例や多臓器不全の患者の治療には適切な診断と判断に加え，いろいろな小手先のテクニックをタイミング良く駆使する技能が以前にも増して要求されています．さらに，思わぬ落とし穴に陥りやすい心機能の低下例や高齢者に対応しなければならない場面も数多くあります．

　そのような状況に直面したレジデントのベッドサイドトレーニングに少しでも役立てばと思いながら，われわれの経験した薬剤や治療法を中心に，この『CCUレジデントマニュアル』をまとめました．「良き保守主義」を目指し，臨床評価のあまり定まっていない新しい薬剤や治療法については記述を控えました．しかし，経験がなくとも臨床的に有効と考えられるものについては簡単な解説を加えました．

　最後になりましたが，循環器の臨床トレーニングの機会を与えていただいた日野原重明先生，五十嵐正男先生をはじめ，聖路加国際病院循環器内科の林田憲明部長と山科章先生，榊原記念病院，心臓血管研究所の諸先生方，そして深夜まで一緒に苦労して治療に携わった数多くの内科レジデント達やCCUスタッフらに心より感謝いたします．また，医学書院書籍編集部の横田公博氏と制作部の大倉紀子さんには大変お世話になりました．この場を借りて御礼申し上げます．

1997年3月17日

　　　　　　　　　　　　　　　　　　　　　　　高尾信廣

目次

第1章 急性期 … 1

1. 急性循環不全 … 2
- **A** 心肺蘇生法 … 2
- **B** 急性左心不全 … 13
- **C** 心原性ショック … 20
- **D** 特殊な心不全や心原性ショック(たこつぼ心筋症,褐色細胞腫,甲状腺,脚気心) … 25
- **E** 急性右心不全 … 32
- **F** 急性心筋炎(劇症型心筋炎を含む) … 36
- **G** 心膜炎 … 40
- **H** 心タンポナーデ … 45

2. 急性心筋虚血 … 49
- **A** 急性冠症候群 … 49
- **B** 急性冠症候群の重篤な合併症とその対策 … 58
- **C** 緊急カテーテル検査・PCIの要点 … 69

3. 急性大動脈解離 … 77
- **A** 急性大動脈解離:画像診断 … 77
- **B** 急性大動脈解離:診断と治療 … 82

4. 肺塞栓症 … 89
5. 感染性心内膜炎 … 98
6. 致死的不整脈 … 109
7. 急性下肢虚血(critical limb ischemiaを含む) … 125
8. 巨大血腫(腸腰筋,腎被膜下など):診断と治療 … 132

第2章 慢性期 … 141

1. 慢性心筋虚血 … 142
2. 心臓弁膜症 … 156
- **A** 大動脈弁狭窄症 … 156
- **B** バルーン大動脈弁形成術,経カテーテル大動脈弁留置術 … 163
- **C** 大動脈弁逆流 … 166
- **D** 僧帽弁狭窄症 … 172

- **E** 経皮的僧帽弁交連切開術，TMVI ………………………… 179
- **F** 僧帽弁閉鎖不全症 ………………………………………… 181
- **G** 三尖弁逆流 ………………………………………………… 189
- **H** 三尖弁狭窄 ………………………………………………… 193
- **I** 肺動脈狭窄症 ……………………………………………… 195
- **J** 連合弁膜症 ………………………………………………… 198
- **K** 人工弁の管理 ……………………………………………… 201

3. 心筋症 ……………………………………………………………… 209
- **A** 肥大型心筋症 ……………………………………………… 209
- **B** 拡張型心筋症 ……………………………………………… 217
- **C** 拘束型心筋症 ……………………………………………… 222
- **D** 不整脈原性右室心筋症 …………………………………… 224
- **E** 二次性心筋症 ……………………………………………… 226

4. 慢性心不全（急性増悪を除く） …………………………………… 228

5. 不整脈（非致死性不整脈の治療戦略） ………………………… 240
- **A** 期外収縮 …………………………………………………… 240
- **B** 頻脈（PSVT，PAT，WPW など上室性頻脈を中心に） … 243
- **C** 心房細動・心房粗動の治療戦略（抗凝固治療を含む） … 248
- **D** 徐脈 ………………………………………………………… 255

6. 慢性心筋炎 ………………………………………………………… 264

7. 肺高血圧症 ………………………………………………………… 269

8. 大動脈瘤および陳旧性大動脈解離 ……………………………… 282
- **A** 大動脈瘤および陳旧性大動脈解離 ……………………… 282
- **B** 大動脈ステントグラフト（ステントグラフト内挿術） … 290

9. 慢性心嚢液貯留（収縮性心膜炎，放射線心障害を含む） …………………………………………………………………… 295

10. 心臓腫瘍 …………………………………………………………… 301

11. 下肢慢性動脈閉塞 ………………………………………………… 306

第3章 動脈硬化 ……………………………………………………… 313

1. 高血圧 ……………………………………………………………… 314
- **A** 高血圧および冠危険因子のコントロール（血圧管理を中心に） ……………………………………………………… 314
- **B** 尿酸の異常：高尿酸血症（痛風） ………………………… 324

2. 運動療法 ... 327
- A 運動療法の効果 ... 327
- B 心臓リハビリテーションの実際 ... 333

3. 薬物相互作用からみた薬物治療のコツ ... 338

第4章 成人でよくみる先天性心疾患（adult congenital を含む） ... 345

1. 心房中隔欠損 ... 346
2. ASD closure（デバイス閉鎖） ... 352
3. 心室中隔欠損 ... 355
4. 修正大血管転位 ... 360
5. Ebstein 病 ... 364
6. Marfan 症候群 ... 367
7. Eisenmenger 症候群 ... 372
8. Fallot 四徴症，完全大血管転位 ... 377
9. 成人先天性心疾患診療のコツ ... 381

第5章 心臓病と他科疾患 ... 389

1. 心疾患・高血圧を有する患者の非心臓手術時の術前評価 ... 390
2. 妊娠と心疾患 ... 397
3. 抗癌剤と心疾患 ... 403
4. 心臓神経症（神経循環無力症，Da Costa 症候群） ... 407

第6章 検査 ... 413

1. 心電図診断のピットフォール ... 414
2. 胸部X線写真（ポータブル撮影を中心に） ... 419
3. 心エコー ... 423
4. 生化学（troponin, hs-CRP, BNP/NT-pro BNP） ... 437
5. 心臓核医学検査 ... 442
6. CT 検査 ... 448
7. 心臓 MRI ... 453

8. 冠動脈造影，左室造影 ... 458
- A 冠動脈造影，左室造影 ... 458
- B Swan-Ganz カテーテル(SG カテーテル) ... 463
- C 側副血行路，冠動静脈瘻 ... 469

9. 冠動脈狭窄の新しい評価法(IVUS，OCT，FFR) ... 474

第7章 デバイス治療 ... 481

1. 不整脈植込みデバイス ... 482
2. アブレーション ... 495
- A カテーテルアブレーション(経皮的心筋焼灼術) ... 495
- B アブレーション手術 ... 502

3. 非侵襲的陽圧換気 ... 506
4. 補助循環(IABP，PCPS)，補助人工心臓(VAD)と心臓移植 ... 511

第8章 循環器疾患と栄養 ... 521

1. 急性循環不全の栄養の特徴 ... 522
2. 栄養はいつから，どの程度開始するのか？ ... 526
3. 特殊な栄養素：ビタミン B_1，CoQ10，Se ... 528

付録 ... 531

1. 食品中のビタミン K 含有量 ... 532
2. warfarin 使用のコツ ... 533
3. 妊娠と薬剤(特に循環器系薬剤) ... 536
4. 鎮静 ... 542

事項索引 ... 547
薬剤索引 ... 557

side memo

1. 低体温療法（体温管理療法）の進歩 ... 10
2. 非心原性肺水腫 ... 18
3. 脂肪乳剤を使用する蘇生 ... 24
4. 高拍出性心不全 ... 30
5. PCPS の進歩 ... 43
6. heparin 起因性血小板減少症 ... 63
7. subepicardial aneurysm（心外膜下心室瘤） ... 65
8. コレステロール結晶塞栓症 ... 66
9. DAPT と抗凝固療法の併用の効果と安全性 ... 68
10. 冠動脈瘤 ... 74
11. 左冠動脈肺動脈起始異常（BWG 症候群） ... 75
12. 上腸間膜動脈解離と SAM ... 87
13. 肺腫瘍塞栓，特に pulmonary tumor thrombotic microangiopathy（PTTM） ... 96
14. ロングフライト血栓症 ... 97
15. 人工血管などの難治性持続感染 ... 107
16. 失神と心疾患 ... 119
17. 心臓震盪 ... 121
18. QT 短縮症候群 ... 123
19. 上腸間膜動脈閉塞と非閉塞性腸間膜虚血症 ... 131
20. 結節性多発動脈炎 ... 139
21. ischemic memory（心筋内虚血メモリー） ... 150
22. 川崎病と冠動脈疾患 ... 151
23. off-pump CABG（OPCAB） ... 153
24. OPCAB, MIDCAB と incomplete revascularization ... 155
25. 心筋保護の進歩 ... 162
26. 大動脈弁形成術 ... 171
27. 薬剤惹起性心臓弁膜症 ... 178
28. Barlow's disease ... 187
29. 僧帽弁形成術 ... 188
30. 人工弁の進歩 ... 207
31. 心 Fabry 病 ... 215
32. 新規経口抗凝固薬使用のコツ ... 260

33.	warfarinと納豆	263
34.	成人の右側大動脈弓を見たらKommerell憩室	289
35.	僧帽弁輪石灰化と乾酪性MAC	300
36.	食餌性低血圧	323
37.	Marfan症候群患者の妊娠管理	370
38.	主要心区分分析法	386
39.	循環器疾患患者と旅行医学	411
40.	左室緻密化障害	436

第1章

急性期

1 急性循環不全

A 心肺蘇生法 cardiopulmonary resuscitation(CPR)

心停止に陥ると，数十秒以内に意識消失，脱力，強直，呼吸停止が生じ，3〜4分以内に有効な呼吸・循環が再開されないと脳に不可逆的変化が起こり始める．心肺停止の早期発見，有効な心肺蘇生と除細動の素早い実施，二次救命処置と続く，絶え間ない救命の連鎖が重要である．心肺蘇生はチーム医療であり，リーダーの元で一丸となり効率的な蘇生を行う．ACLS リーダーはまず現場の医師が行い，知識と経験のある医師が到着したら適宜交代する．

1 心肺停止発見直後の処置
(basic life support；BLS)(図 1)

心肺停止患者発見時の初動の基本である．最初に駆けつけた医師がすべきことを下記に示す．確実で有効な BLS こそが患者の予後を決定するということを忘れてはならない．

1) 周囲の安全と現在時刻の確認

救助者のケガの原因となるようなもの(割れたガラス，針など)や汚染の原因となる血液などがあれば，取り除く．

2) 意識の確認

患者を仰臥位にし，肩を叩いて呼びかけ，意識を確認する．

・患者意識(−)：人，モノ(救急カート)，モニター(除細動器または AED)を集めるように指示する．「1 人でできることには限界がある」ことを銘記すべきである．

3) 呼吸の確認：無呼吸&死戦期呼吸は心停止として扱う

まず気道を確保する．患者の口元に頬を寄せ呼吸音を耳で聞き，吐息を頬で感じながら，呼吸で胸郭が上下することを視認する．できれば呼吸と同時に頸動脈の拍動を確認する．

・呼吸(−)，脈拍(+)：気道確保と人工呼吸を行う．

A 心肺蘇生法 3

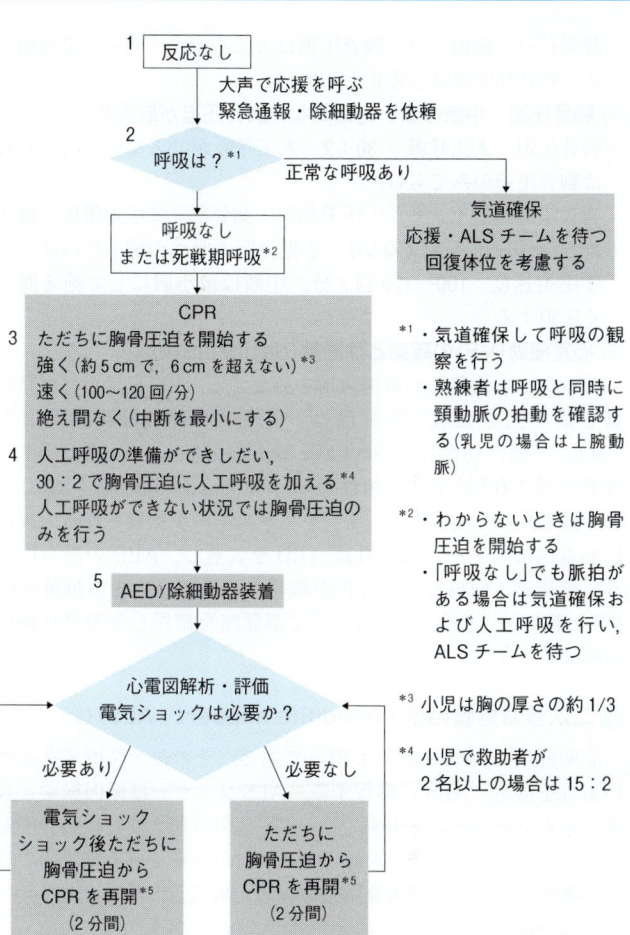

急性期

```
1  反応なし
   ↓
   大声で応援を呼ぶ
   緊急通報・除細動器を依頼
   ↓
2  呼吸は？*1 ──正常な呼吸あり──→ 気道確保
   ↓                              応援・ALSチームを待つ
   呼吸なし                         回復体位を考慮する
   または死戦期呼吸*2
   ↓
   CPR
3  ただちに胸骨圧迫を開始する
   強く（約5cmで，6cmを超えない）*3
   速く（100〜120回/分）
   絶え間なく（中断を最小にする）
4  人工呼吸の準備ができしだい，
   30：2で胸骨圧迫に人工呼吸を加える*4
   人工呼吸ができない状況では胸骨圧迫
   のみを行う
   ↓
5  AED/除細動器装着
   ↓
   心電図解析・評価
   電気ショックは必要か？
   ├─必要あり─→ 電気ショック
   │            ショック後ただちに
   │            胸骨圧迫から
   │            CPRを再開*5
   │            （2分間）
   └─必要なし─→ ただちに
                胸骨圧迫から
                CPRを再開*5
                （2分間）
```

*1 ・気道確保して呼吸の観察を行う
 ・熟練者は呼吸と同時に頸動脈の拍動を確認する（乳児の場合は上腕動脈）

*2 ・わからないときは胸骨圧迫を開始する
 ・「呼吸なし」でも脈拍がある場合は気道確保および人工呼吸を行い，ALSチームを待つ

*3 小児は胸の厚さの約1/3

*4 小児で救助者が2名以上の場合は15：2

*5 強く，速く，絶え間なく胸骨圧迫を！

ALSチームに引き継ぐまで，
または患者に正常な呼吸や目的のある
仕草が認められるまでCPRを続ける

図1 BLS (basic life support)

(JRC蘇生ガイドライン2015より引用)

- 呼吸(−)，脈拍(−)：胸骨圧迫による心臓マッサージを開始する．死戦期呼吸は心停止として扱う．

4) 胸骨圧迫：中断のない絶え間ない胸骨圧迫が最重要
- 胸骨圧迫：人工呼吸 ≒ 30：2．人工呼吸ができない状況であれば胸骨圧迫のみでも可．
- 胸骨圧迫のポイント：①圧迫部位：胸骨部，②圧迫深度：**成人約 5 cm（6 cm を超えない）**，小児は胸の厚さの約 1/3 の深さ，③圧迫速度：**100〜120 回/分**，中断は最小限にして絶え間なく圧迫する．

5) 心室細動(VF)の確認と除細動(defibrillation)

モニターを装着し心電図波形を確認する．VF を認めれば除細動を最優先させる．除細動は，直流式単相性除細動器なら 360 J，二相性切断指数(biphasic truncated exponential；BTE)波形では 150 J 以上，二相性矩形(rectilinear biphasic；RLB)波形では 120 J 以上の電気ショックエネルギーが推奨される．現場に心電図モニターがなければ AED を装着し，AED の指示に従う．除細動 1 回施行後も VF が継続するなら，除細動抵抗性の VF と判断し，引き続く ALS にて静脈路を確保し薬剤投与後に除細動を行う．

2 二次救命処置(advanced life support；ALS)(図2)

心肺蘇生の初療の基本は BLS である．その後，医療スタッフの集合を待ち，ALS に移行する．ALS リーダーは原因検索と対処を考えながら指示を出す．リーダー以外は絶え間ない胸骨圧迫を継続しながら，静脈路を確保し，血管収縮薬や抗不整脈薬の投与を考慮する．また確実な気道確保のため気管内挿管のタイミングをはかる．

1) 絶え間ない胸骨圧迫

絶え間ない胸骨圧迫は ALS でも**最優先事項**である．心電図波形確認時および挿管確認時に**最小限の中断**のみが許される．胸骨圧迫を中断しなければ実施できない処置は代替案を考慮する．(人手がある場合)胸骨圧迫を中断しなければ挿管できない程度の技量ならば bag & mask 換気で CPR を継続する．

A 心肺蘇生法　5

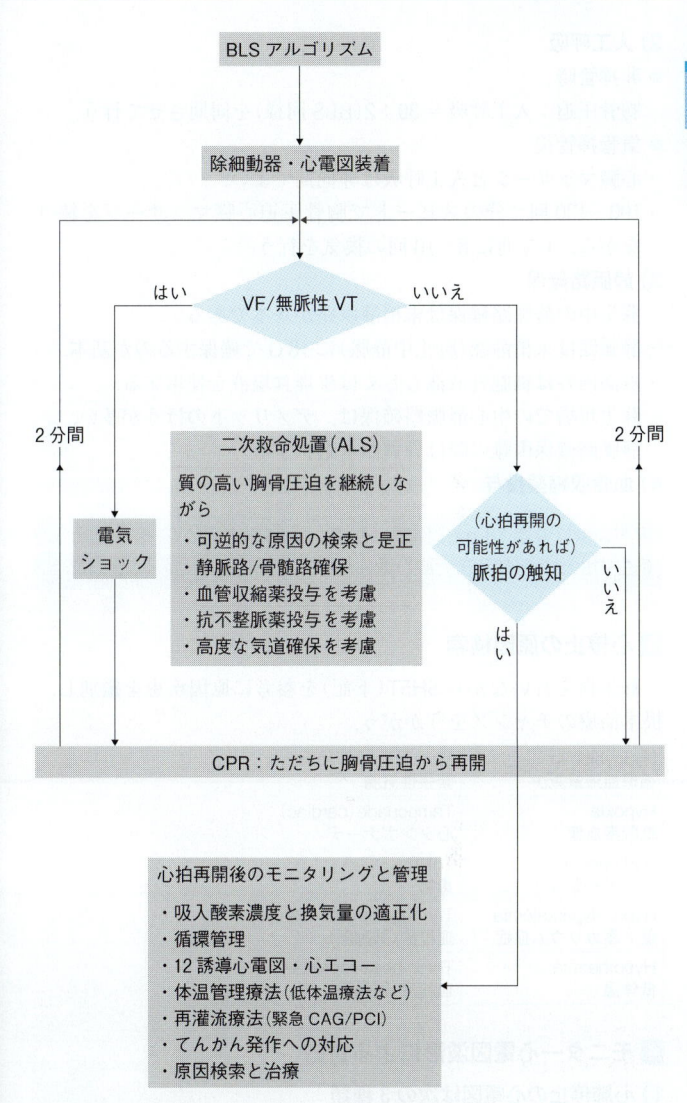

```
           ┌──────────────────┐
           │  BLS アルゴリズム  │
           └────────┬─────────┘
                    │
           ┌────────▼─────────┐
           │  除細動器・心電図装着  │
           └────────┬─────────┘
                    │
         ┌──────────▼──────────┐
    はい  │    VF/無脈性 VT     │ いいえ
   ┌─────│                     │─────┐
   │     └─────────────────────┘     │
   │                                  │
2分間                              2分間
   │     ┌─────────────────────┐     │
   │     │  二次救命処置(ALS)  │     │
   │     │ 質の高い胸骨圧迫を継 │  ┌──▼──────────┐
   │     │ 続しながら          │  │(心拍再開の   │ いいえ
   ▼     │ ・可逆的な原因の    │  │可能性があれば)│────┐
  電気   │   検索と是正        │  │ 脈拍の触知   │    │
 ショック │ ・静脈路/骨髄路確保 │  └──┬──────────┘    │
   │     │ ・血管収縮薬投与を  │     │はい            │
   │     │   考慮              │     │                │
   │     │ ・抗不整脈薬投与を  │     │                │
   │     │   考慮              │     │                │
   │     │ ・高度な気道確保を  │     │                │
   │     │   考慮              │     │                │
   │     └─────────────────────┘     │                │
   │                                  │                │
   └──────┬──────────────────────────┘                │
          │                                            │
   ┌──────▼─────────────────────────────┐             │
   │   CPR：ただちに胸骨圧迫から再開       │             │
   └────────────────────────────────────┘             │
                                                       │
          ┌──────────────────────────────┐            │
          │   心拍再開後のモニタリングと管理  │◄───────────┘
          │ ・吸入酸素濃度と換気量の適正化    │
          │ ・循環管理                      │
          │ ・12 誘導心電図・心エコー         │
          │ ・体温管理療法(低体温療法など)    │
          │ ・再灌流療法(緊急 CAG/PCI)       │
          │ ・てんかん発作への対応            │
          │ ・原因検索と治療                 │
          └──────────────────────────────┘
```

図 2　ALS (advanced life support)

(JRC 蘇生ガイドライン 2015 より引用)

2) 人工呼吸
- **非挿管時**
  胸骨圧迫：人工呼吸 ≒ 30：2（BLS 同様）を同期させて行う．
- **気管挿管後**
- ・心臓マッサージと人工呼吸は非同期でよい．
- ・100～120 回/分のスピードで胸骨圧迫心臓マッサージを続けながら，1 分間に 8～10 回の換気を行う．

3) 静脈路確保
蘇生中の静脈路確保は末梢静脈路が基本である．
- ・静脈路は末梢静脈（肘正中静脈）に 18 G で確保するのが基本．
- ・点滴内容は細胞外液液もしくは生理食塩液を使用する．
- ・蘇生現場での中心静脈路確保は，デメリットのほうが多い．
  静脈路確保困難の際は骨髄路を選択する．

4) 血管収縮薬投与

> アドレナリン注　1 mg（1 管）　静注　3～5 分ごと
> 蘇生中止判断となるまで繰り返し投与

3 心停止の原因検索

蘇生術を行いながら 5H5T（下記）を参考に原因疾患を鑑別し，根本治療のチャンスをうかがう．

Hypovolemia 循環血液量減少	Tension pneumothorax 緊張性気胸
Hypoxia 低酸素血症	Tamponade (cardiac) 心タンポナーデ
Hydrogen ion アシドーシス	Toxins 毒物
Hypo/Hyperkalemia 低/高カリウム血症	Thrombosis (pulmonary) 血栓症（肺動脈）
Hypothermia 低体温	Thrombosis (coronary) 血栓症（冠動脈）

4 モニター心電図波形による対応

1) 心肺停止の心電図は次の 3 種類

> (1) 心室細動（VF）/無脈性心室頻拍（pulseless VT）
> (2) 無脈性電気活動（pulseless electrical activity；PEA）
> (3) 心静止（asystole）

A 心肺蘇生法

(1) 心室細動(VF) / 無脈性心室頻拍(pulseless VT)

(1)-a 治療の基本は除細動

直流式単相性除細動器であれば出力360 J, BTE波形では150 J以上, RLB波形では120 J以上の初回の電気ショックエネルギーが推奨される. 無効ならば除細動抵抗性と判断し, 薬剤投与後に除細動を繰り返す.

(1)-b 除細動抵抗性のVF/pulseless VTに対する薬剤

一般的に, 薬剤の初期投与量は腎不全の有無で変更する必要はない.

・amiodaroneまたはnifekalantの静注

> amiodarone 300 mg　急速静注　または
> nifekalant 0.3 mg/kg　急速静注＋0.4 mg/kg/hr　持続静注

・硫酸マグネシウム

> 硫酸マグネシウム　2 g　急速静注

製剤 1管20 mL中, 硫酸マグネシウム2 g

・lidocaine

> lidocaine 1.0〜1.5 mg/kg　急速静注　5〜10分ごと

製剤 2％ 1管(5 mL)リドカイン塩酸塩100 mg(lidocaine含有量86.5 mg). 上記用量はリドカイン塩酸塩として計算.
極量 3.0 mg/kg

(2) 無脈性電気活動(PEA)

(2)-a adrenaline

> adrenaline 1 mg(1管)　静注　3〜5分ごと

製剤 1管：adrenaline 1 mg(1 mL)

(2)-b 心静止(asystole)との違い

PEAは, その原因を除去できれば心拍再開が期待できる病態であることがある. 原因となる病態の鑑別を挙げ, 可能な限りその除去に努める.

(3) 心静止(asystole)
(3)-a　心電図がフラット(平坦波)に見える場合
→フラットラインプロトコールに従い,確認する.

> ・除細動器のモニター解析モードの確認(Ⅱ誘導になっているか)
> ・リードが外れていないか確認
> ・感度・誘導を変えてみて,VFが隠れていないか確認

(3)-b　心静止(asystole)と判断する場合

adrenaline 1 mg(1管)　静注　3~5分ごと

禁忌 正しく評価された(VFが隠れていない)asystoleに対する除細動は禁忌である.

5 蘇生処置と並行して行うこと

(1) **感染防御**:蘇生処置はグローブ着用下で行うことが基本.蘇生中の針刺し事故や血液・体液による汚染は十分注意する.

(2) **蘇生の場をつくる(蘇生チームの人手が十分ある場合)**:より質の良い蘇生を行うために病室内を整理することも大切な作業である.室内のテーブルや椅子は室外へ移動する.ベッドの頭側の柵(ボード)を外し,頭側・両側にスタッフの入れるよう,ベッドを移動させる.静脈留置針の内筒,針,シリンジなどがベッド上および周辺に散乱しないよう整理する.現場のスタッフ数が必要以上ならば余剰人員を整理することも必要である.

(3) **正しい処置,正しい記録を心がける**:蘇生の現場であっても薬剤のダブルチェックは必ず行う.薬液を入れたシリンジには薬液の内容・濃度を記載する.正しい記録を残すため処置実施時および患者状態変化時には時刻も一緒に記録者に伝える.例えば「○時○分アドレナリン1 mg iv」,「○時○分モニターVF」,「○時○分心拍再開」のようにいう.また状態変化時にモニター心電図を記録することも必要.

(4) **主治医・家族への連絡**:家族が一緒に来院していなければ,ただちに連絡して来院を促す.移動中にも連絡がつくよう携帯電話の番号を確認しておくとよい.可能ならば主治医にも連絡する.

(5) **集中治療室(時に血管造影室や手術室)の入室準備を手配**:蘇

生後に移動する場として集中治療室へ連絡を入れ，蘇生後ただちに移動できるように準備を開始してもらう．

6 蘇生処置をうまく行うコツ

(1) **全体を見て効率的で有効な蘇生を継続し，状況を把握する**：チームリーダーの最も重要な仕事である．今，蘇生処置がどの段階にあるか？ 既に行われたことは何で，忘れられていることはないか？ チームの中で自分がやるべきことは何か？ 全体に目を配りつつ蘇生処置を指示する．リーダーは先頭に立って処置をしてはいけない．
(2) **チームリーダーの判断に従う**：リーダーの判断には基本チーム全員が耳を傾け，その指示に従う．リーダーの指揮下に入った以上，リーダーの判断に異を唱えることは極力控える．
(3) **大きな声を出さない**：大きな声を出す者がいると，指示のためさらに大きな声が必要になる．この悪循環は蘇生の場が荒れる要因の一つである．興奮して気づかぬうちに声が大きくなっている自分に早く気づくとよい．

〔大谷典生〕

● 文献
1) 日本蘇生協議会，日本救急医療財団：JRC 蘇生ガイドライン 2015，オンライン版　2015

side memo 01 低体温療法(体温管理療法 targeted temperature management；TTM)の進歩

1 低体温による脳保護作用の機序

心肺停止による脳虚血で神経細胞では，グルタミン酸の放出とCa^{2+}の細胞内への大量流入が起こる．グルタミン酸，Ca^{2+}はそれぞれ直接的な神経細胞傷害作用を有し，またCa^{2+}は二次的にフリーラジカル産生を惹起し全身の再灌流障害を生じる．ミトコンドリア傷害，小胞体の機能不全を引き起こし細胞死に導く[1]．低体温療法はこれらすべてのカスケードを抑制することで，蘇生後の脳保護効果を得る．

2002年に，HACA study[2]で低体温療法の有用性が報告されて以降，32〜34℃で12〜24時間維持という方法が定着したが，その後の研究結果を踏まえ，2015年のガイドラインでは32〜36℃の間で目標体温を設定し，その温度で24時間維持する方法が推奨されるに至っている．

2 TTMの適応患者

院外，院内心肺停止患者のすべての初期波形に対して，蘇生後に反応がない場合に適応となる．しかし，初期波形がPEAあるいは心静止の患者では，その推奨度は低く，心拍再開までの時間や，心停止原因によって施設ごとに適応を決めておく必要がある．

3 具体的冷却方法

1) 深部温測定

深部温とは，血液温である．Swan-Ganzカテーテルのように直接血液温をモニターする方法と，膀胱温や食道温など間接的に血液温をモニターする方法がある．温度センサー付き尿道カテーテルを用いた膀胱温モニタリングが簡便である．

2) 冷却手段

体表面冷却法(external cooling)と血管内冷却法(internal cooling)の2種類がある．心拍再開後4℃に冷却した細胞外液を30 mL/kg bolus投与し血管内冷却を行い，同時に冷却用ブランケットやArctic sun®のような自動体温制御装置などで体表を覆い体表面冷却を行う．

3）冷却方法（導入期 → 維持期 → 復温期）

蘇生後，深部温を目標 32～36℃ に到達させる（導入期）．その後 24 時間を ±0.5℃ で維持する（維持期）．その後，1～2℃/日で 36～37℃ までゆっくりと復温する（復温期）．復温後も昏睡状態が継続する場合には，発熱を予防することが望ましい．

4 各時期における管理のポイントと注意点

1）導入期

shivering（震え）をコントロールすべく，十分な鎮静と筋弛緩薬を行う．また，高濃度酸素投与によるフリーラジカル産生を抑制するために，早期に不要な酸素投与を避けることも重要となる．蘇生後 PCI を行う場合，カテ室内でも体温モニタリングを行い，目標温に速やかに達するよう全身管理を並行して行うことが重要である．

（1）shivering（震え）のコントロール

> 硫酸マグネシウム投与：4 g を 15～20 分かけて投与
> 鎮静薬：midazolam　bolus 0.1～0.3 mg/kg　その後 0.1～0.3 mg/kg/時間
> または propofol　bolus 0.5～1 mg/kg　その後 1～3 mg/kg/時間
> 鎮痛薬：fentanyl　bolus 50～100 μg　その後 50～100 μg/時間
> 筋弛緩薬：vecuronium　bolus 0.1 mg/kg

（2）神経細胞保護のために

> 過換気による脳血流低下の抑制：$PaCO_2$ 35～45 mmHg
> 高濃度酸素投与の中止：SpO_2 94～96%
> 高血糖の是正：150～200 mg/dL

2）維持期

低体温によって起こる生理的反応のコントロールがポイントである．心拍出量低下，徐脈，高血糖，凝固障害，電解質異常（低 K，低 Mg，低 P 血症），易感染性，寒冷利尿などが低体温環境下における生理的反応であるため，復温完了までは連日採血しこれらをモニタリングし，適宜補正していくことが重要である．持続で筋弛緩薬を使用している場合，全例持続脳波モニタリングで spike wave の有無をチェックし痙攣の早期発見とコントロールを要する．

3）復温期

復温速度における見解は欧米と本邦でやや違いがあり，欧米

では 0.3℃/時間程度の比較的速い復温方法が一般的であるが，本邦では脳腫脹，急激な循環動態の変化，高 K 血症などへの配慮から 1〜2℃/日で復温することが推奨されている．
36℃までの復温終了後はいったん cooling device の使用を中止する．復温後 48 時間程度は 37.6℃以上の高体温が中枢予後を悪化させる可能性が示唆されており，高体温のコントロールが重要である．解熱剤を使用し対応することが多いが，cooling device を持続することもある．

（望月俊明）

● 文献

1) Polderman KH: Crit Care Med 37 (7 Suppl): S186-202, 2009 (PMID: 19535947)
2) Hypothemia after Cardiac Arrest Study Group: N Engl J Med 346: 549-556, 2002 (PMID: 11856793)

B 急性左心不全 acute left heart failure

心不全とは「心臓に器質的および/あるいは機能的異常が生じて急速に心ポンプ機能の代償機転が破綻し，心室充満圧の上昇や主要臓器への灌流不全をきたし，それに基づく症状や徴候が急性に出現した状態」と定義される．つまりは，①器質的および/あるいは機能的異常という原因，そして，②心室充満圧の上昇や主要臓器への灌流不全という病態，③それに基づく症状や徴候を示すものであり，症候群として捉えられる病態である．

1 急性心不全の診断と分類

急性心不全の診断はあくまで臨床診断である．臨床診断においては，基本的には Framingham 研究で用いられた診断基準（表1）を参考にする．

しかし，重要なこととして，心不全においては診断後の治療方針は前述のとおり，①原因と②病態をそれぞれ，もしくは同時に判断し，対応する必要がある．取り急ぎの治療方針においては②の病態における治療方針決定が役に立つことが多いため，病態を判断する分類がされることが多い．

臨床でよく使用される分類はいくつかあるが，今回はクリニカ

表1 診断基準（Framingham 研究）

大項目	小項目	大項目あるいは小項目
・発作性夜間呼吸困難 あるいは起座呼吸 ・頸静脈怒張 ・ラ音聴取 ・心拡大 ・急性肺水腫 ・Ⅲ音奔馬調律 ・静脈圧上昇 >16 cmH$_2$O ・循環時間≧25秒 ・肝頸静脈逆流	・足の浮腫 ・夜間の咳 ・労作時呼吸困難 ・肝腫大 ・胸水 ・肺活量最大量から1/3低下 ・頻脈 （心拍≧120拍/分）	治療に反応して5日で4.5 kg以上体重が減少した場合

大項目を2項目，あるいは大項目を1項目および小項目を2項目有するもの
(N Engl J Med 285: 1441-1446, 1971)

ルシナリオ(clinical scenario；CS)を提示する(表2).

比較的有名な分類であるが,収縮期血圧で分類するということだけが独り歩きしている.しかし重要なことは,CS1:水分貯留ではない後負荷増大による心不全,CS2:浮腫など水分貯留を主体とする心不全,CS3:低灌流所見が強いlow output syndrome(LOS)の状態の心不全,に加えて例外として2つ,CS4:病態の中でも原因に触れなくてはならない急性冠症候群(血行再建術が特殊治療として挙げられる),CS5:右心不全という特殊な病態,を用意していることである.

これを理解して使えれば,医療従事者同士でのコミュニケーションは非常に容易となる.

2 急性左心不全の治療

治療方針:①急性期の自覚症状の緩和
②病態の理解および,血行動態の安定化
③左心不全の原因に対する診断と原因の治療

● 急性左心不全治療の基本的な流れ

急性期で最も大切なことは,自覚症状の緩和およびバイタルの安定化(血行動態の安定化)である.自覚症状は呼吸困難が主体となる場合は,やはり①酸素投与,②薬物投与ということになる.自覚症状を直接取るには塩酸モルヒネの使用が良いが,気道確保できる環境の整備は必要である.BiPAP Vision® などの使用による非侵襲的陽圧換気療法(NPPV)が普及している.エビデンスとしても実臨床としても,NPPVによる心不全管理は挿管管理と比較して容易になってきている.そのためためらわずに即座にNPPVを使用することが重要である.血管拡張薬も症状緩和に関与する.基本的には平均血圧90 mmHg以下を目指すのが初期治療として重要である.

なお急性左心不全患者を初めて診察するのは救急室であることが多い.気道確保および病態の把握の2つがポイントである.

● 救急室での処置
・患者の体位は起座位(semi-Fowler位)とし,意識状態,脈拍,血圧を測定する.静脈ライン確保および適宜血液ガスも採取する.
・酸素を鼻カニューラ(2~3 L／分),マスク(5~6 L／分)もしく

B 急性左心不全

表2 入院早期における急性心不全患者の管理アルゴリズム(クリニカルシナリオ)

- 非侵襲的監視:SaO₂,血圧,体温
- 酸素
- 適応があれば非侵襲的陽圧呼吸(NPPV)
- 身体診察

入院時の管理
- 臨床検査
- BNPまたはNT-pro BNPの測定:心不全の診断が不明の場合
- 心電図検査
- 胸部X線写真

	CS1	CS2	CS3	CS4	CS5
収縮期血圧(SBP)	>140 mmHg	100〜140 mmHg	SBP<100 mmHg	急性冠症候群	右心不全
	・急速に発症する ・主病態はびまん性肺水腫 ・全身性浮腫は軽度 ・常または低下している場合もある ・急性の充満圧の上昇 ・左室駆出率は保持されていることが多い ・病態生理としては血管性	・徐々に発症し体重増加を伴う ・主病態は全身性浮腫 ・肺水腫は軽度 ・慢性の充満圧、静脈圧や肺動脈圧の上昇 ・その他の臓器障害:腎機能障害や肝機能障害、貧血、低アルブミン血症	・急激あるいは徐々に発症する ・病病態は低灌流 ・全身浮腫や肺水腫は軽度 ・充満圧の上昇 ・以下の2つの病態がある ①低灌流または心原性ショックを認める場合 ②低灌流または心原性ショックがない場合	・急性心不全の症状および徴候 ・急性冠症候群の診断 ・心臓トロポニンの単独の上昇だけではCS4に分類しない	・急激または徐々に緩徐な発症 ・肺水腫はない ・右室機能不全 ・全身性の静脈うっ血所見

治療

	・NPPVおよび硝酸薬 ・容量過負荷がある場合を除いて、利尿薬の適応はほとんどない	・NPPVおよび硝酸薬 ・慢性の全身性体液貯留が認められる場合に利尿薬を使用	・体液貯留所見がなければ容量負荷を試みる ・強心薬 ・改善が認められない場合は肺動脈カテーテル ・血圧<100 mmHgおよび低灌流が持続している場合は血管収縮薬	・NPPV ・硝酸薬 ・心臓カテーテル検査 ・ガイドラインが推奨するACSの管理:アスピリン、ヘパリン、再灌流療法 ・大動脈内バルーンパンピング	・容量負荷を避ける ・SBP>90 mmHgおよび慢性の全身性体液貯留が認められる場合に利尿薬を使用 ・SBP<90 mmHgの場合は強心薬 ・SBP>100 mmHgに改善しない場合は血管収縮薬

治療目標

・呼吸困難の軽減 ・状態の改善	・心拍数の減少 ・尿量>0.5 mL/kg/min	・収縮期血圧の維持と改善 ・適正な灌流に回復		

〔循環器病ガイドラインシリーズ 急性心不全治療ガイドライン(2011年改訂版) http://www.j-circ.or.jp/guideline/pdf/JCS2011_izumi_h.pdf(2016年2月閲覧)〕

はリザーバーマスク（高流量）で投与する．
・平均血圧が 90 mmHg 以上あれば，ニトログリセリン（NTG 0.3 mg）2 錠もしくはミオコールスプレー 2 回噴霧を行い，前負荷を軽減させる．
・この時点で呼吸困難の自覚症状が強いようであれば，NPPV を開始する．さらに安静が保持できないのであれば侵襲的人工呼吸つまり，挿管も辞さない．前述したが NPPV はためらわない．
・心電図・心臓超音波検査を施行し，原因疾患を鑑別しながら病態を把握する．特に CS4：急性冠症候群の合併の可能性を検討し，合併がない，もしくは心不全治療を優先させるという判断で集中治療室に移動する．急性冠症候群で冠動脈造影検査を優先する場合にはそのままカテーテル検査室に入室する予定とする．

その後集中治療室で治療継続してゆく形となる．薬剤の細かい使用方法について，本項では割愛する．

3 原因検索

本項では，CS4 のみ急性心不全の原因となる病態として最初に検索する形で説明しているが，上記の急性加療が終わったところで原因の再検討をしなければならない．主に弁膜症の合併があるかどうかである．なぜならば，弁膜症に関しては心不全でいったん軽減することが多いが，最終的には解剖学的治療を行わなければならないためである．解剖学的治療においては，これまでは手術という方法しかなかったが，経皮的カテーテル大動脈弁留置術（TAVI）や mitral clip というようなカテーテルでの治療が出てきているため，今後とも各施設で適応をよく検討して治療するべきであると考える．

4 　急性心不全の治療目標

急性心不全の急性期対応は上記のとおり自覚症状の軽減および血行動態の安定であるが，自覚症状が軽減していたとしても ACE 阻害薬/ARB，β 遮断薬，spironolactone という心不全退院時に必要な薬剤がある．これらの薬剤は予後を改善させる薬であり，自覚症状が即座に改善する薬ではないため，最終的には各医

師に処方行動は任される部分が多いが，できる限り退院時に処方されていることが望ましい．さらには，心不全患者は高齢化してきていることから，自宅での看護状況，摂食嚥下機能・転倒転落など問題が多層化しているため，入院中から慢性心不全に医療従事者の思考回路をシフトさせていく必要がある．

（水野　篤）

side memo 02 非心原性肺水腫 noncardiogenic pulmonary edema

心疾患による肺静脈圧高値がなく（PCWP≦18 mmHg）生じた肺水腫．肺毛細血管の透過性亢進が主因．神経原性肺水腫，肺塞栓症，高山病，胸腔穿刺（＞1 L）後の再膨張，薬剤（麻薬過量，サリチル酸中毒）などで生じる．低アルブミン血症単独では，血管内と肺間質の膠質浸透圧は共に低下し圧較差は変化せず生じない．非心原性肺水腫は心原性肺水腫や急性呼吸促迫症候群（ARDS）としばしば共存するので，鑑別は困難な場合が多い．HAPE（下記）は時々肺炎に合併する．

1 神経原性肺水腫（neurogenic pulmonary edema；NPE）

意識障害患者で原因不明の肺水腫をみたら即時型 NPE を疑う．即時型 NPE は中枢神経系障害の数分～数時間以内に発症．交感神経亢進が関与しているが詳細は不明．酸素，dobutamine，chlorpromazine で多くは 2，3 日で自然軽快する．低酸素血症が改善しない場合には腹臥位呼吸が有効．予防には α 遮断薬が有効．

2 高山病による肺水腫
(high altitude pulmonary edema；HAPE)

2,500 m 以上に急に昇ると気圧も酸素分圧も低下し高山病が発生しやすい．高山病は①山酔い，②高地脳浮腫，③高地肺水腫に分類される．過換気による呼吸性アルカローシス，肺高血圧，心房利尿ホルモン分泌亢進，頸動脈小体の反応変化などが関与するが詳細不詳．パルスオキシメトリーでしばしば SpO_2 50～70％に低下する．

・危険因子：高山病の既往，急激な上昇速度，高地での労作，50 歳未満，平時低地で居住（＜900 m），肥満，心内シャント疾患（含 PFO）．

・救急治療：酸素，保温安静，低地移動が治療原則．補助的に肺高血圧低下のため nifedipine[1] 10～20 mg を 8 時間ごとに経口．背景にある脱水で低血圧が生じやすい．肺水腫でも利尿薬は原則禁忌．PDE-5 阻害薬（sildenafil 25～50 mg）も有効性が期待（根拠不十分）．

・予防法：高所順応（2～3 日）と水分補給が重要．他に acetazolamide 125 mg／回を 12 時間ごとに内服(☞ p235)．薬効は利尿作用ではなく CO_2 濃度上昇による換気刺激である．飲酒，睡眠薬を避ける．

〈高尾信廣〉

● 文献

1) Oelz O, et al: Lancet 2: 1241, 1989 (PMID: 2573760)

C 心原性ショック cardiogenic shock

 心原性ショックとは心臓の収縮不全により心拍出量が低下し，全身の臓器や組織の灌流障害をきたした状態(狭義)をいい，急性心不全の最重症型である．広義にはいろいろな循環器系疾患により生じる全身臓器や組織の灌流障害をきたすショック症候群である．

 しかし，低拍出症候群(low output syndrome；LOS)との定義の分類もあいまいであり，ともに拍出不全があることから，かなりオーバーラップした概念であることを記憶されたい．

1 心原性ショックの臨床症状

①低血圧：収縮期圧<90 mmHg
　※ただし血管拡張療法時を除く
②低心拍出量：心係数<2.0 L/分/m^2
③脳機能低下：不穏，錯乱，傾眠，意識低下
④乏尿：時間尿<20 mL
⑤代謝性アシドーシス

 臨床症状として，数値としての血圧・心拍出量・尿量・アシドーシス(乳酸を中心)に加え，意識レベルの確認を行う．常に意識障害患者での心原性ショック，LOSの関与を忘れない．

2 心原性ショックの治療(図1)

 原因を特定し，根治的な治療をしなければ，致死率は極めて高い．治療方法は①薬物治療と②機械的補助に大別される．しかし，忘れてはならないのはこれらの薬物治療および機械的補助の科学的根拠(evidence)は乏しく，病態生理学に基づき使用していることがほとんどである．したがって適応(indication)は施設や医師個人の判断により大きく異なる．

 図1の容量負荷の所見に関しては，当院では下大静脈(inferior vena cava；IVC)を確認する超音波を必ずレジデントが施行している．輸液の後の血圧に関しては，集中治療領域では収縮期のピーク圧で見る以外には平均血圧60 mmHgや尿量，さらには動脈ガスの乳酸も参考にしていることが多い．

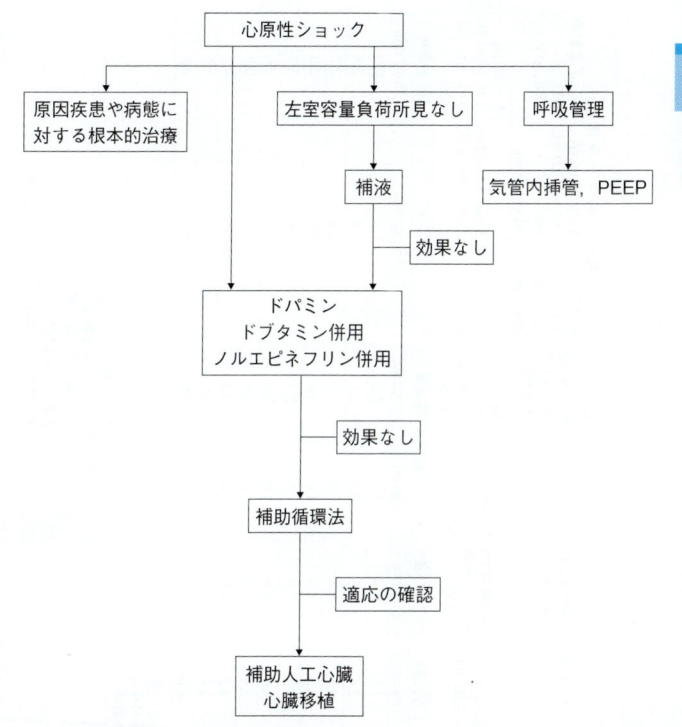

```
            ┌──────────────┐
            │ 心原性ショック │
            └──────────────┘
     ┌───────────┼──────────────────┐
┌─────────┐ ┌──────────────┐  ┌──────────┐
│原因疾患や│ │左室容量負荷所見なし│  │ 呼吸管理 │
│病態に対する│ └──────────────┘  └──────────┘
│根本的治療│         │              │
└─────────┘       ┌────┐      ┌──────────────┐
                  │補液│      │気管内挿管, PEEP│
                  └────┘      └──────────────┘
                     │
                  ┌──────┐
                  │効果なし│
                  └──────┘
                     │
            ┌──────────────────┐
            │    ドパミン       │
            │  ドブタミン併用   │
            │ノルエピネフリン併用│
            └──────────────────┘
                     │
                  ┌──────┐
                  │効果なし│
                  └──────┘
                     │
               ┌──────────┐
               │ 補助循環法 │
               └──────────┘
                     │
                 ┌────────┐
                 │適応の確認│
                 └────────┘
                     │
               ┌──────────┐
               │補助人工心臓│
               │  心臓移植 │
               └──────────┘
```

図1 **心原性ショック治療のフローチャート**

〔急性心不全治療ガイドライン(2011年改訂版)より引用〕

以下基本的な薬剤を解説する．

1) 薬物治療

強心薬とされる薬剤がこれに当たる．

急性心不全治療ガイドラインにも記載しているとおり主にγ計算を基に行う（$\gamma = \mu g/kg/分$）(表1)．

これは体重が異なる患者で効果の予測をするのに一致させて検討する必要があるからである．さらにドパミンのようにγ量により作用が異なる薬剤があるため注意が必要である．

この中で使用頻度が高いのは①〜④であり，ここは忘れてはならない．表2のとおり各施設での経験のある医師に確認したり，

1 急性循環不全

表1 γ(μg/kg/分)換算・早見表

略称表記	DOA	DOB	NAD		塩酸ジルチアゼム注射用 50 mg/A			ニカルビン	ISDN	NTG	hANP
商品名 一般名 規格	イノバン注 0.3%シリンジ dopamine 0.3%/50 mL	ドブポン注 0.3%シリンジ dobutamine 0.3%/50 mL	ノルアドレナリン noradrenaline 0.1%/1 mL/A					ニカルピン 注射液 10 mg 10 mg/10 mL/A nicardipine	ニトロール持続 静注 25 mg シ リンジ 0.05%/50 mL isosorbide	ミオコール注 5 mg/10 mL/A (50 mg/100 mL/ PK) nitroglycerin	ハンプ注射用 1000 1,000 μg/V
溶解 準備方法	1シリンジ=原液		1 mg(1 A)+ N/S 19 mL/ 計 20 mL (その倍量)	2 mg(2 A)+ N/S 18 mL/ 計 20 mL (その倍量)	50 mg(1 A)+ N/S 50 mL	100 mg(50 mg ×2 A)+N/ S 50 mL	150 mg(50 mg ×3 A)+N/ S 50 mL	20 mg(2 A)= 20 mL 50 mg(5 A)= 50 mL など	1シリンジ=原 液	5 mg×5 A=50 mL (1パック=原液)	† 1,000 μg (1 V)+5% D/ W40 mL/計 40 mL
濃度*速称* (mg/mL)	"3倍量" (3 mg/mL)		"20倍量" (0.05 mg/mL)	*10倍希釈 (0.1 mg/mL)	"等倍量" (1 mg/mL)	*"2倍量" (2 mg/mL)	*"3倍量" (3 mg/mL)	"等倍量" (1 mg/mL)	"2倍希釈" (0.5 mg/mL)		"40倍希釈" (25 μg/mL)
体重(kg)	1γ		0.05 γ	0.05 γ	1γ	1γ	1γ	1γ	1γ		0.025 γ
40	0.8		2.4	1.2	2.4	1.2	0.8	2.4	4.8		2.4
45	0.9		2.7	1.4	2.7	1.4	0.9	2.7	5.4		2.7
50	1.0		3.0	1.5	3.0	1.5	1.0	3.0	6.0		3.0
55	1.1		3.3	1.7	3.3	1.7	1.1	3.3	6.6		3.3
60	1.2		3.6	1.8	3.6	1.8	1.2	3.6	7.2		3.6
65	1.3		3.9	2.0	3.9	2.0	1.3	3.9	7.8		3.9
70	1.4		4.2	2.1	4.2	2.1	1.4	4.2	8.4		4.2
75	1.5		4.5	2.3	4.5	2.3	1.5	4.5	9.0		4.5
80	1.6		4.8	2.4	4.8	2.4	1.6	4.8	9.6		4.8

*内科一般病棟では,ノルアドレナリン10倍希釈,ジルチアゼム2・3倍量は原則使用しない.
†ハンプ溶解液は5% D/W溶解液,計40 mLを原則とする(心臓血管外科は除く).
N/S:normal saline,生理食塩水.D/W:dextrose in water,ブドウ糖液.

$\gamma(\mu g/kg/分)$計算式

$$\frac{\text{totalの薬物量(mg)}\times\text{投与速度(mL/時)}\times 1{,}000}{\text{totalの液量(mL)}\times 60\times\text{体重(kg)}}\ \gamma$$

簡略形算式

「(X)倍希釈」にする場合
$1\gamma=0.06\times\text{体重}\times\text{(X)倍希釈}$

「(Y)倍量」にする場合
$1\gamma=0.06\times\text{体重}/\text{(Y)倍量}$

(mL/時)

C 心原性ショック

表2 主な強心薬

dopamine	0.5～20 μg/kg/分：5 μg/kg/分以下で腎血流増加，2～5 μg/kg/分で陽性変力作用，5 μg/kg/分以上で血管収縮・昇圧作用
dobutamine	0.5～20 μg/kg/分：5 μg/kg/分以下で末梢血管拡張作用，肺毛細管圧低下作用
noradrenaline	0.03～0.3 μg/kg/分
milrinone	50 μg/kg を bolus 投与後 0.1～0.75 μg/kg/分持続静注
olprinone	10 μg/kg を bolus 投与後 0.1～0.3 μg/kg/分持続静注
colforsin daropate	0.1～0.25 μg/kg/分を初期投与量として，血行動態と心拍数により用量調節

〔急性心不全治療ガイドライン(2011年改訂版)に準ずる〕

集中治療室関連での投与方法などは必ず確認しておくこと．

以下に当院での集中治療領域での使用薬剤での希釈方法を付け加える(例えば，当院では，ノルアドレナリンは1A＝1 mgを必ず19 mLもしくは9 mLに希釈するという統一した方法を用いている．これは各施設でのインシデント・アクシデントを減らすのには必須の方法であるため，各施設の方法に従っていただきたい)．

2) 機械的補助

・基本的にIABP(intraaortic balloon pumping, 大動脈内バルーンパンピング)とPCPS(percutaneous cardio-pulmonary support, 経皮的心肺補助)が対象となるが，さらに重症例に関しては長期的には左室補助人工心臓(LVAD)も対象となる．これらに関して詳細は別記する(☞ p511)．
・急性心不全における機械的補助に関しては，いつ離脱するか，いつ装着するか明確なガイドラインはない．

(水野　篤)

side memo 03 脂肪乳剤を使用する蘇生 lipid resuscitation

　局麻剤の全身毒性で生じた心停止に脂肪乳剤が有用であることが2006年に初めて報告された[1]．この脂肪乳剤投与による蘇生はlipid resuscitationとかlipid rescueとか呼ばれ注目されている．この報告は82 kg男性に局麻剤(bupivacaine 100 mg＋mepivacaine 300 mg)による腕神経叢ブロック後に生じた心停止例であり，通常蘇生法が無効の心停止に脂肪乳剤(20％大豆油)100 mL投与後除細動で洞調律に回復した例である．局麻剤以外にカルシウム拮抗薬(diltiazem)，β遮断薬(propranolol)，三環系抗うつ薬などの過量投与時に有効である[2]．理論的には脂溶性薬剤の急性毒性に対する治療として有用である可能性が高い．

1 薬物の脂溶性マーカ

　分配係数(partition coefficient, P)油中濃度／水中濃度で表され，分配係数＞1(log P＞0)なら脂溶性(肝排泄型)，分配係数＜1(log P＜0)なら水溶性(腎排泄型)を示す．

[分配係数(pH 7.4)] bupivacaine 27.5, mepivacaine 4.07, diltiazem 37.5 (pH 7), verapamil 3.79, propranolol 20.2, amitriptyline 74.8, imipramine 316

2 治療プロトコル(Weinberg) ※脂肪乳剤の過量投与に注意！

① 脂肪乳剤1.5 mL/kg(70 kg → 105 mL，50 kg → 75 mL)を1分で静注．続いて0.25 mL/kg/分(70 kg → 17.5 mL，50 kg → 12.5 mL)で持続．
② 心停止が持続するならば上記①をもう1回施行する．
③ 血行動態が不安定ならば0.5 mL/kg/分(70 kg → 35 mL，50 kg → 25 mL)に増量する．
④ 最初の30分間での投与総量は8〜10 mL/kg(70 kg → 560〜700 mL，50 kg → 400〜500 mL)を上限とする．

(高尾信廣)

● 文献

1) Rosenblatt MA, et al: Anesthesiology 105: 217-218, 2006 (PMID: 16810015)
2) Weinberg GL: Anesthesiology 117: 180-187, 2012 (PMID: 22627464)

D 特殊な心不全や心原性ショック(たこつぼ心筋症, 褐色細胞腫, 甲状腺, 脚気心)

心原性ショックは,全身の臓器や組織の灌流障害をきたした状態である(☞ p20).本項ではその中でも特殊な原因や病態の心原性ショックを説明する.

1 たこつぼ(型)心筋症(takotsubo cardiomyopathy)

ストレスが誘因で発症し,急性心筋梗塞との鑑別が難しい(特にLADの心筋梗塞と区別がつきにくい).ST上昇時でも冠動脈に有意狭窄を認めない.高齢女性に多く(男:女=1:7),女性では精神的ストレス,男性では肉体的ストレス優位.多くは自然軽快し,壁運動も1か月以内に正常化する.心電図の巨大陰性T波形は持続することも多い.しかし心破裂などで死亡したり,壁運動が異常であるため心室内血栓が形成され脳梗塞の原因となることもある.

1) 特徴

典型例は,心尖部のバルーン状の無収縮と心基部の過収縮を示す.しかしさまざまな部位でも収縮異常がみられ,逆たこつぼ型心筋症などの亜型が4割も存在する(カテコールアミン心筋症との関連は不詳).心筋逸脱酵素上昇は壁運動低下に合致せず,相対的に低値である.

2) 鑑別

心電図でのST上昇(冠攣縮によるST上昇より長い持続時間)後のT波逆転(巨大陰性T波)・QT延長,reciprocal change(対側性変化)が欠如することが多い.時に異常Q波と極めて類似した心電図変化をとり,そのような場合には完全に心筋梗塞を否定することは難しく冠動脈造影を必須とする.

3) 治療

左室壁運動低下が左心不全の主因であり,通常の心不全治療で多くは安定化する.血行動態が安定しない場合,躊躇しないで人工呼吸や補助循環(IABPなど)を検討する.心破裂の予想例ではカテコールアミンを減量・中止やβ遮断薬を開始する.また心尖部血栓例では抗凝固薬を使用することが必要となる.

※心破裂の予測因子：高齢者(≧80歳)，ST上昇の遷延(≧4日)，CK高値(≧500～1,000 IU/L)，CRP高値(≧20 mg/dL)では要注意．

注意 SAM(systolic anterior motion，収縮期前方運動)：左室基部の過収縮に伴うSAM，つまり左室流出路狭窄による心原性ショック例が一部にみられる．この病態ではカテコールアミン投与でさらに増悪するのでβ遮断薬投与を検討しなければならないが，現在でのβ遮断薬投与はいくつかの報告があるが，自験例ではインデラル(propranolol)のような陰性変力作用が強いほうがオノアクト(landiolol)のような陰性変時作用が中心の薬剤よりは効果が強い．当院での使用方法はインデラルの1～2 mgの静脈注射投与後，内服薬でのβ遮断薬(アーチスト：carvedilol，メインテート：bisoprolol)を開始する．高齢女性が多く，血圧などを診ながらインデラルのivを繰り返すこともある．

2 褐色細胞腫(pheochromocytoma)と傍神経節腫(paraganglioma)

副腎髄質由来を褐色細胞腫，傍神経節組織由来をパラガングリオーマという．カテコールアミン心筋障害の機序は不明であるが，心筋酸素消費量増大，一過性冠動脈収縮，心筋細胞のアポトーシス，心筋細胞への急激なカルシウム流入などが関与している．

1) 自然歴・疫学
・発症時平均年齢 約50歳，平均腫瘍径 5～6 cm．発症率 2～8人/100万/年とまれ．副腎外，両側性，悪性腫瘍，家族内，小児がすべて約10%であり10% tumorともいわれる．

2) 症状
カテコールアミン過剰により頭痛，動悸，頻脈，発汗，悪心，胸痛，蒼白発作，不安感，高度便秘，視力障害，起立性低血圧，高血圧，代謝亢進，耐糖能異常など臨床症状は多彩．
・クリーゼの誘因：検査(造影剤，運動負荷など)，麻酔導入時や術中，チラミン含有食品(カカオ製品，赤ワイン，熟成チーズ，イチジク，柑橘類など)．MAO阻害薬．
・悪心時のmetoclopramideで増悪するならクリーゼを疑う．
・高血圧と低血圧の周期的発作の場合，adrenaline分泌型を疑

う．周期は 10〜15 分と短い．α遮断薬と十分な補液が有用．

3) 診断

症状は非特異的で，発症率もまれ（2〜8 人 / 100 万 / 年）なので診断に難渋することが多い．偶発腫瘍としての発見も多い．

- スクリーニング：（発作性の場合，発作直後の排尿時が望ましい）随時尿でメタネフリン 2 分画を定量し，尿中クレアチニン（mg/dL）で除して補正する（mg/g Cr ≒ mg / 日）．正常上限の 3 倍以上または総和が 1 を超えたら疑う．総メタネフリン量の基準値　0.13〜0.52（mg / 日）
- 心エコー：逆たこつぼ型（心尖部過収縮）の左室壁運動異常が典型的．たこつぼ型心筋症の報告もある．心筋障害は急性，一過性で，予後は良好．
- CT および MRI：症状のある褐色細胞腫の腫瘍径は≧3 cm であり，どちらの検査でもよい．最近の低浸透圧性ヨード造影剤は未治療の褐色細胞腫でもほぼ安全である．

4) 治療

判断が非常に難しい．心原性ショックに関する治療では，カテコールアミンの使用および補助循環の使用となるが，カテコールアミンの使用は是非を問われる場面である．noradrenaline の使用で増悪しなかったということも多く報告されており，また IABP 使用による救命例も多く報告されている．一部重症例においては，PCPS などの使用が有効という報告があり，無理にカテコールアミンで対応するだけではなく，補助循環への移行を常に頭の中に入れておく必要がある．

3 甲状腺クリーゼ（thyrotoxic storm or crisis）

1) 特徴

甲状腺と心原性ショックの関係においては，甲状腺クリーゼに伴う心原性ショックを取り上げる．感染，手術，ストレスを誘因として高熱，循環不全，ショック，意識障害などをきたし，生命を脅かすような甲状腺中毒状態を甲状腺クリーゼ（thyrotoxic storm or crisis）と呼ぶ．

2) 診断

診断基準を表 1 に示す．甲状腺ホルモンは直接的にまたは交感神経を介して心血管系に作用し，心臓に対する作用は陽性変力作

表1 甲状腺クリーゼの診断基準(第2版)

定義

甲状腺クリーゼ(thyrotoxic storm or crisis)とは,甲状腺中毒症の原因となる未治療ないしコントロール不良の甲状腺基礎疾患が存在し,これに何らかの強いストレスが加わった時に,甲状腺ホルモン作用過剰に対する生体の代償機構の破綻により複数臓器が機能不全に陥った結果,生命の危機に直面した緊急治療を要する病態をいう.

必須項目

甲状腺中毒症の存在(遊離 T3 および遊離 T4 の少なくともいずれか一方が高値)

症状
1. 中枢神経症状
2. 発熱(38℃以上)
3. 頻脈(130 回/分以上)
4. 心不全症状
5. 消化器症状

確実例

必須項目および以下を満たす.
a. 中枢神経症状＋他の症状項目1つ以上,または,
b. 中枢神経症状以外の症状項目3つ以上

疑い例
a. 必須項目＋中枢神経症状以外の症状項目2つ,または
b. 必須項目を確認できないが,甲状腺疾患の既往・眼球突出・甲状腺腫の存在があって,確実例条件のaまたはbを満たす場合.

(日本甲状腺学会,2012年)

用,陽性変時作用で特徴づけられ,心筋の β 受容体の数を増加させ,カテコールアミンに対する心筋の感受性も亢進させるとされている.このような甲状腺機能亢進に伴う変化は,心血管系症状ならびに β 遮断薬が有効であるという観点からは,カテコールアミン過剰と類似している.さらには甲状腺ホルモンは循環血液量を増加させ,血管に対しては拡張作用があるため,前負荷増加と後負荷の減少から著明に心拍出量を増加させた,hyperdynamic heart failure の型をとることが多いのであるが,さらに重症化した場合には心機能低下をきたし,その場合にはショックとなりうる.このような場合には β 遮断薬だけでの薬物コント

ロールは困難で，IABP や PCPS といった補助循環を検討してもらう必要があることは前述の疾患と同様である．

● 具体的に Basedow 病であると判断された場合

①抗甲状腺薬〔例：メルカゾール 4 錠(20 mg)または propylthiouracil(PTU)4～5 錠(200～250 mg)を 6 時間ごとに投与〕
②無機ヨード （例：ルゴール 6 滴またはヨウ化カリウム 50 mg を 6 時間ごとに投与）
③ステロイド
④セロケンなど β 遮断薬

・全身管理としては，一般的緊急処置，十分な輸液と電解質補正，徹底した身体の冷却と解熱を行う．解熱薬としては，遊離型甲状腺ホルモンの上昇をきたす可能性のある NSAID より，その作用が少ない acetaminophen(カロナール)を使用する．

4 脚気心(beriberi heart)

脚気心は戦後，栄養状態の改善により激減したが，基本的には上記の hyperdynamic heart failure の中の 1 つであり，臓器障害を示すことがあるがショックとしてまとめてよいかは難しい部分である．病態としてはビタミン B_1 欠乏による自律神経系異常に起因する細動脈拡張による末梢血管抵抗低下と，それに対する二次的な心拍出量増大による高拍出性両心不全としてよい．しかし，一部心機能低下を示す群もあるため，注意が必要である．治療に関してはビタミン補充が基本であり血行動態の安定化には薬物および補助循環も必要時に使用することはあるかもしれない．食事摂取不良や，アルコール依存症者における心不全で hyperdynamic heart failure と考えられた場合は血液検査の結果を待たずにチアミン 1 A を iv し，食事摂取か，点滴でのビタミン B_1 補充療法を継続する．

(水野　篤)

● 文献
1) 猪原拓，他：心臓　42：38-43，2010
2) Guerrero MA, et al: J Am Coll Surg. 209: 727, 2009 (PMID: 19959041)

side memo 04 高拍出性心不全
high output [heart] failure

心拍出量増加にもかかわらず需要に追いつかない状態やシャントなどで末梢組織に酸素が行き渡らずに生じる心不全で,安静時心係数が正常範囲($2.5〜4.0$ L/分/m^2)を超える. 高拍出状態だけで起こる心不全もある. しかし, 多くは心予備能低下状態が背景にあり, これを契機に心不全が悪化し, 顕在化しやすい. 基礎心疾患の検索が重要となる.

1 身体所見
心不全が顕在化するとむしろ目だたなくなる.

動悸, 四肢温感, 頻脈(>90/分), 脈圧拡大, 収縮期心雑音〔大動脈弁および肺動脈弁領域, 心エコーでは狭窄所見(−)〕.

2 病態と基礎疾患(下表)
末梢血管抵抗(systemic vascular resistance；SVR)の低下が主病態であり, その結果, 神経体液性因子が活性化される.

● 末梢血管抵抗が低下する病態

> ・末梢血管拡張：脚気, 甲状腺機能亢進症, 慢性貧血, 肝疾患, カルチノイド症候群, 敗血症, 高炭酸ガス血症, 肥満, 妊娠
> ・シャント量増加：全身性動静脈瘻, Paget 病, 多発性骨髄腫, (McCune−)Albright 症候群, 肝疾患, カルチノイド症候群

3 治療
通常の心不全治療に比して十分には確立していない. 通常の(低拍出性)心不全に使用される血管拡張薬(ACE 阻害薬/ARB, carvedilol)はより増悪させるので使用しない. 静注用 α 刺激薬(noradrenaline, ephedrine, metaraminol, phenylephrine)で循環管理を行うが長期的管理に関するエビデンスは乏しい.

・短期治療：末梢血管抵抗の是正と利尿薬の適切な使用, (PCWP 指標による)過剰輸液と血管拡張薬(ACE 阻害薬/ARB, carvedilol)は控える, 難治性肺水腫には PEEP が有効.
・長期治療：原疾患の個別治療, 過剰な水分と Na 貯留の是正.

4 トピックス
1) **脚気心**：VB$_1$ 測定には**全血試料(EDTA-2K 採血)が必要**[*1]

ビタミン B$_1$(VB$_1$, thiamine)欠乏で心不全(湿性脚気)と末梢

神経障害*2(乾性脚気)が生じる．VB₁ 欠乏で細胞内 ATP が枯渇すると内因性アデノシンが放出され末梢血管が拡張する．脚気心の初期は肺高血圧に伴う右心不全であるが，次第に両心不全になる．急激な経過を辿る激症型を衝心脚気(shoshin beri-beri*3)という．代謝性乳酸アシドーシス，嘔吐，腹痛を伴い，白血球増加の割に CRP 低値，カテコールアミン抵抗性の急性循環不全をみたらこれを疑う．衝心脚気は VB₁ が投与されないと数時間～2日間で死亡する．疑ったら前採血を行い，結果を待たずに VB₁(例えば fursultiamine 100～200 mg／日)を躊躇せず静注する．多くは数日で軽快する．しかし急激な末梢血管抵抗増大で低心拍出性心不全が顕在化しやすいので要注意．早期から利尿薬，digoxin，カテコールアミンを用いる．

*1 赤血球 VB₁ 濃度が組織蓄積量を反映する．外注測定で3日程度必要．VB₁ 欠乏＜20 ng/mL，潜在性 VB₁ 欠乏 20～27 ng/mL．
*2 下肢に対称性でチクチク感や焼けるような疼痛で発症する．脚の筋痛，脱力，萎縮も生じる．夜間に増悪しやすい．
*3 beri：シンハラ語(スリランカ語)で極度の衰弱の意味．

2) 動静脈間シャント(内シャント)の影響

　内シャントで後負荷減少と前負荷増加が生じると心拍出量が約 20%(10～30%)，主に一回拍出量が増加する．さらに圧受容体を介する交感神経緊張亢進と副交感神経抑制が加わると心拍数が増加する．体液貯留や貧血状態などの高心拍出状態が背景にある慢性腎不全患者では心不全発生に注意する必要がある．実際の心不全発生頻度は低いが，低心機能例，シャント量過多例(＞3 L／分)やシャント拡大例では要注意．発症時期は平均約1年半(3～48か月)．シャント閉鎖時には後負荷増加，前負荷減少，心拍数減少と逆の血行動態変化が急激に生じる．

〈高尾信廣〉

● 文献
1) Mehta PA, et al: QJ Med 102: 235-241, 2009 (PMID: 18990720)
2) Wasse H, et al: Semin Nephrol 32: 551-557, 2012 (PMID: 23217335)

E 急性右心不全

急性右心不全という用語が正しいかどうかに関しては、ガイドラインでも「静脈圧の上昇、肝腫大を伴った低血圧や低心拍出状態を呈している場合」とされているが、定義は非常に難しい。しかし、実際にそのような病態は認められる。特に頻度が高いのは、右冠動脈に発症した心筋梗塞、急性肺血栓塞栓症やそれ以外による肺高血圧の急性増悪などである。

右心不全とは、左心不全同様に心不全状態を右心室および左心室という解剖学的な右と左に分類したものであり、臨床所見として、以下のような症状が挙げられる。

左心不全	呼吸困難・息切れ、咳・喀痰、動悸、全身倦怠感、易疲労感、食欲不振、夜間多尿、乏尿、精神神経症状、四肢冷感、チアノーゼ、睡眠呼吸障害
右心不全	浮腫、体重増加、腹部膨満、消化器症状、乏尿、倦怠感、易疲労感、右季肋部痛

〔薬局 59(11), 2008 より抜粋〕

1 病態

病態としては図1のように、左心不全と右心不全では、動脈系の拍出が低下したもの＋肺うっ血所見を左心不全、静脈系のうっ滞(胸水を含む)を右心不全としている。

2 原因

・右室収縮力の低下(右室梗塞、不整脈原性右室異形成症)
・右室容量負荷の増加(急性の三尖弁逆流、Fontan循環の破綻など)
・右室後負荷の増大(肺塞栓症、原発性肺高血圧など)
・右室拡張障害(心タンポナーデ、収縮性心外膜炎)
のように分類される。

つまり右室自身での障害と、肺動脈および肺血流の異常が挙げられる。

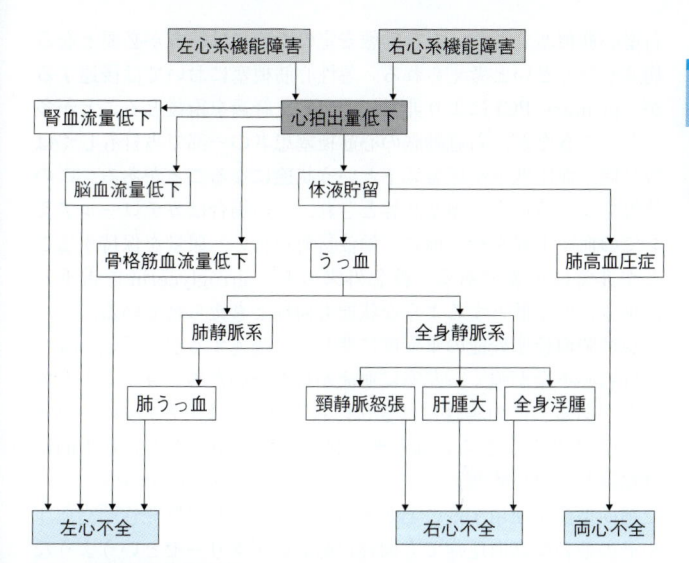

図1 急性右心不全の病態

3 右心機能評価について

　左心機能に関してはさまざまな方法での機能評価が行われており，心エコーでも描出が可能であるが，右心機能に関しては形態的な問題もあり MRI が gold standard とされている．心エコー評価は客観性に乏しいとされる．しかし，心エコーでも EF に類似するが二次元である FAC(fractional area change)や組織ドプラでの三尖弁輪移動速度 s', TAPSE(tricuspid annular plane systolic excursion), RIMP(RV index of myocardial performance)など評価すべき項目もある．日常臨床において即座に使えるのは，見た目の FAC 収縮しているかどうかのみであろう．

4 急性右心不全の実際

　臨床的には2つの場合が多く遭遇する．1つは右室梗塞，もう1つは肺塞栓である．
　右冠動脈の心筋梗塞時に右室枝が問題を受けたとされる場合に

右室心筋梗塞とされ，血行動態安定のためには輸液が必要となる病態が最も多いと考えられる．急性心筋梗塞においては後述するが，primary PCI により非常に安定した経過を術後とることが多くなってきたが，右冠動脈の心筋梗塞患者の一部で当日もしくは数日間，血圧低下や尿量低下という状態になることがある．この状況をよく急性右室梗塞状態とされ，この場合はカテコールアミンでの血圧上昇を行う前に，輸液負荷を行い，尿量を保持することが非常に重要である．救急外来でも，nitroglycerin を舌下した場合に血圧低下するような状態も同様と考えられている．

急性肺血栓塞栓症の重症度に関しては後述するが，重症の場合には右心不全が強く，左室に血流が行かないためショックとなることがある．この場合にはさらに右心負荷により左室の dyssynchrony も生じ，さらに血行動態破綻に拍車がかかる．基本的には輸液および原疾患の治療(血栓除去術)であるが，PCPS といった補助循環を使用することがある．これに対して原発性肺高血圧やその他の肺高血圧症でも同様に肺高血圧クリーゼというような病態もみられる．報告例では小児の術後や新生児が多いが，実際には成人患者でも同様の病態があり死亡率も高い．このような場合には積極的に肺血管拡張薬を使用したり，補助循環で一過性の増悪因子(感染やストレス)を除去して経過を見るかたちとなる(図2および肺高血圧症参照)．肺血栓塞栓症と異なり原疾患の治療が難しい場合が多いため非常に治療に難渋する(☞ p269)．

(水野　篤)

E 急性右心不全　35

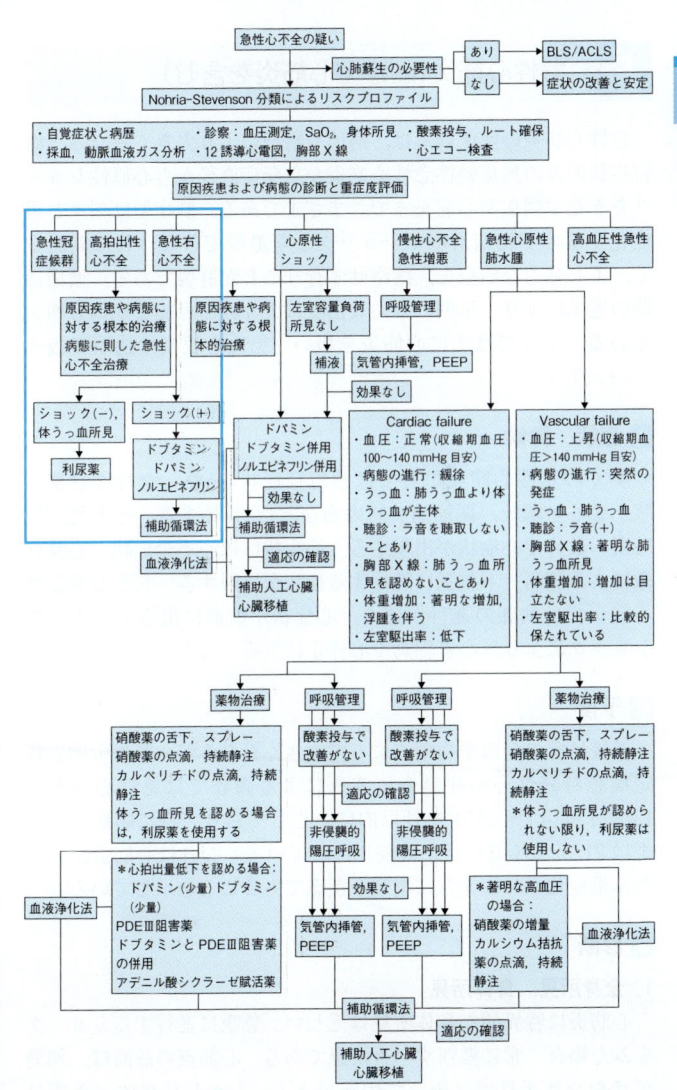

図2　治療のフローチャート

〔急性心不全治療ガイドライン(2011年改訂版)www.j-circ.or.jp/guideline/pdf/JCS2011_izumi_h.pdf(2016年2月閲覧)〕

F 急性心筋炎（劇症型心筋炎を含む）

　急性心筋炎の臨床経過は，病因や病型により大きく異なる．感冒症状のみの無症候性急性心筋炎から発症直後から心原性ショックをきたす劇症型心筋炎までさまざまである．劇症型は刻々と重症化するので初期治療でショックから離脱できなければ間断なく，より強力な治療を，躊躇せず行うことが肝要である．循環補助の進歩により，早期の強力な治療により救命可能な症例も増えている．ここでは主に心筋炎を扱い，急性心膜炎は他項で扱う（☞ p40）．

1 症状・徴候

　多くの急性心筋炎患者では感冒様症状（発熱，全身倦怠感，咳，悪心・嘔吐，関節痛・筋肉痛など）から始まる．その後，数時間～数日で心症状が出現する．心症状には心不全症状，心膜刺激による胸痛，不整脈に随伴する症状が出現する．しかし劇症型心筋炎では病態の進行が速く，心症状が前面に出る前に心原性ショックに至り，心室細動や心停止に至ることもある．

2 予後

　予後はその病因や病型によって大きく異なるが，厚生労働省特定疾患特発性心筋症調査研究班による調査では急性心筋炎の13/274例（4.7％）が1か月以内に死亡しており，特に劇症型心筋炎は21/52例（40.4％）が入院死亡している．これは心筋炎がいったん重症化すれば非常に重篤な疾患であることを示している．

3 診断

1）全身所見，身体所見

　心筋炎に特異的な身体所見は乏しい．急激に進行するショックをみた場合，常に鑑別すべき疾患である．心筋炎の診断は，初発症状や身体所見では極めて困難である．しかし注目すべき所見は，発熱，脈の異常（頻脈，徐脈，不整），低血圧である．また心筋炎の初期は急性胃腸炎や他の急性熱性疾患より全身衰弱が強いことが多い．心筋炎が疑われるような場合には，躊躇せず精査・

2) 血液検査

心筋逸脱酵素(CK, CK-MB, AST, LDHなど)や炎症を反映したCRP上昇を認める．これらが上昇していない極初期には心筋トロポニンT(迅速)測定が有効なことがある．入院例では当初の血清および血漿を必ず保存しておくようにしたい．

3) 心電図

心筋炎を疑う場合，心電図記録は重要である．心電図は簡便かつ感度の高い検査である．特異的心電図所見は存在しないが，ST-T変化，R波増高不良，異常Q波，低電位などが認められる．当初の心電図変化が軽微でも時間経過とともに変化が明らかになるので心電図を繰り返し記録することが肝要である．心筋傷害の半定量所見(①広範囲で高度なST上昇，②異常Q波，③QRS波の低電位)は予後判定因子である．脚ブロック，完全房室ブロック，致死的不整脈(VT, VF)などの不整脈出現は必ずしも予後不良の予測因子ではない．

4) 心エコー

典型的には全周性壁運動低下と壁肥厚，心嚢液貯留が認められる．初期には壁運動低下が認められないことがあるため，心電図と同様に経時的に繰り返し検査を行うことが重要である．

5) 心筋生検, 心臓MRI

心筋炎の確定診断は心内膜心筋生検による組織像で行う．特にステロイド治療前にはぜひ生検を行いたい．組織学的特徴から心筋炎はリンパ球性心筋炎，巨細胞性心筋炎，好酸球性心筋炎，肉芽腫性心筋炎に分類される．ウイルス性心筋炎は病理学的にはリンパ球性心筋炎をとることが多い．心臓MRIはT2強調画像にて炎症部位に一致した所見が認められ，診断に有効である．

4 治療

急性心筋炎は無症状から突然死まで幅広い病像を示す．急性心筋炎は炎症期が1~2週間持続したのちに回復期に入るという経過を一般的に辿ることが多い．心筋炎によるポンプ失調は，炎症に伴う一過性心機能低下である．炎症極期にはほぼ無収縮であった症例でも回復期に入ると心機能が回復することは珍しくはない．したがって自然回復するまで血行動態を維持することが最重

要である．カテコールアミンをはじめとする薬物療法だけでなく，症例によっては体外式ペースメーカー，大動脈内バルーンパンピング(intraaortic balloon pumping；IABP)やPCPS(percutaneous cardio pulmonary support)，心室補助装置(ventricular assist device；VAD)が必要となることもある．また心筋炎の原因に対して直接的に介入する治療法も模索されている．ウイルス性心筋炎に対して一般的に臨床使用可能な抗ウイルス薬はまだ開発されていないが，巨細胞性心筋炎や好酸球性心筋炎などの中には発症機序にアレルギーや自己免疫が関わっているものがあり，ステロイド短期大量療法や大量免疫グロブリン療法が用いられることがある．これらの治療に関する著効例も症例報告レベルでは散見されるが，依然として確立された治療法ではない．

Topics

・インフルエンザと急性心筋炎：2009年春に世界的パンデミックとなった新型インフルエンザ(H1N1)では心筋炎合併が注目された．日本でも心筋炎15例が発生，内10例がIABPやPCPSなどの機械的循環補助を必要としたが，2例が死亡している．

・劇症型心筋炎に対する補助人工心臓(VAD)：近年，PCPSからVADに移行し比較的長期間の補助を行うことで，心機能の回復を得られたとする報告がなされている．PCPSからVADへの移行を考えざるを得ない状況としては以下が想定されるが，PCPSはその補助様式より後負荷の増大をもたらし心機能回復には悪影響を及ぼすと考えられており，心機能回復に長期間要することが想定される場合には，積極的にVADへの移行を考慮する．

①下肢阻血・挿入部出血・血腫などIABP・PCPSの合併症
②人工肺劣化，溶血など装着後の合併症
③拍出量不足による多臓器不全

　PCPSからVADへの移行で最も重要なことは適切なタイミングを逃さないことである．装着5日以内に心機能回復を認めなければVADへの移行を考慮する．VAD挿入前のビリルビン値が予後に影響することが報告されており，個々の症例に応じた判断が必要となる．劇症型心筋炎では重症右心不全の合併も多く，左心補助だけでなく右心補助も併用する両心補助も考慮する．

(猪原　拓)

● 文献

1) 和泉徹(編):劇症型心筋炎の臨床.医学書院,2002
2) 日本循環器学会:循環器病の診断と治療に関するガイドライン　急性および慢性心筋炎の診断・治療に関するガイドライン(2009年改訂版),2009
3) Ukimura A, et al: Circ J 74, 2193-2199, 2010 (PMID: 20697177)
4) 坂田泰史:日集中医誌 18:10-12, 2011

G 心膜炎 acute pericarditis

1 急性心膜炎

心膜と心外膜間に炎症を生じ，胸痛などの炎症症状と心嚢液貯留を主体とする急性炎症性疾患である．軽症のまま数日で治癒するものから心タンポナーデをきたすものまでさまざまである．炎症が遷延し，慢性収縮性心膜炎に移行することがある．

1) 症状および所見

・胸痛：胸骨後部〜前胸部の胸膜痛で深吸気，体動，臥位で胸痛が増強する．
・心膜摩擦音(friction rub)：3相(収縮期－拡張早期－前収縮期)に聞かれることが多い．収縮期と拡張期のいずれかという2相はまれ，収縮期のみの1相は約20%で聴取される．
・胸部X線：確定診断には役立たないが，ある程度の心嚢液貯留で心拡大をきたす．その他胸膜，縦隔，肺病変の診断の参考になる．
・心電図：経過により以下の4期に分類される．初回記録のみでの診断は困難であり，経過観察が極めて重要である．
　1期：ST上昇期(短く，ないこともある)，約80%でPR部分低下．
　2期：STの基線への復帰とPR部分の低下，T波平低化．
　3期：陰性T波が出現，この頃PR部分低下は基線に戻る．
　4期：正常心電図に回復する時期．
　　鑑別点は，冠動脈支配に一致しない，広範なST上昇，T波増高(－)．ST上昇は通常<4 mm．ST上昇の鏡像変化(－)．重症心筋炎がなければ異常Q波を伴わない．健常者の早期再分極(ST上昇)とはしばしば鑑別困難．T波変化は陰性化，2相性，平低化とさまざまである．
・心エコー：心嚢液が50 mL以上貯留すればecho free spaceを認める．心室壁運動低下があれば心筋炎の合併を疑う．
　※急激な経過(高熱，悪寒戦慄など)，強い左方移動を伴う白血球著増，著明なST上昇(心筋梗塞様)なら急性化膿性心膜炎を疑う．多くは肺炎や菌血症に続発したり，免疫力低下状態

で生じる．黄色ブドウ球菌などによる化膿性心膜炎は予後不良で，早急に外科的ドレナージと強力な抗生物質治療が必要である．

2) 心膜炎の主な原因

- 特発性：発熱や感冒症状が先行しないもの
- 感染性：ウイルス〔coxsackie(A，B群)，echo 8型，influenza，herpesなど〕，細菌(黄色ブドウ球菌，結核など)，真菌
- 膠原病(SLE，RAなど)
- 悪性腫瘍(肺癌，乳癌，悪性リンパ腫など)☞ p304
- 薬剤誘発性(procainamide，hydralazineなど，lupus syndrome)
- 心筋梗塞後症候群(Dressler症候群)
- 心膜切開後症候群
- 放射線性心障害(RIHD)☞ p295
- 代謝性(尿毒症，粘液水腫など)

3) 治療

治療方針は，基礎疾患検索(細菌，結核，膠原病，悪性腫瘍など)，対症的治療(消炎剤，解熱鎮痛剤など)，心タンポナーデ治療である．心嚢液貯留，心筋炎の合併に注意しながら安静と消炎鎮痛剤を投与する．膠原病を疑う場合，十分な血液検査を行い診断確定後にステロイド治療を行う．

2 亜急性および慢性滲出性心膜炎

慢性的経過をとって心膜腔に液体貯留をみるものをいう．心膜炎の持続が6週間〜6か月間に及ぶものを亜急性，6か月以上を慢性という．原因は急性心膜炎とほぼ類似．結核性や尿毒症性が多いが，それ以外に悪性腫瘍，甲状腺機能低下症，放射線照射後などによるものもある．慢性の場合，無症候性に大量心嚢液が貯留することが多く，胸部X線や心電図で偶然気がつかれることもまれではない．

1) 検査所見

200 mL以上の心嚢液が貯留すると胸部X線で心陰影が拡大しwater bottle shapeという特有なシルエットを示す．心電図ではQRS群の低電位と電気の交互脈がみられることがある．少量〜中等量の心嚢液貯留で電気的交互脈が認めれば悪性腫瘍を疑う．心臓の振り子様運動が悪性腫瘍では大きくなることが原因である．心エコーが簡便かつ最も鋭敏な検査である．右室前側に心嚢

液が認められるならば，300 mL 以上の貯留が推定される．

2) 心嚢液

原因検索のため白血球数と分画，生化学，抗 CCP 抗体，細胞診（悪性腫瘍，LE 細胞），細菌培養（一般細菌，結核菌）などの検査を行う．胸水や腹水と異なり血性でも悪性疾患を意味しない．コレステロール測定は，粘液水腫や特発性コレステロール心膜炎の診断に有用である．

3) 治療（急性心膜炎に準ずるものは省略）

・嚢穿刺後に持続排液で心タンポナーデの解除と心嚢液軽減を行う．排液用カテーテルは最低1〜3日間程度留置し，その間持続または間欠的に排液を行う．
・心嚢液貯留をコントロールできない場合（特に悪性腫瘍で多い），十分な排液後に，薬剤を心膜腔に注入し心膜癒着術を行う．

minocycline（MINO）　100 mg を生理食塩水 40 mL で希釈し心腔内注入

注入後，腹臥位，側臥位，仰臥位の順に20分ごとに体位変換を行う．tetracycline 系抗生物質の代わりにアドリアシン（doxorubicin）のような抗癌剤を注入することもある．

〔猪原　拓〕

side memo 05 PCPSの進歩

1 PCPS(percutaneous cardiopulmonary support)とは

　遠心ポンプと膜型人工肺を用いた小型の人工心肺である．呼吸補助の場合には extracorporeal membrane oxygenation(ECMO)と呼ばれる．一般的に ECMO は cardiac ECMO，respiratory ECMO に分けられ，脱血・送血方法により VA ECMO，VV ECMO に分類される．PCPS は VA ECMO を指すことが多い．

2 PCPSの進歩

　膜型人工肺が小型化し，遠心ポンプが発達，キット化されたプレコネクト回路の出現により充填量も 500〜600 mL まで減少した．重症の呼吸不全，重症心筋炎，心移植までのブリッジングといった従来適応に加え，近年では心肺停止症例への使用も増加している．ECPR(extracorporeal cardiopulmonary resuscitation)とは，ECLS(extracorporeal life support)ともいわれる．心肺停止症例に対して PCPS を用いて行う蘇生である．PCPS を安全に管理実行できる施設において，従来どおりの心肺蘇生が奏効しない症例に関して，一定の基準*を満たした場合に，理にかなった治療法とされている(JRC 2015)．予後と最も関連するのは心停止発症から PCPS 開始までの時間であり，心停止から 60 分以内に装着することが望ましい．

*①初回 ECG が VF または無脈性 VT，②病院到着時心停止(病院到着までの間の ROSC の有無は問わない)，③119 番通報あるいは心停止から病院到着まで 45 分以内，④病院到着後(医師が患者に接触後)15 分間心停止が持続している(1 分以上の ROSC がない)．

　除外規準：①年齢 20 歳未満または 75 歳以上，②発症前の日常生活動作(ADL)不良，③原疾患が非心原性，④深部体温 30℃未満，⑤代諾者の同意が得られない，⑥救命の対象外である．

3 ECPR時のPCPS管理注意点

　管理指標は SAVE-J study の報告[1]や，ELSO ガイドライン[2]によくまとめてある．

1)導入時の注意

　導入時の流量は最大流量で開始すべきで，60〜80 mL/kg/分以上を目標に開始する．脱血不良に対しては，脱血管の位置確

認(横隔膜上,右房入口部)と補液にて対応する.

逆行性灌流となるため,自己心拍が出現すると酸素化不良な血流との混合が起こるため,適切な血流が脳に灌流されていることを確認することが重要である.送血部位から最も遠い右手における SpO_2 を90%以上に保つことが重要である.

2) 維持期の注意

循環維持の指標としては平均血圧60 mmHg以上とし,IABP使用中はaugmentation圧で90 mmHg以上を目標とし,乳酸値4.0 mmol/L以下となるよう管理する.回路内の凝血防止のためheparin化を行い,ACT 160〜180秒を維持する.送血管刺入部の虚血は重要であり,下肢の色調,足背動脈の血流を評価し,虚血時には大腿動脈遠位へ6 Frシースなどを順向性に挿入し回路分岐から送血を行う.刺入部からの出血性合併症は後腹膜腔に広がることがあり体表上からの観察が困難なため,連日のHb, Hct値の推移から評価する.回路交換の時期に関しては,膜型肺の性能により,肺内血栓や血漿リークにより PaO_2 が150 mmHg以下になった場合には交換を考慮する.使用製品により耐久性も異なるため,製品ごとの特性を確認することが重要である.

3) 離脱時の注意

現時点では一定の基準はない.しかし一般的には,流量を1 L/分まで下げ,心エコーで壁運動を評価し,収縮期血圧80 mmHg以上,肺動脈圧が体血圧の7割以下,SvO_2 60%以上などを満たした場合に離脱を行う.

PCPSを導入すると手技料,材料費だけでも約50万円程度かかる.費用対効果に関しては現在も検討がなされている.施設ごとの適応を明確にし,検証を行って行くことが必要である.

(望月俊明)

● 文献

1) 坂本哲也,他:心肺停止患者に対する心肺補助装置等を用いた 高度救命処置の効果と費用に関する多施設共同研究.平成22年度総括・分担研究報告書
2) Extracorporeal Life Support Organization (ELSO) General Guidelines for all ECLS Cases, 2013

H 心タンポナーデ cardiac tamponade

心嚢液の過剰貯留で心嚢内圧が上昇し，心室の拡張・充満が障害され，心拍出量が低下し，血行動態が破綻した病態とされる．心タンポナーデとなるには貯留量より貯留速度が重要とされている．貯留速度が緩徐な場合，大量貯留でも代償性心膜伸展により心嚢内圧はあまり上昇せず心タンポナーデに至らないこともある．急激に貯留すると代償できないため少量でも心タンポナーデが生じる．

1 心タンポナーデの原因疾患

頻度が高いのは，悪性腫瘍と合併症によるものだと考えられる．したがってまず現病歴の問診が非常に重要である．それまでに医療機関にかかっているのであれば，大体理由が予測されることが多い．しかしもちろん以下の原因の中でも結核性心膜炎やSLEなどは心タンポナーデになる頻度も低い上，診断もなかなか難しいだろう．

● 心嚢液が貯留する疾患

悪性疾患(肺癌，乳癌，白血病，リンパ腫，消化器系悪性腫瘍，悪性黒色腫，その他)，特発性心膜炎，尿毒症，急性心筋梗塞(heparin 投与中)，診断的手技による心穿孔，細菌性，結核性，放射線照射後，甲状腺機能低下症，大動脈解離，開心術後(心膜切開後症候群)，SLE，心筋症(抗凝固療法中)などが挙げられる．

2 病態生理

上述のとおり，「何らかの理由で心嚢液が過剰に貯留することにより，心嚢内圧が上昇し，その結果として，心室の拡張期充満に障害をきたし，心拍出量の低下から血行動態が破綻した病態」である．心嚢液の圧が上昇するにしたがい，右房 → 右室 → 左心室という流れで圧排されることが同定される．

3 臨床症状

心膜腔(心嚢腔)内に貯留している液体が少ない場合はまず右心

系が圧迫され，頸静脈の怒張，肝腫大，腹水貯留，下肢の浮腫などの右心不全の症状が出現することが多い．心膜腔内に多くの液体がたまってくると高圧系である左心系の拡張も障害され，息切れ，呼吸困難，起座呼吸などの左心不全の症状も加わってくる．心筋梗塞や心膜炎が原因の場合は胸痛が併発する．急速に心膜液（心囊液）が貯留すると血圧低下，心拍出量低下によりショック状態に陥り，末梢温度低下，チアノーゼなどが起こる．

　血圧低下・心拍動の微弱・静脈圧上昇は，Beckの三徴といわれ，心タンポナーデにおける古典的な症状である．さらに臨床医であれば奇脈（paradoxical pulse）も知っておくべきである．
● 奇脈 paradoxical pulse
　正常では（静かな）吸気時の収縮期圧低下は 10 mmHg 未満である．この収縮期圧低下が 10 mmHg 以上なら奇脈という．吸気時には静脈還流が増加し，肺血管床が拡大する．右室拡張が左室拡張を制限し，肺から左房への灌流量が減少するので収縮期圧が低下する．奇脈は心タンポナーデに比較的特徴的であるが，収縮性心筋炎，左室肥大，心不全などでもみられる．
※普通呼吸下で，腹部が持ち上がった時（吸気時）に橈骨動脈が弱くなるか触れなくなることで奇脈に気づくことがある．

Topics

　奇脈に気づく簡単な方法は，普通の呼吸で腹部の動きをみながら橈骨動脈を触れることである．大きな呼吸をさせると当然のごとく吸気時の血圧低下を大きくしてしまうのですべきではない．通常の吸気により腹部が持ち上がると，脈は弱くなるか触れなくなる．
　非観血的なカフ式血圧計で奇脈を知るには，
①まず収縮期圧よりも 15 mmHg ほど高いところまでカフを膨らませて，最初の Korotkoff 音が聞こえるまでゆっくりとカフ圧を下げていく．
②最初の Korotkoff 音が聞こえたところ（血圧 1）で脱気を止めてカフ圧を維持し，普通の呼吸を続けさせ，呼気時にのみ Korotkoff 音を聴取し，吸気時に Korotkoff 音が消失していることを確認する．
③再びゆっくりとカフ圧を下げていき，普通の呼吸ですべての心

拍でKorotkoff音を聴取する血圧を確認(血圧2)する．血圧1と血圧2の差が奇脈の程度の強さを示すことになる．

4 検査所見

1) 心エコー

心タンポナーデでみられる心エコーの特徴は以下の3つである．特にcollapseは2DとM-modeで各病態を推定しながら行う所見であり，病態推定の腕の見せ所である．

(1) 心囊液の貯留
(2) 心室流入血流の顕著な呼吸性変動(吸気時三尖弁流入E波の増高と僧帽弁流入E波の減高)
(3) collapse　右房 → 右室

心腔内圧の低い時期に壁の薄い右房や右室が心膜腔内圧によって押さえられ陥凹をきたす(虚脱，collapse)．まず，右房の虚脱(RA collapse)が出現する．心房内圧が最も低くなる時相で影響を受けやすいため，心房拡張期に相当する左室収縮早期に認められる．この右房虚脱は次の右室虚脱(RV collapse)よりかなり早期に出現し，心タンポナーデの診断に対する感度は高いが，逆に特異度は低い．すなわち右房虚脱が認められれば，心膜腔内圧の上昇を伴った臨床的に意味のある心膜液貯留であることは間違いない．しかし右房だけの虚脱の場合はまだ血行動心的に深刻なタンポナーデの状態には至っていないことがほとんどである．

右房虚脱に続いて，右室自由壁の拡張期虚脱が出現する．本徴候は，通常，右室前壁における拡張早期の急激な内方運動として観察される．

2) 心囊穿刺に関して

安全な穿刺方法に関しては後述するが，緊急時には心囊穿刺は特に心エコーで確認できた場所から穿刺するか，心窩部からどちらでもよいので穿刺する．特に重要なこととしては，この穿刺で心囊内の液体を除去することも重要であるが，前述のとおり病態としては圧上昇であることから穿刺することで心膜に一部だけでも圧が逃れられるような孔があけば一気に改善することが多い．実際の心タンポナーデでは留置せずともカテラン針のような硬い

針で穿刺することも1つのオプションとなる．特に太っている体格の大きい患者の場合，通常の心嚢穿刺のキット付属の針では届かないことが多く，焦らず硬い針で穿刺し，圧を除することを考える必要がある．

〔水野　篤〕

2 急性心筋虚血

A 急性冠症候群 acute coronary syndrome(ACS)

急性冠症候群(acute coronary syndrome；ACS)は主に冠動脈内のプラーク破綻で生じた血栓が冠動脈を閉塞させる病態で，不安定狭心症，非ST上昇型心筋梗塞(non STEMI)，ST上昇型心筋梗塞(STEMI)に分類される．急性心筋梗塞(AMI)による心停止例の60〜80％は発症1時間以内に生じ，心筋梗塞死亡の院外死亡の割合は約50％に達する．急性期治療が生命予後に影響するため早急かつ適切な診断・治療が重要である．また救急車要請の患者決断と救急隊トリアージの迅速性も大切である．

1 病歴と検査

- 病歴・症状：冠危険因子の聴取は最重要．労作性症状を伴うことが多い．胸痛だけでなく，左肩痛，歯痛，悪心などもある．症状は1分以上持続し，nitroglycerin舌下で改善するのも特徴．急性心筋梗塞は，突然発症，不安定狭心症，(安定)狭心症から発症し，各々1/3である．
- 心電図：定型的ST変化(ST上昇やST下降)を認めることが多い．回旋枝の閉塞や多枝病変の場合，ST変化がなくてもACSを否定できないので要注意である．
- 採血：トロポニンT/I，心筋逸脱酵素(CK，AST，LDH)を測定すると発症時間が推定できる．発症直後はすべて正常である．トロポニン2〜3時間，CK 6時間，AST 12時間，LDH 24時間後に上昇する．白血球増多は早くみられ，感度は高いが，特異性が低い．緊急カテーテル前に腎機能異常，貧血，電解質異常なども調べ，輸液，利尿剤，人工透析の必要性などの検討をしておく．
- 胸部X線：心不全や肺炎の合併，縦隔拡大の有無を確認する．
- 心エコー：壁運動異常，心嚢液，弁膜症の有無も調べておく．

Stanford A 型解離でも心電図で ST 上昇するが心嚢液貯留と大動脈弁閉鎖が合併することが多い.
- 冠動脈造影(coronary angiography：CAG)：救急患者の診療で冠動脈疾患を疑ったら，原則 CAG は躊躇せずに行う．ただしリスク(出血腎機能低下，心不全の悪化など)を把握し，CAG 施行のリスク評価を事前に行っておく．

2 診断と重症度判定

安易に ACS を否定しないことが重要！

ACS 患者のリスクは病歴と検査からを判定し，層別化する[2]．さらに高リスク患者の重症度を判定する．

● ACS を強く疑うべき患者(高リスク患者)

症状	48 時間以内に増悪する安静時胸痛が 20 分以上持続し，現在も持続．硝酸薬は無効で，冷感，嘔気，呼吸困難感などの症状が随伴する
身体所見	新たな Ⅲ音，肺野ラ音，汎収縮期雑音(僧帽弁逆流)，血圧低下，徐脈・頻脈
心電図	0.5 mm 以上の ST 低下，持続性心室頻拍，新規左脚ブロック
生化学	トロポニン T　定性：陽性，定量：＞0.1 ng/mL

● ACS を疑うべき患者(中等度リスク患者)

症状	2 週間以内に CCS Ⅲ〜Ⅳ度の安静・夜間胸痛が 20 分程度持続．現在は胸痛消失．硝酸薬は有効で，随伴症状(−)
身体所見	特になし
心電図	3 mm 以上の T 波陰転，Q 波出現
生化学	トロポニン T　定性：陽性，定量：＜0.1 ng/mL

※ただし，陳旧性心筋梗塞，CABG や PCI の既往，脳血管・末梢血管障害，aspirin 服用，糖尿病，75 歳以上があれば ACS を強く疑う．

ACS の病態生理は多様で，心筋梗塞移行の予想は困難である．不安定狭心症から心筋梗塞への移行率(自然歴)は意外に低く，10〜20% 程度と推定される．しかし著明な ST 低下，T 波終末陰性化，陰性 U 波，QT 延長などの心筋虚血を強く疑う心電図所見を認める時は，躊躇せずに緊急 CAG を行い，冠動脈病変に応じて治療を行う．心電図で明確な虚血性変化がない場合やストレイン型左室肥大変化を認める場合が問題である．背景に多くの冠動脈危険因子があり，不安定な症状(頻回発作，長時間持

続，硝酸薬無効の安静時胸痛発作)があれば心筋梗塞への移行率が高いので心電図変化がある場合と同様に処置をする．

● ACS のポンプ不全の重症度分類(Killip 分類，1967 年)

class	心不全	所見	院内死亡率*
I	(−)	心不全徴候(−)	5 → 5.6%
II	軽〜中等症	ラ音(＋)，全肺野＜50%	17 → 4.4%
III	重症	ラ音(＋)，全肺野≧50%	38 → 7.8%
IV	心原性ショック	＜血圧 90 mmHg，尿量↓，チアノーゼ，冷感，意識障害	81 → 18.0%

＊院内死亡率：左側は論文1967年当時，右側は東京CCUネットワーク(2005〜2008年)．治療が進歩し，院内死亡率は改善している．

● simple risk index＝心拍数×(年齢／10)^2÷収縮期血圧

数値が高い程(＞22.5，危険群 4〜5)，早期死亡率が高率である．3予測因子で評価でき簡便である．しかし血圧は高い程，心拍は遅い程，点数が低くなり臨床的には多少違和感を覚える．
(Morrow DA, et al: Lancet 358: 1571-1575, 2001)

● GRACE スコア：入院時重症度から院内死リスクの予測スコア

5予測因子(① Killip，②収縮期血圧，③心拍数，④年齢，⑤ Cr)を点数化し，3因子(入院時心停止，ST 異常，心筋逸脱酵素上昇)の有無を加味して合計点で院内死リスクを計算する．
(Granger CB, et al: Arch Intern Med 163: 2345-2353, 2003)

● cadillac risk score：PCI 後の死亡予測スコア

7予測因子(①年齢，② Killip，③ LVEF，④貧血，⑤腎機能，⑥3枝病変，⑦ TIMI)で 30 日と 1 年後の死亡予測を行う．
(Halkin A, et al: J Am Coll Cardiol 45: 1397-1405, 2005)

3 鑑別診断と鑑別の要点

①大動脈解離，②急速な貧血，③心膜・心筋炎，④肺塞栓(PE)，⑤気胸，⑥肺炎，⑦大動脈狭窄(AS)，⑧たこつぼ型心筋症

典型的な ACS，特に STEMI の診断は迷うことがない．しかし上記疾患が併存し，ACS が前面に出ると診断は困難で注意を要する．特に大動脈解離や貧血との併存には注意を要する．

・大動脈解離：ACS と大動脈解離の鑑別も時に難しいが，大動脈解離に合併する STEMI が問題である．大動脈解離の約 5% に AMI が合併する．右冠動脈障害が多い．起始部閉塞なので右室梗塞になりやすい．背部痛や心嚢液貯留に V$_{3R〜4R}$ の ST 上

昇を伴う下壁梗塞をみたら大動脈解離を疑い,胸部造影CTを先行するほうがよい.左冠動脈障害を合併するとショックになり救命は困難である.
- 貧血:冠動脈狭窄が背景にあると比較的急速な貧血でACSを惹起する.Hb低下が急速に起これば狭心痛が生じる.結膜環蒼白があればHb≦11 g/dLである.この所見は感度10%,特異性99%,尤度比16.7である.原因は上部消化管出血の頻度が高く,CAG前に緊急上部消化管内視鏡が必要である.
- 心膜・心筋炎:冠動脈支配領域に一致しない広範囲なST上昇,吸気で増強する胸痛(胸膜痛)をみたら心膜炎を疑う.中高年で冠危険因子が多ければ,緊急CAGで確認することも多い.劇症心筋炎は進行が速い.血行動態が崩れていれば,鑑別診断のための時間をかけず,緊急CAGを行い,IABPを挿入する.

4 初期治療:救急室での処置

ACS,特にST上昇型心筋梗塞(STEMI)では,できるだけ早急に再灌流療法が施行できるよう手際良く行う.病院到着後10分以内に病態評価と再灌流療法の適否を判断し,治療までの短縮化に努める.D2B time[*1]≦60〜90分,D2N time[*2]≦30分の実現を目指す(p69).

[*1] door-to-balloon time:到着から初回バルーン拡張までの時間.
[*2] door-to-needle time:到着から血栓溶解療法開始までの時間.

1) 救急室での原則的処置(基本はMONA)

- 胸痛の対処:Morphine 2〜4 mg　静注
- 酸素(Oxygen)投与:O$_2$　2〜3 L/分でSpO$_2$≧90%を維持する
- 硝酸薬(Nitrate):nitroglycerin1錠舌下
- 抗血小板剤(Antiplatelet):今までに未処方の場合
  PCI前提 → aspirin 162〜325 mg+clopidogrel 300〜600 mg
  またはprasugrel 20 mg
- 抗凝固剤:heparin 5,000単位　静注

2) 状況に応じて追加・変更する処置

- 血圧≧150 mmHg や冠攣縮が強く関与する場合：ISDN(isosorbide dinitrate)1.5〜2.5 mg を1回静注する．過度な降圧(＜収縮期100 mmHg)は尿量低下の原因となるので要注意．
- 頻脈(≧120 bpm)の場合：propranolol 1 mg を1回静注．静注後徐拍化が不十分(≧100〜110)ならばさらに1 mg 静注を追加する．
- ショック(収縮期血圧＜80 mmHg)：薬物による血行動態安定化などで時間を費やすことなく，IABP 挿入のため心カテ室に急行する．

3) 経静脈的血栓溶解療法

ショックでない STEMI 患者の早期血栓溶解療法では，死亡率が有意に減少する．早期投与ほど TIMI 3 達成率は高く，梗塞サイズは縮小する．75 歳以上や発症 12 時間以上では脳出血や合併症発生率が増加する．ACS での gold standard は direct PCI であるが，PCI まで時間を要する場合(カテ室が使用不可や転院など)で禁忌(表1)がなければ血栓溶解療法を考慮する．

表1 血栓溶解療法の禁忌項目(JCS2013 STEMI 診療参考)

- 絶対禁忌：①頭蓋内病変：脳出血既往，脳梗塞(≦6 か月)，新生物，動静脈奇形，②活動性出血，③大動脈解離および疑い
- 相対禁忌：①管理不良の重症高血圧(≧180/110 mmHg)，②出血性素因，抗凝固療法中，③心肺蘇生(≧10 分)，大手術・外傷・内出血の既往(≦4 週間)，④妊娠など

● 血栓溶解薬(t-PA)の投与

monteplase 13,750 単位 / kg　生食 10 mL で溶解して1分で静注

- 80 万単位 ≒ 58.2 kg，100 万単位 ≒ 72.7 kg，120 万単位 ≒ 87.3 kg．
- 半量(13,750 単位 / kg)でも TIMI2 達成率は同等で，出血が少ない．
- 投与後6時間以内は heparin 投与は極力控える．
- 投与量は GFR や血液透析に関係しない．半減期(β)7.8 時間．

5 再灌流療法

早期再灌流(≦60〜90分)で予後が改善(p69).

責任病変の同定,側副血行路,他の冠動脈病変などの情報を収集し,治療方針の確認と再灌流の必要性を判断する.多枝病変で責任病変の同定が困難な場合,心電図,心エコー,左室造影,側副血行路などから総合的に責任病変を推定する.血管病変ばかりに気を取られず,血圧,呼吸管理などの全身状態にも常に気を配る.造影剤の影響や臥床のため心不全が増悪することがある.血行動態が不安定ならば早期にIABP挿入や挿管による呼吸管理を決断する.

1) ACSに対する緊急PCIの基礎知識

・発症12時間以上経過し,無症状の血行動態が安定している完全閉塞は緊急PCIの適応ではない(class Ⅲ). → heparin,抗血小板剤などの薬剤治療後に待機的PCIを行う.
・責任病変以外の病変に対するPCIは適応外(class Ⅲ). → 責任病変の安定化後に待機的PCIを行う.
・血栓吸引は,slow flowを有意に抑制し,TIMI 3で終了できる確率を上げる.
・再灌流前のnicorandil投与は生命予後を改善する.

※ TIMI血流分類(flow grade):再灌流後の血流量評価法

TIMI(thrombolysis in myocardial infarction)研究の分類

TIMI 0	まったく血管が造影されない.
TIMI 1	部分的に血管が造影される.
TIMI 2	血管全体が造影されるが造影遅延がある.
TIMI 3	血管全体が造影され造影遅延もない.

2) ACSにおけるPCIのコツ

・責任病変の再灌流と安定した血流回復に主眼を置く.側枝や残存病変などへの手出しは原則避ける.
・ある程度血栓が残ってもTIMI 3血流が維持できていれば終了する.残存血栓は次第に溶け,血流が悪くなることは少ない.
・橈骨動脈穿刺は出血リスクが少なく,積極的に抗凝固薬を使用できるため有効.ただし小柄な女性は血管径が小さく,6Frシースが入らないことがあるので要注意.
・ショック時の血管確保は迅速性が重要である.すぐにIABP挿入も可能な大腿動脈穿刺を選択する.穿刺はできるだけ串刺しにしないように心掛けるが,心停止に近い場合は時間が優先.
・血行動態が崩れている場合は躊躇せずIABPを挿入する.冠動

脈病変からさらに悪化が予想される場合, PCPS 導入も検討する.

3) ACS 時の緊急 CABG

下記の場合には CABG を考慮する.

> ・左主幹部および主幹部相当病変(Class Ⅰ)
> ・PCI が無効・不成功で胸痛や虚血が残存する場合(Class Ⅰ)
> ・左前下行枝入口部病変(Class Ⅱa)
> ・心不全を有する 2 枝以上の病変(Class Ⅱa)

ただし完全閉塞または血行動態不安定な場合は PCI を先行する.

6 CCU 管理

AMI の大まかな重症度は peak CK(壊死心筋量)で推定する. 早期再灌流すると CK はより高値に, より早期に peak(表 2)を迎える(通常 12 時間程度).

表2 peak CK による簡易重症度分類

重症度	peak CK(IU)	注意事項
軽症	<2,000	ほとんど合併症を起こさない
中等症	2,000～10,000	時々, 致死的不整脈を惹起する
重症	>10,000	ショック, 心不全, 心破裂, 難治性不整脈を合併しやすい

1) 全身および薬物管理

- 呼吸管理:低酸素血症がなくても peak CK を過ぎるまで少量酸素(経鼻 2 L /分程度)を投与する. 低酸素血症やポンプ失調がなければ長時間酸素投与(>6 時間)が良いという確証はない.
- heparin:目標 ACT が 200 秒程度になるよう 500～1,000 単位/時間で調節する.
- nicorandil:48 mg を生食 48 mL で溶解(1 mg/mL). 3～6 mL/時間で点滴静注. 血圧が高い場合は硝酸薬を使用してもよい.
- 食事:PCI 後は絶食, peak CK を超えたら飲水から開始する.
- 排便は血圧や心拍数を増加させるので, 合併症を起しやすい重症例ほど緩下剤(Mg 製剤)を積極的に使用する.
- 心臓リハビリテーション(心リハ):STEMI に対する心リハの目的は, 下肢筋力と運動耐容能の低下予防と QOL 改善であ

る．食事開始後から開始する．長期予後改善に関する証拠は不明である．心筋梗塞の重症度に合わせ開始時期と実施期間を設定する．期間の目安は軽症 1 週間，中等症 1～2 週間，重症 2～3 週間とする．心破裂リスク群(再灌流療法未施行や不成功例，特に ST 上昇持続や再上昇例，心嚢液貯留の増加例)は発症 7 日目まで血圧上昇を伴う積極的運動療法は控えるほうが安全である．

7 ACS 後の内服治療

目標は AMI の二次予防(☞ p314)

- 抗血小板剤：ステント留置後ならば DAPT(aspirin 81～100 mg / 日＋clopidogrel 75 mg / 日または prasugrel 3.75 mg / 日)を少なくとも半年～1 年間継続する．その後 1 剤に減量して継続する．
- β遮断薬：carvedilol 1.25～2.5 mg / 日から開始し，10 mg / 日まで増量する．低左心機能ならば 20 mg / 日まで増量を試みる．
- RAS 系阻害薬(ACE/ARB)：enalapril 2.5～5 mg / 日
- スタチン系：LDL≦80～100 mg/dL，LDL/HDL≦2 を目標に pravastatin 5～20 mg / 日や atorvastatin 5～10 mg / 日で調節．

Topics

超高齢者の急性心筋梗塞(AMI)

　一般に 65 歳以上を高齢者，75 歳以上を後期高齢者，85 歳以上を超高齢者という．AMI の臨床試験の多くは超高齢者は対象から除外されており，高齢者(≧75 歳)の報告の多くは，サブ解析データであることに注意．現在の日本では高齢者といえば感覚的に(80～)85 歳以上である．高齢者 AMI の臨床的特徴は，無痛性(約 30％)や非特異的症状(息切れ，血圧低下，認知症増悪など)が多くなり，発見が遅れやすいことである．様子がおかしい高齢者では心電図で心筋梗塞を除外することが大切である．治療に関するさまざまなデータは若い患者と同様に高齢者 AMI 患者でも早期 PCI が優れていることを示唆している．PCI 成功率は若年者と大差ないが，合併症の頻度は高い．また後期高齢者 AMI 患者の短期死亡率は高く，80 代 5～15％，90 代 30％である．特にショックや心不全を伴うと死亡率は 70％を超える．大腿動脈穿刺が多く，術後安静が保てないので出血合併症も多い(約 5％)．ショックに陥っていない高齢者 STEMI，特に左前下行枝の STEMI 患者は積極的に緊急 PCI を考慮するのが現実的かもしれ

ない.高齢者 AMI は将来増加するが,皆保険制度下にもかかわらず治療コンセンサスはない.高齢者は身体的・精神的な個人差が著しく,人生観や価値観も多様である.また治療者(施設間,医師間)のばらつきも大きい.治療コンセンサスを形成するのは困難であるが,厳しい医療財政下では避けて通れない問題である.

(三橋弘嗣)

● 文献

1) Antman EM, et al: Circulation 110: 588-636, 2004 (PMID:15289388)
2) JCS:急性冠症候群の診療に関するガイドライン(2007 年改訂版)
3) Killip T, et al: Am J Cardiol 20: 457-464, 1967 (PMID:15289388)
4) Mehta RH, et al: J Am Coll Cardiol 45: 471 2005 (PMID:15708688)

B 急性冠症候群の重篤な合併症とその対策

急性冠症候群(ACS)の主な死亡原因は，致死的不整脈とポンプ失調である．下記に主な ACS 急性期の合併症を説明する．

- 不整脈：心室細動(VF)，心室頻拍(VT)，心房細動(AF)，心房粗動(AFL)，房室ブロック(AVB)
- ポンプ失調：心原性ショック，右室梗塞，心破裂(心室中隔穿孔，左室自由壁破裂，僧帽弁乳頭筋断裂)

1 不整脈

1) 原因，危険因子
- 再灌流，残存虚血，前壁中隔梗塞(VT，AF)，下壁梗塞(AVB)
- PVC，PAF，脚ブロックの既往
- 薬剤などによる QT 延長

2) 基本処置
- 新たな心筋虚血や再灌流の関与をチェック
- アシドーシス，電解質(K，Mg)，低酸素血症の補正

3) 個別の治療

(1) 頻脈性不整脈

①電気的除細動(同期電気ショック cardioversion を含む)

①-a　電気的除細動の適応

- 血行動態が不安定 ⇒ ただちに電気的除細動
- 心機能正常で薬剤にて改善しない場合
- 血行動態安定が安定していても心機能が低下している

①-b　除細動のエネルギー量

- 二相性除細動器*
  VF 120 → 150 → 200，VT 100，AF 100〜120，PSVT・AFL 50〜100
- 単相性除細動器(二相性除細動器がない場合)
  VF 200 → 300 → 360，VT 100，AF 100〜200，PSVT・AFL 50〜100

*二相性波形による同期電気ショックの至適エネルギー量はまだ明確ではない．

①-c　除細動の一般的注意

- 心停止の場合は，まず心肺蘇生を先行させる．
- 意識がある場合は静脈麻酔後に除細動を施行する．
- ペースメーカーや ICD 植込み患者の電極位置は，前-後また

は前-外側とする．電極は器具から8cm以上離す．
・除細動に失敗したら，ただちに心肺蘇生を再開する．

②薬物治療
②-a 血行動態が安定または電気的除細動後再発するVTに対して

> amiodarone 125 mg＋5％ブドウ糖　100 mLを点滴静注（約10分）
> → その後，同組成を17 mL／時間（約20 mg／時間）で持続静注

製剤 アンカロン注150：1アンプル：150 mg/3 mL，薬価：3,066円
投与濃度＜2.5 mg/mL，1日投与量＜1,250 mg，pH：約4
禁忌 抗不整脈薬（Ⅰa群，Ⅲ群，bepridil），洞不全や房室ブロック，ヨード過敏症
注意 QT延長しやすい，投与量はGFRに無関係，代謝：CYC34

(2) 徐脈性不整脈

高度〜完全房室ブロック(AVB)，高度徐脈ならば一時的ペーシングを行う．STEMIの6〜14％に房室ブロック(AVB)を認める．房室結節は右冠動脈の房室結節枝から90％の灌流を受けているので下壁梗塞に多く認める（約20％）．下壁梗塞に伴うAVBは再灌流で速やかに洞調律に戻ることが多い．再灌流できなくても多くは2週以内に洞調律に戻る．前壁梗塞に合併する完全AVBは広範囲な心筋障害を示唆しており，難治性心不全を合併しやすい．

(2)-a STEMIの徐脈に対する一時的ペーシングの適応

> ・高度〜完全房室ブロック(AVB)
> ・低血圧を伴い，薬物(atropine)に反応しない症候性徐脈
> ・両脚ブロックや三束ブロック（発現時期に無関係）

2 ポンプ失調

1) 診断の要点と鑑別
(1) **心原性ショック**：広範な心筋障害による収縮力低下による．
右室梗塞や心破裂などの心筋梗塞後の機械的合併症との鑑別が重要．

(1)-a 心原性ショックの診断

> 収縮期圧<90 mmHg か通常より>30 mmHg 低下，尿量<20 mL／時，意識障害，末梢血管収縮（四肢冷感，冷汗）

※ STEMI 後の心原性ショックの約 10％に脱水がみられ，約 30％に胸部 X 線上，肺うっ血を認めない．輸液量，輸液速度，利尿薬使用の判断に迷いがあれば Swan-Ganz カテーテルで肺動脈楔入圧(PCWP)をモニターする．

(1)-b 心原性ショックの治療 (☞ p20)

(2) 右室梗塞：広範な右室障害による低心拍出状態．右室枝の閉塞によることが多い．

(2)-a 右室梗塞の診断

> ・右心不全徴候：低血圧，頸静脈怒張，Kussmaul 徴候（深吸気で頸静脈怒張がさらに怒張），四肢冷感
> ・検査所見：V_{4R} ST 上昇（>0.1 mV，感度 70～90％，特異度 90～95％），右室壁運動低下，右房圧 noncompliant 波形*，平均右房圧 >10 mmHg かつ平均 PCWP－平均右房圧≦5 mmHg

*noncompliant 波形：右室圧波形が dip and plateau を示す．
※下壁 STEMI の半数に右室虚血を合併するが，臨床的には 10～15％程度が右室梗塞を呈する．右室単独の梗塞は少ない．

(2)-b 右室梗塞の治療

> ・右室前負荷の維持：生食による急速大量輸液
>   500（～1,000）mL を 30～60 分で輸液
>   目標 PCWP 15 mmHg，18 mmHg 以上で左心不全発生に注意
> ・右室後負荷の低下：血中酸素濃度の維持
> ・右室収縮力の治療：カテコールアミンなどの強心薬

※房室ブロック時は心房心室順次ペーシング．心房細動時は早期に電気的除細動を行う．

(3) 心破裂(cardiac rupture)：機械的合併症

心破裂のほとんどは STEMI 発症 1 週間以内に発生する．発生ピークは 2 峰性で 24 時間以内と 3～5 日である．内科治療単独では致死率が高く，適切な時期での外科的介入が必要である．しかし心破裂予防には早期再灌流と側副血行路の存在が重要である．

(3)-a 破裂部位による分類（解剖学的分類）

・心室中隔穿孔(ventricular septal perforation；VSP)
・僧帽弁乳頭筋断裂(ruptured papillary muscle)
・左室自由壁破裂(left ventricular free wall rupture；LVFWR)
  左室の仮性瘤，真性瘤も含む．

(3)-b 心破裂の病理学的分類(ピークは 24 時間以内と 3〜5 日)

- 1 型：突然，噴出するように裂ける．発症 24 時間以内に発生．
- 2 型：梗塞巣が緩徐に裂ける(びらん)．発症 3〜5(1〜14)日．
- 3 型：早期に生じた心室瘤が破裂．発症 3〜5(1〜14)日．

(3)-c 心破裂の診断と治療

- 血行動態の悪化が急激なので臨床症状とカラードプラ心エコーから迅速に診断する．

(3)-d 心破裂の臨床的特徴

- 心室中隔穿孔(VSP)：発生頻度は，再灌流療法の普及とともに減少し，STEMI 患者の 1% 未満．再灌流(−)1〜3%，線溶療法(+)0.2〜0.3%．
- 乳頭筋断裂 → 急性僧帽弁逆流(MR)を生じる．頻度は約 1%．後乳頭筋＞前乳頭筋．急性 MR では慢性 MR に特徴的な高調性汎収縮期雑音は聴取されないので注意．ショック時の救命手術成績は極めて不良である．IABP，人工呼吸などの集中治療を早急に行い，全身状態を少しでも安定化させてから手術を行う．
- 左室自由壁破裂(LVFWR)：頻度は約 1%．PCI はリスクを低減させる．急性心タンポナーデが生じ，血行動態が破綻し，死亡に至ることが多い．発生頻度は，初回梗塞，前壁梗塞，高齢者，女性で高い．

【危険因子】急性期の高血圧，側副血行路の未発達，Q 波，ステロイド薬使用，発症 12 時間以降の血栓溶解療法．

※左室瘤：左前下行枝近位部の完全閉塞による広範囲前壁梗塞に多い．予防には早期再灌流が重要(7.2 vs 18.8%)．狭心症，心不全，心室期外収縮，血栓塞栓症があれば左室瘤を疑う．左室瘤の半数以上に壁在血栓を認める．

(3)-e 心破裂の治療

- VSP と僧帽弁乳頭筋断裂の基本的治療は同様で心原性ショック治療に準ずる(☞ p20)．IABP，人工呼吸などの集中治療を早急に行い，全身状態を安定化させてから手術を行う．単独 VSP には経皮的心室中隔穿孔閉鎖などが試みられている[1]．
- VSP に対する手術：VSP の発生部位は前壁梗塞は中隔心尖部，下壁梗塞は中隔基部に多い．前壁梗塞に伴う VSP には infarct exclusion 法(Komeda-David)の成績が安定している．後

壁梗塞の VSP では同法の手技が難しく，経右室的二重パッチ閉鎖法が用いられている．
・左室自由壁破裂：救命処置として心臓ドレナージを行う．血圧を上げすぎないように注意し，血圧を 80 mmHg 程度に保つよう排液を緩徐に行う．blow-out 型では蘇生できないことが多い．蘇生成功後，手術まで間に合わない場合，経皮的心臓内フィブリン糊充填療法(PIFIT)を行う[2]．

フィブリン糊(fibrin glue)を心嚢留置カテ内に注入
①A 液 5 mL＋生食 15 mL 注入後，生食 5 mL で flush
②B 液 5 mL＋生食 15 mL 注入後，生食 5 mL で flush

※フィブリノゲン加第Ⅷ因子：ボルヒール，ベリプラスト P
薬価約 6.5 万円／5 mL

(三橋弘嗣)

● 文献

1) Wacinski P, et al: Cardiol J 14: 411, 2007 (PMID:18651494)
2) Terashima M, et al: Am J Cardiol 101: 419-421, 2008 (PMID:18312750)

side memo 06　heparin起因性血小板減少症(HIT)

heparin-induced thrombocytopenia(HIT)はheparin投与中に生じる血栓症を主症状とする血小板減少症で，Ⅰ型とⅡ型に分類される．Ⅰ型HITは，heparin投与後2，3日で生じる軽度の血小板減少(10～20％低下)．免疫学的機序がなく，臨床上，問題にならない(頻度10～20％)．Ⅱ型HITは，免疫複合体が関与し，中等度の血小板減少症(約50％低下)と血栓症を生じる(頻度1～3％)．臨床的に問題となり，一般的にHITと呼ぶのはⅡ型である．

1 Ⅱ型HITの機序と臨床像

複合化した免疫複合体(IgGとheparin・PF4*の免疫複合体)と血小板が脾臓で処理され血小板減少が生じる．heparin投与後4～5日で血小板が急激に減少する．免疫複合体は同時に血小板を活性化させ深部静脈血栓症などの血栓症を生じる(主体は静脈系だが動脈系にも生じる)．血小板減少は5万/μL程度に留まり(<2万/μLはまれ)，出血が問題となるとはまれ．

急速発症型(投与1日以内に発症)もあるが，頻度は高くない．100日以内にheparin投与歴がある場合，急速発症をきたすことがある．PCI中などheparin投与直後に生じる例はまれであり，PCI中の血栓症の原因はまずHIT以外のものを考えるべきである．

* PF4：血小板第4因子(platelet factor 4)．血小板の顆粒中に含まれる血小板固有蛋白で，抗heparin作用がある．

2 診断方法

(1) 4T's スコア

4T's score	0点	1点	2点
PLT[*1] ↓ ％ 減少数	<30% or <1.0万/μL	30～50% or 1.0～1.9万/μL	≧50% & ≧2.0万/μL
発症時期 heparin	投与≦4日 投与歴(－)	発症時期不明 (＋)[*2]⇒≦1日 投与10日後 PLT[*1]↓	投与5～10日 (＋)[*3]⇒≦1日

つづく

血栓症 続発症	なし	進行性/再発性 血栓症疑い 非壊死性皮膚病変	新規発症 皮膚壊死[*3] 急性全身反応[*4]
PLT[*1]↓原因	他原因(+)	他原因疑(+)	他原因(−)

[*1] PLT：血小板，[*2] 31〜100日以内のheparin投与歴(+)，[*3] 30日以内のheparin投与歴(+)，[*4] 未分化heparin静注後．

〔Lo GK, et al：2006(PMID：16634744)改変〕

● 4T's スコアによる判定方法(8点満点)

0〜3点：低確率(陰性的中率0.998)，4〜5点：中確率(陽性的中率0.14)，6〜8点：高確率(陽性的中率0.64)

(2) **血清学診断法**：PF4とheparin複合体を抗原とするELISA法やラテックス凝集法(LA)でHIT抗体を測定する(LAの基準値 1.0 U/mL未満)．特異度は高くはない(76〜86%)が，感度と高い(91〜97%)．陰性的中率が高い(検査が陰性ならHITは否定)．

3 治療法：HITを疑えば抗トロンビン薬(argatroban)を使用

● PCI 時の argatroban の投与〔後発品の HIT II 型への保険適用 (−)〕

argatroban 術後4時間まで	① 0.1 mg/kg(60 kg　6 mg)を3〜5分で緩徐に静注 ② 6 μg/kg/分で持続点滴(60 kg 2.16 mg/時間)

用量 1管：先発品10 mg/2 mL，後発品10 mg/20 mL (要注意！)．ACTおよびAPTTでモニタリングしながら用量調節を行う．

適用 HIT II型(発症リスクを含む)のPCI時の血液凝固防止．

※長期的抗凝固療法が必要ならwarfarinやNOAC(☞ p260)を開始する．急性期warfarin投与(NOACも？)は皮膚壊死を助長する恐れがあり，血小板数が十分に回復したところで使用開始する．

(浅野　拓)

● 文献

1) Linkins LA, et al: CHEST 141 (Suppl): e495S-e530S, 2012 (PMID: 22315270)
2) Arepally GM, et al: N Engl J Med 355: 809-817, 2006 (PMID: 16928996)

side memo 07 subepicardial aneurysm（心外膜下心室瘤）

　subepicardial aneurysm はまれな心筋梗塞合併症（剖検例の検討で 0.26%[1]）であるが，特異な形態，高い心破裂率，適時外科手術による救命が期待できることから，知っておきたい病型である[1]．

　急性心筋梗塞発症後数日以内や遠隔期の発生もあるが，ほとんどが 2～8 週に生じる[2]．梗塞部が破綻し，心筋層に亀裂を生じ，同部より心外膜側に瘤状の空間ができるが，梗塞時の心外膜癒着により自由壁破裂にならず踏みとどまっている状態である．破綻部（瘤の入口）が狭く，内部に血栓形成が起きても全身性血栓塞栓症発生はまれである．しかし，もともとが亜破裂であり，瘤径が小さくても破裂→死亡に至りうる（30%の発生率）[2]．組織的には入口部の心筋組織の断裂は共通であっても瘤壁には心筋組織が残存している場合と，線維性組織や結合織のみ（pseudoaneurysm の形）の場合もある[1]．発生部位も特徴的で 80%が下壁あるいは後壁にできる[2]．

　心エコー，CT，MRI などの画像検査で診断される[2]．心エコーのイメージ例を図 1 に示す．胸痛などの症状をとらえて画像診断が確定した場合は，瘤径にかかわらず外科治療を考慮する[1,2]．術式は瘤入口部のパッチ閉鎖や瘤切除術となる．心筋梗塞併発症であるために冠血行再建術や機能的僧帽弁逆流に対する手術が必要な場合もあり，心機能低下症例では周術期心不全に十分留意すべきである．

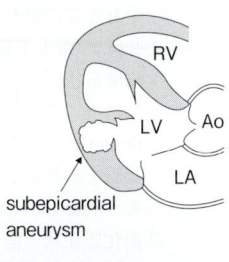

図1　心エコー

（渡辺　直）

● 文献
1) Ebstein JI, et al: Am J Med 75: 639-644, 1985 (PMID: 6624771)
2) Giltner A, et al: Clin Cardiol 30: 44-47, 2007 (PMID: 17262779)

side memo 08 コレステロール結晶塞栓症(CCE)

　CCE(cholesterol crystal embolism)は大動脈とその近傍動脈(腸骨動脈,大腿膝窩動脈など)の粥状硬化プラークが破綻し,内部の針状コレステロール結晶がシャワーのように飛散して生じる末梢血管(100〜300 μMの細小動脈)の微小塞栓症である.コレステロール塞栓症,アテローム塞栓症(atheroembolism)は同義.塞栓が生じると除去困難で実験的には9か月以上も血管内に残存する.

1 CCEの疫学

　本症は男性(男:女=91:9%),高齢者(≧60歳)に多い.危険因子は動脈硬化と同じで,加齢,喫煙,脂質代謝異常,高血圧,肥満,糖尿病や冠動脈疾患,心血管系疾患の既往である.自然発症(頻度不詳)もあるが,臨床的に問題となるCCEは血管操作(カテーテル操作,心血管手術,IABPなど)で生じることが多い.血管操作後の臨床的CCE発症頻度は約0.2%であるが,実際にはその数倍(0.7〜4%)の潜在性CCEが発生している.

2 CCEの臨床症状

　全身どこにでも生じるため症状が多彩.
①腎障害(最も高頻度50〜80%):腎不全,難治性高血圧
②皮膚症状(多彩で頻度が高い35〜50%)
　壊疽,チアノーゼ,皮膚潰瘍,紫斑,網状皮疹(livedo reticularis),点状出血,疼痛,硬結,結節などがある.足背動脈を触れるが,突然足趾の冷感,疼痛,チアノーゼを呈する"blue toe syndrome"は有名である.
③消化器症状:消化管(腸管虚血,壊死,穿孔),脾梗塞,壊死性膵炎による悪心,嘔吐,腹痛,下痢
④中枢神経:TIA,脳梗塞,黒内障〔網膜細動脈閉塞で突然の失明と鮮黄色の網膜斑(Hollenhorst斑)〕

3 CCEの検査所見

　好酸球血症を認めることは多い(50〜80%).赤沈やCRPなどの炎症マーカー上昇が認められ血管炎に似た検査結果を示すが,ANCAは陰性である.多くは腎臓が障害され,BUN,Cr

上昇を認め，尿所見では中等度尿蛋白と硝子円柱や顆粒円柱を伴う顕微鏡的血尿を認める．確定診断は組織診断(主に皮膚生検)である．したがって皮膚科にすぐコンサルテーションを行い，治療を同時に開始する．

4 CCE の治療

確立した治療法はない．

①抗凝固療法中止と新たな血管内操作や血管手術などの禁止．
②薬物
- 厳格な高血圧管理：ARB，血管拡張薬
- 体液量管理：ループ系利尿薬，時に透析を併用
- 免疫抑制：0.5 mg/kg/日のステロイド投与
- プロスタサイクリン(PGI_2)誘導体　リプル(PGE_1)10 μg / 日
- 脂質低下療法：スタチン系，LDL アフェレシス*

③非経口の栄養投与

* アフェレシス(apheresis)は「分離」を意味するギリシャ語で，特定の血液関連因子を濾過や吸着などで分離除去する治療法で血漿交換は不要．血漿分離して凍結新鮮血漿で置換する治療を(古典的)血漿交換療法という．LDL アフェレシスにはデキストラン硫酸を固定したセルロースゲル(製品名 リポソーバーLA-15)などで吸着する．

(水野　篤)

side memo 09 DAPT と抗凝固療法の併用の効果と安全性

　冠動脈ステント留置後のステント血栓症予防として抗血小板薬併用療法(DAPT)は必須で，低用量 aspirin + clopidogrel が現時点の標準である．AF，機械弁置換後，深部静脈血栓症などで抗凝固療法〔warfarin(VKA)〕を内服中患者の PCI 後に DAPT を追加すると出血リスクが看過できなくなる．VKA 療法を基準とした出血リスクは，DAPT では 1.66 倍に，3 剤併用療法(VKA + DAPT)では 3.70 倍にまで上昇する．欧米ガイドラインの勧告(レベル C)ではステントの種類による相違はあるが，原則を以下に示す．

原則：ステント留置後 1〜6 か月は 3 剤併用，12 か月までは aspirin 中止，以後は clopidogrel を中止し VKA 単独とする．

- WOEST trial(2012)：経口抗凝固薬(OAC)患者を 3 剤併用群(OAC + DAPT)と 2 剤併用群(OAC + clopidogrel)に割りつけた無作為化試験(後者は PCI 直後から 2 剤による抗血栓療法)．3 剤併用群では出血が有意に多く(44.9 vs 19.5%)，全死亡も多かった(6.4 vs 2.6%)．ステント血栓症の発生率は両者に有意差はなく，2 剤療法(OAC + clopidogrel)が好ましいことが示唆された(対象が少なく非劣性の証明はできない)．大規模コホート研究(Denmark, 2013)結果も同様で，今後 2 剤併用が推奨される方向にある．しかしこれらの試験は 2 剤併用がステント血栓症の安全性を証明するものではないため注意が必要である．
- 抗凝固療法 + 抗血小板療法を 2 剤にするか 3 剤で行うかの判断は，各患者の出血リスクおよび血栓症リスクを加味した総合的な評価が必要である．

（浅野　拓）

● 文献
1) Hansen ML, et al: Arch Intern Med 170: 1433, 2010 (PMID: 20837828)
2) Lip GY, et al: Eur Heart J 31: 1311-1318, 2010 (PMID: 20447945)
3) You JJ, et al: CHEST 141 (Suppl): e531S-e575S, 2012 (PMID: 22315271)
4) Dewilde WJ, et al: Lancet 381: 1107-1115, 2013 (PMID: 23415013)
5) Lamberts M, et al: J Am Coll Cardiol 62: 981-989, 2013 (PMID: 23747760)

C 緊急カテーテル検査・PCI の要点

緊急カテーテル検査，特に急性冠症候群（ACS）時カテーテル検査の主な目的は，経カテーテル治療である．ほとんどの場合，乏しい臨床情報の中で効果的な治療を極力安全に行う工夫が必要である．以下にその要点を簡潔に記載する．

1 door to balloon time の短縮（より低い院内死亡のために）

ST 上昇型心筋梗塞（STEMI）の場合，再灌流までの時間が短いほど院内死亡が低減する．1 分でも早く心カテができるように院内スタッフの意思を高め，施設ごとに準備手順を見直すことが必要である．状況が切迫している程，正確な診断よりも迅速で確実な処置が求められる（図 1）．

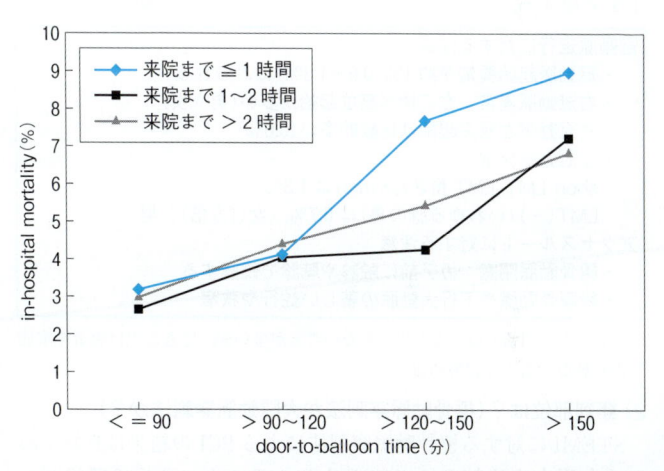

図1 door to balloon time（balloon time）と院内死亡率
来院までの時間にかかわらず balloon time は院内予後に相関する．
（Robert L, et al: J Am Coll Cardiol 47: 2187-2193, 2006 から改変引用）

2 急性冠症候群でのカテーテル準備

- heparin を 3,000〜5,000 単位投与
- aspirin 300 mg と clopidogrel 300〜600 mg もしくは prasugrel 20 mg の内服
- 橈骨動脈穿刺の場合でも,緊急事態にそなえて両側鼠径部を含めて消毒する
- 急変時に必要な IABP,除細動器,ペースメーカー,挿管チューブ,救急薬品の準備を確認する
- 体動抑制が不可能ならば四肢および体幹の抑制を行う

3 緊急カテーテルの心得

1) 冠動脈走行とアクセスルート

事前情報はほとんど期待できない.過去にカテーテル歴があればできるだけ情報収集を行う.冠動脈造影に難渋する場合には以下を考慮する.

冠動脈走行に対する注意
- 冠動脈起始異常が約 1%(0.6〜1.3%)にみられる
- 右冠動脈異常:左に比べ高位起始が多い(男>女)
  右冠動脈左冠尖起始は比較的多い(0.6%)
- 左冠動脈異常
  short LMT(LMT 長さ≦5 mm)は 1.3%
  LMT(−)(いわゆる豚の鼻)は 0.7%,女(1.5 倍)>男

アクセスルートに対する注意
- 腸骨動脈閉塞:カテ前に触診や聴診で確認する
- 総腸骨動脈や下行大動脈の著しい蛇行や狭窄

※ アレルギー情報もほとんど得られないことが多いが,できるだけ患者や家族から聴取するように努める.

2) 穿刺部位は?(橈骨動脈穿刺法か大腿動脈穿刺法か?)

STEMI に対する橈骨動脈穿刺法による PCI の結果は良好である〔全死亡率比較のメタアナリシスではオッズ比 0.55(0.40〜0.76)で橈骨穿刺優位〕.橈骨動脈穿刺法は出血が少なく,術後予後(全死亡率)の良好性が示されている.デバイスの細経化で橈骨動脈穿刺法でもさまざまな手技が可能となり,早期離床も可能アプローチ法として第一選択となってきた.

しかし重症で急変が予測される場合,穿刺が素早く容易で,IABP などの挿入が簡便な大腿動脈穿刺法が原則である.

3) 冠動脈造影検査

- 診断造影は4〜5 Frのカテーテルで行う.
- Judkinsカテーテルの使用が標準であるが，共用カテーテル使用はカテーテルを変更する必要がなく，時間短縮を図ることができる.
- 冠動脈入口部が見当たらない場合，pig tailカテーテルを用いてValsalva洞内で造影を行い，入口部を同定する.
- 右冠動脈は通常の起始位置より(RAOから見て)前方高位から起始している変異が多い. その場合，右Judkinsカテーテル(JR)で捉えるのが困難でAmplatz(AL)もしくはMultipurpose(MP)カテーテルでの造影を試みる.
- 右冠尖から右冠動脈が出てない場合，左冠尖から左冠動脈との共通幹を有して派生していることがある.

4 待機的PCI(elective)と緊急PCI(non-elective)の差異

	待機的PCI	緊急PCI
症状	症状(−)	症状(±)〜(+)
バイタルサイン	安定	安定〜不安定
冠動脈病変	安定プラーク	不安定プラーク＋血栓
抗血小板療法の効果	十分	不十分

ACSの場合，ショック，徐脈，致死性不整脈などによりバイタルサインは不安定で，さらに胸痛，嘔気，不穏など術者が落ち着いて手技を行うことの妨げになる要素が多く存在する. モルヒネなどで症状を十分に緩和し，カテコールアミンや抗不整脈薬を投与し，一時的ペースメーカーやIABPを留置し，場合により挿管管理を行う.

1) 不安定プラークに対するPCI時の注意と対処

安定プラークに対するバルーン反応性は通常良好である. しかしACS時には不安定プラーク＋血栓が問題となり，バルーン後に末梢への血栓塞栓症が生じ，PCI手技が困難になることがある. slow flowやno reflow現象は予後不良因子である. 予防には血栓吸引カテーテルや末梢保護フィルターなどを使用する. 本邦ではこれらのデバイスが積極使用されている. しかしこれらの

使用で予後を改善させたエビデンスは残念ながらまだない．血栓吸引 30 日後の成績[1]（吸引あり vs なし）は全死亡 2.8 vs 3.0％（p＝0.63），再梗塞 0.5 vs 0.9％（p＝0.09），ステント血栓症 0.2 vs 0.5％（p＝0.06）といずれも有意差（－）．

- 血栓吸引カテーテル（図 2）
 血栓性病変の近位部から吸引を行い，血栓を病変から取り除く．
- 末梢保護フィルター（図 3）
 病変の遠位部に留置し，血栓や debris を補足し，末梢塞栓を防ぐ．

2）抗血小板薬の効果とステント血栓症の予防

 ACS 患者は救急外来で初めて抗血小板薬を内服することが多い．緊急 PCI では十分な抗血小板作用が得られないうちに PCI を行うこととなる．さらに ACS では血栓性が強いので PCI 後に急性〜亜急性ステント血栓症を生じる頻度が高い．バルーンの過拡張を避け，ステント内にプラークが突出しないよう工夫する．この方法はさらに余計な血栓が遠位に飛散するリスクも軽減させる．

3）ACS 時のステント選択について　BMS[*1] か DES[*2] か？

 ACS 時の DES 使用は血栓症リスクを増加させるので積極的使用はされなかった．近年，ACS 時の DES 使用でも良好な成績が報告[2]され，ACS 時の DES 使用が増加している．前提である

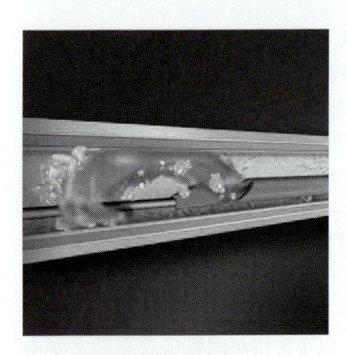

図 2　**血栓吸引カテーテル**

(http://pyramed.com.au/product/pronto-v4-extraction-catheter/ より転載)

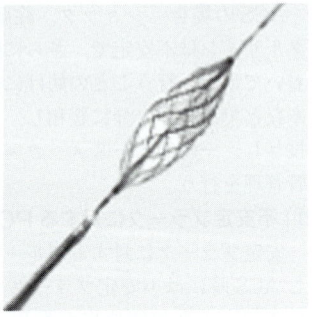

図 3　**末梢保護フィルター**

(http://www.jll.co.jp/medical/filtrap-catheter.html より転載)

DAPT(☞ p56)継続が確実ならば ACS でも DES 使用を考慮する（ただし，ACS 時 DES 使用は添付文書上，警告条項であり要注意）．

[*1] BMS：通常の金属ステント，[*2] DES：薬剤溶出性ステント．

(浅野　拓)

● 文献
1) Fröbert O: N Engl J Med 369: 1587-1597, 2013 (PMID:23991656)
2) Sabate M: Lancet 380: 1482-1492, 2012 (PMID:22951305)

side memo 10 冠動脈瘤 coronary artery aneurysm

　冠動脈瘤は，正常冠動脈径の 1.5 倍以上の拡大と定義される．発生頻度は 0.3～5％である．冠動脈瘤化の原因は，動脈硬化(50％)，川崎病(17％)，細菌感染(11％)などの炎症性疾患やカテーテル治療による物理的損傷(中膜障害)と考えられている．最近では，薬剤溶出性ステントのポリマーや薬剤に対する反応性炎症が血管壁に生じ，冠動脈が瘤化する症例も報告されている．

1 症状

　冠動脈瘤は基本的に無症候性である．血栓による急性冠症候群や動脈硬化性狭窄が生じると症状が出現する．瘤拡張が進行すると，破裂や心腔内穿破を生じるが，頻度は低い．

2 診断

　無症状なので冠動脈造影，冠動脈 CT，心臓 MRI，心エコーなどの画像診断の際に偶然見つかることが多い．

3 治療

　冠動脈瘤は発生頻度が少なく，十分なエビデンスがなく，標準治療は確立していない．結局，経過観察することが多い．動脈硬化が関与しており降圧や脂質管理などの危険因子制御が重要である．統一見解はないが，血栓予防として warfarin を考慮する．狭窄を伴う冠動脈瘤の場合，ePTFE*製のグラフトステント(GraftMaster)を留置することもある．またベアメタルステント(BMS)を瘤内に 2 枚重ねて留置し，血栓化に成功した報告もある．血管径が正常径の 3～4 倍に達する際には破裂のリスクも考慮し外科的切除＋冠動脈バイパスを検討する．

＊ ePTFE(expanded polytetrafluoroethylene)：PTFE はフッ素樹脂(商品名テフロン)．延伸多孔質化で抗血栓性が向上．

〈浅野　拓〉

● 文献

1) Chia HM, et al: Heart 78: 613-616, 1997 (PMID: 9470883)
2) Nichols L, et al: Arch Pathol Lab Med 132: 823-828, 2008 (PMID: 18466032)

side memo 11 　左冠動脈肺動脈起始異常（BWG症候群）

　　冠動脈肺動脈起始異常は左右の冠動脈でみられるが，ほとんど左冠動脈肺動脈起始異常である．左冠動脈肺動脈起始異常は，米国ではBland-White-Garland syndrome（BWG症候群），欧州ではanomalous left coronary artery from the pulmonary artery（ALCAPA）と呼ぶ．BWG症候群の頻度は先天性心疾患の0.2〜0.4％とまれであるが，心室中隔欠損，Fallot四徴症，総動脈幹などと合併することもある．発生学的には冠動脈原基は動脈管分割時に大動脈側につながり開口するが，冠動脈原基の位置と動脈幹分割部位との関係で肺動脈側に開口した場合に本症が生じる．左冠動脈は肺動脈主幹部後方より起始するものが多い．左前側方からの起始例は大動脈との距離が遠く，直接移植は不可能である．

1 血行動態・予後
　　左冠動脈は肺動脈の静脈血で供給されるため，広範囲な心筋虚血に陥り，生後1年以内に約80％は心不全で死亡する．側副血行路の発達程度が予後を決定するが，豊富に発達すると右冠動脈のスチール現象が生ずることがある．成人例の平均寿命（非手術例）は約35歳で，その約80％は突然死である．

2 臨床症状
　　非常にバラエティに富んでおり，乳児期に心不全を発症するものから，成人期に偶然発見されるものまでさまざまである．右冠動脈からの側副血行路の発達具合が最も重要である．成人型は無症状のことも多いが，左冠動脈灌流領域の虚血により，左室の拡張，前壁の心筋梗塞，僧帽弁逆流がしばしばみられる．心室頻拍による突然死も報告されている．

3 身体所見・検査
①聴診：冠動脈側副血行路による連続性雑音を認めることがある．また，僧帽弁逆流による汎収縮期雑音を認める．
②心電図：ⅠとaVL誘導で異常Q波を認めることが多い．左前下行枝領域の虚血のため，ⅠとaVL，左胸部誘導でST低下や陰性T波を認める．
③心エコー：成人例において心エコー検査はスクリーニングに

有用である．拡大し蛇行した右冠動脈と無数の側副血行路による特異的な血流を認める．その他左室機能低下や僧帽弁逆流を認める．実際に左冠動脈の肺動脈起始部を直接描出することは難しい．

④心臓 CT・心臓カテーテル検査：確定診断に有用である．

⑤心筋 RI，パーフュージョン MRI：心筋虚血の評価に有用である．

4 治療

左冠動脈肺動脈起始異常（BWG 症候群）の治療は基本的には外科手術である．右冠動脈肺動脈起始異常も原則手術であるが，成人例で症状と心筋虚血がなければ内科治療を行うこともある．BWG 症候群の血行再建方法は，冠動脈バイパス術と冠動脈再建術がある．冠動脈再建術には，左冠動脈直接移植法，肺動脈内トンネル手術（竹内法）などがあり，主に小児期に行われる．竹内法術後の心エコーでは肺動脈狭窄の有無を確認する．

〈椎名由美〉

● 文献

1) 中澤　誠(編)：新目で見る循環病シリーズ 13　先天性心疾患．メジカルビュー社，2005
2) Koike K, et al: Br Heart J 61: 192-197, 1989 (PMID: 2923759)
3) Walker F, et al: Coronary Artery Dis 12: 599-604, 2001 (PMID: 11811324)

3 急性大動脈解離

A 急性大動脈解離 acute aortic dissection：画像診断

急性大動脈解離の画像診断では，他の救急疾患を鑑別，解離範囲の把握・真腔偽腔の状態・臓器虚血の評価，治療方針の決定を行う．現在，急性大動脈疾患の画像診断は造影 CT が主役である[1]．

1 画像診断：撮画手段（modality），撮影方法の選択

1）胸部 X 線写真
感度が低く，あくまで参考程度である．
- 大動脈弓の拡大，内膜肥厚による大動脈壁の二重陰影（内膜石灰化－大動脈外縁距離>5 mm），胸水貯留など．
- 肺炎など他の疾患の除外．

2）CT スキャン
大動脈解離を疑う場合，**必須検査**である．
- 禁忌以外は動脈相の造影検査が必須．壁在血腫・血性胸水の同定・石灰化評価のため非造影相も必ず撮影する．
- 胸部に症状が限局していても解離範囲が広範に及ぶこともまれではなく，頸部〜鼠径部の範囲を撮影する．
- まず軸状断にて初期評価を行い，次いで矢状断，冠状断画像でも評価することで正確な進展範囲の評価が可能．可能であれば，3D 画像による評価を行う．
- 64 列以上の多列 CT では心電図同期撮影も可能．拍動の artifact がなく，上行大動脈の小さな entry（≒ ulcer like projection；**ULP**），解離 flap 状態の評価に有用．救急対応を施設ごとに検討する余地があるが，特に手術適応評価に迷う Stanford A 型偽腔閉鎖型解離の急性期・亜急性期の評価では有用[1]．

3）超音波検査
- 経胸壁心エコーは，心筋梗塞の除外・大動脈基部の病変の検

出・心タンポナーデの有無の評価に有用.
・欧米では entry や flap の評価に対して,経食道エコーの有用性の報告があるが,本邦での適応は限られる.

2 画像診断による胸痛の鑑別診断

1) 急性大動脈症候群(acute aortic syndrome)

胸痛を主訴とする急性大動脈疾患の臨床的包括的疾患概念であり,複数の病態を含む.欧米と日本の疾患概念の差異に留意[2].

急性大動脈症候群
(日本のガイドラインに合わせ改変[1, 3])
(1)大動脈解離[3]
中膜の脆弱性を背景とし,内膜と外膜に剥離が生じた病変.
・偽腔開存型:entry が明瞭で,偽腔に血流あり
・ULP 型:偽腔大部分の血栓化,内膜損傷による ULP
・偽腔閉鎖型:偽腔の完全血栓化
・限局性解離:ガイドラインには記載されていないまれな病態として,内膜損傷と軽微な血腫形成のみで,偽腔が形成されない限局性解離という一亜型が報告されている.
(2) penetrating atherosclerotic ulcer(PAU)[4]
大動脈粥状硬化性病巣が潰瘍化し中膜以下に達したもの.本邦ではULP 型大動脈解離と混同され混乱が生じている.全身動脈硬化性病変をしばしば伴う.
(3)大動脈瘤切迫破裂[5]
本邦では解離性大動脈瘤(大動脈解離により生じた大動脈の異常拡張)と(動脈硬化性)動脈瘤の切迫破裂がしばしば混同されている.病態や転帰が異なるため,明確な区別が必要である(解離性大動脈瘤という診断名は極力避ける).

2) 肺血栓塞栓症(pulmonary embolism;PE)

呼吸器症状に乏しい場合,急性大動脈症候群との鑑別が重要になる.大動脈造影 CT により massive PE の診断は十分可能.

3) 急性心筋梗塞

非典型的では急性大動脈疾患が疑われ CT が実施されることもまれではない.大動脈造影CT(心電図同期/非同期含む)でも冠動脈領域に一致する心筋の造影不良としてしばしば診断可能.

3 大動脈解離の画像評価

1) 偽腔・真腔の状態による分類

(1) 血栓化の状態・ULP の評価が重要である[3].
 ・偽腔開存型：entry が明瞭で，偽腔に血流あり．
 ・偽腔閉鎖型：偽腔の完全血栓化．
 ・ULP 型：偽腔大部分の血栓化，内膜損傷による ULP あり．

(2) 偽腔/真腔径サイズの関係はさまざまで，必ずしも真腔＞偽腔ではない．冠状断・矢状断による真腔/偽腔の相対的関係の評価が重要．

(3) 偽腔拡大に伴う肋間動脈起始部の内膜損傷により，偽腔内に造影剤の溜り(intramural blood pool)(図1)が見られ，ULP と誤認されることがある．大部分は吸収されるため区別が重要．

2) DeBakey 分類・Stanford 分類による解離範囲の決定

教科書では併記されるが，本来分類基準が異なることに留意．

(1) Stanford 分類：解離偽腔の広がりにより分類．
 A 型：上行に解離腔が及ぶ，上行までに及ぶ逆行性解離含む．
 B 型：上行に解離腔が及ばない(腕頭動脈分岐部よりも遠位側のみ)．弓部までにとどまる逆行性解離含む．

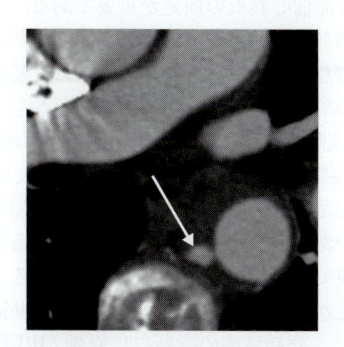

図1 Intramural blood pool

(2) DeBakey 分類：本来 entry の位置で分類する．

	Ⅰ型	Ⅱ型	Ⅲa型	Ⅲb型
entry 部位 解離の広がり	上行 腹部に及ぶ	上行 上行に限局	弓部 胸部に限局	弓部 腹部に及ぶ

しかしながら慣例的に偽腔の範囲で分類している．entry が弓部にあり上行に及ぶ逆行性解離は定義上Ⅲ型だがⅠ/Ⅱ型と呼ばれることが多い．偽腔閉塞型も便宜上偽腔範囲で分類されることが多い．

DeBakey 分類は本邦で普及しているが，世界的にはエビデンス蓄積が進む Stanford 分類が主流．欧米では偽腔開存型・閉鎖型に限らず Stanford 分類の病変進展範囲のみで治療方針を決定する．安定例の Stanford A 型（偽腔閉鎖型解離）の治療方針は若干異なり，本邦では保存的治療が推奨される．大動脈径≧50 mm あるいは血腫厚≧11 mm の偽腔閉鎖型解離，ULP 型では破裂リスクが高く，手術治療を考慮する．

4 合併症の診断

1）大動脈基部への病変進展

動きの大きい大動脈基部評価には心電図同期検査が有用である．血性心嚢液貯留による心タンポナーデは主な死因であり，非造影 CT による血性心嚢液の同定が重要である．基部への解離深達で冠動脈入口部閉塞が生じると心筋虚血が生じる．心筋内膜側の造影不良に留意する．大動脈弁閉鎖不全は，基部拡大に伴う場合と交連部への解離進展の場合がある，

2）分枝血管灌流障害（side branch malperfusion）

分枝血管灌流障害機序には，解離 flap の分枝血管への直接進展による機械的閉塞と偽腔拡大例における収縮期の真腔虚脱に伴う機能的閉塞がある．後者はしばしば見逃されるため注意．大動脈弓部頸部分枝では脳虚血を生じる可能性がある．特に機能的閉塞は症状・所見が不安定で診断が困難である．肋間動脈・腰動脈灌流障害で生じる脊髄障害の診断には脊髄 MRI が有用．腎動脈灌流障害により腎不全，腸間膜動脈灌流障害により腸管虚血が生じる．特に腸管虚血の予後は不良で可及的な血行再建が必要となるため早期診断が重要．慢性期で血行再疎通が見られても，発症時の一時的な灌流障害（主に機能的閉塞）により不可逆的変化が慢

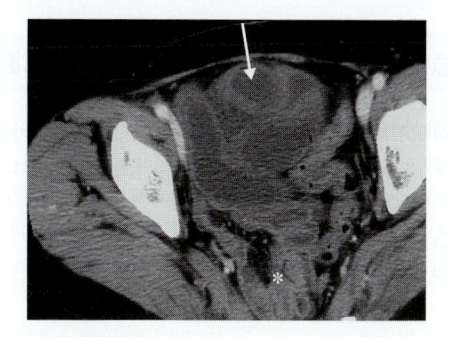

図2 腸管虚血

大動脈解離が上腸間膜動脈に及んだ腸管虚血の例．虚血を生じた腸管領域では動脈相で腸管壁の造影効果は不良(矢頭)．虚血のない領域では腸管粘膜に造影効果が観察できる(＊)．

性期に顕在化することもあり留意する．腸骨動脈・大腿動脈に進展すると下肢虚血が生じる．

3) 腸管虚血

腸管虚血では，造影CTで腸管壁の造影不良・壁の浮腫状変化が見られる(図2)．壊死が生じると非造影CTで腸管壁の高吸収(出血性壊死)，造影CTにて腸管壁内／門脈内ガス，隣接する腸間膜の浮腫状変化などが生じる．解離発症急性期にショックが生じた患者では，慢性期に非閉塞性腸管虚血(non-occlusive mesenteric ischemia；NOMI)による腸管障害が生じることがある．NOMIでは，時に慢性期に虚血が解除されることで，腸管の造影が見られる場合もあり，慢性経過での異常な腸管拡張や血性乳酸値の変化などに留意する．

(植田琢也)

● 文献

1) Ueda T, et al: Insights Imaging 3: 561-571, 2012 (PMID:23129238)
2) Vilacosta I, et al: Heart 85: 365-368, 2001 (PMID:11250953)
3) 2010年度合同研究班報告．大動脈瘤・大動脈解離診療ガイドライン(2011年改訂版)
4) Stanson AW, et al: Ann Vasc Surg 1: 15-23, 1986 (PMID:3504683)
5) Booher AM, et al: Am Heart J 162: 38-46, 2011 (PMID:21742088)

B ▶ 急性大動脈解離 acute aortic dissection：診断と治療

急性大動脈解離は，大動脈3層構造(内膜，中膜，外膜)の内膜が急に破綻し，内膜と中膜の間で裂ける疾病．しばしば心タンポナーデ，心筋梗塞，脳梗塞などの致死的合併症を起こす．発症頻度は約3人/10万人，発症のピークは70歳代．約60％は病院到着前に，約90％は発症24時間以内に死亡する．素早い診断が大切．

1 急性大動脈解離の診断

1) 臨床症状
下記症状を複合的に有する場合に本症を疑う．
・突然発症の鋭い痛み．「〜をしているとき」など発症が明確
・胸背部痛(解離が腹部に及ぶ場合，腹痛も生じる)
・痛みは解離の進展により移動(前胸部痛 → 背部痛など)
・意識障害，片麻痺(頸部動脈に解離が及んだ場合)
・ショック，急性心不全 ← 心タンポナーデ，急性 AR，AMI
・徐脈 ← 心筋梗塞(右冠動脈)による完全房室ブロック

2) 診断
上記症状を有する際，速やかに下記検査を行う．
・身体所見：血圧の左右差の有無を確認，拡張期雑音
・心電図：心筋梗塞の有無
・胸部 X 線：縦隔拡大，大動脈壁外縁からの石灰化の解離
・心エコー：心嚢液，AR の有無を確認，同時に壁運動の check，頸動脈，胸腹部動脈の flap の有無を確認
・胸腹部造影 CT (☞ p77)
・血液検査：D-dimer：陰性的中率96％ → 上昇なければ否定的

3) 病型
Stanford 分類と DeBakey 分類を用いる．前者は解離の範囲で分類，後者は entry(tear)部位で分類する．手術適応を判断するために Stanford 分類を用いることが多い(図1)．

シェーマ〔→はtear(entry)の部位〕	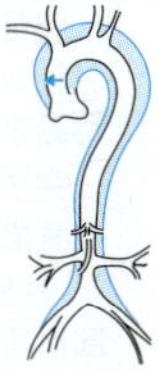	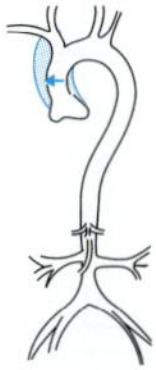	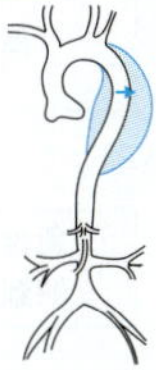	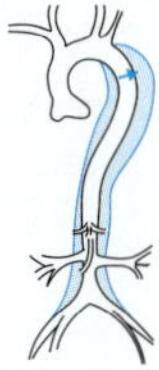
	I型	II型	IIIa型	IIIb型
DeBakey分類	上行大動脈に内膜亀裂(tear)があり弓部大動脈より末梢に解離が及ぶもの	上行大動脈に解離が限局するもの	下行大動脈にtearがあり,腹部大動脈に解離が及ばないもの	下行大動脈にtearがあり,腹部大動脈に解離が及ぶもの
Stanford分類	A型		B型	
手術適応	あり(血栓閉鎖している場合は保存加療を行う場合もあり)		なし(腹部分枝の血流障害がある場合は,開窓術もしくは血行再建術を行うことあり)	

図1 大動脈解離の病型分類

4) 診療の流れ(図2)
5) 急性大動脈解離に生じる合併症
①大動脈基部 → 心タンポナーデ,急性大動脈弁逆流(AR)
②冠動脈入口部 → 急性心筋梗塞(右冠動脈が多く,完全房室ブロックを合併することがある)
③大動脈弓部の分枝血管
 ・上腕動脈の血流障害により血圧の左右差
 ・頸動脈,椎骨動脈障害で脳梗塞(片麻痺,意識障害)
④腹部分枝(特に上腸間膜動脈) → 腸管虚血(CK,LDH,乳酸↑)
⑤その他:腎動脈 → 急性腎障害,下肢動脈 → 急性下肢虚血

　上行大動脈に生じた解離により心タンポナーデ,急性AR,心筋梗塞,脳梗塞を合併すると著しく死亡率が上昇する.Stanford A型解離は,発症から1時間ごとに死亡率が1〜2%ずつ上昇する.このためStanford A型解離はこれらの合併症が生じる前に緊急手術を行うことが望ましい.

```
                  ┌─────────┐          胸背部痛
                  │  病 歴  │──────    鋭い痛み
                  └────┬────┘          移動する痛み
                       │               突然発症
                  ┌────┴────┐          意識障害
                  │急性大動脈│          片麻痺
                  │解離の疑い│          高血圧の既往
                  └────┬────┘
来院からCT            │
を行うまで,     ┌────┴────┐          ショックバイタル
素早く情報       │ 身体所見 │──────   血圧の左右差(上肢下肢)
を収集する.     └────┬────┘          心音(拡張期雑音)
                       │               神経学所見
                ┌──────┴──────┐       D-dimer*
                │心電図,X-P,   │
                │エコー,血液検査│
                └──────┬──────┘       ACSの所見
                       │               縦隔の拡大
                ┌──────┴──────┐      大動脈壁外縁と石灰化の解離
                │急性大動脈    │──   心囊液
                │解離の疑い    │       AR
                └──────┬──────┘       各血管内のflap
```

```
        ┌──────────────┐
        │ 胸腹部造影CT │
        └──────┬───────┘
          ┌────┴────┐
    ┌─────┴────┐ ┌─┴────────┐
    │Stanford A│ │Stanford B│
    └─────┬────┘ └─────┬────┘
    ┌─────┴────┐ ┌─────┴────┐
    │ 緊急手術 │ │ 保存加療 │
    └──────────┘ └──────────┘
```

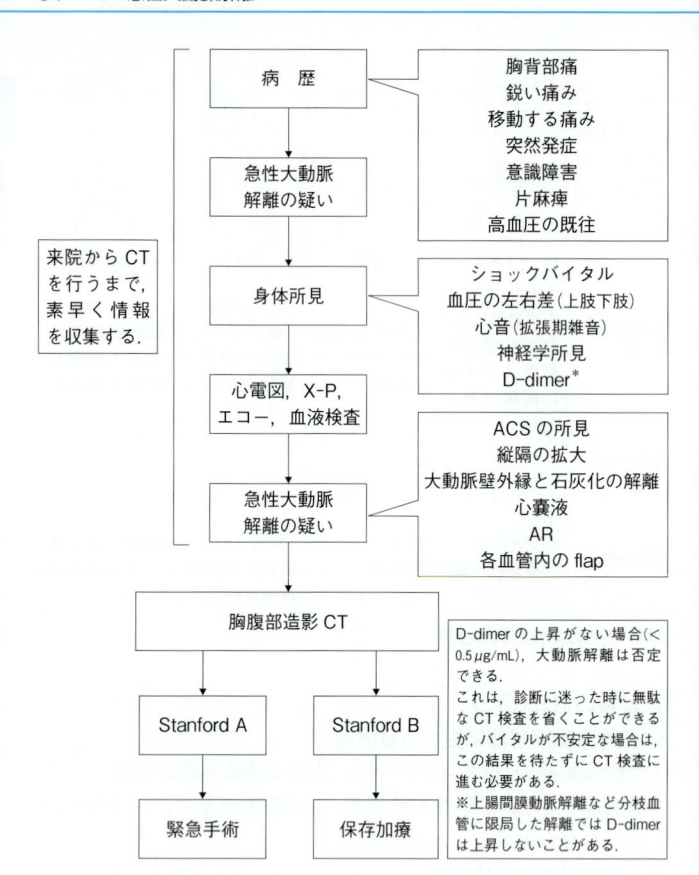

D-dimerの上昇がない場合(<0.5μg/mL),大動脈解離は否定できる.これは,診断に迷った時に無駄なCT検査を省くことができるが,バイタルが不安定な場合は,この結果を待たずにCT検査に進む必要がある.
※上腸間膜動脈解離など分枝血管に限局した解離ではD-dimerは上昇しないことがある.

図2 急性大動脈解離診療の流れ

Topics

急性冠症候群か急性大動脈解離か？

　救急外来で胸痛を訴えている患者では,急性冠症候群か急性大動脈解離の鑑別に難渋することがある.急性冠症候群は明らかでも,背景に大動脈解離が存在していることは否定できないからである.STEMIの場合,door to balloon timeの短縮に気を取られ,解離を見逃すこともある.背部痛などで解離を疑えば,冠動脈造影を行う前に,胸腹部造影CTを検討する.

2 急性大動脈解離の治療

1) 超急性期治療（ER, ICU での初期対応）
2) 降圧療法

大動脈壁への物理的ストレスを軽減させ，解離の進展予防のために積極的な降圧と脈拍数減少を図る．β遮断薬は合理的で，エビデンスに裏付けられている．propranolol は単回静注で使用されるが，降圧と脈拍数調整には不便である．カルシウム拮抗薬（nicardipine）の持続静注と内服（ARB/ACE 阻害薬，β遮断薬）を併用することが多い．

3) 外科治療とインターベンション

● Stanford A 型　原則，外科治療

安定例の Stanford A 型（偽腔閉鎖型解離）の治療方針は欧米と若干異なり，本邦では保存的治療が推奨される．大動脈径≧50 mm あるいは血腫厚≧11 mm の偽腔閉鎖型解離，ULP 型では破裂リスクが高く，手術治療を考慮する．瘤化の有無や entry 部位に応じて置換の術式を決定する．

・上行大動脈置換術：entry が上行大動脈に存在し，弓部が拡張していない症例が適応．
・上行弓部置換術：下行大動脈に entry を認める逆行解離例，弓部大動脈の破裂あるいは拡大例，弓分枝動脈の閉塞例，Marfan 症候群などが適応．
・大動脈基部置換術：上記術式で AR の改善が望めないもの，基部が拡張しているもの，Marfan 症候群などが適応．

● Stanford B 型　合併症がなければ原則，内科治療

下記の場合には外科治療やインターベンションを考慮

・大動脈拡張，腹部臓器虚血 → 下行・腹部大動脈置換術
・カテーテル的開窓術（fenestration）：偽腔圧上昇により真腔が圧排され，臓器虚血が生じた場合に適応となる．flap に Brockenbrough 針を貫通させ，15〜20 mm のバルーンで拡張し，開窓し，偽腔と真腔の圧較差をなくす．
・側枝へのステント留置：偽腔閉鎖術や開窓術でも側枝への血流が維持できない場合は，側枝にステント留置を行う．
・ステントグラフト留置：下行大動脈以遠に存在する entry 閉鎖目的で施行されるが，従来の開胸開腹手術が高リスクな慢性解

離に行うことが多い．近年，急性期に施行された症例でも良好な成績を上げている．

3 急性大動脈解離のリハビリテーション

急性大動脈解離のリハビリテーションプログラムは，① phase Ⅰ（急性期～入院中），② phase Ⅱ（退院早期～発症 1-2 か月），③ phase Ⅲ（発症 2 か月以降）の 3 期に分けられる．

1）Phase Ⅰ（急性期～入院中）

低リスク症例は短期リハビリコースで早期退院を目指す．

	標準リハビリ	短期リハビリ
対象（Stanford）	A（偽腔閉塞）および B	B
基準 最大短径 　　　その他	<50 mm 臓器虚血（−） DIC（−）：FDP<40	<40 mm ULP（−），真腔>1/4 DIC（−）：FDP<40
退院基準	終日の収縮期圧<130 mmHg，全身状態安定，合併症（−），入浴リハ OK または退院前 ADL，日常生活注意点の理解 OK	

※除外基準（対象外）：適応外病型，再解離，適応内でも重篤な合併症（不穏，縦隔血腫，心タンポナーデ，胸水などを含む）
（大動脈瘤・大動脈解離診療ガイドライン　2011 年改訂版　参照）

2）phase Ⅱ（退院早期～発症 1-2 か月）

入院時安静に伴う deconditioning の改善．500 m 以内の軽い散歩程度が望ましい．

3）phase Ⅲ（発症 2 か月以降）

社会復帰し，日常生活の時期．日常生活強度での血圧管理を行う．運動負荷試験で血圧と活動度の評価を行う．

〔浅野　拓〕

● 文献

1) Hagan PG, et al : JAMA 283: 897-903, 2000 (PMID:10685714)
2) von Kodolitsch Y, et al: Arch Intern Med 160: 2977-2982, 2000 (PMID:11041906)
3) Nienaber CA, et al: Circulation 108: 628-635, 2003 (PMID:12900496)
4) Nienaber CA, et al: Circulation 108: 772-778, 2003 (PMID:12912795)
5) Tsai TT, et al: Circulation 112: 3802-3813, 2005 (PMID:16344407)

side memo 12 上腸間膜動脈解離と SAM(segmental arterial mediolysis)

1 上腸間膜動脈解離(SMA 解離)

　SMA 解離は，見逃されやすい疾患である．腹部造影 CT 検査以外での確定診断は困難である．急性 SMA 解離の特徴は，突然の腹痛をほとんどに認める．腹痛部位は多岐にわたる．発症状況，併存疾患，生活歴，既往歴などや血圧，D-dimer，白血球数，CK などでも特異所見はない．バイタルサインや血液検査項目で SMA 解離の診断は困難である[1]．SMA 解離の対処方法(1～3)を下記に示す[2]．

(1) **腹部造影 CT 検査**：症状発症時，1 週後，2 週後，1 か月後，3 か月後，半年後に施行．解離を認める間は 6 か月ごとに行う．症状増悪時にはすぐに造影 CT 検査を行い，治療方針を再考する．

(2) **抗血小板療法，抗凝固療法**：腸管安静，降圧治療などの保存的治療に加え，抗血小板療法(aspirin)や抗凝固療法を行う．

(3) **再灌流療法**：開腹術や血管内治療(血管内バルーン拡張やステント留置術)の報告もあるが，通常は保存的治療で問題ない．しかし，身体所見で腹痛の悪化，筋性防御などの腹膜刺激徴候の出現，血液検査で CK や LDH，乳酸の上昇など，腸管虚血・壊死を疑う所見を認めるときには，開腹術や再灌流療法を検討する．上腸間膜動脈解離は突然発症の腹痛以外に特異的所見に乏しく，精査で腹部造影 CT 検査を行う際には，血管の走行に留意する必要がある．

2 SAM(segmental arterial mediolysis)

　1976 年に Slavin らが提唱した非炎症性，非動脈硬化性の変性疾患で，筋性動脈の分節状中膜融解により解離性動脈瘤を形成し破裂しやすい．日本人では，中高年者に好発し，男性が女性の 2 倍多い．病理組織学には，腹部内臓動脈の中膜に空胞形成・融解の所見が認められ，外膜拡張と内膜破綻により動脈瘤を形成する．壁内炎症所見や粥状硬化所見がないのが特徴とされている．SAM で最も危険なのは動脈瘤の破裂と出血であるため，多発動脈瘤の経過観察が重要である．

診断には，①中高年者，②炎症や動脈硬化などの基礎疾患がない，③突然の腹腔内出血で発症，④血管造影検査にて血管の数珠状の不整拡張，解離，狭窄，閉塞などの所見が有用である．結節性多発血管炎(polyarteritis nodosa；PAN)との鑑別点は炎症所見の有無である．血管造影所見では PAN と SAM を区別できない．

3 治療

上腸間膜動脈解離治療では一般に血流保持が優先され，抗血小板療法や抗凝固療法が選択される．一方，SAM では動脈瘤破裂と出血の予防が最優先され，抗血小板療法や抗凝固療法は推奨されない．上腸間膜動脈解離と SAM の特徴，治療法などを下表に示す[3]．上腸間膜動脈解離と SAM では治療方針が変わるので注意深い鑑別診断が必要である．

	上腸間膜動脈解離	SAM
発症年齢	不明	中高年者
病態	血管の中膜解離単独	筋性動脈の分節状中膜融解，解離性動脈瘤を形成，破裂する疾患
症状	急性発症の腹痛	急性発症の腹痛
検査	腹部造影 CT	腹部造影 CT，血管造影検査
診断	血管の解離を認めるのみ	動脈瘤が同一の血管に多発 出血を伴うこともあり 血管造影検査にて血管の数珠状の不整な拡張と狭窄
治療	**血流保持を優先** 腸管安静，降圧療法 抗血小板療法，抗凝固療法 開腹術，血管内治療 (血管内バルーン，ステント)	**出血と破裂の予防を優先** 腸管安静，降圧療法 動脈瘤の拡大があれば予防的塞栓術・開腹術

(桑原政成)

● 文献

1) 桑原政成，他：ICU と CCU　37：847-851，2013
2) Subhas G, et al: Ann Vasc Surg 23: 788-798, 2009 (PMID: 19467833)
3) 桑原政成，他：心臓 46：901-906，2014

4 肺塞栓症
pulmonary embolism (PE)

　生活の欧米化や診断率向上とともに肺塞栓症(PE)は増加している．頻度は約6人/10万人(2006年)で欧米の1/10程度．院内発症は約半数で，院内発症の70％は術後である．発症数時間以内の致死率が高い．急性PEの死亡率は約15％，ショック例の死亡率は約30％(血栓溶解療法例は約20％，未施行例は約50％)．急性期に適切な治療が行われないと慢性期にQOLの低下をきたすことも多い．PEは遭遇機会が比較的多く，予防と初期治療が重要な疾患である．

1 原因

● 塞栓の種類

血栓塞栓(深部静脈血栓症が最多)，脂肪塞栓(骨折に伴う)，骨セメント塞栓，腫瘍塞栓，菌塞栓，羊水塞栓，空気塞栓，異物

● 血栓症の原因

　長期臥床，肥満，妊娠，うっ血性心不全，骨折，感染症(下肢蜂窩織炎)，抗リン脂質抗体症候群，プロテインC欠乏症，プロテインS欠乏症，アンチトロンビン欠乏症．

2 症状・徴候

　呼吸困難(76％)と胸痛(48％)が主症状．特異的症状はないが，起立直後や排便・排尿後など発症様式に特徴がある．頻呼吸(>20回/分57％)，頻脈(>100回/分26％)を認めるが，これらの症状があるにもかかわらず肺の身体所見がないことも特徴である．重症例ではPEA(pulseless electrical activity)を呈する．

3 診断および重症度評価

1) 急性PEの診断手順

(1) 心停止や著しい循環虚脱がなければ，救急スクリーニング検査として，心電図，胸部X線写真，血液ガス分析，血液生化学検査(含むD-dimer)，(経胸壁)心エコーを行う．

(2) PE の可能性予測が高い場合や D-dimer 高値ならば,次に緊急で胸部造影 CT を施行する.
・心停止や循環虚脱が著しい場合,限られた臨床情報から PE を疑い,PCPS(経皮的心肺補助)の装着か血栓溶解療法を行う.治療法の選択は,現場スタッフの数や熟練度,準備時間,患者の状態などを総合的に考え,個別的に決定する.
・肺動脈造影は,カテーテル治療を念頭において施行する.
・PE を強く疑った時点で heparin 投与を開始する.

2) 検査所見
(1) 胸部 X 線撮影:酸素化不良の割に肺野の異常が乏しいのが特徴.血管影の減少(Westermark sign),肺動脈主幹の拡張(knuckle sign),梗塞所見(Hampton hump sign)を認める.
(2) 心電図:洞頻脈(高頻度),時計方向回転,V_{1-3} の陰性 T 波,$S_I Q_{III} T_{III}$ パターン,右脚ブロック.感度は低いが診断の手がかりとなる.電極の左右を付け間違うと強い右軸偏位のため PE と誤診しやすいので I 誘導の陽性 P 波を常に確認する.
(3) 心エコー:右心系の拡大,右室壁運動低下(McConnell sign),TR 圧較差の上昇(急性 PH であり弁輪拡張を伴わない.カラードプラでは大きな逆流とは認識されないこともある).
(4) 胸部造影 CT:肺動脈塞栓の有無を確認する.MDCT の感度,特異度は共に高い.静脈相で下肢深部静脈の評価を併せると検出感度がさらに上昇する(感度 90%,特異度 95%).
(5) 肺シンチグラフィ(換気,血流):緊急検査に対応できず,精度も高くない.造影 CT 不能例や慢性 PE 例に限定される.
(6) 血液検査
・D-dimer(LPIA 法):FDP の分解成分の 1 つで二次線溶(フィブリン分解産物)に特異的な成分.陰性適中率 90% 以上.検査前確率が低く,陰性ならば,PE を除外可能.LPIA 法(ラテックス近赤外比濁法)のほうが ELISA(酵素結合免疫吸着法)より特異性が高い.正常値は検査施設ごとに多少異なり,0.72〜1.0 µg/mL 未満(LPIA),150〜400 ng/mL 以下(ELISA).
・心筋トロポニン(troponin),心筋型脂肪酸結合蛋白(H-FABP),脳性ナトリウム利尿ペプチド(BNP):前 2 者は,心筋損傷の指標.診断はできないが,予後との相関がみられる.

3) PE の可能性予測：急性 PE の診断手順の結果から可能性予測を推定

Wells スコア	Geneva スコア	改訂 Geneva スコア
PE, DVT 既往 +1.5	PE, DVT 既往 +2	66 歳以上 +1
心拍数>100 +1.5	心拍数>100 +1	PE, DVT 既往 +3
手術や長期臥床 +1.5	最近の手術 +3	手術・骨折（<1 か月）+2
DVT の臨床徴候 +3	年齢 60〜79 +1　≧80 +2	活動性癌 +2
		血痰 +2
PE 可能性が高い +3	PaCO$_2$ <36 +2　36〜38.9 +1	片側下肢痛 +3
血痰 +1	PaO$_2$	心拍数
	<48.7 +4　48.7〜59.9 +3	75〜94 +3　≧95 +5
癌 +1	60〜71.2 +2　71.3〜82.4 +1	下肢深部静脈拍動を伴う痛みと浮腫 +4
	肺気腫 +1　片側横隔膜挙上 +1	
臨床的可能性	臨床的可能性	臨床的可能性
低 0〜1, 中 2〜6, 高≧7	低 0〜4, 中 5〜8, 高≧9	低 0〜3, 中 4〜9, 高≧10

4) 急性 PE の臨床的重症度分類

呼称	血行動態	右心負荷
collapse	心停止や循環虚脱	＋
massive[*1]	shock, 血圧低下, 新たな不整脈	＋
submassive[*2]	安定（上記以外）	＋
non-massive[*3]		−

[*1] 広範型, [*2] 亜広範型, [*3] 非広範型

(1) **PE のリスク層別化（ESC 2008 Task Force）**：ショックなら高リスク群（早期死亡率>15％），右心機能不全か心筋損傷なら中リスク群（早期死亡率 3〜15％），リスク指標（ショック，右心機能不全，心筋損傷）がなければ低リスク群（早期死亡率<1％）．

4 PE の治療

1) 循環・呼吸管理

・循環管理：血圧低下なら noradrenaline，心拍出量低下なら dobutamine, dopamine 投与する．心肺停止や上記治療抵抗例は直ちに PCPS を導入する．PCPS 挿入は，原則，右側大腿動・静脈穿刺で行う．

・呼吸管理：低酸素（PaO$_2$<60 mmHg）なら，まず酸素投与を行

う. 酸素投与のみで改善しなければ人工呼吸器を導入する.

2) 抗凝固療法

(1) 急性期：未分画 heparin：5,000 単位を急速静注し，600〜1,300 単位/時間で持続投与（APTT 1.5〜2.5 倍になるよう投与量を調整）. 安定するまで6時間ごとに APTT と ACT を測定する. Xa 阻害薬はモニタリングが不要で，heparin と違いトロンビンを直接阻害しないため出血リスクの軽減が期待されている.

fondaparinux ＜50 kg 5.0 mg, 50〜100 kg 7.5 mg 1日1回 皮下注

- 体重＞100 kg なら 10 mg / 回，腎機能低下時には減量
- edoxaban は整形外科疾患のみ PE 予防薬として保険適用.

(2) 慢性期：維持療法として warfarin を使用する. 未分画 heparin 投与中に開始し，PT-INR が安定（2.0〜3.0）したところで heparin を中止する. 抗凝固療法の継続は可逆的な危険因子ならば3か月間. 特発性静脈血栓塞栓症や先天性凝固異常症は少なくとも3か月間，その後は risk-benefit を勘案して決定する. 癌患者や DVT 再発患者ではより長期間継続する.

3) 血栓溶解療法
禁忌を除きショック例は施行する. ショックがなく右心負荷のみの例では使用を考慮する. ショックや右心負荷がない例では出血リスクを考え，抗凝固療法のみに留める. 血栓溶解薬を使用する際には禁忌事項がないことを確認する.

- monteplase 13,750（〜27,500）単位 / kg を1回静注
- urokinase 24〜96 万単位 / 日静脈内投与を数日間継続

※ alteplase 2,400 万単位を2時間以上で持続静脈内投与（1回）. ただし，monteplase 以外の t-PA の PE への保険適用はない.

● 血栓溶解療法の禁忌

- 絶対禁忌：活動性内部出血，最近の特発性頭蓋内出血
- 相対禁忌：大規模手術，出産，10日以内の臓器細胞診，圧迫不能な血管穿刺，2か月以内の脳梗塞，10日以内の消化管出血，15日以内の重症外傷，1か月以内の脳神経外科的や眼科的手術，管理不良の高血圧（SBP＞180 mmHg, DBP＞110 mmHg），最近の心肺蘇生術，血小板数＜10万 / μL，PT＜50%，妊娠，感染性心内膜炎，糖尿病性出血性網膜症

4) **カテーテル治療**：血栓多量例で手術困難例や血栓溶解療法禁忌例が適応となる．
- カテーテル血栓吸引術：PCI用ガイディングカテ(8 Fr JR, MPなど)を用いて肺動脈近位部の血栓を吸引する．大口径のほうが吸引効率はいいが，カテーテルでの血栓除去には限界がある．
- 血栓破砕術：pig-tail カテーテルを肺動脈内で回転させ血栓を破砕し，末梢に再分布させる．時にバルーン拡張による粉砕も追加する．
- バルーン拡張術：慢性肺血栓塞栓症(肺動脈末梢の血栓)に対して良好な成績を上げており，近年注目を浴びている．

5) **外科的血栓除去術**：肺動脈中枢に大量血栓を認めるショック症例，心腔内に血栓を認める症例が適応となる．本疾患に対する外科的治療の成績は悪いものではなく(在院死亡率は約20%)，躊躇せずに踏み切ることが必要である．

6) **下大静脈(IVC)フィルタ**

IVCフィルタの臨床成績は不明で，確立した適応はない．急性静脈血栓症単独の予防的フィルタ留置の実施頻度は米国で約15%(0～40%)．留置に伴う死亡率は約0.1%．留置後も抗凝固療法の継続が一般的である．

● **下大静脈フィルタの適応例(日循ガイドライン準拠)**

- 静脈血栓症を有し，抗凝固療法施行困難例
- 十分な抗凝固療法施行中の再発例
- 骨盤内静脈や下大静脈に血栓がある例
- 下肢静脈近位部の浮遊性血栓がある例
- 血栓溶解法を行う例

- IVCフィルタ留置自体は下肢静脈血栓再発のリスク因子であり，無闇にフィルタを留置せず，上記適応例に限り留置する．
- IVCフィルタ留置後の閉塞率は症候性で5～30%である．無症候性を含めると実際にはもっと高率である．
- 数週間以内にフィルタが不要になる病態には，一時的または回収型(retrievable)のフィルタを考慮する．血栓を多量に捕獲したフィルタは回収時にPEを起こしやく回収は避ける．
- Günther Tulip 下大静脈フィルタの回収成功率は，4週 99%，12週 94%，26週 67%，52週 37%．12週を超えると回収は困難になる．ALN下大静脈フィルタ回収器具キット(右頸静

脈スネア用カテ)添付文書の回収期限は留置後 10 日以内.
- **永久留置型 IVC フィルタの適応　PE の存在が必須条件**

> ・絶対適応:抗凝固療法が困難な例(禁忌,合併症,副作用,維持不能),十分な抗凝固療法にもかかわらず PE 再発例
> ・相対適応:骨盤内や下大静脈領域の静脈血栓症,近位部の大きな浮遊静脈血栓症,血栓溶解療法や血栓摘除を行う PE,心肺予備能のない PE,フィルタ留置後の PE 再発,抗凝固薬の合併症ハイリスク群(運動失調や頻繁な転倒など),血栓内膜摘除を行う慢性 PE

- **永久留置型 IVC フィルタの禁忌例**

> ・絶対禁忌:大静脈アクセス不能例,フィルタ留置部位がない例
> ・相対禁忌:抗凝固療法中の右心不全や DVT のない PE や末梢性 DVT,PE のない PE ハイリスク(病態,手術,外傷)例

5 予防

術後患者の PE 発生率は 4.5 件 / 手術 1 万件(2002〜03 年)であったが,予防管理料が保険収載(04 年)され,一次予防が普及すると術後 PE は 3.6(04 年),2.8(08 年)と減少した.

(1) 早期離床,積極的運動:下腿ポンプ機能を活性化させ,下肢の静脈うっ滞を軽減させる.

(2) 弾性ストッキング:中リスク患者で有意な予防効果を認める.高リスク患者には単独使用での効果は弱い.

(3) 間欠的空気圧迫法:高リスクでも有意に静脈血栓塞栓症の発生頻度を低下.特に出血の危険が高い場合に有用.

(4) 抗凝固療法

・未分画 heparin 皮下注:5,000 単位 / 回　1 日 2〜3 回投与
・低分子 heparin:enoxaparin　2,000 単位 / 回　12 時間ごと　皮下注
・Xa 阻害薬:fondaparinux　2.5 mg / 回　1 日 1 回皮下注.腎機能低下時 1.5 mg / 回に減量.edoxaban でもよいが保険適用に注意.

(5) 静脈血栓塞栓症の危険因子とそのリスク強度(ACCP, 2005年)

リスク	危険因子
低	肥満, 下肢静脈瘤, estrogen治療
中	高齢, 長期臥床, 心不全, 呼吸不全, 悪性疾患, 癌化学療法, 重症感染症, 中心静脈カテーテル留置
高	静脈血栓塞栓症の既往, 血栓性素因*, 下肢麻痺, ギプスによる下肢固定

*血栓性素因:アンチトロンビン欠乏症, プロテインC欠乏症, プロテインS欠乏症, 抗リン脂質症候群など.

(浅野 拓)

● 文献

1) Nakamura M, et al: Clin Cardiol 24: 132-138, 2001 (PMID: 11214743)
2) Stein PD, et al: N Engl J Med 354: 2317-2327, 2006 (PMID: 16738268)
3) Harrigan RA, et al: BMJ 324: 1201-1204, 2002 (PMID: 12016190)
4) Kearon C, et al: Chest 133: 454S-545S, 2008 (PMID: 18574272)
5) Goldhaber SZ, et al: Am J Med 88: 235-240, 1990 (PMID: 2106783)

side memo 13 肺腫瘍塞栓，特に pulmonary tumor thrombotic microangiopathy(PTTM)

1 疫学・病因

　肺腫瘍塞栓はまれでかつ死亡率の高い病態で固形腫瘍を有する患者の3〜26％に発症する．しかし，死亡前診断は10％に満たない．組織学的には腺癌に多く，癌種としては胃癌，卵巣癌，肝細胞癌の頻度が高い．病態生理学的には肺転移とは異なる．癌細胞が肺の毛細血管に捕捉され，さらに凝固亢進による血栓形成を起こし，血管壁の肥厚も重なり，血管の閉塞を起こす．

2 診断

　担癌患者が亜急性進行性の呼吸困難感，右心不全症状を呈してきた場合，肺腫瘍塞栓を疑う．肺腫瘍塞栓は，①肉眼的腫瘍塞栓，②顕微鏡的腫瘍塞栓に分類される．PTTMは腫瘍塊表面における凝固系亢進や血管内皮増殖がみられ，塞栓症とは異なる．鑑別として血栓性塞栓が挙げられる．血栓性塞栓の場合，典型的には急性発症を呈す．画像での診断は困難でCTでは亜区域性に末梢肺動脈血管の拡張像や数珠状像が，VQスキャンで segmental contour pattern が特徴的所見とされるが，典型的な所見はまれである．右心カテーテルや心エコーで右心圧の上昇を認める．診断確定は肺血管中の腫瘍細胞同定であり，肺動脈ウェッジ吸引採血や肺生検(胸腔鏡下または開胸)を行う．

3 治療

　原則的には原発腫瘍に対する治療を行う．ただし，胚細胞腫瘍のような化学療法に感受性の高いものを除き，化学療法による予後の改善は望めないものがほとんどである．大きな腫瘍塞栓の場合は外科的塞栓除去を行う．

〈山内照夫〉

● 文献
1) Roberts KE, et al: Am J Med 115: 228-232, 2003 (PMID: 12935829)
2) Uruga H, et al: Intern Med 52: 1317-1323, 2013 (PMID: 23774540)

side memo 14 ロングフライト血栓症 long flight thrombosis

Symingtonがエコノミークラス症候群の名で初めて報告(1977年)．長時間フライト後の深部静脈血栓は3〜12%，肺動脈塞栓症は2〜4倍に増加する．血栓危険因子を有する人に多発．長時間不動で生じる深部静脈血栓症および急性肺塞栓症をロングフライト血栓症という．頻度は5,000回の長時間フライト(≧4時間)に1回程度，ピークは旅行後2週間(帰国直後ではない)，その後漸減する(4〜8週間)[1]．日本に発着する国際線乗客数は1975年800万人から2008年4,800万人と急増している．高齢者を含め危険因子を有する人の搭乗機会も増しており，血栓症発症の可能性も急増していると考えられる．リスク評価と予防法が重要である．

1 危険因子
1) **背景**：加齢，長時間座位，脱水，肥満，下肢外傷，妊娠・産後，女性ホルモン，ステロイド内服，静脈血栓塞栓症の既往
2) **疾病**：下肢静脈瘤，凝固因子欠乏，抗リン脂質抗体症候群，血管炎，心不全，悪性疾患，iliac compression

2 予防法
1) **一般的予防法**
   - 適切な水分補給：飛行中は不感蒸散量が2倍となり脱水になりやすい(☞ p411)．飲酒には利尿作用がある．脱水防止のため過度の飲酒は避ける．水よりもイオン飲料のほうが体内残留率が20%程度高いのでより効率的(イオン飲料48% vs 水28%，大塚製薬データ)．
   - 下肢の運動：下肢のストレッチ，マッサージ，足の位置を頻回に動かす．排尿のために歩くことも有効(通路側の席が便利)．弾性ストッキングは有効で高リスクの人に勧められる．
   - ゆったりした服装：きつい服やガードルなどの着用を避ける．
2) **薬剤による予防**：低分子heparinは有効だが煩雑で高リスク患者以外は難しい．トロンビン拮抗薬やXa阻害薬は期待できるが臨床的根拠はまだない．

〈高尾信廣〉

● 文献
1) Kuipers S, et al: PLoS Med 4: e290, 2007 (PMID: 17896862)

5 感染性心内膜炎 infective endocarditis(IE)

　感染性心内膜炎(IE)は弁膜や心内膜，大血管内膜および人工血管などの人工物に細菌感染による疣腫(vegetation)を形成し，持続的菌血症，血管塞栓および局所感染部位における心血管の組織傷害を呈する全身性の敗血症性疾患である．発熱や倦怠感などの一般的な感染症症状や各種臓器への塞栓，新たに見つかる弁逆流やそれに伴う心不全など病像は非常に多彩である．自然治癒はなく，診断・治療上の重要な視点は，①感染微生物の種類，②感染部位，③塞栓の有無およびその部位である．IE の発生頻度は 1～5 人 / 10 万人 / 年間(男女比は約 2：1)程度である．

1 臨床経過および診断

1) 臨床経過

　菌血症成立後，症状出現まで概ね 2 週間以内とされる．IE はその経過から亜急性と急性がある．亜急性では，症状経過が緩やかで感冒などと間違われ抗菌薬投与が先行することで診断が遅れることがある．黄色ブドウ球菌などの組織侵襲性の高い細菌の場合，経過は急性で，弁逆流による心不全，諸臓器への塞栓など病像が急速に進行する．

2) 診断

　Duke 臨床診断基準[1](表 1)は汎用性が高い診断基準で，IE の病像自体が考慮されており，必ず参考にすべきである．

　概説にもあるが，IE での診断および治療における重要な視点は，以下の 3 要素である．

(1) 感染微生物(細菌)の同定

　診断上，最も重要であるのみでなく，起炎菌の同定により，病状の進展速度や組織侵襲性などが推測でき，さらに抗菌薬への感受性を考慮した適切な治療が可能となる．また，組織侵襲度の高い細菌の場合には，より早期の手術治療を考慮する準備ができる．

(1)-a　血液培養(以下，血培)採取におけるポイント(表 2)

・24 時間以上にわたり，8 時間ごと連続 3 回以上の血培を行う．

表1　感染性心内膜炎の Duke 臨床診断基準[1]

大基準：
①血液培養陽性　A：血培2回陽性で *Streptococcus viridans*, *Streptococcus bovis*, HACEK群, *Staphylococcus aureus*, （他に感染巣のない）Enterococcus を認める. B：血培持続陽性（12時間間隔で2回以上, 最初と最後を1時間以上あけた血培で3連続または4回以上の大半で陽性）C：Q熱：*Coxiella burnetii* の血培陽性または抗1相菌 IgG 抗体価≧800倍[*], ②心内膜侵襲所見　A：心エコー異常（振動性心臓内腫瘤, 膿瘍, 人工弁の新たな部分的裂開）B：新規の弁閉鎖不全（既存の弁雑音悪化だけでは不十分）

小基準：
①素因（心疾患または静注薬物常用）, ②発熱（≧38.0℃）, ③血管現象（主要血管塞栓, 敗血症性梗塞, 感染性動脈瘤, 頭蓋内出血, 眼球結膜出血, Janeway発疹）, ④免疫学的現象（糸球体腎炎, Osler結節, Roth斑, リウマチ因子）, ⑤微生物学的所見（血液培養陽性であるが大基準を満たさない場合や IE に矛盾しない活動性炎症の血清学的証拠）

IE 確診例：Ⅰ臨床的基準…大基準2つ, 大基準1つ＋小基準3つ, 小基準5つ
　　　　　　Ⅱ病理学的基準…疣贅や膿瘍から菌または活動性組織所見を認める
IE 可能性：大基準1つ＋小基準1つ, 小基準3つ
IE 否定的：4日以内の抗菌薬で症状消失や手術・剖検時に組織所見（−）

[*] IgG 抗体価≧800（〜1,600）の基準は, 心内膜炎や肉芽腫性肝炎を主徴とする慢性Q熱の診断基準. 急性Q熱では2相菌を使用.

表2　血液培養採取の方法

1) 手指を消毒し, ボトル上面を10%ポビドンヨードまたは70%アルコールで消毒する.
2) 穿刺部位を70%エタノールまたはイソプロピルアルコールで消毒し, 十分に乾燥させる. その後さらに10%ポビドンヨードまたは0.5%クロルヘキシジンアルコールを用いて消毒し, **十分に乾燥させる**.
3) 手指消毒を行った後, 滅菌手袋を着用し, 穿刺する.
4) 採取した血液をまず**嫌気ボトル**, 次いで好気ボトルの順に注入する. 針刺しのリスクがあるため針の交換はしない.
5) 採取後, 直ちに検査室に提出する. 保存する場合は冷蔵せず**室温で保存**する.

静脈血と動脈血に検出率の差はないため, 静脈血培養で十分である. また採取血液量が多いほど細菌の検出率が上がるため, 好気・嫌気の2液式の血液培養ボトルの場合, 最低指示量, 概ね10 mL 以上を目安に採取する.

・すでに何らかの理由で抗菌薬が投与されている場合：菌陰性の最も重要な原因は先行する抗菌薬投与であり, その点を考慮し, 病状が落ち着いていれば48時間以上抗菌薬を中止し, 血

培を行う.重症で抗菌薬中止ができない場合には,検出率の低下(30〜40%)[2]を考慮し,判定する.

(1)-b 起炎菌の種類と頻度[3]:

> 黄色ブドウ球菌31%,緑色連鎖球菌17%,腸球菌11%,コアグラーゼ陰性ブドウ球菌(≒表皮ブドウ球菌)11%,*Streptococcus bovis* 7%,他の連鎖球菌5%,グラム陰性桿菌(非HACEK)2%,HACEK 2%,真菌2%

・血培で黄色ブドウ球菌(*Staphylococcus aureus*)が検出されたら例外なくIEを疑う.臓器侵襲性が極めて高く,重篤になりやすい(時間単位で増悪する).
・緑色連鎖球菌(Streptococcus viridans)は特定の細菌を示すものではなく,血液寒天培地における緑色変化を伴った溶血(α溶血)を示す菌群を指す.*S. salivarius*, *S. sanguis*, *S. mitis*, *S. mutans* などが含まれる.特定菌種の英語表記はイタリック体が通例.緑色連鎖球菌は特定細菌でないのでイタリック体でない(ガイドラインや主要文献に準拠した).
・コアグラーゼ陰性ブドウ球菌は表皮ブドウ球菌(*Staphylococcus epidermidis*)が有名であり,人工弁心内膜炎(PVE)の重要な起炎菌である.
・*Streptococcus bovis* が検出された場合,背景疾患として大腸癌が疑われるため下部消化管の検索を行う.
・HACEKは口腔内のグラム陰性桿菌であり,*Haemophilus* spp., *Actinobacillus actinomycetemcomitans*, *Cardiobacterium hominis*, *Eikenella corrodens*, *Kingella kingae* の頭文字を取った総称である.一般に培養検出までに時間がかかるとされているが,最近の自動検出装置なら概ね5日以内に検出可能.

(2) 疣腫(vegetation)と基礎心疾患

血培陽性と心エコーによる疣腫同定はIEを強く疑うが,IE診断上,疣腫の存在は絶対条件ではないことを理解すべきである.また,高齢者の弁膜は高度に石灰化しており疣腫様に見えることがまれでない.IEの既往例では治癒した疣腫が観察される.活動性疣腫との鑑別は困難である.しかし疣腫の同定は診断上の意義は高く,さらに以下の要素が予測可能である.

(2)-a 塞栓性合併症の予測

IE の約 40％程度に塞栓症を合併する．疣腫サイズ＞1 cm や浮動性疣腫は塞栓症の合併リスクが増加する．特に黄色ブドウ球菌では塞栓合併頻度が高い．脳塞栓は臨床上重要で，塞栓や局所での感染性動脈瘤の合併により，出血性梗塞を合併することもある．原因不明の腎梗塞，脾梗塞，腸間膜動脈塞栓症，腸腰筋膿瘍，下肢急性動脈閉塞などをみた場合には，IE を鑑別すべきである．肺野に多発性結節影を認める場合には，右心系 IE を考慮すべきである．

(2)-b 局所心臓における合併症の予測

- **大動脈弁**：大動脈弁逆流(AR)の合併に注意する．IE に伴う AR はいったん心不全を合併すると治療抵抗性になりやすい．また大動脈弁周囲の膿瘍形成が疑われる場合，無冠尖直下に His 束が存在するため房室ブロックの合併に注意する．
- **僧帽弁**：前尖の疣腫は，塞栓を合併しやすい．腱索や乳頭筋に感染が及んだ場合，急性僧帽弁逆流(MR)の合併に注意する．
- **右心系**：薬物注射乱用者に多い．欧米に比べ本邦では少ない．肺内に塞栓症をきたす．出血性梗塞も合併する可能性もある．

(2)-c 心エコー検査による疣腫の同定

検査感度は，経胸壁心エコー(TTE)で 60〜80％程度，経食道心エコー(TEE)で 76〜100％である．TTE で十分な観察が可能ならば TEE は絶対適応ではないが，TEE は TTE に比べ解像度が高く，詳細な観察が可能である．高度石灰化が予測される高齢者や人工弁は TEE の良い適応である．非常に小さな疣腫やすでに塞栓をきたした場合には偽陰性となる可能性がある．可能であれば 1〜2 週間あけて再度観察することが望ましい．

(3) 臨床症状と塞栓性合併症

発熱と逆流性雑音はほとんどの症例で認められる．倦怠感や関節痛は初診時，感冒などと間違われるが，長期にわたる病歴は本症を疑う上で重要である．AR や腱索断裂に伴う急性 MR による心不全の鑑別には IE が挙がる．免疫複合体に伴う腎炎による腎不全が文献的に有名であるが，実際の原因は，敗血症や心不全による循環障害や penicillin やアミノグリコシド系抗菌薬による腎障害が多い．

(3)-a 塞栓性合併症と血管現象

四肢末梢における微小塞栓に伴った点状出血は高頻度である．また，有名な血管現象として以下のものがある．一般に急性経過の場合には認めないとされている．

- Osler 結節：指頭部に認める赤紫色の有痛性皮下結節
- Janeway 発疹：手掌や足底の無痛性皮下結節
- Roth 斑：眼底の中心が白色の出血性梗塞

約 40% 程度に塞栓症を合併する．脳梗塞や多臓器への塞栓が経過中に見つかると手術適応や時期に大きく影響する．

2 治療

殺菌性抗菌薬を経静脈的に投与する．起炎菌同定後，速やかに適切な抗菌薬へ変更する．大量・長期投与するため抗菌薬自体の副作用に注意する．特に高齢者におけるアミノグリコシド系の投与は慎重に行うべきである．副作用回避のためアミノグリコシド系抗菌薬は血中濃度（トラフ値）のモニタリングを行う．

1) 起炎菌不明の場合

起炎菌不明でも常に起炎菌検出の努力は怠らないようにする．

vancomycin (VCM) ± ceftriaxone (CTRX)

- グラム陽性球菌検出 ⇒ vancomycin (VCM) ± gentamicin (GM)
- グラム陰性桿菌検出 ⇒ ceftriaxone (CTRX)

2) 起炎菌判明後

(1) 自己弁

(1)-a 緑色連鎖球菌 (Streptococcus viridans)

感受性結果に従い penicillin G (PCG) または ampicillin (ABPC) にアミノグリコシド系の併用を考慮する．

> PCG 2,400 万 U / 日　分 6（もしくは持続投与）×4 週間
> ± GM 60 mg（もしくは 1 mg/kg×2～3 ／日）×2 週間
> ただし，低感受性ではさらに長期間の GM 投与を考慮する

* 静脈炎や高カリウム血症など副作用を認める場合，ABPC (8～12 g ／日　分 4～6) へ変更も考慮する．

(1)-b 黄色ブドウ球菌(*Staphylococcus aureus*)

・MSSA(メチシリン感受性黄色ブドウ球菌)

cefazolin(CEZ) 6〜8 g / 日 分3〜4×4〜6週間
+GM 60 mg(もしくは1 mg/kg×2〜3 / 日)×1週間
ただし,低感受性ではさらに長期間のGM投与を考慮する

* 本邦では cloxacillin(MCIPC)を用いることができないが,ABPC/MCIPC の合剤(ビクシリンS)を考慮することは可能.

・MRSA(メチシリン耐性黄色ブドウ球菌)

vancomycin(VCM) 2 g / 日 分2×4〜6週間??

(1)-c 腸球菌(*Enterococcus*属)

penicillin G(PCG) 6〜8 g / 日 分3〜4×6週間
+GM 60 mg(もしくは1 mg/kg×2〜3 / 日)×4〜6週間

* 腸球菌では他の細菌と異なり,アミノグリコシド系の併用で相乗効果が期待できる.

(1)-d HACEK群

ceftriaxone(CTRX) 2 g / 日 分1×4週間

(2)人工弁

黄色ブドウ球菌やコアグラーゼ陰性ブドウ球菌が起炎菌の多くを占めており,一般に人工弁感染の場合,抗菌薬単独での治療の完結は困難であるとされている.さらに人工弁感染では自己弁の時と比べ,MRSAやMRSEなどの耐性菌を常に考慮する必要がある.

・MRSA(メチシリン耐性黄色ブドウ球菌)やMRSE(耐性表皮ブドウ球菌)

vancomycin(VCM) 2 g / 日 分2×6週間以上
+rifampicin(RFP) 450〜600 mg 分1〜2×2〜6週間
+GM 60 mg(もしくは1 mg/kg×2〜3 / 日)×2週間

・MSSA(メチシリン感受性黄色ブドウ球菌)

cefazolin(CEZ) 6〜8 g / 日 分3〜4×6週間以上
+rifampicin(RFP) 450〜600 mg 分1〜2×2〜6週間
+GM 60 mg(もしくは1 mg/kg×2〜3 / 日)×2週間

(3) 治療効果の判定

 適切な抗菌薬投与により 7〜10 日程度で解熱する．しかし抗菌薬治療の最も重要な効果判定指標は，治療後の血培陰性の確認である．血培陰性を確認するまで，48 時間ごとに少なくとも 2 セット以上の血培が必要である．菌陰性が確認されていれば，現在の抗菌薬は効果ありと判断できる．

① **血液培養陰性でも発熱が続く場合**：解熱は治療効果の絶対的判定指標ではないことを特に強調したい．抗菌薬治療が長期継続必要な IE では菌陰性が最も重要である．発熱は薬剤熱など他の要素も考慮すべきである．仮に薬剤熱を認めても，肝機能障害や Stevens-Johnson 症候群のような重篤な病像でなければ感受性のある抗菌薬を安易に変更することは好ましくない．

② **血液培養が陰転化しない場合**：以下の 2 つの要素を考慮する．①起炎菌に対する感受性の再考と②治療抵抗性である．感受性が不十分な抗菌薬をより適切なものに変更することは当然である．弁周囲膿瘍や心筋膿瘍の合併，諸臓器への塞栓症，感染性動脈瘤や静脈炎の合併，人工血管や植込み機器への感染は "治療抵抗性" となり，抗菌薬治療の継続を困難にする．急性経過をたどる黄色ブドウ球菌は抗菌薬が適切であってもしばしば治療抵抗性であり，手術療法を念頭に置く必要がある．

3 手術適応[4]

手術適応として多施設から下記を肯定する報告がされている．

- うっ血性心不全
- 治療抵抗性 IE
- 高い塞栓リスク(繰り返す塞栓，大きな疣腫>1 cm)

 外科手術に期待することは弁機能回復，血行動態改善，感染組織除去であり，感染源と塞栓源の双方を同時にかつ根治的に治療できることにある．一方，手術侵襲に耐えるか否か，人工弁などの異物挿入のリスクを同時に加味しなければならない．

 IE 活動期にある外科的介入は従来，手術死亡や感染再燃のリスクから，抗菌薬で IE を治療後に手術を行うことが望ましいとされていた．最近の報告では早期介入に対する肯定的報告が多い[5]．感染コントロールが可能ならば，血行動態に応じて手術適応やタイミングを適切に考えたい．

4 予防

発症率そのものは低いものの，いったん発症すると死亡率は10～20％と高率であり，その予防は重要である．IE予防に対するスタンスがAHA（米国心臓病学会）と本邦のガイドラインでは異なる．個人的にも本邦ガイドラインを支持するためそれに準ずる．

1) どのような背景疾患に予防を考慮するか？[6]
- IE予防を考慮すべき疾患群

Class I　IEを引き起こす可能性が高い心疾患，予防不可欠
人工弁置換患者（生体弁や同種弁を含む），IE既往患者，チアノーゼ性複雑先天性心疾患（単心室，TGA, TOF），体循環系と肺循環系の短絡造設術患者
Class II　IEを引き起こす可能性が高い心疾患，予防推奨
先天性心疾患，弁膜症，逆流を伴う僧帽弁逸脱，閉塞性肥大型心筋症
Class IIb　IEを引き起こす可能性が低い，予防投与は不要
ペースメーカーやICD植込み患者，中心静脈カテーテル長期留置患者

近年，後天性弁膜症は非リウマチ性が多い，特に逸脱のみで逆流のほとんどない僧帽弁逸脱例には予防投与は絶対適応ではない．

2) 予防を考慮すべき手技[6]
- 抗菌薬の予防投与を考慮すべき手技

Class I　抗菌薬の予防投与が不可欠[*]
・侵襲を伴う歯科手技：抜歯，歯周手術，インプラントなど ・心臓手術：人工弁，人工物を植え込む開心術 ・耳鼻科手術：扁桃腺摘出術，アデノイド摘出術
Class IIb　抗菌薬投与をしてもよい
・呼吸器：気管切開など気道粘膜を扱う手術，気管支鏡検査 ・消化管：食道静脈瘤の硬化療法，食道狭窄の拡張，逆行性胆管造影，胆道手術，大腸鏡，大腸手術 ・泌尿・生殖器：前立腺手術，膀胱鏡，尿道拡張，経腟手術，帝王切開，子宮内容除去，避妊手術，子宮内避妊器具操作 ・その他：心カテ（含PCI），ペースメーカーやICD植込み
Class III　抗菌薬投与が不要
・気管内挿管，鼓室穿孔時のチューブ挿入，経食道エコー，上部内視鏡，（非感染時）尿道カテーテル挿入，中心静脈カテーテル挿入

[*] 積極的な予防的抗菌薬投与は歯科手技と開心術以外推奨から外れた［AHAガイドライン（2007）］

実際の予防効果のみならず，患者本人および医療者への予防の必要性を啓蒙するといった観点からも個々の手技が予防を必要とするのかどうかを知っておくことは大切である．

3) 投与法とその量[6]

抗菌薬による IE 予防は確かに重要であるが，それ以上に日常の口腔ケアは重要である．高リスク患者は定期的な受診で歯肉炎，う歯を治療し，口腔ケアの指導を受けることが大切である．

● 投与法と投与量

対象	抗菌薬	(成人)投与量および方法
A：経口摂取○	amoxicillin (AMPC)	2.0 g を処置 1 時間前に内服*
B：経口摂取×	ampicillin (ABPC)	2.0 g を処置前 30 分以内に静注/筋注
C：PC 過敏症(＋)	clindamycin (CLDM)	600 mg を処置 1 時間前に内服
	cefalexin (CEX) または cefadroxil (CDX)	2 g を処置 1 時間前に内服
	azithromycin (AZM) または clarithromycin (CAM)	500 mg を処置 1 時間前に内服
D：B＋C	clindamycin (CLDM)	600 mg を処置 1 時間前に静注
	cefazolin (CEZ)	1.0 g を処置前 30 分以内に筋注/静注

* 体重に応じて減量可．成人量は 30 mg/kg，小児量は 50 mg/kg

対象起炎菌を Streptococcus viridans と想定するとペニシリン(PC)系が第 1 選択である．PC 過敏症ならば他剤を考慮する．

(西原崇創)

● 参考

1) Baddour LM, et al: Circulation 111: e394-e434, 2005 (PMID:15956145)
2) Washington JA: J Antimicrob Chemother 20(suppl A): 29-39, 1987 (PMID:3316162)
3) Murdoch DR, et al: Arch Intern Med 169: 463-473, 2009 (PMID:19273776)
4) Lalani T, et al: Circulation 121: 1005-1013, 2010 (PMID:20159831)
5) Kang DH, et al: NEJM 366: 2466-2473, 2012 (PMID:22738096)
6) 循環器病の診断と治療に関するガイドライン(2007 年合同研究班報告)感染性心内膜炎の予防と治療に関するガイドライン(2008 年改訂版)

side memo

15 人工血管などの難治性持続感染

人工血管感染症は「異物存在下での感染症」である．他の生体異物関連感染症と同様，治療の基本は異物除去である．しかし「手術に耐えられない」などさまざまな理由で感染した人工血管などを除去できない場合がある．この場合，次善の策として以下のような対策を考慮する．

※人工血管感染症のエビデンスを検討する際に問題となるのが「定義」の欠如である．人工血管感染症の定義がないことが検討対象の不均一性を生み，エビデンスの評価を困難にしている[1]．

1 切除による除去は本当に不可能か？

「本当に切除が不可能なのか？」を再確認することが重要である．理由は簡単で，切除例のほうが治療成功率が高く，患者死亡率が低いからである．感染した末梢血管ステントの検討では切除例 14％ vs 非切除例 36.4％と死亡率が大きく異なっている[2]．

2 切除無しで治療可能な感染：透析用カテーテルの感染

例外的にコアグラーゼ陰性ブドウ球菌（例：表皮ブドウ球菌）による透析用カテーテル感染症の場合，vancomycin などを経静脈的に投与し，さらにカテーテル内に高濃度の vancomycin を貯留させる「抗菌薬ロック」治療を考慮してよい．治療期間は血液培養陰性後 10～14 日間が目安．

3 切除不可能例

切除不可能例では 4 週間の静注による抗菌薬治療に続き，グラフトが使用され続ける限り経口で抗菌薬の投与を続ける．この場合，抗菌薬としてはセファロスポリン系，ペニシリン系，キノロン系，テトラサイクリン系，ST 合剤などが用いられる[3]（年齢，体重，投与回数 / 日，腎機能などを考慮して抗菌薬とその投与量を決定する）．場合によっては生涯，服用を続ける抗菌薬のスペクトラムは可能な限り狭いものが望ましく，抗菌薬開始前に起炎菌を同定する努力が極めて重要である．

4 起因菌の同定と抗菌薬の選択

起炎菌として多いのは黄色ブドウ球菌や大腸菌である．術後

4か月以上経過した症例では起炎菌が血液培養結果と一致しない場合もあり注意が必要である．可能な限り感染部位からの検体を採取し培養する．検体が得られない場合や培養陰性ならば経験的に抗菌薬を選択，開始せざるを得ないが，疾患の性質上，極力起炎菌の同定に努力する．コアグラーゼ陰性ブドウ球菌や大腸菌が予想される場合には vancomycin と第一世代の cephalosporin など，院内感染の要素が強く耐性菌の可能性が高い場合には vancomycin と緑膿菌を含むグラム陰性桿菌をカバーする ceftazidime などを考慮する．抗菌薬を開始したことで不用意に安心したりせず，経験的な治療が奏効しない可能性を常に念頭に置き病変部の CT を定期的にフォローするなどの注意が必要である．

5 局所洗浄＋抗菌薬

感染したグラフトを切除しないでイソジンや抗菌薬で局所洗浄＋抗菌薬で治療できたという報告もある．この場合，イソジンは持続的に感染部位を洗うような仕組みが重要である[4]．

〔青木　眞〕

● 文献

1) Leroy O, et al: Curr Opin Infect Dis 25: 154-158, 2012 (PMID: 22248976)
2) Ducasse E, et al: Ann Vasc Surg 18: 521-526, 2004 (PMID: 15534730)
3) Sohail MR, et al: Chapter 79. *In*: Mandell GL, et al(eds): 7th Edition, Mandell, Douglas, and Bennett's Principles and Practice of Infectious Diseases. Churchill Livingstone, 2009
4) Kwaan JH, et al: Arch Surg 116: 716-720, 1981 (PMID: 7235966)

6 致死的不整脈 life-threatening arrhythmia

　致死的不整脈には，心室頻拍(ventricular tachycardia；VT)と心室細動(ventricular fibrillation；VF)がある．基礎心疾患に合併することが多く，発症すると血行動態が破綻し，心肺停止など重篤な転帰をたどりやすい．基礎心疾患をまず把握することが重要である．適切な急性期対応と，薬物治療，ICD，カテーテルアブレーションを組み合わせた慢性期管理が必要である．

1 症状・徴候

　VTの症状は，動悸，胸部圧迫感，胸痛，冷汗，めまい，失神などさまざまである．無症状から，発症と同時にショック状態となり心肺停止に陥るものまで幅広い．その違いは，基礎心疾患(心機能の程度)とVTのレートに依存する．低左心機能ほど，レートが速いほど血行動態が破綻しやすい．VFは心室が小刻みに震えることで有効心拍出がなくなる状態で心停止と同義である．Brugada症候群やQT延長症候群では断続的に発症するVFにより，夜間の呻き声や短時間の失神のような症状がみられ診断のきっかけになる．

2 致死的不整脈へのアプローチ

1) wide QRS tachycardiaをみた時に必要な鑑別診断(4つ)

①心室頻拍(VT)，②変行伝導を伴う上室頻拍，③もともと脚ブロックを有する上室頻拍，④副伝導路を順行性に通るPSVTあるいは頻脈性心房細動(偽性心室頻拍　pseudo VT)

● 診断ポイント
・頻度：VT　80%，SVT　15〜30%，早期興奮による頻脈1〜5%
・起源：陽性QRS波…心尖部，側壁基部，下壁
　　　　陰性QRS波…右室，中隔基部，下壁基部
・病歴は重要…頻脈発作持続時間
　基礎心疾患があり，頻脈発作期間が短い場合はVTを支持する(長期間VT発作を繰り返すことは珍しい)．

2) wide QRS tachycardia の鑑別アルゴリズム
● Brugada の VT 鑑別アルゴリズム[1]　　欠点は煩雑

①胸部誘導でRS型がない ⇒ VT(SN[*1] 0.21, SP[*2] 1.0)
②前胸部誘導でRS間隔>100 ms ⇒ VT(SN[*1] 0.66, SP[*2] 0.98)
　RS間隔:R波開始からS波の谷まで
③房室解離 ⇒ VT(SN[*1] 0.82, SP[*2] 0.98)
④特徴的形状(V_1, V_6)(図1) ⇒ VT(SN[*1] 0.987, SP[*2] 0.98)
⑤上記①〜④がすべてなければ ⇒ SVT(SN[*1] 0.965, SP[*2] 0.987)

[*1] SN:sensitivity, 感度, [*2] SP:specificity, 特異性.

● Wellens の鑑別アルゴリズム(図1)

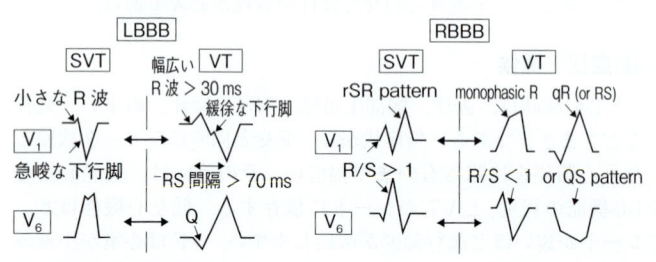

LBBB
- SVT: 小さなR波, 急峻な下行脚 (V_1)
- VT: 幅広いR波>30 ms, 緩徐な下行脚, RS間隔>70 ms, Q (V_1, V_6)

RBBB
- SVT: rSR pattern (V_1), R/S>1 (V_6)
- VT: monophasic R, qR (or RS), R/S<1 or QS pattern

図1　Wellens の鑑別アルゴリズム

〔Wellens HJ, et al; Am J Med 64: 27-33, 1978 (PMID: 623134)〕

● aV_R 誘導を用いるアルゴリズム[2]

①初期R波(+)
②初期r波やq波>40 ms
③QRS下行脚にnotch(+)
④Vi/Vt[*]≦1(Vi≦Vt)

[*] ventricular activation-velocity ratio:
　QRS の最初と最後の 40 ms 間の QRS 距離(図2)

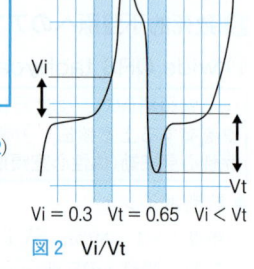

● R-wave peak time (RWPT)
　Ⅱ誘導によるアルゴリズム

図2　Vi/Vt
Vi = 0.3　Vt = 0.65　Vi < Vt

Ⅱ誘導の RWPT≧50 ms　　SN(感度)0.932, SP(特異度)0.993

RWPT:VT 76.7±21.7 ms vs SVT 26.8±9.5 ms

3) VT/VF 診断後のアプローチ　　原因疾患の検索

①基礎心疾患(＋)
・虚血(＋)　狭心症，心筋梗塞，陳旧性心筋梗塞
・虚血(－)　心筋症(DCM，HCM，ARVC，心サルコイドーシス)
②基礎疾患(－)：特発性心室頻拍，特発性心室細動，Brugada 症候群，QT 延長症候群，カテコールアミン誘発性多形性心室頻拍，早期再分極症候群，QT 短縮症候群など

3 診断および重症度評価

　安静時心電図(late potential を含む)，運動負荷試験，pilsicainide 負荷試験，Holter 心電図，心エコー，心臓 CT，心臓 MRI，冠動脈造影(冠攣縮誘発試験を含む)，心筋生検，電気生理検査などで基礎心疾患の検索を行う．原因不明の心肺停止蘇生後では，これらの検査を一通り行っておくべきであろう．

1) 虚血性心疾患

　狭心症や心筋梗塞による心筋虚血が VT/VF を惹起することがあり，臨床の場では遭遇頻度が高い．PCI やバイパス手術による血行再建を行い，虚血の解除を図る．虚血解除後も心筋梗塞亜急性期や慢性期に VT/VF が発症することがあり，残存する梗塞巣を不整脈基質として不整脈が発生すると考えられている．冠攣縮性狭心症によっても致死的不整脈を認めることがあるため，心肺停止蘇生例では必ず鑑別に挙げる必要がある．

2) 心筋症

　何らかの原因によって心筋に構造的な異常(線維化など)が加わるとそれが不整脈基質となり，致死的不整脈の発生源となる．心不全の合併は不整脈の trigger・増悪因子となり得る．心筋症の具体例として，臨床で比較的頻度が高いのは，拡張型心筋症，肥大型心筋症，不整脈原性右室心筋症(arrhythmogenic right ventricular cardiomyopathy; ARVC)，心サルコイドーシスの4つである．

- **ARVC**：右室心筋に脂肪変性・線維化を生じる疾患であり，不整脈と心不全を主な臨床徴候とする．不整脈が前景に立つことも多く，致死的不整脈を見た時は必ず鑑別に挙げるべき疾患である．典型例では心電図でイプシロン波を認める(図 3)．
- **心サルコイドーシス**：不整脈と心不全を主な臨床徴候とし，VT で発症することがある．サルコイド結節が心筋にまだらに

存在するため, 診断が困難なことも多いが, 原因不明の低左心機能症例を見た時や, 冠動脈の走行に一致しない壁運動異常を見た時は鑑別に挙げるべきである.

その他, 弁膜症性心筋症, 心アミロイドーシス, 筋ジストロフィに伴う心筋症など, 心筋に何らかの線維化を生じる心筋疾患すべてにおいて, 致死的不整脈が発生し得る. 心臓 MRI は基質となる瘢痕の検索・同定に役立つことがある.

3) 特発性心室頻拍

基礎心疾患のない心室頻拍で, ①左室の下壁中隔を起源とするものと, ②右室流出路を起源とするものの2つのタイプがある. 前者は主に左脚後枝領域を回路

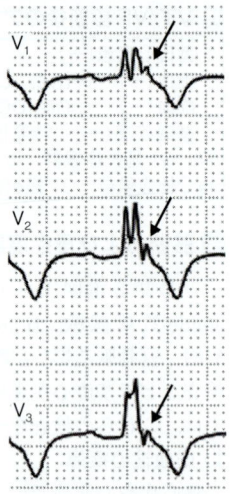

図3 イプシロン(ε)波

に含むリエントリー性不整脈とされ, 心電図では左軸偏位＋右脚ブロックの特徴的な波形を示す. 後者は, 右室流出路から生じ(注：実際は左室側からも生じ得る), 心電図で下方軸を示す.

4) 特発性心室細動(idiopathic VF)

明らかな器質的心疾患や心電図異常を認めない患者にみられるVF と定義される. Brugada 症候群や QT 延長症候群は, 以前はこのなかに含まれていたが, 病因や病態が明らかになるにつれ, 今ではこの範疇に含めないのが一般的である.

そのなかで, 心室期外収縮を trigger として心室細動へ移行する症例があるとされる. 極めて短い連結期(250 msec 以下)の期外収縮で始まる torsade de pointes(TdP) を示す疾患を short-coupled variant of torsade de pointes とする報告があるが, 連結期がそれほど短くなくても VF へ移行する症例も存在する. 左室心筋に何らかの不整脈基質が存在することが疑われているが, 詳細はまだ不明である.

(1) Brugada 症候群

Brugada 兄弟が特異な心電図と突然死を呈する症例を報告した(1992 年). 明らかな器質的心疾患を認めない若年～中年男性

が夜間や安静時に心室細動で突然死する疾患である．男女比は本邦では約9：1．心筋Naチャネルサブユニットをコードする SCN5A 変異例もあり，Na 電流減少が関与している．本邦では孤発例が多く，家族歴は比較的少ない（＜20％）．

● Brugada 型心電図分類

	1 型	2 型	3 型
J 波振幅	≧2 mm		
T 波	陰性	陽性/2 峰性	陽性
ST 部の型	coved	saddle-back	
ST・T 終末部	徐々に下降	上昇≧1 mm	上昇＜1 mm
波形 V₁ V₂			

● Brugada 症候群の診断

1 型 Brugada 心電図変化に下記①〜④の 1 項目以上あれば，Brugada 症候群と診断する（2012 年日本循環器学会ガイドラインより）．

①心電図記録：多形性 VT・VF または 1 型心電図，②家族歴：45 歳以下の突然死や典型的 1 型心電図，③電気生理学的検査：多形性 VT・VF 誘発，④瀕死期呼吸：失神や夜間

※ 1 型心電図（coved 型）が Brugada 症候群の本質的な特徴であり，欧米のガイドラインではこれがあれば臨床所見がなくても Brugada 症候群と診断する（Na チャネル遮断薬投与後に 1 型に変化したものや，1 肋間上の胸部誘導で 1 型を示したものも含む）．

(2) QT 延長症候群

先天性や後天性による QT 延長から TdP を生じる疾患である．心筋の再分極過程が延長し，撃発活動（triggered activity）の一種の早期後脱分極（early afterdepolarization；EAD）が発生機序と推定されている．

TdP の原因は（表 1）に挙げるようにさまざまであり，これらが

表1 torsade de pointes(TdP)の原因

[先天性] Jervell-Lange-Nielsen症候群, Romano-Ward症候群
[後天性]
①徐脈：房室ブロック，洞徐脈
②薬剤：抗不整脈薬Ⅰa群, Ⅲ群, Ⅳ群，抗精神病薬(haloperidol, chlorpromazineなど), 三環系抗うつ薬(imipramine, amitriptylineなど), 抗生物質(erythromycin, ST合剤など), 高脂血症薬(probucolなど), 抗潰瘍薬(cimetidineなど), 抗アレルギー薬(terfenadineなど)
③電解質異常：低K血症, 低Mg血症, 低Ca血症
④中枢神経疾患：くも膜下出血, 脳出血, 脳外科手術
⑤急性心筋虚血

複数合併してTdPが発生．先天性には代表的なものにLQT1〜3があり，それぞれ原因となる遺伝子の異常が指摘されている．後天性の三大原因は①徐脈，②薬剤，③電解質異常である．

(3) カテコールアミン誘発性多形性心室頻拍(CPVT)

幼児期以降の小児期に発症(好発7〜10歳)．運動により心室期外収縮から多形性VTやVFが誘発される．二方向性心室頻拍(bidirectional VT)や発作性心房細動の合併が時にみられ，リアノジン受容体(RyR2)の遺伝子変異が発見されている．

(4) 早期再分極症候群

2008年Haïssaguerreらが，器質的心疾患を認めない特発性VF患者に下側壁誘導(Ⅱ, Ⅲ, aVF, Ⅰ, aVL, V$_{4-6}$)で早期再分極の頻度が健常者に比べて高いことを報告，早期再分極症候群を提唱した．J点の上昇とVFの発症との関連が示唆されているが，機序は不明な点が多い．早期再分極自体は健常者にも頻繁に認められる所見であり，早期再分極がある症例のすべてがVFのリスクがあるともいえず，今後の研究が期待される疾患である．

(5) QT短縮症候群 (p123)

2000年Gussakらにより，器質的心疾患を認めない例において，病的なQT短縮に伴い失神や突然死，突然死の家族歴が生じる疾患が報告され，QT短縮症候群と命名された．いくつかの原因遺伝子が同定されており，Kチャネルの機能亢進(gain of function)が原因とされている．QT短縮の定義は320〜340 ms以下と報告者により定まっていない．QT短縮症候群では早期再分極を認める頻度が高いとされその関連性が注目されているが，ま

れな疾患でもあり，機序や治療は不明な点が多い．

4 治療

急性期と慢性期に分けて述べる．

1) 急性期の治療

VT/VF の急性期治療の主眼は，①不整脈そのものを落ち着かせること，②原因の除去を可能な限り行うことである．

● 不整脈そのものを落ち着かせること

目の前に VT/VF が起きている場合，患者の状態をまず把握し，心肺停止ないしは不安定な状況であれば，電気的除細動で可及的速やかに不整脈を停止させる．頻拍が安定している場合はある程度時間的な余裕があるため，薬剤を試す余地がある．キシロカイン静注は無効なことも多いが，副作用が少ないため投与してもよい．心機能が許すならば procainamide 10 mg/kg を投与してもよい．より確実な効果を期待するなら，Ⅲ群薬(amiodarone, nifekalant)を静脈投与する．薬理学的除細動が困難な場合は，待機的な電気的除細動を考慮する．

(1) lidocaine

Ib 群抗不整脈薬で，心室筋にのみ作用する Na チャネル遮断薬．

用法・用量　1回 50〜100 mg(1〜2 mg/kg)を緩徐に静注．効果の持続を期待する場合は 1〜2 mg / 分(最大 4 mg / 分)の速度で持続静注．

薬物動態　静注の効果は 10〜20 分で消失する．代謝：肝臓

副作用　副作用は少なく比較的安全に投与できるが，過量投与時は，刺激伝導系の抑制，血圧低下，中枢神経症状(意識障害，振戦，痙攣)に注意．

(2) procainamide

Ia 群抗不整脈薬で，Na と K チャネルの遮断薬．

用法・用量　1回あたり 200〜1,000 mg を，50〜100 mg / 分の速度で静注．中毒症状が現れたり，注入総量が 1,000 mg に達した場合は投与を中止する．

薬物動態　$t_{1/2}$：2.8 時間，代謝：腎 60%，肝 40%

副作用　刺激伝導障害に伴う心室不整脈の誘発，心筋収縮力低下に伴う心不全・血圧低下，SLE 様症状，無顆粒球症．

(3) nifekalant

Ⅲ群抗不整脈薬で，純粋な IKr チャネル遮断薬．低左心機能例でも使用可能．日本で開発された薬であり，重症心室不整脈に対する高い抑制効果が示されているが，エビデンスには乏しい．

用法・用量 注射薬のみ．1 回 0.3 mg/kg を 5 分かけて静注．単回静注が有効で効果の維持を期待する場合は 0.4 mg/kg/時間で持続静注．

副作用回避や腎機能障害時には，静注 0.15〜0.2 mg/kg，維持量 0.2 mg/kg/時間での減量投与を考慮．

薬物動態 $t_{1/2}$：90 分，代謝：腎 50%・肝 50%

副作用 QT 延長と TdP（QT 時間をモニターし，QTc 500 msec 以上で注意，550 msec 以上で減量を考慮する），難治性の静脈炎（長期間の投与を避け，なるべく中心静脈ラインから投与する）．

(4) amiodarone

Ⅲ群抗不整脈薬で，Na，Ca，K チャネル，β受容体遮断作用を持つマルチチャネルブロッカー．心室性不整脈と，低心機能または肥大型心筋症に伴う心房細動に対して使用可能．低左心機能例でも使用可能．エビデンスが豊富．

用法・用量 初期急速投与：125 mg/5% ブドウ糖液 100 mL を 600 mL／時間で 10 分間持続静注

負荷投与：750 mg/5% ブドウ糖液 500 mL を 33 mL／時間で 6 時間持続静注

維持投与：負荷投与の組成を 17 mL／時間で 42 時間持続静注

追加投与：再発時は初期急速投与を適宜追加する（1 日総投与量 1,250 mg 以内）

症状に応じて適宜増減が可能．慢性期には内服薬に移行する

薬物動態 $t_{1/2}$：約 30 日（19〜53 日），代謝：肝臓

主な副作用 投与後急性期は血圧低下，房室伝導障害（房室ブロック），徐脈，TdP などに注意．慢性期は間質性肺炎や甲状腺機能障害が多い．静脈炎を起こしやすいので中心静脈ラインから投与する．

VT/VF が頻発する状態を electrical storm（ES）と呼び，「24 時間以内に 3 回以上の発作」と定義される．ES 時は交感神経活動の亢進が原因とされるため，β遮断薬投与，鎮静（必要なら気管

挿管)を行い,Ⅲ群薬や星状神経節ブロック[4],胸部硬膜外麻酔[5]を行う場合もある.ただしBrugada症候群に伴うES時は,β刺激薬であるisoproterenolの投与が著効するとされ,通常のES時と正反対の対応となるため注意が必要である.

● 原因の除去を行うこと

虚血性心疾患であればPCIやバイパスによって虚血の解除を行う.基礎心疾患のあるVT/VFでは,心不全を合併して増悪因子となっていることが多いため,心不全加療を十分行う.QT延長であれば,QT延長をきたす原因の除去を行う.

2) 慢性期

再発予防に重点を置き,薬物治療,ICD,カテーテルアブレーションを組み合わせて行っていく.

● 薬物治療

器質的心疾患を伴う場合,β遮断薬やⅢ群薬(amiodarone, sotalol)の内服で発作頻度の減少を図る.その他,疾患特異的に効果のある薬剤がある場合はその薬剤を試してみる.特発性心室頻拍は,verapamil感受性のものがあるため,verapamilの投与を検討する.Brugada症候群では,quinidine, cilostazol, bepridilが発作抑制に効果があるとする報告がある.QT延長症候群は原因の除去に尽きるが,先天性のものではtypeにより効果のある薬剤があり,LQT1ではβ遮断薬,LQT2ではβ遮断薬とカリウム製剤,LQT3ではmexiletineがそれぞれ効果的とされる.CPVTではβ遮断薬が考慮される.

● ICD(implantable cardioverter defibrillator)

VT/VFの予後改善効果は,amiodaroneに比べてICDが勝ることが既に証明されている.突然死を最も効果的に予防する手段はICDである.心肺停止蘇生例は,再発率が高く,ICDの絶対適応である.器質的心疾患を伴うVT/VFでは,薬剤やアブレーションで不整脈がコントロールされたとしても,心筋に不整脈基質が残存する限り再発のリスクは否定しきれず,バックアップとしてICDを入れておくことが推奨される.一方,カテーテルアブレーションで確実に根治が期待できる特発性VTでは,ICDは推奨されない(ガイドラインではClass Ⅲである).

● カテーテルアブレーション

VTの多くはカテーテルアブレーションの適応となり,発作の

消失，ICDの作動回数減少を目的に行われる．特発性VTはアブレーションによる根治率が高く，薬物治療に優先して積極的に考慮してよい．器質的心疾患に伴うVTも，瘢痕部位に不整脈の発生原因がある場合が多く，同部位の焼灼で根治を得られることがある．

VF自体にカテーテルアブレーションを行うことはないが，VFのtriggerとなるPVCに対するアブレーションでVFそのものを起こさなくすることが可能である．特定のPVCからVFが必ず開始することを，治療前に確認しておく必要がある．

5 予後

基礎心疾患の違いにより予後はさまざまである．特発性VTはアブレーションで根治すれば予後は非常に良好である．基礎心疾患を有する場合，基礎心疾患の進行が予後を規定することが多い．多くの場合，薬物治療，ICD，カテーテルアブレーションを組み合わせて不整脈コントロールが可能である．適切な管理により予後改善が期待される．

(増田慶太)

● 文献

1) Brugada P, et al: Circulation 83: 1649-1659, 1991 (PMID: 2022022)
2) Vereckei A, et al: Heart Rhythm 5: 89-98, 2008 (PMID: 18180024)
3) Antzelevitch C, et al: Circulation 111: 659-670, 2005 (PMID: 15655131)
4) Nademanee K, et al: Circulation 102: 742-747, 2000 (PMID: 10942741)
5) Bourke T, et al: Circulation 121: 2255-2262, 2010 (PMID: 20479150)

side memo

16 失神と心疾患

　失神(syncope と faint は同義)は意識障害をきたす病態中,突然発症,一過性,速やかな自然回復という特徴をもつ症候群(脳全体の一過性低灌流).前駆症状,逆向性健忘は伴うこともないこともある.脳全体の低灌流を伴わない意識障害(てんかん,代謝性,中毒,椎骨脳底動脈系の TIA)や意識障害のないもの(脱力発作,転倒発作,心因性)は失神として扱わない[1]が,これらを失神に含める立場もある.

1 失神の分類と診断

● 失神の分類

起立性低血圧による失神	自律神経障害(原発性,続発性)薬剤性,循環血液量減少
反射性(神経調節性)失神	状況失神,血管迷走神経性,頸動脈洞症候群,非定型
心原性(心血管性)失神	不整脈(徐脈,頻脈),器質的疾患

(Eur Heart J 30: 2631-2671, 2009 改変)

・起立性低血圧(postural hypotension, orthostatic hypotension):起立2〜5分後に①収縮期圧低下≧20 mmHg,②拡張期圧低下≧10 mmHg,③脳虚血症状の症状が1つ以上出現する.65歳以上の約20%に出現するが起立時ふらつきを訴える患者は2%程度である.降圧薬の影響が強く,中止で症状は軽快することが多い.
・状況失神(situational syncope):特定の状況や日常動作で誘発される反射性失神の総称.排尿,排便,嚥下,咳嗽,息こらえ(Valsalva手技),嘔吐などで起きる失神発作.
・血管迷走神経性失神(vasovagal syncope)(表1):さまざまな要因により交感神経抑制による血管拡張と迷走神経緊張による徐脈が生じ,その結果,失神に至る.
・頸動脈洞過敏症(carotid sinus hypersensitivity):頸動脈洞失神(頸動脈洞過敏症)も血管迷走神経性失神も反射性失神であり類似している.増悪因子が異なり,高齢者で頸動脈洞失神が多い.

表1 血管迷走神経性失神の病型(チルト試験誘発) JCS 2012

Type 1 混合型	・心拍数は増加した後減少(原則>40/分). 40/分以下でも10秒未満または心停止3秒未満 ・血圧は上昇した後,心拍数が減少する前に低下
Type 2 心抑制型 2A 2B	・心拍数は増加した後減少. 40/分以下が10秒以上あるいは心停止3秒以上 ・血圧は上昇した後,心拍が低下する前に低下 ・血圧は心停止時あるいは直後に80 mmHg以下に低下
Type 3 血管抑制型	・心拍は増加した後不変のまま血圧低下 ・心拍は低下しても10%未満

・頸動脈洞マッサージ(carotid sinus massage;CSM):原因不明の失神患者(≧40歳)の初回精査に有用(Class I, Level B). ただし,3か月以内の脳血管障害患者や頸部 bruit 聴取時は CSM を控える.

2 失神の原因と頻度(表2)

20〜96歳(平均51歳)の失神発生頻度は6.2/1,000人・年. >70歳で頻度は急増する(70〜79歳で約2倍, ≧80歳で約3倍). 約20%は失神を繰り返すので要注意. 心臓性失神の頻度は心血管病がなければ約5%と少ない. しかし心血管病があれば頻度は約20%に増加する. 心臓性失神は他の原因に比し死亡リスクが約2倍に増加する.

表2 失神の原因と頻度(Framingham Heart Study, 1971〜1998)[2]

原因	心血管病(−)		心血管病(+)		合計
	男232人	女367人	男116人	女107人	822人
心臓性	6.5%	3.8%	26.7%	16.8%	9.5%
不詳	31.0	41.7	31.0	37.4	36.6
脳血管障害性	1.7	2.5	9.5	9.4	4.1
痙攣	7.3	3.3	6.9	2.8	4.9
迷走神経反射	24.1	24.5	11.2	14.0	21.2
起立性	9.5	10.9	6.9	6.5	9.4
薬剤性	7.3	6.5	4.3	9.4	6.8
他(含状況失神)	13.0	6.8	3.5	3.7	7.5

(高尾信廣)

● 文献
1) Task Force for the Diagnosis and Management of Syncope, et al: Eur Heart J 30: 2631-2671, 2009 (PMID: 19713422)
2) Soteriades ES, et al: N Engl J Med 347: 878-885, 2002 (PMID: 12239256)

side memo 17　心臓震盪（commotio cordis, コモシオ・コルディス）

心臓に加えられた機械的刺激により誘発された突然死．1990年代，北米で初めて報告された．受攻期（vulnerable period）の心筋に電気的または機械的刺激が加わると心室細動（VF）が誘発される（図1）．肋骨の柔軟な子供に多く，18歳以下の心臓震盪が全体の70〜80%を占めている．野球などの小さな球を用いる球技に多い．R on T にかけて「Ball on T」とも呼ばれる．

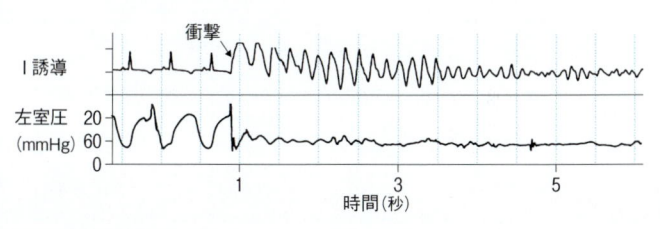

図1　衝撃で誘発されたVF

（Link MS, et al: N Engl J Med 338, 1998 改変）

1 診断

非貫通性前胸部衝撃の直後に心停止が生じたことが明確で，骨格や心臓の構造的損傷がなく，既存の心血管系疾病がないことが根拠．

2 治療

有効な治療は電気的除細動のみであり，直ちに心肺蘇生を開始し，早急に AED による除細動を試みる．AEDの対象年齢は生後28日以上である．

3 VF発生の主要因

①強さ．硬い衝撃物や胸骨や肋骨が柔らかいと直接心臓に加わる衝撃が大きい．②位置．胸部中央からやや左側に当たる場合が起きやすい．③タイミング．受攻期はT波頂点の10〜30 ms 手前．受攻期比率は60 bpmなら2%（20/1,000）だが，頻脈時には相対的に増加する（例えば120 bpm → 4%）．

4 発症率

若年者(35歳以下,387例)の運動時突然死の内,心臓震盪が約20%を占める(第2位).第1位は肥大型心筋症で約25%.本邦での若年者死亡数は60〜70人/年であり,心臓震盪では10〜15人/年が死亡していると推定.

〔高尾信廣〕

● 文献

1) Maron BJ, et al: Cardiovasc Electrophysiol 10: 263, 1999 (PMID: 10090231)
2) Maron BJ: N Engl J Med 349: 1064-1075, 2003 (PMID: 12968091)

side memo 18
QT 短縮症候群
short QT syndrome(SQTS)

QT 延長と心臓突然死との関係は有名である．しかし QT 間隔短縮も致死的不整脈を起こしうる．心臓突然死との関連が注目されている(図 1)[1]．先天的なイオンチャネル異常でカリウム電流などが増強し，心室筋の活動電位持続時間が短縮し QT 間隔が短縮する疾患．SQTS の症例は 2000 年に初めて報告された[2]．心室細動による突然死リスクが高い．日本人の報告はない．QTc 350 ms 以下を QT 短縮と定義した場合の報告では，その頻度は 0.01％と推定されている．

1 診断
- QTc 間隔≦320 ms，特に 300 ms 未満，Brugada 症候群のような変動(−)
- 著しく高い T 波，心房細動(特に若年時)
- 器質的心疾患(−)，突然死の家族歴(+)
- 電気生理学的検査(EPS)で心房および心室の不応期が短縮

2 症状
失神，心停止後，動悸，浮動感(dizziness)．

3 遺伝
常染色体優性，5 種類の遺伝子変異(SQT1〜5)が発見．

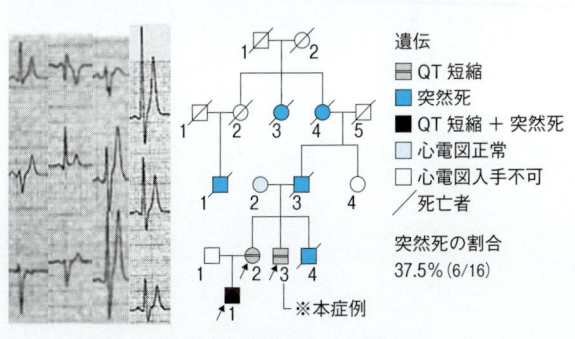

遺伝
- ■ QT 短縮
- ■ 突然死
- ■ QT 短縮 + 突然死
- □ 心電図正常
- □ 心電図入手不可／死亡者

突然死の割合
37.5％(6/16)

※本症例

図 1 ［症例］35 歳　男性，主訴：労作時失神発作[1]

4 治療

クラス Ia 群の quinidine sulfate, disopyramide や Ⅲ 群の nifekalant で QT 間隔が延長. QT 間隔把握が困難で ICD の誤作動が多く, ICD が必ずしも第 1 選択とは言い難い.

(高尾信廣)

● 文献

1) Gaita F, et al: Circulation 108: 965-970, 2003 (PMID: 12925462)
2) Gussak I, et al: Cardiology 94: 99-102, 2000 (PMID: 1117378)

7 急性下肢虚血(critical limb ischemia を含む)

急性下肢虚血(acute limb ischemia；ALI)と重症下肢虚血(critical limb ischemia；CLI)は病因，病態を異にするが，緊急血行再建を含めた治療介入が必要という共通点があり，ここで解説する．

1 急性下肢虚血(ALI)

1) 症状

5 P(疼痛 pain，脈拍消失 pulselessness，蒼白 pallor，知覚異常 paresthesia，麻痺 paralysis)が有名である．突然発症の塞栓症に比べ，側副血行が発達しやすい血栓症はやや緩慢に発症する．

2) 診断

血行再建の適応とその緊急性の判断が医師に求められる(表1)．病歴からの発症時刻推定は大事だが，それ以上に皮膚色(チアノーゼ)，(ドプラを併用した)脈の触知(鼠径部，膝窩，足背，後脛骨動脈)，疼痛，感覚鈍麻・消失，筋力低下からすばやく重症度を判定する．炎症反応，CK，腎機能，K，代謝性アシドーシス，乳酸値などは虚血範囲，発症からの経過時間と相関し，

表1 急性下肢虚血の臨床的分類(TASC Ⅱ，SIS/ISVS 分類修正)

区分	予後	感覚障害	筋力低下	ドプラ
Ⅰ 下肢循環維持 (viable)	下肢生命は良好	なし	なし	動脈(+) 静脈(+)
Ⅱ 下肢生命が脅かされる状態(threatened viability)					
a 境界状態 (marginally)	ただちに治療すれば救済可能	軽度 (足趾)	なし	動脈(−) 静脈(+)
b 緊急状態 (immediately)	即時血行再建で救肢可能	安静時疼痛	軽度〜中等度	動脈(−) 静脈(+)
Ⅲ 不可逆状態 (irreversible)	大幅な組織欠損や恒久的神経障害が不可避	重症 感覚消失	重症 麻痺，硬直	動脈(−) 静脈(−)

MNMS(後述)の発症予測のため必須検査である.

3) 原因
主な原因には以下の(1)〜(3)の3つがある.
- **(1) 血栓塞栓症**:心房細動(AF)が多い.発作性 AF の場合もあり注意.僧帽弁狭窄や左心室瘤などを除外するため心エコーは必須.
- **(2) 血栓症**:元々のアテローム硬化巣の血栓形成(*in situ*).
- **(3) グラフト血栓症**:下肢動脈バイパスグラフト閉塞は ALI として発症することが多い.
- **(4) まれな原因**:急性大動脈解離による下肢閉塞,腹部大動脈瘤や膝窩動脈瘤からの血栓塞栓などを考慮する.原因不明の場合,血栓素因や悪性腫瘍に伴う Trousseau 症候群*などを鑑別する.

*悪性腫瘍に随伴する凝固能亢で生じた(動静脈)血栓による塞栓症状.

4) 血管造影前に CT 施行するべきか？
結論をいえば極力撮影すべきである.造影 CT の情報量は造影剤による副作用を上回る.閉塞範囲や近位動脈のアテローム硬化の程度は治療選択やカテーテル治療のアプローチ部位決定に有用で,より安全で有効な治療計画を立てることができる.また特殊な原因(上記)の推定も可能である.

5) 治療
即時に非経口抗凝固療法を行いながら,重症度区分から治療方針とその緊急度を決定する(図1).病態は逐一変化する可能性があり,血行再建施行可能な施設へ搬送することが大事.カテーテル血栓溶解療法(catheter directed thrombolysis;CDT や血栓吸引療法など)と外科的血栓除去(Fogarty カテーテル)の選択時に考慮すべき点を表2に記す.カテーテル治療にもさまざまな方法があり,各施設で最善の選択をすべきである.また術中経過により各治療間の conversion や末梢塞栓などへのカテーテル治療の追加などを柔軟に検討する.

一方,急性大動脈解離に伴う急性下肢虚血の場合,下肢虚血の成因はさまざまなパターンがあり,外科と話し合い,F-F bypass,ステント留置,fenestration などからベストな組み合わせを選択する必要がある.

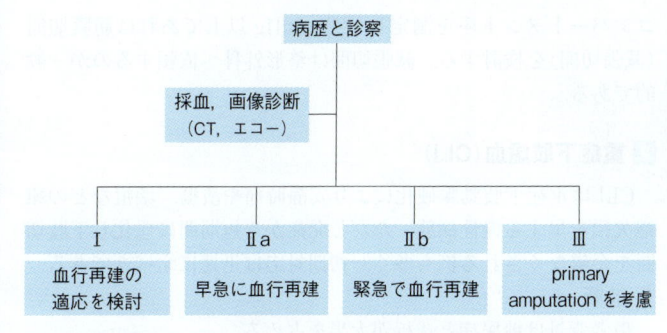

```
                    病歴と診察
                        │
                  採血，画像診断
                   (CT，エコー)
                        │
    ┌───────────┬───────────┼───────────┬───────────┐
    │           │           │           │
    I          Ⅱa          Ⅱb          Ⅲ
 血行再建の    早急に血行再建  緊急で血行再建   primary
 適応を検討                              amputation を考慮
```

図1 ALI の治療アルゴリズム

表2 ALI に対する血行再建手技の選択

	カテーテル治療	外科的血栓除去
閉塞部位(鼠径靭帯を基準)	遠位	近位
緊急度	I, Ⅱa	Ⅱb
基礎に高度アテローム硬化	○	△
血栓溶解薬使用のリスクが高い	△	○

6) 合併症

● 代謝性筋腎症候群(myonephropathic metabolic syndrome；MNMS)

血行再建術後の重篤な虚血再灌流障害として MNMS は有名．近位部閉塞や発症より時間が経過した症例に多い．横紋筋融解を反映する尿の紅茶色変化，ミオグロビン尿陽性とともに腎不全，呼吸不全が進行(サイトカインが関与)し多臓器不全から死に至る可能性あり．下行大動脈，腸骨動脈領域などの広範囲虚血ですでに CK が上昇している場合，TASC Ⅱ分類Ⅲ(不可逆状態)であるが何らかの理由で血行再建が企画された場合，あらかじめ腎臓内科に相談の上，血行再建に臨むべき．場合により持続的血液濾過透析(CHDF)を行いながらの治療も考慮．

● コンパートメント症候群

四肢筋肉が腫脹し筋膜に区画された筋区画内圧が上昇し，筋肉への灌流圧が低下して神経や筋肉が虚血障害に陥る状態．疑えば

コンパートメント圧を測定し、20 mmHg 以上であれば筋膜切開(減張切開)を検討する。減張切開は整形外科へ依頼するのが一般的である。

2 重症下肢虚血(CLI)

CLIは重症下肢動脈硬化により安静時痛や潰瘍、壊疽などの組織欠損を呈する慢性病態。ただし発症から短期間に悪化し下肢切断を余儀なくされる例も多く、初期対応は迅速にすべきである。

1) 診断

患者背景は糖尿病と透析が大半を占める。

● 神経障害性と虚血性の鑑別

この鑑別は大事であり、要点を示す(表3)。ただし両者合併例も多い。また感染の合併により病状が複雑化する。神戸分類は治療法選択の点からも有用である(表4)。

● 足関節上腕血圧比(ABI)、足趾上腕血圧比(TBI)(☞ p307)、皮膚灌流圧(skin perfusion pressure;SPP)

膝窩動脈のみに限局する強い石灰化病変で生じるCLIのスクリーニングや虚血重症度の評価にABIは有用ではない。TBIは専用カフを足趾に巻きつける必要があるがCLI評価には有用で

表3 下肢潰瘍:神経障害性と虚血性の鑑別

	神経障害性	虚血性
皮膚温度	生暖かい	冷たい
皮膚性状	胼胝、亀裂	平滑、光沢
毛髪	有毛	無毛
創部位	足底、時に足背	足趾、踵部
創状態	浸潤	乾燥
疼痛	少ない	あり、激しい

表4 糖尿病性足潰瘍の神戸分類

type	病態	治療
I	神経障害が主体	除去
II	血管障害は主体	血行再建
III	感染が主体	早期デブリードマン
IV	上記の合併	血行再建とデブリードマン

ある．現在はレーザドプラを用いた SPP が，血管石灰化や皮膚浮腫に影響されずに局所微小循環を評価可能であり，普及が進んでいる．ただしマンシェット加圧で疼痛が悪化し安静が保てないと測定が困難となる．

● 画像診断

CT や MRA は病変分布を把握するうえで欠かせない．血管エコーは局所の解剖および血流情報の両者が得られ有用であるが，全体像が把握しづらく，検査者の力量に大きく左右されるのが欠点である．

● CLI と鑑別すべき疾患

・バージャー(Buerger)病：患者数は圧倒的に減少したが，若年(50 歳以下)の重度喫煙者では疑う．
・shaggy aorta 症候群(blue toe syndrome)：突然足趾の冷感，疼痛，チアノーゼを呈するが，足背動脈を触れる場合が多い．カテーテル検査などの血管内操作後に生じることが多い．好酸球増多が特徴的．shaggy とは「毛羽立った」の意味．

2) 治療

● 薬物療法

ほぼ無効であり，むやみに継続すべきではない．

● 組織欠損がある場合

デブリードマンと血行再建のどちらを先行させるかは臨床判断の重要ポイント．SPP が計測可能であれば SPP 値 40 mmHg で創部治癒が見込めると判断しデブリードマンを先行させる(以下であれば血行再建を先行)．血行再建後に組織浮腫が生じることも多く，壊死境界(demarcation)が明瞭になるのを待って可及的速やかにデブリードマンを行う．しかし，感染を伴っている場合(神戸分類Ⅳ)は血行再建後に敗血症を誘発し全身状態が悪化する可能性がある．組織欠損に重症感染を合併する場合，デブリードマン先行後 2〜3 日以内に血行再建を施行する．

● 血管内治療(EVT)か外科的バイパス術か？

救肢のために血行再建は必須である．EVT(endovascular therapy) と distal bypass 術のどちらを選択するかの基準が明らかではないが，治療効果のアウトカムとして用いられる救肢率や amputation free survival(major amputation なしで生存している)は両者間に差がないという報告が多い．EVT は distal bypass

術に比べ，術後の絶対的血流量や長期開存性に関しては劣るものの，創部に新たな傷を作らないことや劣悪な患者背景を考慮すると低侵襲なEVTを選択する機会が増加している．しかし本邦においては膝下血管に対するEVTとしてはバルーン拡張が唯一の方法であり，初期成功は得られても，創部治癒に至るまで複数回の治療を要することも多い．

distal bypass治療を考慮すべき症例として，①長期生存(少なくとも2年以上)が期待される症例，②良好な静脈の存在，③広範な組織欠損(Rutherford分類6)などが挙げられる．

生命予後の不良な患者群であることを考慮した，各施設の実情に合わせた，患者，家族にとってベストな選択を検討することは言うまでもない．

● **一次的切断(primary amputation)**

damage control*の立場から患者活動度から積極的治療の適応が乏しい場合，感染や疼痛コントロールが困難な場合，壊死範囲が足部を越えて広がる場合などに一次的切断考慮する．

*事後の被害を必要最小限に留める処置や努力．元来軍事用語．

(安斎　均)

● 文献

1) TASC II Working Group(日本脈管学会訳), 日本脈管学会　編：下肢閉塞性動脈硬化症の診断, 治療指針II, メディカルトリビューン, 2007
2) Rutherford RB, et al: J Vasc Surg 26: 517-538, 1997 (PMID: 9308598)
3) Terashi H, et al: Keio J Med 60: 17-21, 2011 (PMID: 21460599)

side memo 19　上腸間膜動脈閉塞と非閉塞性腸間膜虚血症（NOMI）

　上腸間膜動脈閉塞とNOMIは，共に急性虚血性腸疾患で致命率が高く（60〜90％），早期診断・治療が予後改善に重要．腸管壊死に陥る前は腹膜刺激症状などの身体所見や検査所見に乏しい．代謝性アシドーシス，アミラーゼや乳酸値の上昇は腸管壊死が始まったことを示唆する．早期の腹部造影CTが鍵となる．MDCTで82〜96％の診断が可能との報告もある．

1 上腸間膜動脈閉塞

　発症早期なら腸管切除を行わずに血栓除去が有効である．高血圧，糖尿病，脂質異常症など動脈硬化の高リスク群や心房細動がある患者は，上腸間膜動脈閉塞のリスクが高く，同疾患を疑えば早期に腹部造影CT検査を行う．CTでは，腸間膜動脈内の造影欠損像を認める．腸管壁の造影不良も重要な所見であり，腸管虚血の状態を把握する．進行例では腸管内気腫，門脈内ガス像を認める．早期にはカテーテル血栓吸引または血栓破砕療法を行う．血栓溶解療法としては，urokinase（24〜48万単位）の持続動注や，t-PAが有効とされる．

2 非閉塞性腸間膜虚血症（non occlusive mesenteric ischemia；NOMI）

　腸間膜動脈などの閉塞所見は認めず，心拍出量の低下や循環血漿量の減少などにより，腸間膜の血管が攣縮することが原因と考えられている．血管の攣縮はどこでも生じうるため，非連続的な虚血域を形成することが多い．心血管の手術後や，ショック状態など，集中治療室で管理されている重症患者で多くみられる．鎮静や，挿管されている患者では，腹部症状の把握が困難であることが多く，診断が遅れることも多い．診断には血管造影やMDCTで，腸間膜動脈の攣縮と血管の狭小化を証明することが有用である．治療は，パパベリン，ニトログリセリン，PGE_1などの血管拡張剤の動脈内注射が有用である．

3 治療

　上腸間膜動脈閉塞では血栓除去，NOMIでは血管拡張薬投与が初期治療で，診断困難例や治療抵抗例には開腹手術が適応となる．壊死腸管を認める場合，壊死部分の切除が必要となる．

〈桑原政成〉

8 巨大血腫(腸腰筋,腎被膜下など):診断と治療

　血腫の原因は,外傷性,非外傷性,医原性による.循環器医にとって診療機会が最も多いのは,穿刺時の血管損傷や抗凝固療法などの医原性巨大血腫である.近年,カテーテル治療の進歩・普及に伴う関連合併症を経験する機会が増えている.特に大腿動脈穿刺に伴う後腹膜巨大血腫は致命的となり得る.血管穿刺後や凝固療法の患者が腹痛,大腿麻痺,腫瘤触知,貧血,ショックなどを呈する場合は,後腹膜出血を疑って対応することが重要である.

1 血腫の原因(外傷以外)

　穿刺に関連がなければ,抗凝固療法や下記疾患を念頭に鑑別を進める.

1) 医原性

　抗凝固療法や抗血小板療法と血管穿刺に伴う合併症が多い.抗凝固療法が治療域にあるからといって出血を否定できない.抗凝固薬と抗血小板薬(特にDAPT)では出血リスクが増加する.穿刺に伴う血腫はカテーテル検査,特に大腿動脈穿刺後,数時間してショック状態で発見されることが多い.大腿部に大きな膨隆を認めることもあるが,後腹膜出血は視診では確認できない.圧痛があれば血腫を疑う.主原因はガイドワイヤー迷入であり,迷入による出血部位を推定する.穿刺部位の止血不十分な場合,仮性瘤の形成にも注意する.

2) 非外傷性

　特発性(原因不明)もあるが,これは除外診断である.多くは背景に何らかの出血傾向や脆弱な血管壁を有する.まれであるが,下記の疾患なども考慮することが大切である.

● Ehlers-Danlos症候群(主に皮下血腫)

　皮膚,関節,血管など結合組織が脆弱化し,皮膚過伸展,萎縮性瘢痕,関節過可動を示す遺伝性疾患(1/5,000人).易出血性の血管型は約10%で,小関節弛緩,特異顔貌(大きな眼,細い鼻,薄い口唇),皮下静脈透見を認める.

- 後天的血友病

　皮下や筋肉内の突然出血．既往歴や家族歴がなく，筋肉内出血(24％)や皮下出血(46％)を突然発症．関節内出血は少ない(4％)．自己免疫疾患，悪性腫瘍，高齢，糖尿病，妊娠・分娩後などを背景に第Ⅶ因子に対するインヒビター(自己抗体)が出現するまれな疾患(1〜4/100万人)．突然の筋肉内血腫，PT正常，APTT延長，第Ⅶ因子活性低下があれば後天性血友病を疑う．確定診断には自己抗体の証明が必要．APTTを用いたcross mixing test(凝固因子インヒビター定性)が有用である(☞ http://www.3nai.jp/weblog/entry/23616.html)．

　急性出血時には血液凝固第Ⅶ因子製剤(eptacog alfa 90 μg/kg 静注，1 mg：97,177円)を用いる．慢性期には自己抗体の抑制・消失のため免疫抑制療法を行う．自己抗体の消失率は良好である．

- von Recklinghausen病(神経線維腫症Ⅰ型)

　小動脈の自然破裂．母斑症の一種で神経線維腫，色素斑(カフェオレ斑＝Recklinghausen斑)，多臓器の神経系腫瘍を特徴とする常染色体優性遺伝性疾患(半数は突然変異による孤発例)．6個以上のカフェオレ斑と腋窩に小カフェオレ斑(≦1 cm)があれば疑う．血管が脆弱で肋間動脈，鎖骨下動脈などからまれに大出血する(なぜか日本の報告が多い)．

2 主な血腫部位

1) 後腹膜腔の区分

　Meyersコンパートメントモデルでは，後腹膜は腎筋膜(Gerota筋膜)と外側円錐筋膜により，前傍腎腔，腎周囲腔，後傍腎腔の3腔に区分される(図1)．

　腎周囲腔には副腎と腎臓が内包されており，腎臓は被膜に包まれている．前傍腎腔には，膵臓，十二指腸，上行／下行結腸が含まれる．後傍腎腔には腸腰筋が含まれる．

　炎症や血腫は各々の腔内を広げるが，各々の腔は筋膜により区分されており，別の腔には容易には波及しない．一方，大動脈周囲は，腎筋膜が融合し各腔の区分が不明瞭となるため時に炎症や血腫の交通路となる．後腹膜腔は下方では，腸骨動静脈・大腰筋に沿って左右に分かれるが，下方部分では各腔の区分が不明瞭となり，炎症や血腫の波及が見られる．

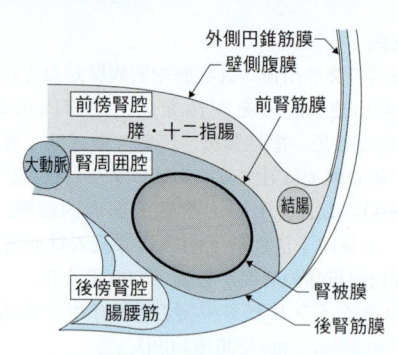

図1 後腹膜のCT解剖図

2) 腸腰筋血腫

腸腰筋血腫は，後傍腎腔に生じる後腹膜血腫の一種である[1]．抗凝固療法を受けている患者で腹痛，腫瘤の触知，貧血，ショック，大腿の麻痺を認めた場合は後腹膜出血を考える．抗凝固療法のコントロールが不良で出血域にある患者に生じやすいが，治療域でも生じうる．診断の遅延により患者は容易にショックに陥り，死亡もまれではない．腸腰筋血腫を疑ったらただちに非造影・造影CTによる精査を行う．最適治療には議論があるが，多くの症例では抗凝固療法に対するリバースを行うことでコントロール可能．静脈性出血主体であるため，血管内治療による動脈塞栓は必ずしも有効ではない．大腿神経圧迫や腹部コンパートメント症候群が見られた場合，減圧のため経皮的ドレナージも考慮されるが，再出血のリスクを吟味する必要がある．手術治療は一般に推奨されない．時にカテーテル操作時の，腰動脈損傷によって生じる場合があるが，この動脈性出血が要因の場合は，動脈塞栓術による止血も考慮する．

3) 腎被膜下血腫（腎実質血腫・腎周囲血腫）

腎周囲腔内における出血は，腎実質の血腫・腎実質と腎被膜との間に生じる腎被膜下血腫，腎臓外に生じる腎周囲血腫に分けられる．腎被膜下血腫は，外傷をはじめとして，腫瘍よりの出血，体外衝撃波結石破砕術の合併症，腎血管病変，感染症，生検やカテーテル検査など医原性に生じることが多いが，原因不明の特発性のものや抗凝固療法患者に生じる場合もある．症状は，多くの

場合側腹部痛を生じ側腹部での腫瘤触知，嘔気，ふらつき，血圧低下などがある．腎実質・腎周囲血腫は外傷や，カテーテル操作に伴う腎実質損傷，腎動脈／腎被膜動脈の損傷により生じる．腎周囲腔は区分され閉鎖空間となっているため，特に腎被膜下血腫では自然止血しやすく，コントロールが可能である．血管損傷による出血の場合は，動脈塞栓術による止血やコントロール不良の大量出血では手術治療も考慮される．

4) カテーテル治療に関連した医原性巨大血腫

カテーテル検査に関連して生じる血腫は，経皮的大動脈穿刺による血管損傷が約1.0％(仮性動脈瘤，動脈閉塞，動静脈瘻，穿孔，血腫の順)に見られる．穿刺部血管損傷，細動脈へのガイドワイヤー挿入による血管損傷(下腹壁動脈，腰動脈など)がある．

5) その他の血腫

・腹直筋鞘血腫(rectus sheath hematoma)は主にイントロデューサー挿入時の下腹壁動脈へのカテーテル誤挿入の破綻で生ずる腹壁の血腫である．突然発症で腹部症状(嘔気・嘔吐，腹痛，腹膜刺激症状)が強く急性腹症として手術されることがある．くしゃみ，咳嗽，腹直筋痙攣，抗凝固療法，高血圧などがある．(片側の場合)可動性のない腹部腫瘤は正中線を越えず，腹直筋外縁も超えない．

・穿刺部の血管損傷による鼠径部の血腫は，外腸骨・総腸骨動脈周囲への進展を介して血管周囲腔から腸腰筋周囲(後傍腎腔)へと波及することもまれではなく，この場合鼠径部から後腹膜への大きな血腫を形成する．

・腰動脈・腎被膜下動脈などの細動脈のカテーテル損傷については上述部を参照．

・消化管壁内血腫はまれであるが，食道から直腸までどこでも生じうる．好発部位は十二指腸と小腸で，原因は十二指腸は鈍的外傷，小腸は抗凝固療法と血液疾患によるものが多い．

3 検査

症状の有無にかかわらず画像診断は重要である．画像診断モダリティ・撮影方法を以下に述べる．

1) 腹部単純X線

感度は低いが，病変の拾い上げに重要．

- 腹部単純写真では,腸管に目を奪われがちであるが,肝臓・脾臓・腎臓の輪郭・腸腰筋外縁(psoas line)など実質臓器の大まかな形状を評価することが可能.
- 腸腰筋血腫で生じる腸腰筋外縁の左右差は重要.後腹膜腔脂肪層に病変(出血,炎症,液体など)が存在すると腸腰筋外縁が不鮮明になる(psoas sign 陽性).脂肪が少ないやせた人や側彎症がある人では見えないことも多い.感度も特異性も低いが,陰性的中率は約 80%と高い.
- 腎被膜下血腫では,腎臓辺縁の拡大が生じる.

2) 体表超音波検査

体表から観察可能な血腫(大腿動脈や腕頭動脈など)に有用であり,簡便でベッドサイドで実施可能である.四肢の血腫では検査時に圧迫止血も可能である.腹部では全体像の把握がやや難しい.

3) CT 検査

血腫の大きさ,部位の確認,出血点や活動性の確認に必須検査である.また鑑別にも重要である.造影が望ましいが,腎機能,バイタルサイン,検査時間などを考慮して決定する.

造影により出血源精査[2]が可能である.血腫は高吸収を示す.造影時にも非造影 CT の撮影が必須.造影単独では血腫と淡い造影効果が区別できない.

- 凝固能異常で生じる血腫は静脈性が多く,動脈相での造影剤の漏洩(extravasation)の頻度は低い.
- 動脈性出血の確認のため動脈相を撮影.静脈性の遅い出血を同定するため平衡相も撮影する.

4) 血管造影検査

CT 検査では小血管の出血や責任血管の描出が困難な場合もあり,検査 → カテーテルによる止血の目的も含め血管造影が施行される.止血はコイルによる塞栓,化学的塞栓物質の経カテーテル的注入塞栓,自家脂肪組織を代用した塞栓などが施行される.

4 血腫への対応と止血方法

当然ながら血腫部位により対応は異なる.バイタルサインが崩れるような巨大血腫の場合,早急な止血が重要であるが,深部出血の場合,体表からの止血は困難なことが多い.後腹膜血腫などの深部血腫を疑う場合,輸血・輸液を行いながら CT 検査を行

い，責任血管を同定する．

1) 抗凝固薬，抗血小板薬への対応

抗凝固薬や抗血小板薬は基本的にはすべて中止する．warfarin による抗凝固療法に対してビタミン K でリバースする．ビタミン K_2(menatetrenone) 10 mg を緩徐に静注する．ビタミン K は頻用されるが，PT-INR が正常化するのに半日程度要し，大出血に対する短期効果は定かではない．新しい経口凝固薬(NOAC)のリバース薬剤はまだない[*]．NOAC の半減期は短いのでただちに中止して経過観察する．緊急止血を要する時は，下記表を参考に FFP や凝固因子製剤(rF Ⅶ，PCC，aPCC)を投与する．ただし，凝固因子製剤は保険適用外である(表1)．

表1 抗凝固薬の緊急止血用製剤

抗凝固薬	治療方法
warfarin	ビタミンK，FFP，rF Ⅶ，PCC，aPCC
直接トロンビン阻害薬	rF Ⅶ
Xa 阻害薬	rF Ⅶ，PCC，aPCC

FFP：新鮮凍結血漿，rF Ⅶ：遺伝子組換え第Ⅶ因子製剤，PCC：プロトロンビン複合体製剤，aPCC：活性型 PCC．

- FFP：フィブリノゲン，第ⅩⅢ因子，ビタミン K 依存性因子を含むが，FFP 250 mL 当たりの凝固因子活性の上昇程度は 2〜3％で，比較的大量に必要である．
- rF Ⅶ：単独では止血反応は始まらない(血管傷害部位での特異的止血作用)．rF Ⅶ 90 μg/kg を 2〜3 時間ごとに静注．tranexamic acid との併用は尿路出血以外で有効(添付文書上，併用注意)．
- PCC：ビタミン K 依存性因子のみでフィブリノゲンは含まない．未分画 heparin を含有する．第Ⅶ因子含有量は製剤ごとに異なる．
- rivaroxaban と apixaban は蛋白結合が強く透析での除去は不可．

[*] Xa 阻害薬拮抗薬(andexanet alfa，2013 年 米国 Portola 社，国内未承認)：Xa 阻害薬は Xa の活性化部位に直接作用する薬(rivaroxaban，apixaban，edoxaban)と AT Ⅲ との複合体を介して間接的に活性化部位に作用する薬(fondaparinux)がある．andexanet alfa は直接および間接的 Xa 阻害薬の両方に対して競合阻害(用量依存性)する薬剤である．

● 緊急止血時の注意：血栓発生の予防

- 僧帽弁位と三尖弁位の機械弁患者の場合，血栓発生に注意する．warfarin のリバース後に heparin 持続点滴で ACT 150％程度に保ちながら出血の状態をみながら調節する．

- 冠動脈ステント，特に左主幹部〜左前下行枝近位部に留置直後は抗血小板薬二剤から単剤(clopidogrel 75 mg /日)に変更する．

2) 止血方法

下記の止血方法が考慮される．バイタルサイン，血腫の大きさ，血腫部位などにより適切な止血方法を決定する．

- 用手的圧迫止血：日常的に頻用される対応である．特に体表から触知可能な部位の出血(上肢，大腿部など)にはまず用手的圧迫を試みる．体表超音波にて出血点を確認し，同部位を効率よく圧迫することが重要である．圧迫部位は皮膚の刺入点ではなくて血管の刺入点を押さえることである．
- 経カテーテル的止血：出血部位が大腿静脈や腸骨動脈の場合，反対側大腿動脈から EVT 用バルーンを進め血管内部から圧迫止血を試みる場合もある．小血管の場合，マイクロカテーテルで血管内部に塞栓物質やコイルなどを塞栓し止血を得る．
- 外科的止血：外科的に責任血管を露出し，直視下に血管を縫合し止血する．上記で止血できない場合に考慮する．

※トロンビン製剤の注入(保険未承認)：体表エコーガイド下で血腫内や仮性瘤にトロンビンを直接注入する止血方法が報告されている．確実な止血を簡便に得られるが，トロンビンが血管内に迷入すると血管閉塞をきたす可能性がある．

3) その他

血腫吸収には数日〜数週間を必要とする．術後血腫と同様，感染予防のため抗生剤投与を考慮する(3日間程度)．止血デバイスなどの人工物が挿入されている場合は積極的に考慮する．抗凝固療法の再開時期は止血完了数日後から再開する．

(植田琢也・小松一貴)

● 文献

1) González C, et al: Medicine (Baltimore) 82: 257-262, 2003 (PMID: 12861103)
2) Lenchik L, et al: Am J Roentgenol 162: 83-86, 1994 (PMID: 8273696)
3) Skillman JJ, et al: Arch Surg 123: 1207-1212, 1988 (PMID: 2972269)
4) 田中一郎，他：血栓止血誌 19: 140-153, 2008
5) Lu G, et al: Nat Med 19: 446-451, 2013 (PMID: 23455714)

side memo 20 結節性多発動脈炎 polyarteritis nodosa(PAN)

　結節性多発動脈炎(PAN)は主に中高年における，不明熱，多発単神経炎(下肢の下垂やしびれなど)，紫斑，筋肉痛などから疑う(表1)．男性では睾丸痛のため泌尿器科を受診することもある．ANCA陰性，肺病変がない，糸球体病変がないことを特徴とする．

　循環器症状は，冠動脈またはその枝の血管炎による症状と高血圧で，同じく中型血管の血管炎である川崎病と同様に冠動脈瘤を形成することもある．腎動脈の虚血によりレニン・アンジオテンシン系が亢進するため，悪性高血圧症の鑑別疾患の1つとしても PAN は知られている．

1 診断・鑑別疾患

　内臓動脈に多発する動脈瘤や狭窄，閉塞の証明は有力な情報

表1 結節性多発動脈炎の臨床症状

症状	頻度(%)
全身症状	93.1
末梢神経障害	74.1
多発性神経炎	70.7
体重減少	69.5
発熱	63.8
筋肉痛	58.6
腎障害	50.6
皮膚病変	49.7
関節痛	48.9
消化管病変	37.9
高血圧	34.8
心病変	22.4
精巣炎	17.3
眼病変	8.6
中枢神経症状	4.6
呼吸器症状	0

皮膚	
紫斑	22.1%
結節	17.2%
網状皮斑	16.7%

腎臓	
新規発症高血圧	34.8%
蛋白尿(>0.4 mg/24時間)	21.6%
血尿	15.2%
重症高血圧	6.9%

心臓	
心筋炎	7.5%
心外膜炎	5.5%

消化管	
腹痛	35.6%
消化管破裂	4.3%
胆嚢炎	3.7%
出血	3.4%
虫垂炎	1.1%

※青字は循環器症状

(Pagnoux C, et al: Arthritis Rheum 62: 616-626, 2010 より改変して引用)

となり，PANを疑う場合には動脈造影を依頼することが多い．ただし，基本は除外診断である．内臓動脈に動脈瘤を見つけたとしても，感染症(梅毒や結核，mycotic aneurysm)や全身性エリテマトーデス，Ehlers-Danlos症候群，Marfan症候群などが鑑別すべき疾患となる(図1)．中小血管炎を示唆するほかの所見なしに，腹腔内出血から偶発的に腹腔内動脈に多発する動脈瘤を認めた場合は，動脈壁中膜の血管平滑筋細胞の空胞化とその後の中膜-外膜間のフィブリンの消失という病理像を特徴とするSAM(☞ p87)も考慮される[1]．

腹腔動脈動脈瘤(4%)
・中膜変性
・アテローム性動脈硬化症
・外傷
・動脈解離

固有肝動脈動脈瘤(20%)
・中膜変性
・穿通性腹部外傷
・感染症
・血管炎(systemic vasculitis)

胃十二指腸動脈動脈瘤(1.5%)
・膵炎

膵十二指腸動脈動脈瘤(2%)
・膵炎
・腹腔動脈閉塞

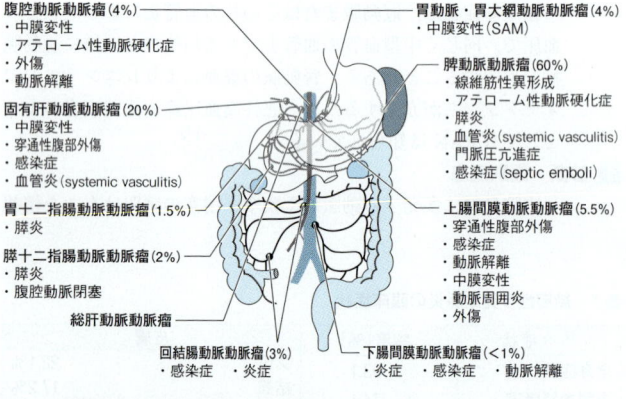

総肝動脈動脈瘤

回結腸動脈動脈瘤(3%)
・感染症　・炎症

胃動脈・胃大網動脈動脈瘤(4%)
・中膜変性(SAM)

脾動脈動脈瘤(60%)
・線維筋性異形成
・アテローム性動脈硬化症
・膵炎
・血管炎(systemic vasculitis)
・門脈圧亢進症
・感染症(septic emboli)

上腸間膜動脈動脈瘤(5.5%)
・穿通性腹部外傷
・感染症
・動脈解離
・中膜変性
・動脈周囲炎
・外傷

下腸間膜動脈動脈瘤(<1%)
・炎症　・感染症　・動脈解離

図1 内臓動脈動脈瘤の頻度とその鑑別

(pasha SF, et al: Mayo Clin Proc 82: 472-479, 2007を参考に作成)

2 治療方針

除外診断であること，免疫抑制薬を使用することなどより，可能な限り専門医を含めた診療体制を目指す．心筋炎や動脈の破裂，閉塞により生命の危機が迫る場合は救命を優先する．動脈瘤の破裂，出血を予測することは難しい．炎症の治療が組織の脆弱化をまねき，逆に破裂のリスクにつながるという意見もある．

(陶山恭博・岸本暢将)

● 文献
1) Baker-Lepain JC, et al: Arthritis Care Res (Hoboken) 62: 1655-1660, 2010 (PMID: 20662047)

第 2 章

慢性期

1 慢性心筋虚血
chronic myocardial ischemia

急性冠症候群も1か月過ぎればは破綻したプラークは修復，安定化し慢性心筋虚血(≒安定狭心症)となる．慢性心筋虚血の予後規定因子は，冠動脈病変の重症度と残存心機能である．急性期治療で完全血行再建が終了した場合は冠動脈硬化の二次予防の項を，低下した心機能に対する治療は慢性心不全の項(☞ p228)を参照．ここでは残存する心筋虚血に対する対処(心筋虚血治療)を中心に解説する．

1 慢性心筋虚血の治療目標

(a) 予後改善(生命予後の改善，急性冠症候群の発症予防)
(b) 症状軽減，身体活動能力や生活の質(QOL)の改善

EBMではhard end-pointとして定義が明確で判定しやすい項目(a)が重要視される．しかし日常臨床では(b)も大切な治療目標である．虚血心筋の量(範囲)と程度を評価して治療方針を決定する．

1) 無症候性心筋虚血の評価

再現性のある狭心症状は冠動脈病変の重症度を推定するのに簡便でわかりやすい指標であるが使いやすい定量指標ではない．高齢者，長期の糖尿病歴，脳血管障害，心不全例では無症候性心筋虚血がよくみられる．一般に虚血発作の約半数は無症候性といわれる．したがって無症状でも非侵襲検査で慢性心筋虚血のリスクを層別化して予後を判断して治療方法を選択することが肝要である．

2) 非侵襲検査による慢性心筋虚血のリスク評価

高リスク群：1年死亡率3%以上

安静および労作時低左心機能(<35%)
負荷で誘発される心筋虚血
・虚血心筋量が広範囲または前壁
・トレッドミルスコア(DTS≦−11)
・負荷心筋シンチ　SSS≧14(20 segment)

- Duke Treadmill Score(DTS)(Mark DB: Ann Intern Med 106: 793, 1987)
 DTS＝運動時間(分)－(5×ST低下 [mm])－(4×運動時狭心痛),
 運動時狭心痛：症状(－)＝0,典型的症状＝1,狭心症で検査中止＝2
 低リスク≧＋5,中リスク－10〜＋4,高リスク≦－11
- 腎機能障害例ではヨードによる造影剤腎症,ガドリニウムによる全身性線維症を発症する危険性が高い.その場合には負荷心筋シンチ(SPECT)がより推奨される.
- 負荷心筋シンチ陰性例(Summed Stress Score≦3)の予後は良好 正常心筋SPECTなら重篤な心事故発生率は0.6%／年程度.

SSS	20 segment	17 segment	%表示(概算値)
正常	〜3	〜3	<5%
軽症	4〜8	4〜7	5〜10%
中等症	9〜13	8〜11	10〜16%
重症	14〜	12〜	>16%

- 欠損スコア(主に視覚判定)：0点 正常 1点 軽度低下 2点 中等度低下 3点 高度低下 4点 血流欠損
- Summed Score：欠損スコアの合計
 Summed Stress Score(SSS)：負荷時の欠損スコア合計
 Summed Rest Score(SRS)：安静時の欠損スコア合計
 Summed Difference Score：SSSとSRSの差,誘発される虚血

2 予後改善のための治療

1) 予後改善のための内科治療

血行再建術(PCIやCABG)は進歩,普及したが,動脈硬化の進展予防(二次予防)に関する治療は内科治療が中心となる.以下のABCDEを強力に行うことが基本である(☞ p314).

A：Aspirin & ACE/ARB
B：Beta-blocker & BP control
C：Cigarette & Cholesterol
D：Diet & Diabetes
E：Education & Exercise

低リスク例(LMT や LAD 直近位を除く 1〜2 枝病変)の初期治療は薬物療法で，コントロール困難例に PCI(時に CABG)を行うことが基本である．Japanese Stable Angina Pectoris 2 の一次評価項目では PCI が優れており(PCI 22.0% vs 薬物 33.2%，P＝0.040)，PCI 先行が長期予後を改善したと結論した[1]．しかし hard end-point(死亡や急性心筋梗塞)の減少ではなく，不安定狭心症の減少(PCI 3.4% vs 薬物 8.9%，p＝0.028)が最も寄与しており，長期予後が改善したというのはやや言い過ぎであろう．この試験の除外例〔LAD 直近位(≦5 mm)を含む 1〜2 枝病変，慢性完全閉塞病変，LVEF＜50%，Cr＞1.5 mg/dL〕は日常臨床でよく経験する．これらに対する PCI 先行群の長期予後改善効果は不明である．

冠動脈 CT などの画像診断の著しい進歩に伴い LAD 近位部の無症候性狭窄病変が多く見つかるようになった．したがって LAD 近位部に対する PCI 先行治療の優位性は知りたい臨床問題である．いわゆる oculo-stenotic reflex のような安易な PCI 実施はぜひ控えたい．

2) 予後改善のための侵襲的治療
● 慢性心筋虚血に対する血行再建の適応

下記の状態があれば積極的に血行再建を考慮する．

> 狭心症状の軽減
> ・強力な内科治療でも症状コントロールができない場合
> ・通常の内科治療に忍容性がない場合
> ・より強い身体活動度を望む場合
> 血行再建の有効性が証明されている場合
> ・(無防備な)左主幹部病変(≧50%狭窄)
> ・左室機能の低下した多枝病変
> ・多枝障害(3 枝病変，LAD 近位部病変を含む 2 枝障害)
> ・虚血範囲が広い場合

・PCI の進歩・普及にもかかわらず安定狭心症に対する CABG 適応基準は 1980 年代から基本的に大きく変わっていない．
・完全血行再建(CR)と不完全血行再建(IR または ICR)
CR は侵襲的治療，特に CABG の治療ゴールである．一般に CR は IR に比べて優位である(特に 1990 年代以前のデータ)．IR の非劣性を示す試験もあるが，ランダム化試験結果はない．

- 超高齢者の重症冠動脈病変(安定期)に対してPCI以外にMICS CABG(低侵襲心臓手術＋心拍動下バイパス手術)は(不完全血行再建であっても)考慮すべき治療optionであり，予後改善と症状コントロールが期待できる．

● 冠動脈造影による冠動脈病変の重症度評価

SYNTAXスコア*は左主幹部病変や多枝病変の解剖学的重症度の半定量評価法である．SYNTAX IIスコア(Lancet 381: 639, 2013)は長期予後をより正確に予想のするためSYNTAXスコアに①年齢，②性別，③左心機能，④保護されていない主幹部病変，⑤腎機能，⑥末梢動脈病変，⑦慢性閉塞性肺疾患を加えた8項目の評価法である(有用性の検証が不十分)．ここでは解剖学的評価であるSYNTAXスコアについて述べる．

*SYNTAX(the synergy between PCI with taxus and cardiac surgery)

・SYNTAXスコア

具体的な計算方法は http://www.syntaxscore.com/ 参照.

【評価】低値≦22，中間値23〜32，高値≧33の3群に分類

SYNTAXスコア	主要心事故発生率	PCI	vs	CABG
低 値(≦22)	有意差(−) p=0.71	13.6%	vs	14.7%
中間値(23〜32)	有意差(−) p=0.10	16.7%	vs	12.0%
高 値(≧33)	有意差(＋) p=0.002	23.4%	vs	10.9%

【注意】SYNTAXスコアを計算する際に下記項目に留意する．

・評価のばらつき：観察者内変動スコア約0.6，3分位0.6〜0.7，観察者間変動スコア0.45，3分位0.33〜0.76とバラツキがかなり大きい．原典では複数評価を推奨している．しかし人材，時間，費用，方法論にも現実には実施困難である．

・冠動脈狭窄の判定：評価対象は径1.5 mm以上の冠動脈．有意狭窄は50％以上(75％狭窄ではない)である．病変間距離が参照血管径の3倍以上離れていれば別病変と見なしscoringを行う．冠動脈造影上，病変間は便宜上正常とみなすが，実際は当然ながら正常ではない．

・dominancy(優位型)：cruxの灌流状態で右冠動脈優位型(60％)，左冠動脈優位型(30％)，左右均衡型(10％)の3パターンに大別される．SYNTAXスコアでは左右均衡型は無視される．

3 症状軽減や QOL 改善に対する内科治療

● 抗狭心症薬
1) 硝酸薬：抗狭心症治療薬としての硝酸薬の地位は下落

以前は安定狭心症はもちろん，急性冠症候群発症後も漫然と継続投与されることが普通であった．しかし現在では定期的慢性投与については疑問視さえされている．とはいえ，抗狭心症作用は臨床的には有用であり，必要時には考えて使用したい．

硝酸薬（徐放剤）の単回または変則処方や適宜舌下投与を行う．

> isosorbide mononitrate(ISMN)　20～40 mg　分 1～2　朝または朝昼

- 耐性を防ぐため投与間隔を単回または不均等（≧10 時間空ける）．心筋の虚血パターンを想定し total ischemic burden（虚血総量）が最小になるよう投与時期を設定する．症状軽減以外の効果判定は困難である．ただし不安定狭心症には nitrate-free が生じるため短期的には等間隔投与のほうが安全かもしれない．
- 発作寛解の標準薬は nitroglycerin(NTG)舌下投与である．舌下後約 4 分で最大血中濃度となる．1 回の発作では 3 分ごとに 1 錠ずつ，計 3～4 錠まで許可し，無効ならば（救急）外来受診を指示する．NTG の極量は薬局方上は 6～7 錠(2 mg)/日であるが，注射薬投与量からの計算では 20 錠(6 mg)/時間程度が実際の極量と推定される（血行動態反応や耐性などは別問題）．
- 硝酸薬は一酸化窒素(NO)を産生し，グアニル酸シクラーゼを活性化させる．その結果，GMP 濃度が増加し，動静脈が拡張する．硝酸薬は -SH 基を多量に消費する．定期的慢性投与による -SH 基（チオール基，水硫基）不足が耐性出現メカニズムの主体と考えられているが不明な点も多い．ACE 阻害薬，利尿薬，SH 基供与が耐性を抑制するかもしれない[4]．
- PDE 5 阻害薬（ED 治療薬，肺高血圧）との併用は過度の降圧のため禁忌．投与間隔の延長が必要．sildenafil, vardenafil とは 24 時間，tadalafil とは 48 時間の投与間隔延長が必要である．

用法・用量　通常 20 mg/回を 1 日 1～2 回で開始して，副作用をみながら用量を調節する．最大用量 40 mg/回×2 回/日．

薬物動態　吸収：t_{max}　1.7±0.4 時間，$t_{1/2}$：5.0±0.3 時間，ISMN は isosorbide dinitrate(ISDN)の活性代謝物．肝代謝，腎排泄であ

るが，腎不全でも投与量は同じ．
> 注意　胎児移行(+)，大量投与後発育遅延(+)，母乳移行(+)．

2) Ca 拮抗薬：日本の実状では第 1 選択薬

冠攣縮の要素の多い日本では頻用されている．しかし Ca 拮抗薬が急性心筋梗塞の早期治療や二次予防に有用であるという証明はない．さらにジヒドロピリジン系薬剤(nifedipine, amlodipine など)が生存率の改善を示すデータはない．クラス効果か否かは不明であるが，β遮断薬と長時間型 Ca 拮抗薬はほぼ同等の二次予防効果があるとされている[2]．

● 冠攣縮が主体の狭心症：特に高血圧合併患者では第 1 選択薬

> benidipine　2〜4 mg / 回　1〜2 回 / 日　(最大量 8 mg / 日)

・臨床的に冠攣縮が明確でなく，負荷試験でのみ誘発された潜在的冠攣縮に対する Ca 拮抗薬の有用性は示されていない[2]．
・ジヒドロピリジン系 Ca 拮抗薬で N 型チャネル抑制主体．T 型チャネル抑制もあり，蛋白尿抑制や腎保護作用が期待される．

> 用法・用量　通常 2 mg / 回を 1 日 1〜2 回で開始して，副作用をみながら用量を調節する(薬物動態的には短時間作用型)．

> 薬物動態　吸収：t_{max}　約 1±0.3 時間，$t_{1/2}$：1〜1.7±0.5 時間，代謝：主に肝臓の CYP3A4，相互作用は CYC3A4 参照(☞ p339)．排泄：尿　約 35%，糞便　約 60%，蛋白結合率：約 75%．

> 注意　胎児移行(+)，母乳移行(+)，CAPD 透析排液の白濁(+)．

3) nicorandil：日本で開発され 1984 年薬価収載

抗狭心症作用だけでなく予後改善効果も期待できる薬剤．INOA trial(ランダム化比較試験)では冠動脈死亡，非致死的心筋梗塞，胸痛による入院などを減少させた(13.1% vs 15.5%，p=0.014)[3]．また K^+ チャネル開口による心筋 preconditioning 効果や長期投与による交感神経改善効果などが期待されている．

● 慢性安定狭心症および冠攣縮狭心症に対して

> nicorandil　5 mg / 回　2〜3 回 / 日　(IONA trial の設定用量は 40 mg / 日であるが，これは承認外用量)

・硝酸薬と ATP 感受性 K^+ チャネル開口の両作用があり N-K hybrid 薬(nitrate-K^+ channel opener)と呼ばれる．硝酸薬同様，グアニル酸シクラーゼを活性化させ，GMP 濃度を増加さ

せ，動静脈を拡張させる．

用法・用量 通常5mg／回を1日2回で開始して，副作用をみながら用量を調節する．どうしても効果が得られなければ30mg／日　分3まで増量する（ただし承認外用量で保険適用外）．

薬物動態 吸収：t_{max} 0.55 ± 0.12時間，$t_{1/2}$：0.75時間，代謝：脱ニトロ化，排泄：，蛋白結合率：約35～40％．

注意 胎児移行(＋)若干？，母乳移行(＋)1％？．

禁忌 PDE5阻害薬との併用は過度降圧のため禁忌．

4) β遮断薬：エビデンス上では第1選択薬

労作時胸痛のコントロールには有効であるが，心事故の抑制・予防効果はない．心拍数減少による心筋酸素消費量抑制が主な抗狭心症作用メカニズムであり，β遮断薬の種類を問わない．しかし非選択性β遮断薬は冠攣縮を増悪させる可能性があり，避けたほうが無難であろう．使い慣れたβ_1選択性β遮断薬（acebutolol, atenolol, bisoprolol, metoprolol, betaxololなど）を用いて心拍数を十分落とすことが重要である．

5) 難治性冠攣縮性狭心症に対する特殊治療

難治性冠攣縮性狭心症ではアセチルコリン負荷時にびまん性攣縮例が多い．冠動脈だけでなく上腕動脈のNO合成能低下が認められ遺伝要因，特にeNOS遺伝子変異が関与している．臨床的には甲状腺機能亢進症とMg欠乏がないことを確認しておく．通常はCa拮抗薬（benidipine, diltiazem, nifedipineなど）やnicorandilでコントロール可能なことが多い．難治性の場合には下記薬剤を考慮する（まだ保険適用外であり慎重に行う）．

①難治性冠攣縮性狭心症，特にびまん性冠攣縮例（保険適用外）

denopamine　10mg／回　3～4回／日

・β_1受容体の選択的刺激薬．保険上の効能効果は慢性心不全．

用法・用量 保険適用用量15～30mg／日であるが，難治性冠攣縮性狭心症に関する本邦の文献では40mg／日が多い．

薬物動態 吸収：t_{max} 約1時間，$t_{1/2}$：約4時間，代謝・排泄：尿30～40％，半分は未変化体，グルクロン酸や硫酸抱合．

副作用 （0.1～5％）心室頻拍，心室期外収縮，肝機能異常．

②Rho-kinase(Rock)阻害薬：Rho-kinase は細胞内情報伝達に関与するリン酸化酵素であり，血管平滑筋の Rho-kinase が異常活性化すると血管平滑筋の収縮が亢進する．Rho-kinase 阻害薬である fasudil は血管平滑筋の収縮を抑制する．fasudil（現在は点滴静注のみ）は脳血管攣縮改善薬（1 回 30 mg を約 30 分で投与，1 日 2～3 回）として保険収載されている．

〈高尾信廣〉

● 文献

1) Nishigaki K, et al: JACC Cardiovasc Interv 1: 469-479, 2008 (PMID: 19463347)
2) 小川久雄（班長）：心筋梗塞二次予防に関するガイドライン（2011 年改訂版），JCS, 2011
3) The IONA Study Group: Lancet 359: 1269-1275, 2002 (PMID: 11965271)
4) Thadani U, et al: Cardiovasc Drugs Ther 10: 735-742, 1997 (PMID: 9110117)

side memo 21 ischemic memory（心筋内虚血メモリー）

1 ischemic cascade（虚血の滝）と reverse ischemic cascade

冠虚血が生じると，①心筋代謝障害 ⇒ ②拡張障害 ⇒ ③収縮障害 ⇒ ④拡張末期圧上昇 ⇒ ⑤心電図変化 ⇒ ⑥胸痛に至る現象が数十秒間に次々と連続的に生じる．虚血改善時には，これらの現象が逆順（⑥ ⇒ ①）で回復する．しかし②拡張障害と①代謝障害の回復は一過性虚血でも遷延（①＞1時間，②＞30時間）する．この遷延を ischemic memory とか post-ischemic diastolic stunning と呼ぶ．

2 ischemic memory の見える化

1）拡張障害の遷延 ⇒	心電図同期心筋シンチ，心エコー
2）心筋代謝異常の遷延 ⇒	脂肪酸代謝心筋シンチ

①拡張障害：心電図同期心筋シンチで左室拡張能を解析し，最大拡張速度（PFR[*1]）低下，最大拡張速度到達時間（TPFR[*2]）延長などの拡張障害を確認する．心エコーでは駆出後収縮運動（PSS）を調べるが，肉眼的には難しい（感度，客観性，定量性）．speckle tracking 法で求めた局所心筋ストレイン値変化率（PSS 相当）を局所拡張能指標として解析する．画質不良例では診断が困難，心肥大や糖尿病など虚血以外でも PSS が出現するので注意．

[*1] peak filling rate（PFR）正常値：＞1.6 EDV/s

[*2] time to peak filling rate（TPFR）正常値：＜190 ms

②心筋代謝障害：心筋エネルギーの 2/3 は脂肪酸 β 酸化による．代謝速度が速い生体内直鎖脂肪酸と異なり，BMIPP[*3]は β 位にメチル基（側鎖）があり代謝が遅く，心筋に長く留まり SPECT が可能である．BMIPP の集積は壁運動と相関する．虚血で β 酸化が抑制され viability があると BMIPP 心筋シンチと血流シンチとに乖離が生じる．気絶心筋とか冬眠心筋と表現される．

※注意：0.2％に BMIPP 無集積例（transporter 欠損）が存在する．

[*3] BMIPP：betamethyl-iodophenyl-pentadecanoic acid

（高尾信廣）

side memo 22　川崎病（Kawasaki disease，MCLS）と冠動脈疾患

　乳幼児に好発する原因不明の全身の中小動脈の血管炎で，未治療なら約15～25％に冠動脈瘤を合併する．免疫グロブリン大量療法以後，約5％に減少した．成人期に冠動脈瘤，石灰化を伴う冠動脈疾患で初めて川崎病を疑われる症例もある．

1 自然歴

　冠動脈瘤の約半数は2年以内に退縮するが，退縮部位の局所性狭窄，内膜肥厚，内皮機能障害などがあり，若年で動脈硬化症に進展する可能性もある．75％以上の局所性狭窄は10～20年の間に約10％出現，瘤の流入口，流出口部に好発する．川崎病患者全体での死亡率は0.01％で急性期の死亡率が高い．急性期以降では冠動脈瘤を含む心後遺症を持つ男性で高値（標準化致命率2.55）．死因のほとんどが狭窄性病変と血栓性閉塞による虚血性心疾患で，突然死が多い．

2 診断
1) 画像診断

　心エコーで近位部の冠動脈石灰化，壁運動異常を確認する．冠動脈CTで石灰化，冠動脈瘤，狭窄病変，側副血管を確認する．

2) 形態的分類

　①広範囲，②数珠状，③紡錘型，④軽度拡張．

3) 予後不良因子

　①瘤最大径≧8 mm，②囊状＞紡錘型，③ソーセージ様～念珠状形態，④発病年齢≧2歳．

3 薬物治療

　いったん瘤形成なら冠危険因子の強力な管理が必要．
　冠動脈瘤（－）：無症状では抗血小板薬は不要．
　冠動脈瘤（＋）：aspirin継続．6～8 mm以上の冠動脈瘤を合併
　　　　　　　　　する場合は抗凝固療法併用．

4 冠動脈狭窄病変に対するintervention治療
1) PCI

　石灰化病変が強く，拡張が難しく，ロータブレータが必要になることも多い．

2) CABG

　　内胸動脈を積極的に使用する．5歳以下は相対的禁忌だが，12歳以上で約90%内胸動脈開存率が期待できる．

（森本康子）

● 文献

1) 日本循環器学会：川崎病心臓血管後遺症の診断と治療に関するガイドライン(2008年改訂版)．JCS, 2008
2) Suzuki A, et al: Jpn Heart J 41: 245-256, 2000 (PMID: 10987345)
3) Nakamura Y, et al: Circ J 72: 134-138, 2008 (PMID: 18159114)

side memo 23　off-pump CABG（OPCAB）

　CABG（冠動脈バイパス術）は，主要冠動脈の狭窄病変の遠位に自家動脈や大伏在静脈グラフトを吻合する手技である．

1 on-pump CABG

　1960年代後半からの20年間は，人工心肺による完全体外循環（on-pump）で心筋保護を行い，心停止下で静止した心臓表面の血流のない冠動脈に微細吻合を行う術式（on-pump CABG）が実施されてきた．心拍動下では拍動する冠動脈（内径1～4 mm）に切開をおき，噴出する血液に視野を妨げられながら正確な吻合を行うことが技術的に困難であった．

2 off-pump CABG（OPCAB）

　1980年代後半より心拍動を維持し，補助循環を用いず（off-pump）に吻合を実施する手技（off-pump CABG；OPCAB）が次第に普及して現在に至っている．2011年度に施行されたCABG（約15,000例）中，OPCABは60％であった[1]．

1）手技

　心表面を吸引しながら固定する安定装置（stabilizer，図1）の進歩で，全体としては心拍動を抑制せず，吻合局所の制動が可能となった．冠動脈切開部（吻合口）に柔軟な中空チューブ（内シャントチューブ）を挿入し，吻合中の冠血流を維持し，グラフト吻合の最後1，2針前にこのチューブを抜去する．胸骨正中切開での視野は裏面にあたる回旋枝の吻合は心臓脱転により実施するため血行動態が崩れやすいが，心膜の深い部分を吊り上げること（Lima suture[2]）や吸盤状のsling（つりひもの意）

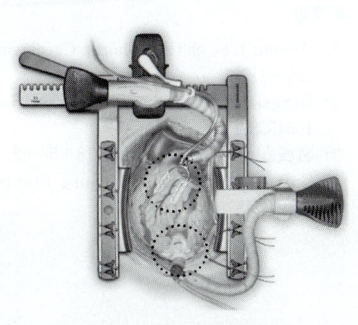

図1　スタビライザーとハートポシオナーを用いた心臓固定法

（http://www.medtronic.co.jp/）

で脱転心臓を引き上げる工夫(TENTACLES[3], 図2)などのデバイス使用で可能となっている.

2) 利点

確実な吻合を実施すれば開存率は on-pump CABG に劣るものではない. 人工心肺の使用回避で術中出血, 合併症や入院日数の有意減少が報告され, 医療コストも低減できる[4].

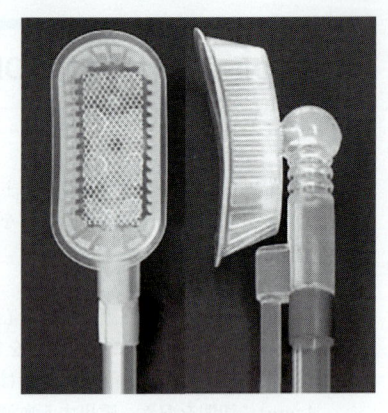

図2 TENTACLES の吸引カップ

3) 不適応症例

①心機能が高度低下しており, 回旋枝領域などの視野確保のための心脱転で血行動態がくずれるもの. 特に心拡大が高度である症例, ②心筋内走行している冠動脈への吻合, などが考えられる.

OPCAB 中は血行動態不安定化や上記困難症例である可能性を考えて常に pump(人工心肺装置)のスタンバイが必要である.

(渡辺　直)

● 文献

1) Amano J, et al: Gen Thorac Cardiovasc Surg 61: 578-607, 2013 (PMID: 23990117)
2) Bergsland J, et al: Ann Thorac Surg 68: 1428-1430, 1999 (PMID: 10543532)
3) 宮城直人, 他:冠疾患誌　18:58-62, 2012
4) Carrier M, et al: Heart Surg Forum 6 (Suppl 1): S14, 2003 (PMID: 14721990)

side memo 24　OPCAB, MIDCAB と incomplete revascularization

　薬剤溶出ステント(DES)による多枝病変治療でも良好な長期予後が得られる．しかし特に複雑多枝病変に関する event 回避率は冠動脈バイパス術(CABG)に優位性がある(SYNTAX trial)[1]．CABG の優位性については，灌流域 70％にも達し得る左前下行枝(LAD)に長期開存性が保証された内胸動脈グラフト(ITA)の吻合がなされることの寄与が大きい．一方，LAD 以外の冠動脈に関する CABG の優位性は不明である(特に長期開存性に劣る大伏在静脈グラフトを使用した場合)．そこで LAD には ITA 吻合による低侵襲手術，他の冠動脈枝には DES を用いた PCI という組み合わせ治療が考慮されてくる[2]．

1 MIDCAB(低侵襲冠動脈バイパス術)

　左乳線下小切開で左胸腔に達し，直視下あるいは胸腔鏡下に ITA を剝離採取し，小心膜切開下に露出した LAD に吻合する方法．OPCAB(☞ p153)の元祖的手法として開発された[3]．

2 hybrid coronary revascularization(HCR)

　MIDCAB と同日あるいは近日中に行う非 LAD 枝への PCI の組み合わせをいう[2]．PCI 困難な LAD 病変を含む多枝病変患者，胸骨正中切開術の既往例，大動脈石灰化など CABG 周術期リスクの高い患者，既 CABG 患者でグラフト血管の調達困難例などが HCR の好適応である．すでに 1996 年ごろから行われ，手技の安全性，術後回復の早さ，創部の小ささという長所に加え，中期的遠隔成績も良好である[2]．一方，胸骨正中切開による伝統的 CABG(on-pump や off-pump での外科的完全血行再建，特に動脈グラフトを多用したもの)に替わり得る方法となるのか否かについての EBM はなく，今後の検討が待たれる[2]．

〈渡辺　直〉

● 文献
1) Mohr FW, et al: Lancet 381: 629-638, 2013 (PMID: 23439102)
2) Harskamp RE, et al: Ann Thorac Surg 96: 2268-2277, 2013 (PMID: 24446561)
3) Calafiore AM, et al: Ann Thorac Surg 61: 1658-1663, 1996 (PMID: 8651765)

2 心臓弁膜症

A 大動脈弁狭窄症 aortic [valve] stenosis(AS)

ASの成因は，先天性，リウマチ性，動脈硬化性に大別される．高齢化社会に伴い，動脈硬化性ASが増加している．70歳未満のASでは先天性二尖弁が多い（☞ BAV p163）．ASの根治治療は外科的弁置換術である．今後，経カテーテル大動脈弁留置術（TAVI）の普及に伴い，手術リスクの高い高齢者重症AS患者への治療方針決定が問題となる（☞ TAVI p164）．

1 症状・徴候と自然予後

ASが進行すると労作時息切れ，眩暈・ふらつきを自覚し，重症化すると胸痛，失神をきたす．ADLの低い高齢者では症状がより出にくい．ASによる圧負荷に左室はよく適応し，肥大する．心筋肥大と左室内圧上昇により心筋酸素需要量が増加すると相対的虚血が生じ，ASの狭心痛が生じる．動脈硬化性ASでは冠動脈疾患の合併も多い（約50％）ので注意が必要．ASの失神は労作直後に起きやすい．心室内圧受容体を介する急激な血管拡張，徐脈，増加できない1回拍出量のため血圧が低下し失神する．

ASは無症状期が長く，症状が出現すると予後不良である．平均余命は，狭心痛から5年，失神から3年，心不全から2年である（Ross J, 1968）．無症状でも重症ASになると5年以内に心事故が起きやすく，（症状から予測不能な）心臓突然死も約1％/年で生じる．死亡予測因子は，年齢，不活動性，大動脈弁流速，腎臓病である．

● Heyde症候群

ASに合併する腸管の血管異形成からの消化管出血をいう．AS，血管異形成，後天性von Willebrand因子（vWF）異常の3つが関係する病態である．血管異形成は加齢と粘膜の低酸素により増加する．狭窄部のずり応力（shear stress）で高分子vWFが

障害され，機能低下を起こす．vWF の活性・抗原量測定では不十分で，vWF multimer 解析が必要である．対症的には輸血を行うが，根本治療は狭窄部の解除である．
● 心房細動(AF)の合併
　重症 AS に AF が合併すると心房収縮消失と頻脈で血行動態が破綻し，急激に症状が悪化することがある．
● 僧帽弁狭窄(MS)や僧帽弁逆流(MR)の合併(☞ p198)
　リウマチ性弁膜症が減少したため連合弁膜症は減少している．重症 MS が合併すると1回拍出量が減少し，AS を過小評価しやすく，症状が出にくい．MR は AS があると増悪しやすい．

2 診断・検査

1) 聴診
　頸部に放散し，胸骨左縁第2肋間を最強点とする駆出性収縮期雑音が特徴的である．Ⅰ音は正常もしくは軽度減弱，Ⅱ音は減弱する．心雑音の強度は重症度とは比例しない．むしろ最重症では減弱する．

2) 経胸壁心エコー検査
(1) 経胸壁心エコーによる重症度評価(ACC/AHA guideline 2006 準拠)

	軽症	中等症	重症
最高血流速度(m/s)[*1]	<3.0	3.0〜4.0	>4.0
収縮期平均圧較差(mmHg)[*2]	<25	25〜40	>40
弁口面積(cm^2)	>1.5	1.0〜1.5	<1.0

[*1] 連続波ドプラ法，[*2] 簡易ベルヌーイ式

　心機能低下例では収縮不全のため大動脈弁圧較差が狭窄度の割に低く，重症度判断を誤りやすい．dobutamine 負荷検査(DSE)などでの重症度判定が必要である．DSE で1回拍出量増加が20%以下ならば外科治療成績が不良である(周術期死亡 32〜50% vs 5〜8%)．

(2) 経食道エコー
　重症 AS 患者では呼吸状態などが不安定となりやすく，検査適応は慎重に考慮する．また経食道エコー後に消化管出血をきたす

危険もある（Heyde 症候群 ☞ p156）.

(3)造影 CT 検査

弁口面積と弁輪径の測定を行う．特に日本人の高齢女性には狭小大動脈弁輪が多いので弁置換術の術前情報として重要である．また同時に CT アンギオで冠動脈情報も確認することができる．

(4)心臓カテーテル検査

狭小弁にカテーテルを通過させることは難しく，脳梗塞などを起こす危険がある．重症度判定は心エコーが中心で，カテーテルによる圧測定は必須ではない．冠動脈病変を疑う場合，術前には冠動脈造影を行う．

3 AS に対する内科的治療（カテーテル治療を除く）

AS の進行抑制，根本解決に有効な薬剤はない．AS の内科治療は対症療法であるが，やむなく行う場合もある．その要点は，多少症状があっても耐えられるならば緩徐に治療を行い，血行動態の破綻を防ぐことである．

> 重症な AS ほど急激な血行動態変化を避け，緩徐に治療を行う

1) 短期的治療（急性期）

通常心不全管理に準ずるが，前負荷を維持しながら，極力ゆっくり行うことが重要．時間を稼ぐために適切な鎮静と機械的呼吸補助は有用である．適切な水分バランス補正（適正と思われる範囲は ±500 mL/ 日）であれば経験上問題にならないことが多い．急性期，特に頻脈時の β 遮断薬使用は通常より慎重に徐々に行う．

2) 長期的治療（慢性期）

ACE 阻害薬を中心にした降圧薬で厳密な血圧管理を行うことが重要である．利尿薬は対症的に必要最低限を用いる．日常生活では等尺性運動（静的運動）を制限し，便秘を防ぐため緩下剤（酸化マグネシウム）を積極的に投与するなどの注意も必要である（☞ p228）．期待された statin の AS 進行抑制は大規模試験では否定的である．

4 AS に対する外科的治療

重症 AS の根本治療は弁置換術である．

1) 手術適応と手術リスク

- 症状を伴う重症大動脈弁狭窄症
- 他の心臓手術を行う中等度の大動脈弁狭窄症
- 無症状の重症大動脈弁狭窄症（下記①～⑤を伴う場合）
  ①弁口面積（<0.6 cm^2），②左室収縮不全（EF<50%），
  ③著明な左室肥大，④運動負荷時の血圧低下，⑤心室頻拍

- 無症状の重症 AS 患者に対する絶対的ガイドラインはない．無症状の場合，手術時期の最終決定は難しい．年齢，各臓器障害の程度，手術 risk，術式，本人の意思などから総合判定する．手術リスクの推定*は下記サイトで計算できる．

* JAPAN score(http://www.jacvsd.umin.jp/P2.html), Online STS risk Calculator(http://riskcalc.sts.org/STSWebRiskCalc273/), EuroSCORE(http://www.euroscore.org)などでスコア化が可能である．

- 手術危険率：弁置換術≦5%，高齢者では 5～10%
- 狭小弁輪：patient-prosthesis mismatch（PPM）を誘発しやすい．人工弁の有効弁口面積インデックスが 0.85 cm^2/m^2 以上が望ましく，0.65 cm^2/m^2 以下では重症の PPM と判定される．大動脈弁狭小弁輪では弁輪拡大術やステントレス生体弁を使用する必要がある．
- 大動脈二尖弁：先天性大動脈二（一）尖弁に起因する AS では，手術時期や手術方法も異なることを念頭に置く必要がある（☞ p360）．

2) 人工弁の選択（☞ p207）

人工弁置換術が一般的である．選択する人工弁には耐久性の優れた機械弁と抗凝固薬不要の生体弁がある．

一般的選択：65 歳以上なら生体弁，65 歳未満なら機械弁

生体弁の問題は耐久性である．大動脈弁位は僧帽弁位に比べ弁尖の変性が進み難い．また高齢者では弁尖変性が起りにくい．生体弁（大動脈弁位）の再弁置換術回避率は，5 年ほぼ100%，10 年 90～95%，15 年 70～75%程度である．再弁置換の危険はほぼ 10 年間回避可能と想定できる．

抗凝固療法の適否（服薬状況も含め），挙児希望などを考慮して

適切な人工弁を選択する.
・大動脈弁形成術:自己心膜を glutaraldehyde で処理すると優れた強度(正常大動脈弁尖の4倍以上)が得られる. この自己心膜を用いて三尖とも形成する大動脈弁形成術が開発されている. 弁形成術には, 優れた生体適合性, 広い有効弁口面積, 強い感染抵抗性, 経済的などの利点がある. 実用化して数年であり, 未知数の耐久性が欠点である(生体弁と同等以上の予測). 弁形成術に慣れた施設での術後3年での再手術回避率は100%である.

5 AS に対するカテーテル治療

AS, 特に動脈硬化性 AS は加齢とともに進行する疾患である. 高齢社会の到来で外科的侵襲に耐えられない, 全身状態不良の高齢 AS 患者が増加している. そのため低侵襲なカテーテル治療が注目されている. バルーン大動脈弁形成術(BAV)や経カテーテル大動脈弁留置術(TAVI)については他項で解説する(☞ p163).

Topics

1. BAV(balloon aortic valvloplasty)

経カテーテル的に大動脈弁をバルーンにて拡張する手技である. BAV のみの予後は AVR に比較して劣っており, 心原性ショック例の救命措置や TAVR(transcatheter aortic valve replacement)への bridge therapy として位置づけられる. BAV は大腿動脈穿刺, 経大動脈的な逆行性アプローチと大腿静脈穿刺, 経心房中隔的な順行性アプローチが選択肢となりうる. 特に高齢者においては大動脈蛇行や腸骨動脈血管径などにより経動脈的な手技が制限されることがあり, 経静脈的なアプローチが有利となることもある. BAV による合併症として弁拡張後の AR 増加や慢性期の AS の再発(再狭窄)が問題となる. また最も致命的な合併症として弁輪部破裂があり, バルーンサイズ決定を経胸壁/食道エコー検査, CT 検査などで正確に行うことが必要となる.

2. TAVR

経カテーテル的に人工弁を留置する手技である. 臨床試験において外科加療非適応となった患者に対して薬物加療(+BAV), TAVR を無作為割り付けされた検討では, TAVR は1年・2年いずれの時点においても死亡率, 臨床症状を低下させた. また, 外

科加療と比較してもTAVRは30日，1年，2年の死亡率は非劣性が証明されている．

患者の状況に応じてアプローチ部位を決定するが，経大腿動脈，経鎖骨下動脈，経心尖部，経上行大動脈アプローチなどが選択肢となる．TAVRに使用するシース径は大きく，血管径や，大動脈蛇行程度などを考慮し，適切なアプローチ部位を選択する．日本人の体格，特に高齢女性などでは欧米諸国に比較し小柄のため，アプローチ部位や適切大動脈弁輪径の決定に難渋することが予想されている．手技の合併症としてアプローチ部位の血管合併症が多く，腸骨動脈破裂などは致死的となり得る．また，特に致死的な合併症として弁輪部破裂，心室穿孔，冠動脈閉塞があり，BAVと同様，適切な弁輪径の決定や術前のCT検査，心エコー検査などが重要となる．他に脳梗塞，不整脈（房室ブロック含む），弁周囲逆流などが起こり得る．

外科加療とカテーテル加療の明確な線引きは存在せず，患者の希望に基づき，内科・外科・他職種を交えたハートチームカンファランスにより決定されるべきである．特に外科加療に耐えられるかどうかを前述のrisk scoreや，外科医のimpressionを基にしたeye ball checkを参考にチーム内で決定すべきである．

（小松一貴）

● 文献

1) Pellikka PA, et al: Circulation 111: 3290-3295, 2005 (PMID: 15956131)
2) Rosenhek R, et al: N Engl J Med 343: 611-617, 2000 (PMID: 10965007)
3) Kang DH, et al: Circulation 121: 1502-1509, 2010 (PMID: 20308614)

side memo 25 心筋保護(myocardial protection)の進歩

　人工心肺の開発で心内操作が可能となり，1955年世界初の開心術が行われた．鉗子で上行大動脈を間歇遮断し，心阻血を課しつつ良好な心内視野を得るが，心内操作後の心機能低下は深刻で，死亡率は50%以上にも及んだ．心筋保護液の使用(1970年代)で成績は飛躍的に向上し，安定化した．冠血流がなく，静止して視野良好な心内で正確精密な操作と心筋生活度の保持を可能にした心筋保護法のほとんどは2000年ごろまでに確立し，今日に至っている．

　心筋保護法＝心拍停止(cardioplegia)＋心筋温低下(24〜28℃)

1 心拍停止

　心拍停止で代謝は拍動時の約10%に低下する．晶質性心筋保護液は，高K濃度(8,000〜10,000 mEq/L)で速やかに心停止させるもので，心筋麻痺液という意味でcardioplegic solutionという．K以外に心筋栄養源(ブドウ糖)，酸塩基平衡の緩衝剤，浸透圧調整剤，膜安定化剤などを含む．一方で，完全には停止していない心筋には酸素供給と膠質浸透圧維持のために血液を加えた血液心筋保護を用いることもある．注入は通常30〜60分に一度間欠的に行う．遮断鉗子の近位の大動脈基部や動脈基部切開下に直接左右冠動脈口から注入する順行法と，右心房経由で冠静脈洞に挿入したカニューレに注入する逆行法がある．動静脈の灌流分布特性より，逆行法のみでは右心室保護が不足しやすく両者を併用することも多い．

2 心筋温低下

　22℃までは心筋温に応じて代謝が低下する．心筋温を正常から10℃下げると心筋酸素消費量は約50%減少する．4℃の心筋保護液で心筋温は25℃以下になる．以前は心嚢内に冷却水やice slushを入れ心筋温を10℃以下にしたが，期待ほど心筋酸素消費量抑制はできず，心嚢内冷却で横隔神経麻痺をきたすため，現在では中等度低温(24〜28℃)が一般的である．

(渡辺　直)

● 文献

1) 真鍋晋：第1回帝京大学心臓外科セミナー，2013　http://teikyo-cvs.com/public/seminar_doc/cvs_seminar01/cvs01_slide.pdf

B バルーン大動脈弁形成術(BAV), 経カテーテル大動脈弁留置術(TAVI)

1 BAV(balloon aortic valvuloplasty)

バルーンで狭窄した大動脈弁を拡張するバルーン大動脈弁形成術.

1) 適応:以下①〜③のすべてを満たす.

①重症大動脈弁狭窄(平均圧較差>40 mmHg, 最大速度>4.0 m, AVA<0.8 cm^2), ②NYHA≧2度, ③大動脈弁逆流≦軽度

● BAV に特有の条件
・アクセス血管(逆行性の場合:大腿動脈か鎖骨下動脈, 順行性の場合:大腿静脈)の内径>4 mm で激しい蛇行がない.
・対象患者:救命(瀕死, 重症心不全), 弁置換術(AVR や TAVI)へのつなぎ, 余命が短い患者の QOL 改善.

2) 利点と欠点

(1) 利点
・比較的低侵襲で合併症発生率も低い.
・緊急時でも比較的安全に手技を行うことが可能.
・合併症がなければただちに治療効果が見られる.
・血管径が小さい小柄な体型でも施行可能なことが多い.

(2) 欠点
・再発率が高く, 根治治療となりにくい(数か月で再狭窄)
・大動脈弁逆流を起こすことがある.
・TAVI と比較して臨床効果が小さい.

● 順行性アプローチとイノウエ・バルーンによる BAV(PTAV)と逆行性アプローチの選択

逆行性 BAV では TAVI 時の弁底部内径を推定することが可能であるが動脈の蛇行や石灰化がある場合リスクが高い. 一方順行性 BAV は経静脈的にバルーンを進めることになり動脈の蛇行の場合に有効である. またイノウエ・バルーンを用いることにより段階的な拡張を行うことができ, 長期成績が良いとの報告もある. ただし, TAVI 時の内径を推定することはできない.

3) BAV の手技中のポイント
・石灰化や蛇行が強い場合，穿刺より cut down のほうが安全．
・ガイドワイヤーを左室に入れる前に必ず先端を丸く形成する．
・弁を拡張しすぎない（弁輪径と同径まで）．
・心囊水貯留の有無，ガイドワイヤーの位置を頻回に確認する．
・終了目標：圧較差が開始時の50%以下，中等度大動脈弁逆流の発生，心囊液の増加，ショック状態の遷延．

4) 主要合併症
・死亡3%，心臓・大動脈損傷3%：心室穿孔の多くはペーシングリードによる右室穿孔かガイドワイヤーによる左室穿孔，弁輪破裂，大動脈解離（バルーンの過拡張で発生），大動脈弁逆流（弁の変形による），房室ブロック，房室結節損傷による．一過性であることが多い．
・脳塞栓：2～3%程度（臨床的に問題となるもの）
・アクセス部位の損傷7～10%：出血や血腫は腸骨動脈穿刺によって起こることが多い．血管閉塞，動脈解離，動静脈瘻，仮性動脈瘤は浅大腿動脈穿刺によることが多い．

2 TAVI(transcatheter aortic valve implantation)

カテーテルを用い生体弁を留置する経カテーテル大動脈弁留置術．バルーン拡張型(Edwards SAPIEN XT：20，23，26，29 mm，ウシ心膜，コバルトクロム製)と自己拡張型(Core Valve：弁底部内径23，26，29，31 mm，ブタ心膜，ナイチノール製)の2種類が多く用いられていて，2015年より血管損傷が起こりにくく人工弁の周囲からのリークの少ない第2世代の人工弁が使用されている(バルーン拡張型：Sapien 3，自己拡張型：Evolut-R)．これらのデバイスにより，劇的に合併症が減り，予後が改善している(図1)．日本ではバルーン拡張型20，23，26，29 mm，自己拡張型23，26，29 mm のみ．TAVI の保険償還は2013年10月から始まっている．

1) 適応：以下①，②を共に満たす(BAV とほぼ同様)

①重症大動脈弁狭窄(平均圧較差>40 mmHg，最大速度>4.0 m，AVA<0.8 cm^2)，② NYHA≧2度

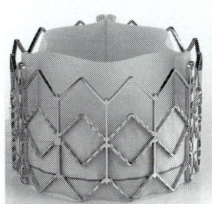

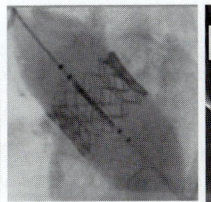

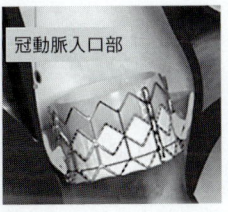

図1 Edwards Sapien Transcatheter Heart Valve

※TAVIに特有の条件:
・外科的弁置換術の適応外または高リスク群.
・弁底部内径が18〜29 mm(日本では18〜25 mm).
・弁底部〜左右冠動脈入口部までの距離が10〜12 mm.(有効なCABGがない場合)距離が十分であれば冠動脈口の閉塞を防ぐことが可能. Edward valve≧10 mm, Core valve≧12 mmが必要.
・アクセス血管(大腿動脈,鎖骨下動脈か上行大動脈)の内径＞6 mmで激しい蛇行がない.ただし心尖部アクセスも選択可.
・麻酔科を含む有用なハートチームの結成が重要.

2) 手技成績[1, 2]
・成功率93%, 長期成績(PARTNER trial):死亡率(TAVI vs 保存治療)1年24% vs 50%, 2年38% vs 62%
・主要合併症:死亡率3%, 心大動脈損傷3%, 脳塞栓3%, 末梢血管損傷10〜15%

3) 外来での管理
初回の外来受診時ではアクセス部位に問題(仮性動脈瘤,動静脈瘻など)がないかを確認する. cut downの場合は創部感染, aspirinは冠動脈疾患がなくても続行. clopidogrelは冠動脈疾患がなければ6か月で終了する.定期的に心エコーで弁不全の有無を確認する.

(三橋弘嗣)

● 文献
1) Leon MB, et al: N Engl J Med 363: 1597-1607, 2010 (PMID: 20961243)
2) Smith CR, et al: N Engl J Med 364: 2187-2198, 2011 (PMID: 21639811)

C 大動脈弁逆流 aortic [valve] regurgitation(AR)

ARの病態の本質は大動脈-左室間の血液逆流による拡張期左室容量負荷である．原因は大動脈基部の異常および大動脈弁自体の異常に大別される．単独ARは，僧帽弁疾患と異なりリウマチ性の頻度は低い．単独ARでは，重症度だけでなく，原因検索が大切である．急性ARは重篤な心合併症であることが多いので迅速な集中治療が必要である．

1 症状・徴候

急性重症ARの場合，代償機転の左室径増大が間に合わないため心拍出量は著しく低下し，心原性ショックを呈する．

慢性ARは左室容量負荷に伴う各種症状が生じ得る．容量負荷に伴い1回拍出量増加，収縮期血圧増加，拡張期血圧低下をきたす．さらに左房圧上昇，2次性肺高血圧症をきたし，労作時呼吸苦が出現する．

2 診断・検査

1) 身体診察

拡張期雑音を聴取し，重症ARに至ると機能的僧帽弁狭窄のためランブル音(Austin Flint雑音)を心尖部で聴取する．聴診前に両側上腕動脈を血圧計で阻血すると聴診が容易となる．ARに特徴的な身体所見がさまざま提唱されているが，感度，特異度はいずれも高くない．脈圧増大は重要かつ簡便な所見であり，拡張期雑音と脈圧増大からARを疑うことが大切である．

2) 胸部X線写真・心電図

胸部X線では，大動脈拡大による左第一弓突出と左室拡大による左第四弓突出を認める．心電図では，容量負荷(拡張期性負荷)のためV_1で深いS波とV_5で高いR波を認める．初期中隔ベクトル増大によりV_1 r波とV_{5-6} q波が増大する．重症ARでは電気的交互脈がみられる．

3) 経胸壁心エコー検査

心エコーによる重症度分類

評価項目	軽度	中等度	高度
逆流ジェット	流出路〜僧帽弁前尖先端	前尖先端〜乳頭筋	乳頭筋〜心尖部
圧半減時間	≧500 msec	350〜500	≦200
Deceleration Rate	<2 m/sec^2	2〜3	>3

・カラードップラー評価の場合,カラー設定で大きさが変わって見えることに注意が必要である.
・連続波ドプラ法による評価では血行動態に影響されやすいため,他の評価方法と併用し,重症度を決定する.

4) 経食道心エコー検査

ARの原因把握に用いられる.特に感染性心内膜炎に伴うARの場合,弁尖構造,基部構造の把握に加え,膿瘍形成,穿通性病変(Valsalva洞-右室/左房穿通など)の有無が重要となる.

5) 心臓カテーテル検査

大動脈造影を行い,左室造影程度(Sellers分類)からAR重症度を判定する.また冠動脈病変があれば弁置換術+CABG手術の適応となるため,冠動脈造影検査を追加する.

大動脈造影(Sellers分類)

	逆流ジェット	左室充影	造影剤の消退
Ⅰ度	+	−	速やか
Ⅱ度	+	+	速やか
Ⅲ度	−	左室≦大動脈	徐々
Ⅳ度	−	左室>大動脈	長時間停滞

3 AR原因の鑑別:ARの原因はASに比べ多様である

ARの原因と病態

①弁尖異常	短縮 → リウマチ性,強直性脊椎炎 穿孔 → 感染性心内膜炎,外傷,特発性
②起始部異常で拡大	炎症 → 大動脈炎症候群,梅毒,強直性脊椎炎 非炎症 → 特発性,動脈硬化性,大動脈解離,Marfan症候群,Ehlers-Danlos症候群
③その他	心室中隔欠損(特に漏斗部欠損),Valsalva洞動脈瘤,二尖弁や一尖弁

4 AR に対する内科的治療

1) 急性 AR

急性 AR の場合,左室拡張末期容積は急に増加できないので有効心拍出量は低下し,左室拡張期末圧は上昇し,僧帽弁は拡張期途中で閉鎖する.循環動態が破綻していれば内科加療の効果は期待できず,緊急手術を念頭に置き人工呼吸器管理を含めた集中管理を行う.急性 AR は原因に応じて手術手技が変わるため,経食道エコーなどで AR の病態把握が重要となる.

2) 慢性 AR

慢性 AR に対しての内科加療では逆流程度が中等度以下で自覚症状や左室拡大などを伴わない場合,心負荷や血行動態に影響は少ないと考え,加療は必要としない.そのような症例には定期的な心エコー検査を企画し,進行の有無を観察する.薬物療法では血管拡張薬が第一選択となり,うっ血所見が見られる場合には利尿剤やジギタリス製剤を使用する.また高血圧が合併する場合,それ自体で心負荷となるため,是正するための内服加療,生活指導を最大限行う.β遮断薬による心拍数減少は拡張期を延長させ,大動脈弁逆流量を増加させるので重症 AR にβ遮断薬はむしろ禁忌と考えられていたが,注意して使用すればβ遮断薬も有効かもしれない(後ろ向き観察研究)[1].頻脈は逆流量を減らす代償機転だけでなく,カテコールアミン過剰も示している.適切な心拍数は不明であるが,70〜80 拍/分程度が目安であろう.

内科加療の最大のポイントは適切な外科加療タイミングを見極めることであり,慢性的な左室容量負荷により,非代償性に心機能が低下する前に外科にコンサルトしたい.

慢性 AR に対する積極的内科治療が,心機能を温存し,手術時期を安全に先延ばしできるかどうかの EBM はない(経験的にはそう感じるが…).若くて,自覚症状がなく,心機能が保たれていれば,ACE 阻害薬などの血管拡張療法とβ遮断薬を注意深く試みる価値がある.

5 AR に対する外科治療

AR の手術は弁置換術と弁修復術であり,現時点では手術の際に体外循環と心停止が必須である.

1) 急性 AR

重症の急性 AR は原則,手術適応である.手術時期は循環動態と原疾患の状況で決定する.IABP が使用できないので循環不全があまり進行しないうちに手術を行うことが大切である.感染性心内膜炎では急性期脳梗塞を併発していることが多い.その場合,出血性梗塞を助長する人工心肺(heparin 化が必要)を用いた手術の時期を慎重に検討する.脳梗塞が明らかな場合,可能ならば 2〜3 週間経過観察して手術を行う.血行動態が破綻した緊急手術の場合,逆説的であるが二次的出血の危険性が少ない脳梗塞発症早期(≦72 時間)が勧められている.中大脳動脈領域の脳梗塞,脳出血や脳膿瘍を合併した脳梗塞の手術死亡率は高い.それ以外の脳梗塞は非脳梗塞例と比べて死亡率や脳合併症の頻度に差がない[2].

2) 慢性 AR

慢性 AR の手術適応や時期の決定要因は,① AR 重症度,②症状の有無,③左室径,④左室収縮能,⑤年齢,⑥他の心疾患である.有症状の重症 AR は手術を考慮する.重症 AR でも無症状,収縮能正常,左室径正常ならばただちに絶対的手術適応ではない.経過観察して適切な手術時期を決定する.術後心機能を保つために,心機能が低下する前にやや早めに手術を行う傾向にある.

● 慢性 AR の手術適応を決定する定量的指標

> 症状(＋)≧NYHA 3〜4,NYHA 2 は運動負荷を参考に考慮
> 左室拡張期末内径(LVDd)≧75 mm
> 左室収縮期末内径(LVDs)≧55 mm
> 左室駆出率(EF)＜50％,EF＜25％では手術リスク↑

・欧米人に比べ日本人の心臓は小さい.体表面(BSA)補正値は欧米人とほぼ同様.日本人正常値は LVDd 41〜52 mm,LVDs 25〜34 mm,LVDd/BSA 25〜32 mm/m^2,LVDs/BSA 15〜20 mm/m^2.
・人工弁選択の原則:非高齢者(＜65 歳),透析患者,他に機械弁置換がある場合は機械弁が,高齢者,warfarin が使用できない場合は生体弁が選ばれる.
・術後成績:入院死亡(2009 年)3.5％,(冠疾患合併の多い欧米男性データを含む)遠隔生存率は術後 5 年で 70〜80％,10 年で

60％である．冠動脈疾患の合併が少ない日本人での遠隔成績はもっと良い．

● AR の解剖学的分類と術式の選択

病型	病態	基本的術式
Ⅰ型	弁尖正常，大動脈弁輪拡大	自己弁温存基部再建
Ⅱ型	弁尖の逸脱	弁形成術
Ⅲ型	石灰化などによる弁尖可動域制限	弁置換術

・人工弁の選択：非高齢者（＜65歳），透析患者，他に機械弁置換がある場合は機械弁が，高齢者，warfarin が使用できない場合は生体弁が選ばれる．

6 AR の予後

急性 AR，慢性 AR で経過は大きく異なっている．急性 AR の場合，拡張期左室圧が左房圧を超えれば左室流入障害から心原性ショックに至り，内科加療抵抗性となる．慢性 AR は症状出現までに 10 年以上かかる．症状，心機能別の自然歴（Circulation 84: 1625, 1991）を下記に示す．

● AR の自然歴

症状（−），心機能低下（−）	
症状発現や左室機能障害の出現	＜6.0％／患者・年
LVDs（mm）＞50：19％／年　40〜50：6％／年，＜40：0％／年	
左室機能障害が出現（無症状）	＜3.5％／患者・年
突然死	＜0.2％／患者・年
症状（−），心機能低下（＋）　心症状の発現	＞25％／患者・年
症状（＋）　　　　　　　　　　死亡率	＞10％／患者・年

〈小松一貴〉

● 文献

1) Sampat U, et al: J Am Coll Cardiol 54: 452-457, 2009 (PMID: 19628121)
2) Ruttmann E, et al: Stroke 37: 2094-2099, 2006 (PMID: 16794213)

side memo 26 大動脈弁形成術 aortic valvuloplasty(AVP)

1 歴史

人工心肺が使用された1950年代後半から報告がある．遠隔成績が不良で，信頼性の高い人工弁の出現とともに廃れた．1980年代にCarpentierが種々のテクニック"French correction"を発表し，再び脚光を浴びている．出血，血栓塞栓症，人工弁感染など人工弁による合併症が回避できる．

2 術式

主に弁輪を円周状に縫縮固定するcircular annuloplasty法，逸脱している弁尖を中央部で縫縮して改善させるCentral plication法，拡大しているSTJ(後述)を縫縮するSTJ plication法などがある．広義のAVPにはValsalva洞を含めた大動脈基部置換術の際に大動脈弁を温存するYacoub(remodeling)手術やDavid(reimplantation)手術を含む．弁形成時に弁輪，Valsalva洞とその上行大動脈との接合部(sinotubular junction；STJ)の固定をどのようにするかが課題となっている．

3 AVPの術後成績(再手術回避率)

大動脈弁のみの形成術では大動脈弁再手術回避率は5年で90％程度，一方，大動脈弁温存基部置換術の大動脈弁再手術回避率は10年で95％程度である．

4 問題点

現時点では弁置換が良いか，弁形成が良いかの十分な議論はなされていない．再手術回避率において弁形成術の遠隔成績は弁置換術と比較してやや劣っている．一方，成功した場合には抗凝固療法が不要である点を考慮すると，通常機械弁が選択される若年者では弁形成術を適用するメリットがあると思われる．今後，より確実な大動脈弁形成術式の開発などによりその適応範囲が広がることを期待する．

(阿部恒平)

● 文献

1) Carpentier A: J Thorac Cardiovasc Surg 86: 323-337, 1983 (PMID: 6887954)
2) Aicher D et al: Semin Thorac Cardiovasc Surg 24: 195-201, 2012 (PMID: 23200074)

D 僧帽弁狭窄症 mitral stenosis(MS)

正常の僧帽弁弁口面積は 4～6 cm² である．弁口面積が半分以下になると自覚症状が出現する．原因はリウマチ性がほとんどであり，その 60～70％は女性である．他の原因はまれで，先天性（ほとんど小児期に発見），弁輪石灰化，膠原病(SLE，関節リウマチ)，カルチノイド症候群，薬剤性(☞ p178)などがある．

1 症状・徴候

無症候期は通常 10 年以上，症状出現から悪化までさらに 5～10 年かかる．弁口面積が正常の半分以下(＜2.5 cm²)になると自覚症状，特に労作時呼吸困難が生じる．左房内血栓症に伴う全身塞栓症で見つかることもある(約 10％)．聴診の三徴は，①Ⅰ音亢進*，②高調な開放音(opening snap；OS)，③拡張期ランブルで，他に前収縮期雑音が聴かれる．Ⅰ音亢進は感度が高いが，特異性は低い．比較的特徴的な所見は OS で，重症度はⅡ-OS 間隔に反比例する．聴診上，三心房心や左房粘液腫が鑑別診断に挙がるが，心エコーで容易に診断できる．

*MS 以外でも頻脈や収縮力が強い場合でⅠ音が亢進する．

2 診断および重症度評価

診断，重症度評価に心エコーは不可欠．前尖ドーム形成，弁尖石灰化，交連部癒合，弁下組織の障害程度を確認する．弁口面積のトレースとドプラ法で圧較差を算出する．弁口面積の割に労作時症状が強い場合は運動負荷心エコーを追加評価する．運動負荷後に血行動態が悪化〔肺動脈圧(PAP)＞60 mmHg，圧較差＞15 mmHg〕するならば侵襲的治療を考慮する．

	軽症	中等症	重症
平均圧格差	＜5 mmHg	5～10 mmHg	＞10 mmHg
肺動脈収縮期圧	＜30 mmH	30～50 mmHg	＞50 mmHg
弁口面積	＞1.5 cm²	1.0～1.5 cm²	＜1.0 cm²

また，経食道心エコーによる左房内血栓の評価，Swan-Ganz

カテーテル検査による肺動脈圧の評価，Gorlin の式を用いた弁口面積(MVA)推定も有用である．

$$\text{Gorlin の式：MVA}(\text{cm}^2) = \frac{CO/(HR \times DEP)}{C \times 44.3 \times \sqrt{(LAP-LVP)}}$$

C：経験的定数（僧帽弁では 0.85．等容収縮期と等容拡張期も DFP に含める時は 0.70），CO：心拍出量(mL/分)，HR：心拍数(拍/分)，DFP：拡張期充満時間(秒/拍)，LAP：左房拡張期平均圧(mmHg)，LVP：左室拡張期平均圧(mmHg)．

● 心エコーによる評価
- planimetry：僧帽弁口レベル（短軸）の弁口部内周を直接トレースする．断面が不正確だと僧帽弁面積を過大評価しやすい．
- PHT(pressure half time)：圧半減時間
  簡便に得られる指標であるが，血行動態で値が変動する．

僧帽弁口面積(MVA)＝220/PHT(msec)　(PHT 正常値　約 60 msec)

PHT は経験式であり血行動態に強く影響される．同じ僧帽弁口なら僧帽弁の通過血流量が増えると弁口面積は小さく計算される．

PHT の延長因子：左房圧↑，MR↑，TR↑，左室拡張能↓
PHT の短縮因子：心拍数↑，AR↑，左房コンプライアンス↓

● BNP による評価
MS では左房の圧負荷が主体で，MR の合併がない限り左室負荷は生じない．心房負荷に応じた血行動態に比例して ANP は上昇するが BNP は正常〜軽度上昇程度である．BNP だけでは MS の心不全状態を過小評価するので注意が必要である．

3 治療

重症例はカテーテル治療，外科的治療が選択される．

1) 内科的治療

自然歴をたどる未治療の MS 症例を診ることはほとんどない．MS は緩徐に持続性に進行する疾患である（平均 0.09 cm²/年ずつ弁口面積が減少）．実際の進行程度は個人差が大きく，予測困難である．初診時の自覚症状が軽ければ 10 年生存率は≧80％であるが，症状が強ければ≦15％である．狭窄病変の薬物療

法には限界があり,非薬物治療法が発達した現在では,非薬物治療の選択とタイミングが重要である.MSによる心不全治療は,急性および慢性心不全の項を参照.
- 心拍数管理:洞調律でも心房細動でも運動時の頻脈抑制効果が強いのでβ遮断薬が第一選択薬である.心房細動時には,digoxinやverapamilでもよい.
- 抗凝固療法:MS患者の血栓塞栓症(TE)の発生率は20～30%,その中約30%は洞調律である.MR優位患者のTE頻度は低い.左房径,弁口面積,弁輪石灰化とTEの発生頻度との関連はない.左房径はMSよりMRの程度に強く影響される.TEとの関連因子は心房細動,心不全,TEの既往,加齢(>35歳),罹病期間(>10年)である.心房細動合併は特に塞栓症を生じやすく抗凝固療法が必須である(洞調律より頻度が数倍高い).35歳以上は抗凝固療法の有用性が危険性を上回るので規則的な服薬が可能なMS患者では原則として抗凝固療法を行ったほうが安全である.
- 急性リウマチ熱(acute rheumatic fever:ARF)の再燃予防:ARFは,A群連鎖球菌(溶連菌)による咽頭炎や扁桃炎の罹患後,1～5週間(平均3週間)して高熱(39℃),大関節の多発性移動性疼痛(70%)で発症する自己免疫性炎症である.5～15歳に多く,男女差はない.50～60%に心炎を生じるが,リウマチ性心疾患になるのは女性に多い(男:女≒1:2).全ARFの1/3で先行する上気道感染がはっきりしない.ARFを発症した小児は,溶連菌感染症に再感染しやすく,ARFが再発すると弁膜症がさらに悪化する.ARFの再発予防(二次予防)にはpenicillinの予防内服を行う.50%の再発率が予防内服で<5%に低減する.

[二次予防内服期間](Circulation 119: 1541, 2009)
- 心筋炎(-):発症から5年間または21歳まで(長いほう)
- 心筋炎(+),弁膜症(-):10年間または21歳まで(長いほう)
- 心筋炎(+),弁膜症(+):10年間または40歳まで(長いほう)
可能ならば一生

※ペニシリン G(PCG)筋注(内服に比べ筋注のほうがより有効)

> ペニシリン G(PCG)　120 万単位/回　3〜4 週間ごとに筋注

一般名：benzylpenicillin(PCG)　20 万単位注，100 万単位注
※胃酸に強いペニシリン V は本邦未発売．DBEPCG で代用．

> 代替：バイシリン G　80 万単位　分 2　空腹時内服

一般名：benzylpenicillin benzathine(DBEPCG) 40 万単位/g
※ penicillin 過敏の場合，erythromycin 500 mg 分 2

2) 経皮経管的僧帽弁交連切開術(PTMC) ☞ p179

percutaneous transvenous mitral commissurotomy(PTMC)は経静脈的に狭窄した僧帽弁口をバルーンで拡張させる治療法．有症状(NYHA Ⅱ度以上)で弁口面積≦1.5 cm^2 の症例なら侵襲的治療を考慮する．また症状が軽くても心房細動(AF)の新規出現や塞栓症の既往例は侵襲的治療を考慮する．PTMC の適応で重要なのは弁形態である．交連部の癒合程度や弁の可動性，石灰化などを Wilkins Score(下表)で判断する．合計点 8 点以下なら PTMC で良い成績が期待できる．Wilkins Score 9 点以上，心房内血栓，MR(≧Ⅲ度)合併，重症弁膜症合併例(重症 AR や重症 TR)などは PTMC 不適例である．

● Wilkins Score(Wilkins GT: Br Hear J 60: 299, 1988)

点	①弁の可動性	②弁下組織変化	③弁の肥厚	④弁石灰化
1	わずかな制限	わずかな肥厚	ほぼ正常(4〜5 mm)	わずかに輝度亢進
2	弁尖の可動性不良，弁中部，基部は正常	腱索の近位 2/3 まで肥厚	弁中央は正常，弁辺縁は肥厚(5〜8 mm)	弁辺縁の輝度亢進
3	弁基部のみ可動性あり	腱索の遠位 1/3 以上まで肥厚	弁全体に肥厚(5〜8 mm)	弁中央部まで輝度亢進
4	ほとんど可動性なし	全腱索に肥厚，短縮，乳頭筋まで及ぶ	弁全体に強い肥厚，短縮，乳頭筋まで及ぶ	弁の大部分で輝度亢進

上記 4 項目(①〜④)を 1〜4 点に分類し合計点を計算する．合計 8 点以下であれば PTMC の良い適応である．

3) 外科治療

適応症例は PTMC に準ずるが，弁形態から PTMC に適さない群(Wilkins Score 8 点以上，弁下スコア 3 点以上)が外科治療の適応例となる．

(1) 直視下僧帽弁交連切開術
(open mitral commissurotomy ; OMC)

直視下に交連部を切開する.十分な弁口が得られなければ,腱索切開(約10%),乳頭筋切開(約20%),合併するMRに対する弁輪形成術(約10%)を追加して根治性の高い弁形成を行う.しかし弁口拡大不十分や急性MRのため約10%がMVRに変更される.単独OMCの手術死亡率は1.8%(1980年以降はほぼ0%).非再手術率は術後7年95%,14年85%,生存率は20年95%,30年85%である.

(2) 僧帽弁置換術 (mitral valve replacement ; MVR)

①適応:僧帽弁に高度の石灰化や線維化,弁下部癒合を認める場合にはPTMCやOMCの成功可能性が低くMVRの適応となる.またPTMCやOMC後の再狭窄例は良い適応である.

②人工弁の選択(☞ p207):生体弁の耐久性向上に伴って,MVRでも生体弁が増加している.単独MVRの生体弁使用率は,1999年約14%→2005年約28%→2013年約67%である.70歳以上,特に洞調律維持が期待できる例では術後の抗凝固薬を回避するため生体弁が選択されることが多い.さらに50~69歳の僧帽弁置換術患者でも生体弁の使用頻度が増加している(米国データ,1997年8%→2012年60%)[2].15年生存率は共に約60%で,機械弁と生体弁に差はない.再手術率は生体弁のほうが高い(11% vs 5%)が,大出血イベントは生体弁のほうが低い(9% vs 15%).

③術式
- 心房細動対策:特に生体弁を選択する場合,maze手術を心房細動予防のため追加することが多い(☞ p503).高度なMS,巨大左房,長期AF持続例では心房縮小maze手術が行われる.maze手術が行われなくても,左心耳閉鎖と左房容積減少のため左房縫縮(left atrium plication)を行うことが多い.左房縫縮後に人工弁機能不全による逆流が生じると左房拡張ができず左房圧が急上昇し,心不全が急速に悪化することがあり注意したい.
- 乳頭筋温存手術:MVRでも乳頭筋温存手術を併用すると,弁形成術と同様に左室の自然構造が保持され,術後心機能がより良好で長期成績の向上が期待されている.

④**手術成績**：手術死亡率は約 5%（≧70 歳　7%，肺高血圧や再手術例　7〜10%）．最近の手術成績はさらに向上している．非再手術率は術後 7 年 98%．

> ## Topics
>
> ### ルタンバッシェ（Lutembacher*）症候群
>
> 　僧帽弁狭窄症（MS）と心房中隔欠損症（ASD）の合併を Lutembacher が 1916 年に症候群として初めて報告した．左房負荷の軽減と左 → 右シャントの増大が血行動態の特徴で，右室容量負荷は増大し，左室容積減少による低心拍出となる．最近では，MS＋ASD だけでなく，心房レベルの左右短絡疾患に僧帽弁疾患を合併し，同様の血行動態異常をきたす病態を総称するようになっている．血行動態は，主に①心房レベルの左右短絡程度，②僧帽弁疾患の重症度，③右室伸展性により影響される．一般に，小さい ASD では左右シャントが増加し肺血流量が増加するが，大きい ASD では左房負荷は軽減され重篤な肺うっ血が起こりがたい．治療は手術が主流であるが，症例を選べば PTMC と ASD device closure の組み合わせによる経カテーテル治療が可能である．
> *René Lutembacher はフランスの循環器科医（1884〜1968）

（高尾信廣）

● **文献**

1) 弁膜疾患の非薬物治療に関するガイドライン　循環器病の診断と治療に関するガイドライン 2012 年度版
2) Chikwe J, et al: JAMA 313: 1435-1442, 2015（PMID: 25871669）

side memo 27 薬剤惹起性心臓弁膜症

薬剤の副作用による心臓弁膜症病変はカルチノイド症候群(carcinoid syndrome)による病変(平滑筋や線維芽細胞による線維性肥厚)と類似している(☞ p192). 胸膜や腹膜の線維化を合併することもある.

1 惹起しうる薬剤
1)麦角アルカロイド誘導体:ドパミン受容体作用薬(D1 および D2 両方)
- 抗パーキンソン薬:ペルマックス(pergolide), カバサール(cabergoline). 日本での標準量 750〜1,250 μg/日. 心臓弁膜症の発生頻度は特に高用量(5,000〜7,000 μg/日)で高くなる.
- 片頭痛薬:クリアミン(ergotamine), methysergide(日本未承認).

2)セロトニン作動薬
- 抗肥満薬:fenfluramine, dexfenfluramine(日本未承認, 1998 年発売中止):セロトニン作動性中枢性食欲抑制薬. 単独で 6%, β刺激薬の phentermine 併用(fen/phen 療法)で 30%に心臓弁膜症が発生した.
- MDMA(methylenedioxymethamphetamine):Ecstasy とも呼ばれる合成麻薬で, 当初は食欲抑制薬として開発された. セロトニントランスポーターに作用し, 一過性にシナプス間隙のセロトニン量を増加させる.

(高尾信廣)

E 経皮的僧帽弁交連切開術(PTMC), TMVI

経皮的僧帽弁交連切開術(percutaneous transluminal commissurotomy；PTMC)は井上が開発した砂時計型のイノウエ・バルーンを用いた術式であり，1984年に初めて臨床経験が報告された．有効性と安全性が確認され，本法が世界的に普及した．PTMCの適応，禁忌，成績などを簡潔に記載し，最後にTMVIについて簡単に紹介する．

1 PTMC

1) PTMC適応：弁形態がPTMCに適している例が前提

①NYHA 2度以上の中等度僧帽弁狭窄(＜1.5 cm^2)，③無症候性で安静時肺動脈圧≧50 mmHg(運動負荷時≧60 mmHg)

- 他条件：僧帽弁可動性≦Wilkins score 8点(☞ p175)，左房内血栓(－)，僧帽弁逆流軽度以下，大動脈弁狭窄中等度以下，開胸手術が適応外または高リスク．
- 妊婦の場合，X線の影響が減る妊娠5か月以降に実施する．

2) PTMC禁忌

①重症僧帽弁逆流(≧Sellers 3度)，②重症大動脈弁逆流(≧Sellers 3度)，③新鮮な左房内や弁の血栓，④感染性心内膜炎，⑤天然ゴム(latex)過敏症[*]

[*] メロン，桃，栗などと交差反応があり，ラテックス・フルーツ症候群ともいう．同じlatex製Swan-Ganzカテーテル検査が大丈夫ならば通常は問題ない．

3) 成功率，予後および合併症

①成功率：85～95％(熟練者なら95％以上)．初期成績が良好ならば，最強狭窄率は低く，長期成績も良好．
②主要合併症の頻度：死亡0～3％，心タンポナーデ0.8～1.1％心血管損傷0～4％，塞栓症0.3～0.5％，重症僧帽弁逆流1.4～2.5％，ASD遺残0～15％．

- 心房中隔穿刺の位置が重要．冠静脈洞，左房造影の外側縁，大動脈付近の中隔穿刺はタンポナーデを合併しやすい．
- 簡便とはいえ技術習得まで20例程度を経験する必要がある。日本では症例が少なく，技術レベルの維持，継承が問題である．

4) イノウエ・バルーンカテーテルのサイズ選択

バルーン最大径は 20〜30 mm(2 mm 刻みで6種類がある). いずれも太さ 12 Fr, 有効長 70 cm である. 身長からサイズを推定し, 以下の項目で修正する. バルーン・サイズ決定の因子は, ①身長(体重, 体表面積), ②性別, ③高齢者(≧70歳), ④弁の状態である. 弁交連の肥厚や弁下部癒合が強い場合, 弁尖の部分的脆弱がある場合および高齢者では一側交連部の過裂開や弁尖亀裂による重症逆流起しやすいので1サイズ小さめにする.

身長(cm)	≦147	147〜160	160〜180	>180
最大径(mm)	20〜24	26	28	30

2 TMVI(transcatheter mitral valve interventions)

経心房中隔や心尖部から僧帽弁にバルーン拡張型 valve を留置する. 僧帽弁は弁面積が大きく2尖弁であり TAVI (☞ p164) より安定性が悪く, 臨床成績は不良で開発途中である.

1) 適応

重症僧帽弁狭窄症または重症僧帽弁逆流, 症状(NYHA≧2), 開胸手術の適応外または高リスク, 人工弁不全

2) 合併症[4]

死亡, 心血管損傷, デバイス脱落, 脳塞栓.

(三橋弘嗣)

● 文献

1) 井上寛治:バルーンによる経皮的弁形成術. 心臓弁膜症の外科. 医学書院, pp 537-546, 2007
2) Lau KW, et al: Clin Cardiol 20: 99-106, 1997 (PMID: 9034637)
3) 弁膜疾患の非薬剤治療に関するガイドライン(JCS 2012 改訂)
4) Cullen MW, et al: JACC Cardiovasc Interv 6: 598-605, 2013 (PMID: 23683739)

F 僧帽弁閉鎖不全症 mitral regurgitation(MR)

僧帽弁の構造は複雑でmitral apparatusといわれ，MRの原因は弁葉(弁尖)の異常だけではない．軽度MRはごくありふれた異常所見であるが，MRの定量評価だけでなく，原因の検索を忘れてはいけない．

1 MRの原因疾患：MSに比べ多様である

- リウマチ性
- 非リウマチ性
  僧帽弁逸脱：原発性，腱索断裂，straight back症候群，漏斗胸，家族性，Marfan症候群，Ehlers-Danlos症候群，心房中隔欠損症，肥大型心筋症，甲状腺機能亢進症
- 虚血性心疾患
- 感染性心内膜炎
- 拡大心(拡張型心筋症など)
- 心アミロイドーシス

2 病態：解剖学的側面および病態生理学的側面から観察する

1) 解剖学的問題

僧帽弁自身は僧帽弁：前尖・後尖だけで構成されるというよりも，僧帽弁は弁葉(leaflet)と弁輪(annulus)，腱索(chordae)や乳頭筋(papillary muscle)といったいわゆる弁下組織(subvalvular apparatus)，さらには乳頭筋を支える左室壁まで含めて僧帽弁複合体(mitral valve complex)といわれる．そのどの部分に異常が生じても僧帽弁閉鎖不全の原因となりうる．

(1) 僧帽弁輪の異常

- 弁輪拡大：機械的な弁輪伸展による機能的MR．例えばDCMで左室が著しく拡大するとMRが発生する．他の原因として，Marfan症候群，弾性線維性仮性黄色腫(pseudoxanthoma elasticum)，骨形成不全症(osteogenesis imperfecta)がある．
- 弁輪石灰化(mitral anular calcification)(☞ p300)

(2) 僧帽弁弁尖の異常

- リウマチ性：valvulitisによる瘢痕，短縮で起こる．
- 炎症：感染性心内膜炎(IE)による弁尖の破壊．

- 変性：粘液腫性変性による僧帽弁逸脱症(MVP)や弁尖の穿孔によりMRが起こる.

(3) 腱索の異常
- 特発性：20～40%は原因不明の特発性.
- その他：外傷, IE, リウマチ性(まれ)で生じるMVPや妊娠に合併することもある.

(4) 乳頭筋の異常
- 乳頭筋不全：虚血性心疾患, 特に心筋梗塞後が多い. 急性心筋虚血による収縮不全は多くは経過とともに回復する. まれに乳頭筋壊死により重症MRからショックに陥る. 慢性期には梗塞部付近の乳頭筋の瘢痕による乳頭筋不全が生じる.
- 乳頭筋断裂：後乳頭筋に多い(右冠動脈1本の支配で, 下壁梗塞に多い). 心筋梗塞の0.3～0.9%に発生する.

(5) 先天性の僧帽弁異常
- 僧帽弁前尖の裂隙(mitral cleft)：cleft単独でも見られるが, 心内膜床欠損症やASD(一次孔欠損)に多い.
- 修正大血管転位+Ebstein病.

2) 病態生理

上記の解剖学的問題により僧帽弁が収縮期にきちんとしまらない場合には, 左室から左房へ逆流が生じる. そのため当然容量負荷となるため左房が拡大してくる. 急性僧帽弁閉鎖不全の場合は, 左房拡大程度が軽度であることも自覚症状に合わせて指標となる. 慢性化している場合は左房拡大し, この左房容積拡大で代償しきれない場合に圧上昇により肺うっ血が生じる形となる. 逆流自体は低圧系である左房に流れるため圧負荷がかかるというよりも左房逆流による容量負荷が左室にかかるだけである. つまり容量負荷であるため重症にならない限り, 左室駆出率(EF)は保持される. むしろEFとしては良好に観察される形となる. 逆にEFが低下するような場合は重症化している指標の1つであり手術適応にも関与してくる.

3 聴診所見

慢性期と急性期ではまったく異なる. 慢性経過のMRでは収縮期雑音の大きさは逆流量に比例する. しかし急性発症MRは重症ほど収縮期雑音は短く, 小さくなるので要注意. エコーでも

逆流量を過小評価しやすい．心不全の臨床的重症度の把握が最も大切である．
- 収縮期雑音：holosystolic, early systolic, late systolic の雑音が聴こえる．これらの違いは病態，病期による．急性 MR では，左房が小さく，左房内圧がすぐに上昇し，逆流はなくなり，心雑音は収縮早期に消失する．
- Ⅳ音：急性 MR，特に乳頭筋断裂による MR で聴取される．
- 異常Ⅲ音：逆流量が高度な場合に聴こえる．
- rumble：逆流量増加による相対的 MS（Carey Coombs 雑音）．
- 聴診の補助手段：呼気時，squatting 時に収縮期雑音は増強し，Valsalva 手技で逆に減弱する．

4 MR の重症度分類

本項で最も重要な項目である．以前は左室造影（Sellers 分類：以下）を中心に検討されていた．しかし，近年はやはり非侵襲的検査である心臓超音波検査での重症度評価が中心となってきていることはいうまでもない．

1）左室造影による MR の重症度分類（Sellers 分類）

	逆流ジェット	左房造影	造影剤の消退
Ⅰ度	＋	－	速やか
Ⅱ度	＋	＋	速やか
Ⅲ度	－	左房≦左心室	徐々
Ⅳ度	－	左房＞左心室	長時間停滞

2）重症度評価

	軽度	中等度	重度
[定性評価法]			
左室造影	Ⅰ度	Ⅱ度	Ⅲ〜Ⅳ度
カラードプラ（逆流面積）	<20%	20〜40%	≧40%
vena contracta width	<0.3 cm	0.3〜0.69 cm	≧0.7 cm
左房および左室サイズ			拡大
[定量評価法]			
逆流量（/拍）	<30 mL	30〜59 mL	≧60 mL
逆流率	<30%	30〜49%	≧50%
有効逆流弁口面積	<0.2 cm^2	0.2〜0.39 cm^2	≧0.4 cm^2

定性評価としてカラードプラ法は1つの参考であり,定量評価法が非常に重要である.計算方法としては逆流量=左室流入血流量-左室流出路拍出血流量である.大動脈弁閉鎖不全などでは過小評価することがある.心エコー検査での評価の基本であり理解してほしいところである.

5 自然経過と予後予測因子

ここでは主にMVPによる慢性MRの自然経過について述べる.慢性MRの経過は多種多様であり,初診時所見だけで予後予測を正確に行うことは難しい.予後は下記因子を基に予測する.
- 予後予測の主な因子[1〜4]

症状(NYHA≧3),駆出率(EF)<50%,肺高血圧>50 mmHg
僧帽弁逆流≧中等度,動揺弁膜(flail leaflet)*
左房径>40 mm,心房細動(AF),年齢≧50歳

*flail leaflet:収縮期の弁膜位置が異常で,僧帽弁の一部が左房内に突出する.frail「虚弱,脆弱」ではない.

6 治療方針

急性MRは多くの場合,時間との闘いであり,急性心不全の対処に準ずる.急性MRでは治療もさることながら,原因の検索が重要である.心不全の治療と並行して,僧帽弁腱索の断裂,感染性心内膜炎,急性心筋梗塞などを鑑別する必要がある.慢性MRは,基本的に解剖学的問題であるため,外科手術の適応と手術時期の決定が一番重要な治療方針のポイントである.

1)内科治療

(1)急性MR

肺水腫をきたすような急性MRの内科的管理は,急性心不全治療に準ずる.急性MRの多くは,急速に血行動態の破綻を生じるため,経口治療薬では間に合わず,静注薬が必要である.また人工呼吸管理,IABPなどの機械的補助を必要とすることが多い.

(2)慢性MR

慢性心不全に準じる治療を行う.左室から左房への逆流を防ぐには病態生理的にも後負荷軽減と循環血液量管理(volume reduction)が重要となる.有症状群(NYHA≧3)や心機能低下群(<

60%)であっても最初の2年位までの予後は無症状群や心機能低下がない群と比べても遜色がない[3]. したがって臨床的に余程重症でなければ, 半年～1年程度は内科治療が介入できる期間があると考えられる. 特に若年者や人工弁置換術になる確率が高い症例では, RAS系阻害薬とβ遮断薬をより早期から積極的に用いて手術時期を可能な限り先延ばしすることを試みることは大切である(明らかな臨床データはないが, 症状や心機能を安定化できる症例も結構みられる).

- 血管拡張療法:ACE阻害薬/ARBを中心に, β遮断薬・Ca拮抗薬を使用する(☞ p228).
- 利尿薬:spironolactoneが中心的薬剤であるが, furosemideはvolume reductionには欠かせない薬である. 近年使用されているtolvaptanも今後1つの選択肢に入ると考えられる.

2) 外科治療

(1) 急性MR

多くの場合, 急性期に外科的介入が必要である. MRの原因と血行動態の破綻の程度により介入時期は大きく異なる. 基本的にはショックがあまり遷延しないうちに手術に踏み切る必要があり, 外科医と相談しながら時期を決定する.

(2) 慢性MR

外科適応は, 基本的にガイドラインに従って決定する. 特に無症状MR患者の予防的手術(人工弁置換術はいうに及ばず, 弁形成術が可能だとしても)については注意を要する. MRが重症だからといってすぐに手術することは過剰手術(oversurgery)であり, 注意深い経過観察が原則である. 新たな症状が出現するか心機能に影響〔LVEF<60%, 収縮期左室径(Ds)>45 mm, 収縮期肺高血圧>50 mmHg, 繰り返すAF〕がでてから手術適応を決定することが大切である[4]. 手術に伴う合併症や万が一, 弁置換術になった後を考えれば, 安易な外科手術は避けるべきである. 注意深い観察による手術決定でも生命予後は健常人と変わらない(55±15歳の患者の生存率は, 2年92%, 4年78%, 6年65%)[4].

(3) 高度 MR の外科適応(弁形成術 / 弁置換術)

Class Ⅰ	症状(＋)：EF＞0.3 または収縮期左室径(Ds)≦55 mm 症状(－)：EF≦0.6 または≧40 mm
Class Ⅱa	症状(＋)：EF≦0.3 または Ds＞55 mm，弁器質的病変(＋) 症状(－)：EF＞0.6 または Ds＜40 mm の状態でも新たな心房細動，肺高血圧，弁形成術の可能性大
Class Ⅱb	CRT を含む内科治療抵抗性の重症心不全の MR

　僧帽弁の外科治療において弁形成術ができるかどうかは最も重要なポイントである．できる限り形成術を行い，再手術リスクを減少させるようにしなければならない．しかし早期の手術のほうが，より弁の破壊が少なく成功率が高いという証拠はない．施設や術者の経験により大きく異なるが，手術内容は，弁形成術が約8割，人工弁置換術が約2割であろう．一般に，20％という数字が与える印象は医師と患者(および家族)とで大きく異なることを念頭に置いて説明する必要がある．もしこれを10％といえば，患者はほぼ0％と思いがちである．

(水野　篤)

● 文献

1) 弁膜疾患の非薬物治療に関するガイドライン(2007 年改訂版)
2) Avierinos JF, et al: Circulation 106: 1355-1361, 2002 (PMID: 12221052)
3) Ling LH, et al: N Engl J Med 335: 1417-1423, 1996 (PMID: 8875918)
4) Rosenhek R, et al: Circulation 113: 2238-2244, 2006 (PMID: 16651470)

side memo 28 Barlow's disease

多彩な用語(フロッピー弁症候群，粘液腫性僧帽弁逸脱症候群など)，定義や診断基準の変遷のため僧帽弁逸脱(MVP)の概念は混乱している．ここでは弾性線維欠損，ムコ多糖体蓄積などで変性した僧帽弁支持装置で生じる MVP である Barlow's disease(BD)について説明する．BD が MVP の重症型なのか悪化群なのかは不詳．

1 Barlow's disease(病理組織学的命名)

①著明な弁輪拡大，②両側弁尖逸脱，③粘液腫様組織による肥厚，④膨隆して垂れ下がった弁が特徴．線維粘液腫性変性を認める(図1)．

2 MVP の臨床メモ(BD 自体のデータはない)

・MVP の有病率は 2～5%，一部で常染色体優性(性・年齢依存性)を示す．Marfan 症候群，Ehlers-Danlos 症候群，骨形成不全症，ホモシスチン尿症などの特徴に関節過可動性(JH)がある．JH(正常者の約 30%)の約 25% に MVP，MVP の約 15% に JH を認める．

・MVP 合併症には不整脈，心内膜炎，panic disorder，突然死などがある．自律神経異常(カテコールアミン反応性亢進)が関係する．症状と MR の重症度とは必ずしも相関しない．

・若年者 MVP の予後は一般に良好で，突然死は 1% 未満，致死的不整脈は少ない．MR が重症化すると死亡率が上昇．

(高尾信廣)

弾性線維欠損+ 　弾性線維欠損++ 　不全型(Forme fruste) 　Barlow's disease

\+ 　　　　　　++ 　　　　　　+++ 　　　　　　++++

excess leaflet tissue(余剰弁組織)

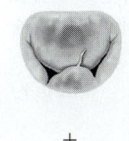

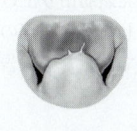

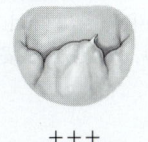

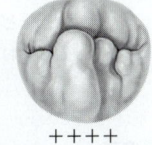

図1　弾性線維欠損～Barlow's disease(BD)のスペクトラム

(Adams DH, et al: European Heart Journal 31: 1958-1967, 2010)

side memo 29 僧帽弁形成術 mitral valvuloplasty（MVP）

1 僧帽弁置換術（mitral valve replacement; MVR）の問題点

僧帽弁の機能は，①房室弁による血流制御と②腱索-乳頭筋の左室収縮への関与である．通常の弁置換術では機能②が失われ，さらに抗凝固療法や人工弁関連合併症の問題がある．

2 僧帽弁形成術（MVP）の成績とMVPの適応

MVPはMVRに比べ長期予後が良好である．また同じ弁形成でも僧帽弁は大動脈弁に比べ長期成績が安定している（15年再手術回避率95％）．現在，日本の僧帽弁手術の約6割がMVPとなっている．

> 無症状で正常左室機能の高度僧帽弁逆流患者でも成功率95％以上かつ死亡率1％未満で行えると判断したMVPはClass IIa（ACC/AHA 2014）[1,2]

3 MVPの術式：前尖と後尖で基本術式が異なる

> 前尖：人工腱索による逸脱の調整＋人工弁輪
> 後尖：余剰弁尖の切除または縫縮＋人工弁輪

- 後尖が長い例では，形成術後にSAM（systolic anterior motion）に伴う逆流をきたすことがあるため，調整する必要がある．
- リウマチ性狭窄症に対して直視下交連切開術が行われることがある．リウマチ患者が減少し，あまり見られなくなっている．
- DCMや虚血など左室疾患に伴う逆流の治療法は定まっていない．
- リングによる弁輪縮小術（Bolling）：tetheringの強い症例（coaptation distance＞10 mm）では遠隔期に逆流の再発が多い．そのため乳頭筋近接術，乳頭筋吊り上げ術，パッチ弁拡大術などが併施される．しかしながら一部の症例では再発を認めており，弁置換術が妥当であるとの報告もある．

（阿部恒平）

● 文献

1) Nishimura RA, et al: Circulation 129: 2440-2492, 2014 (PMID: 24589852)
2) Adams DH, et al: Eur Heart J 31: 1958-1966, 2010 (PMID: 20624767)

G 三尖弁逆流 tricuspid regurgitation(TR)

従来，TR の多くは無症候性で，特に TR が単独で臨床的問題になることは少なかった．しかし高齢化，慢性心房細動やペースメーカ移植例の増加，人工弁（特に僧帽弁）置換後の長期生存例などにより重症化 TR が増加し臨床的問題となっている．

1 TR の症状・徴候

肝脾腫による疼痛，腹水，浮腫などの右心不全症状が重症 TR でみられる．時に肝機能異常から肝性昏睡を認めることもある．単独 TR の場合，重症でも無症状なことも多い．

2 TR の鑑別診断

1) 二次性 TR（機能的 TR）[1]

重症 TR のほとんど（約 90％）は機能的異常（弁尖や腱索が正常）で，弁輪拡大によるテザリングが原因である．重症機能的 TR の約 70％に肺高血圧（推定収縮期圧＞50 mmHg）を合併する．

- 肺高血圧に続発する二次性 TR の原因
  - 左心不全：僧帽弁狭窄，僧帽弁逆流，心筋梗塞，心筋症など．
  - 肺疾患：肺性心，肺塞栓，肺高血圧．
  - 左→右短絡：心房中隔欠損，心室中隔欠損，肺静脈還流異常．
  - その他：Eisenmenger 症候群，甲状腺機能亢進症など．

2) 一次性 TR（構造異常による TR）：約 10％

- 弁損傷：ペースメーカ・リード，右室生検，胸部外傷感染性心内膜炎，リウマチ熱．
- 先天性：Ebstein 病，結合組織異常（Marfan 症候群など）．
- カルチノイド症候群．
- 三尖弁逸脱に伴う粘液腫性変性，僧帽弁逸脱の約 40％に合併．
- 心筋梗塞，特に乳頭筋不全を伴う右室梗塞．
- 薬剤惹起性：食欲抑制薬，pergolide など（☞ p178）．

3 TR の診断および重症度評価

診断の中心は心エコーで，TR 重症度，弁の形態，右房・右室径，右心機能，収縮期肺動脈圧の推定，左心系異常などを評価す

る.正常者で約70％,心疾患患者で約90％にわずかなTR (trace, trivial, minimal, mild)を認める.

1）心エコーによる重症度判定

心エコーによるTR重症度判定は半定量である.特に偏心性逆流では逆流の輪郭描写が困難で不正確になりやすい.最大逆流速度や収縮期右室圧は測定できるがTR重症度の評価はできない.以下に代表的測定法を簡単に示す.

・逆流ジェット・サイズ
  軽症：＜5 cm², 中等症：5〜10 cm², 重症：＞10 cm²
・近位部等流速表面(PISA)法
  軽症：≦0.5 cm, 中等症：0.6〜0.9 cm, 重症：≧0.9 cm
・vena contracta（縮流部, くびれ）
  重症：＞0.7 cm＋（洞調律時）肝静脈への収縮期逆流波

4 TRに対する内科治療

体液貯留やうっ血に対する基本的治療は利尿薬である.軽症〜中等症TRではspironolactone 25 mgにfurosemide 20 mgまたはazosemide 30 mgを適宜増減することでコントロール可能である.もちろんK値や腎機能に注意を払い,必要ならばカリメートなどを併用する.またTRには左室不全を伴うことが多いので慢性心不全に対する標準治療(RAS系阻害＋β遮断)の併用が有効である.上記治療に対する治療抵抗性浮腫（難治性心不全 ☞ p228）.肺高血圧があれば肺高血圧治療が有効.低酸素血症には酸素や非侵襲的陽圧呼吸(NPPV)を考慮する.右室駆出率を改善するためにdigoxinを使用する.特に慢性閉塞性肺疾患に由来する肺高血圧には有用であるが,ジギタリス中毒になりやすいので要注意.

5 TRに対する手術

単独TRに対する手術成績は少ない.下記成績[3]は僧帽弁／僧帽弁＋大動脈弁の合併TRに対する成績でTR単独例ではない.

1）手術適応(単独TR)：（確立していないが）症候性重症TR

肺動脈収縮期圧60 mmHg以下の無症候性TRには適応(－).しかし多くは高齢者(≧75歳)で現在の血行動態や症状だけで適応は決められない.心不全がある重症TRでは患者の意思,全身

状態，全体の予後などを考慮して心臓外科医と共に決定する．
2) 三尖弁手術：弁輪形成術（弁輪縫縮術）vs 人工弁置換術

術後死亡率は近年改善（1975年頃33％→2000年頃11％）[2]．形成術は置換術に比べ長期死亡率が低く，好まれる（10年生存率47 vs 37％）．再手術率は10.8％（7.7年後）．重症二次性TRには人工弁輪形成術＞生体弁＞機械弁の順で選択される．

本邦での術後長期成績（10年後の再手術回避率）を示す[3]．

- 三尖弁形成術：Kay法（縫縮）93.6％，De Vega法（半円弁輪）96.7％，Carpentier-Edwards ring（人工弁輪）97.5％
- 三尖弁置換術：生体弁75.5％，機械弁83.0％

6 TRの予後

予後に関係する因子は，三尖弁逆流の程度，右室拡大（中等度以上），右室機能障害，肺高血圧（収縮期≧40 mmHg），下大静脈径，左室機能障害（EF＜50％），年齢（≧70歳）などである．因子調整後，最も強い因子はTRの重症度（特に中等度以上）である．1年後の生存率（対象5,507人，男性98％，平均66.5±12.8歳）はTR（−）91.7％，軽症90.3％，中等症78.9％，重症63.9％であった[4]．

Topics

1. 僧帽弁および大動脈弁の術後に生ずるTR[5]

術後約13％に重症TRが発生．単独TRは約6％，平均8.6年（3〜18年）で発生．術後早期から弁輪径が拡大（術後半年で31.2±6.2 mm）する例に単独TRが多く，僧帽弁術後の三尖弁輪拡大が関与している．僧帽弁置換術や三尖弁輪形成の有無には無関係である．術前の心房細動，低左心機能（EF 62 vs 70％），心房拡大（左房径59 vs 53 mm）では術前のTRが中等度以下でも予防的な三尖弁のring annuloplastyが必要かもしれない．

2. TRで生じる肺高血圧

肺高血圧によるTR治療は肺高血圧をきたす原疾患の治療が中心であり，三尖弁単独の外科治療を考慮することはない．しかし肺高血圧による重症TRと診断し，三尖弁手術を断念した患者の剖検例で特発性肺動脈高血圧（IPAH）に特有な中膜肥厚，内膜線維化，二次的血栓形成を認めない症例を数例経験した．これらの症例を鑑別できれば三尖弁手術で予後改善が見込まれる．門脈圧亢進症に合併するPAHとの関連は不明である．この頻度は肝硬

変では1〜4％，非硬変性門亢症や肝外門脈閉塞症では10％と推定されている．このPAHでは中膜肥厚，内膜増殖，線維化などの変化が認められる．

3. カルチノイド腫瘍（carcinoid tumor）

頻度は10万人当たり約2人，腸や気管支に多い．カルチノイド症候群の症状は，紅潮，下痢，気管支痙攣，低血圧などが主症状．serotonin, 5-hydroxytriptophan, histamine, bradykininなどの過剰産生が原因．カルチノイド症候群の約半数にカルチノイド心疾患が合併する．合併例は非合併例に比べて血中serotonin（5-HT）や尿中5-HIAA（主要代謝物）濃度が2〜3倍高い．右心系心内膜，特に三尖弁の線維性肥厚が多い（麦角アルカロイドによる弁膜症類似☞ p178）．三尖弁の肥厚と退縮により大半は重症TRとなる．三尖弁狭窄は少ない．ホルモンが肺で不活性化されるため左心系障害の頻度は低く，心疾患の10％以下．肺を経由しないでserotoninが直接左心系に流入する右→左シャント（PFOなど）や気管支カルチノドが大半である．

（高尾信廣）

● 文献

1) Mutlak D, et al: J Am Soc Echocardiogr 20: 405-408, 2007 (PMID: 17400120)
2) Guenther T, et al: Eur J Cardiothorac Surg 34: 402-409, 2008 (PMID: 18579403)
3) Nakano S, et al: J Thorac Cardiovasc Surgery 95: 340-345, 1988 (PMID: 3339901)
4) Nath J, et al: J Am Coll Cardiol 43: 405-409, 2004 (PMID: 15013122)
5) Izumi C, et al: Circ J 75: 2902-2907, 2011 (PMID: 21946358)

H 三尖弁狭窄 tricuspid stenosis(TS)

TSが臨床的問題になることは少ない．単独のTSは極めてまれで，ほとんど僧帽弁狭窄症に合併する．また通常TSだけでなくTRも伴う．大部分はリウマチ性が原因である．

1 TSの症状・徴候

肝脾腫による疼痛，腹水，下肢浮腫などの右心不全症状が重症TRでみられる．時に肝機能異常から肝性昏睡を認めることもある．単独TRの場合，重症でも無症状なことも多い．

2 TSの鑑別診断

1) **リウマチ性TS**：ほとんど僧帽弁狭窄症に合併する．
2) **感染性心内膜炎によるTS**：特に生体弁置換術後やペースメーカーリード関連．
3) **その他**：カルチノイド症候群に伴う心疾患，右心系転移性腫瘍，先天性TS．

3 TSの診断および重症度評価

診断の中心は心エコー（経胸壁：TTE，経食道：TEE）である．僧帽弁狭窄類似で三尖弁肥厚・石灰化，doming，弁の動きの制限を認める．拡張期平均圧較差が2 mmHg以上ならばTSと診断する．

1) 心エコーによる重症度判定

・拡張期平均圧較差：重症 TS≧5 mmHg
・弁口面積（TVA）：推定 TVA(cm^2) = 190 ／圧半減時間（PHT）msec
  重症 TS＜1.0 cm^2（PHT＞190 msec）

2) 右心カテーテルによる圧較差測定

重症TSでも右房右室の拡張期圧較差は2～6 mmHgと小さい．10 mmHg超はまれ．single lumenカテによる引き抜き圧は不正確で，double lumenカテを用いた右房右室の同時圧測定が必要．呼吸変動軽減のため息を軽く止め，10心拍程度の記録が必要である．熱希釈法から求める三尖弁弁口面積はTRがあると

不正確である.

4 TS に対する治療

重症 TS に対しては僧帽弁狭窄症に準じてバルーン拡張術(形成術,弁切開術)が選択される.経験がないので詳細は省略する.

(高尾信廣)

I 肺動脈狭窄症 pulmonary stenosis(PS)

先天性心疾患の約10%にみられ比較的多い．経過は比較的良好で，多くは成人期まで生存する．PSは狭窄部位により①弁狭窄，②弁下狭窄，③弁上狭窄(主肺動脈と末梢肺動脈)の3型に分類される(図1)．

1 肺動脈狭窄症(PS)の病型

1) 弁狭窄(valvular PS)

弁の肥厚・癒合がほとんどで，二尖弁は約20%．PSが持続すると右室肥大と肺動脈拡張(狭窄後拡張)が生じる．PSは単独が多いが，Fallot四徴症，先天性風疹症候群，Noonan症候群(低身長，翼状頸，**両眼隔離症**，停留睾丸，精神発達遅延など)，カルチノイド症候群でPSを合併する．

2) 弁下狭窄(subvalvular PS)

Fallot四徴症や右室二腔症に合併する．肺動脈弁狭窄による右室肥大(特に漏斗部肥厚)で二次的な右室二腔症が生じる．

3) 弁上狭窄(supravalvular PS)

主肺動脈～末梢肺動脈に狭窄を生じる．好発部位は動脈管が合流する左肺動脈起始部．多くは他の先天性疾患と合併する．成人で発見されることはまれである．

2 臨床所見

成人まで無症状なことが多い．加齢に伴う弁の線維化，石灰化で狭窄が強くなると労作時呼吸苦，右心不全が生じ，重症化する

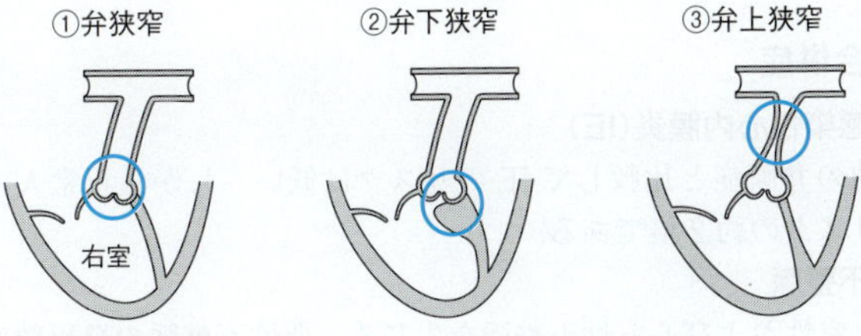

図1 PSの分類

と失神, チアノーゼ, 胸痛を伴う.

3 診断

1) 心エコー

経食道エコーでの PS 評価は困難であり, 経胸壁エコーで行う. PS では弁肥厚, 収縮期開放制限, 弁尖のドーム形成(doming)を認める. 肺動脈弁の血流速度から圧較差 [$4 \times$ (血流速度 m/秒)^2 (Bernoulli 式)] を推定する.

2) 右心カテーテル検査

通常は心エコーで診断可能である. 重症度評価が困難な場合に施行する.

3) 重症度分類(ACC/AHA ガイドライン, 2008)

重症度	エコーの推定 〔最大速度(m/s)$^2 \times 4$〕
軽 症	肺動脈弁前後の最大圧較差<36 mmHg
中等症	最大圧較差 36〜64 mmHg
重 症	最大圧較差>64 mmHg(平均>30〜40)

4 自然歴と経過観察

長期的にみてカテーテル治療や手術が必要となるのは約 5% 程度. 軽症(最大圧較差<25 mmHg)であれば, 10 年経過でも 96% は手術を必要としない. 中等症で有症状なら治療を行う. 重症例の多くは手術適応であり, 症状を問わず治療介入が必要である. 治療後の予後は良好.

PS 単独の経過観察は, 軽症ならば 5 年ごとの診察(心電図, 心エコー)でもよい. 中等症以上でも無症状であれば 2〜3 年ごとの診察でよい.

5 合併症

1) 感染性心内膜炎(IE)

他の弁膜症と比較して IE のリスクは低い. しかし正常人の感染リスクの約 2 倍である.

2) 不整脈

上室性および心室性不整脈を生じる. 悪性不整脈の発現頻度は高くない.

3）妊娠

軽症〜中等症例は問題なく妊娠・出産可能．重症例は，妊娠前（〜妊娠中）にバルーン拡張術を施行することでリスク軽減が可能．

6 治療

有症状で中等症（圧較差＞40 mmHg）なら治療を考慮．重症例では症状を問わず治療介入が必要である．PS 治療後の予後は良好．

1）経皮的バルーン肺動脈弁形成術（PBPV）

交連癒合型のドーミングした肺動脈弁狭窄や末梢型肺動脈狭窄に対して PBPV は効果的である．弁上（主肺動脈狭窄）・弁下狭窄にはあまり有効でない．小児期 PBPV でのバルーン径はかつて肺動脈弁輪径の 140％程度が選択されたが PBPV 後 10〜40％に肺動脈弁逆流が生じるため，現在では 120％程度のバルーン径が使用される．成人例では固定性の優れたイノウエ・バルーンを用い，やや小さめの径から始める．

2）外科的治療

高度な弁変性，重症弁逆流，狭小弁輪，弁下・弁上狭窄などの場合には手術（交連切開術，弁形成術，右室流出路拡大術，肺動脈拡大術）の適応となる．手術の場合，合併症（三尖弁逆流や不整脈）に対する処置（弁輪形成術や Maze 手術など）も同時に可能である．

〈浅野 拓〉

● 文献

1) Warnes CA, et al: Circ 118: e714-833, 2008 (PMID: 18997169)
2) Drenthen W, et al: J Am Coll Cardiol 49: 2303-2311, 2007 (PMID: 17572244)
3) Weyman AE, et al: Circulation 56: 769-774, 1977 (PMID: 912836)

J 連合弁膜症 combined valvular disease

4つの心臓弁膜（大動脈弁，僧帽弁，三尖弁，肺動脈弁）のうち2つ以上の弁膜に障害がある場合を連合弁膜症という．大動脈弁と僧帽弁の両弁疾患の組み合わせが多い．以前は連合弁膜症といえばリウマチ性を意味したが，現在では異なる病因によるものも含める．連合弁膜症では血行動態が複雑になり，重症度評価も困難になる．臨床研究は少なく，各々の血行動態を把握して内科的・外科的治療方針を決定しなければならない．ここでは，主に左心系の連合弁膜症の血行動態と注意点について述べる．

1 連合弁膜症の主な組み合わせパターン（大動脈弁と僧帽弁）

略語表記 S：狭窄，R：逆流	大動脈弁（A弁）狭窄	大動脈弁（A弁）逆流	僧帽弁（M弁）狭窄	僧帽弁（M弁）逆流
1) AS(r)＋MS(r)	◎	×～○	◎	×～○
2) AS(r)＋M(s)R	◎	×～○	×～○	◎
3) A(s)R＋MS(r)	×～○	◎	◎	×～○
4) A(s)R＋M(s)R	×～○	◎	×～○	◎

（　）内は軽い病変．例えばASrはASが主体で，Arは軽症
※ ICD-10分類（国際疾病分類第10版）では連合弁膜症は慢性リウマチ性心疾患〔I（アイ）05～09〕のI08に分類される．I08.0：僧帽弁及び大動脈弁の合併障害．I08.1：僧帽弁及び三尖弁の合併障害．I08.2：大動脈弁及び三尖弁の合併障害．I08.3：僧帽弁，大動脈弁及び三尖弁の合併障害．I08.8：その他の連合弁膜症．I08.9：連合弁膜症，詳細不明　となっている．

2 病態生理と注意点

1）AS＋MS（俗にSS patternともいう）

ほとんどがリウマチ性連合弁膜症である．MSにより左室充満は低下し，同程度の単独ASに比べて心拍出量は低下する．心拍出量低下のため弁口面積は小さく測定され（過大評価），逆にドプラ法での圧較差は低く測定される（過小評価）．測定法により乖離が生ずるので要注意．有症状例は手術を検討する．内科的治療はあくまでも姑息的である．拡張時間が短縮すると血行動態が悪化しやすいので心拍数管理には注意する．心原性失神がみられなければ頻脈の程度をみながら少量のβ遮断薬を注意深く使用す

る．前負荷を軽減させる利尿薬は極力控えたい．使用するならばspironolactone から慎重に用いる．

2) AS+MR

ASの存在により左室圧が上昇し，MRを増悪させる．中等度以上のMRならば，左室駆出血流量が減少するので，AS+MSの場合と同様に，ドプラ法による弁口面積と圧較差によるAS評価に乖離が生じるのでAS評価は難しい．僧帽弁に器質的異常がなければ(機能的MR)，AS修復後にMRは軽快する可能性が高いので僧帽弁の形態評価には注意を要する．

3) AR+MS

実際にはMS+ARが多い．この組み合わせの血行動態はMSと類似している．ARが中等度になってもMSのため左室充満が制限され，左室前負荷が軽減しARによる容量負荷の評価を困難にする．ARが高度でも血行動態面での亢進は比較的少ないことも多い．

4) AR+MR

両病変とも左室容量負荷を生じ，左室拡大をきたす．ARの容量負荷による僧帽弁輪拡大でも機能性MR(functional MR; FMR)が生じる．しかし僧帽弁の適応能力は高く，慢性ARでLVEDVが増大してもFMRの出現頻度は5.6%と低い[2]．FMRの診断には僧帽弁の詳細な形態評価が必要である．

5) MS+T弁(三尖弁)

MSでは肺高血圧を合併するためTR，特に機能的TR(FTR)を惹起しやすい．右室拡大による弁輪拡大が強ければ弁輪形成術(TAP)．T弁の高度変型や腱索断裂があればTVRを考慮する．

3 治療

連合弁膜症では，両弁の機能不全が相乗的に血行動態に悪影響を及ぼすため，単独弁疾患に比べて弁機能不全の程度に比してより早期から重症の症状を呈することが多い．内科的治療はあくまでも姑息的である．症状の悪化や心エコー上の進行がみられれば外科的手術を検討する．血行動態的には，狭窄症には心拍数管理以外の内科治療は無力であるが，逆流症には血管拡張薬，利尿薬などの内科治療がある程度介入できる．狭窄(AS，MS)と逆流(AR，MR)の組み合わせ(AS+MR，AR+MS)では重いほうの弁膜症の治療に少し重点をおく．例えばAS>MRならばAS，

AR＞MSならばARを中心に考えるが，両弁とも有意障害があるのであくまでも相対的な話である．

4 外科治療の適応と成績

　大動脈弁と僧帽弁の両弁の手技選択は基本的には単弁疾患と同様であり，弁形成術や弁置換術などを企画する．両弁置換の院内死亡率は単弁置換に匹敵するまで低下している．しかしMVRの術後遠隔期合併症はAVRよりも高い．高齢者，特に超高齢者以外は極力MVRは避けたい．

1）連合弁膜症の手術適応

- NYHA分類3～4度の心不全患者
- 症状悪化や低い運動耐容能，心房細動出現，血栓塞栓症，左房内血栓，形態や機能的悪化を認める場合
- 有意な連合弁膜症患者にCABGや上行大動脈手術を行う場合
- 症状が軽微な患者でも，片方の弁膜病変が手術適応基準を満たしている場合

※連合弁膜症の血行動態的評価は難しく，血行動態評価でclear cutな手術適応はできない．A弁疾患(AS, AR)はMRを増強させる．機能的MR(FMR)を考慮すれば，MR Ⅲ度の手術適応は慎重に行う．形態的異常(弁輪拡大，弁尖の逸脱，弁尖の可動性制限など)があればFMRの可能性が低く，Ⅲ度以下のMRでも僧帽弁手術が必要である．M弁疾患(MS, MR)はA弁疾患(AS, AR)を過小評価するので注意が必要である．

2）手術成績

　日本胸部外科学会の報告(2009年，2013年)では，AVR，MVR単独の院内死亡率3.5→2.9％，5.3→5.4％の推移に比べてAVR+MVRは7.9→4.9％と大幅に改善している．二弁の再弁置換(Redo)の院内死亡(2013年)は11.2％(10/89)である．CABGを同時に行った二弁修復は17％(246/1443)である．

(高尾信廣)

● 文献

1) 弁膜疾患の非薬物治療に関するガイドライン　循環器病の診断と治療に関するガイドライン2012年度版
2) Beaudoin J, et al: J Am Coll Cardiol 61, 1809-1816, 2013 (PMID: 23500248)

K 人工弁の管理

人工弁は大きく①機械弁(ボール弁,ディスク弁,傾斜ディスク弁,二葉弁),②生体弁(自己弁,同種弁,異種生体弁)に分かれる.ボール弁は既に臨床現場では使用されていない.人工弁置換術後の管理に必要な要点を述べる.
※注意:現在の人工弁の素材はカーボン(炭素樹脂)とチタン(titanium)という非磁性金属でありMRI検査は問題ない.1970年以前(Star-Edward 600番以前)の製品は禁忌である.

1 合併症:人工弁に伴う主な合併症

1) 人工弁機能不全:
   - 構造的弁劣化[*1]:人工弁そのものに起因する弁機能不全.
   - 非構造的弁劣化[*1]:パンヌス[*2]形成による弁葉可動不全,人工弁周囲逆流,溶血性貧血など.
   - 血栓弁:感染症(−).弁や弁周囲の血栓形成による機能不全.
2) 人工弁心内膜炎(感染弁):全人工弁の約2%に発生.
3) 塞栓症:感染症(−).術後(麻酔覚醒後)に生じたすべての塞栓症.術中脳梗塞や非血栓物質に起因する塞栓は除く.
4) 出血性合併症

[*1] 感染弁および血栓弁は除く.
[*2] パンヌス(pannus):蓋状に覆う線維性組織で,異物に対する生体反応と推定されている(機序不明).弁組織,特に人工弁置換後の大動脈弁に多く,人工弁の左室側を覆うように育つ.

1) 人工弁機能不全

(1) **生体弁の寿命**:大動脈弁位の耐久性(15年)は60歳以上で85%,70歳以上で95%程度である.50歳以下では約60%である.僧帽弁位では大動脈弁位よりも耐久性は短い.動物実験ではスタチンによる生体弁の石灰沈着軽減が確認されている.

(2) **機械弁の寿命**:弁自体の機械的耐久性は30年以上とされるが,実際には血栓弁,パンヌスなどで再手術も多い.実質的寿命は15〜20年程度?である.Björk-Shiley弁の15年累積生存率は大動脈弁位で約85%,僧帽弁位で約80%である.

(3) **人工弁機能不全**(prosthetic valve failure;PVF):スタックバ

ルブ(stuck valve)，弁座逸脱，弁破壊(特に生体弁)などで人工弁は機能障害に陥る．機能的および形態的に弁機能を評価する．スタックバルブとはパンヌスや血栓による弁葉可動不全(開放障害や閉鎖障害)をいう．前駆症状は非特異的な感冒症状が多く，特徴的な心不全(急激な進行と突然の自然軽快)をみたときにはスタックバルブを疑う．

・最大流速，圧較差，圧半減時間の変化：開放障害では血流速度が増加するが，血流，弁の種類，サイズ，心機能などで値は変化する．絶対的基準ではない(下表)．

	最大流速	平均圧較差(mmHg)	圧半減時間
大動脈弁位	<3.0 m／秒	<20	
僧帽弁位	<2.0 m／秒	機械<5，生体<7	PHT<200 ms
三尖弁位	<1.5 m／秒	<5	PHT<200 ms

※個人ごとの術後データを経時的に比較することが大切である．

・人工弁最大開放角：弁透視による開放角計測は低感度だが，簡便で，特異性が高い．最大開放角はBjörk-Shiley弁では正常下限は50°以上である(置換弁位，調律に無関係)[2]．

● 人工弁最大開放角(僧帽弁位)の術後経時的変化[2]

Björk-Shiley弁 最大開放角	術後1か月	術後6か月
	57.2±2.1°	56.3±2.9°

・閉鎖障害：閉鎖障害では弁閉鎖ドプラシグナルの遅延や異常な逆流が出現する．弁周囲漏出(perivalvular leak)を認める時には弁輪部縫合不全による弁座逸脱や人工弁心内膜炎(PVE)に注意する．

(4)血栓弁：血栓弁(機械弁)の発生頻度は1〜2％／患者・年で，僧帽弁位により多い．人工弁クリック音の減弱・消失(約半数)と人工弁開放角の低下(最大開放角<50°)が重要である．血栓溶解療法による塞栓症合併率10〜30％，致死率5〜10％程度である．血栓溶解療法はより発症早期(≦1週間)のほうが効果的(成功率85〜90％)とされ，無症候期の血栓弁に選択されることが多い．重症心不全や強い開放制限(<40°)を伴う進行した血栓弁に対する血栓溶解療法は塞栓症や再発を起こしやすいので緊急回避以外は再手術を検討する．ただし，再手術の周術期死亡率は高い．

2) 血栓弁の治療

　血栓弁の治療法は統一見解がなく，経験で大きく左右される．ガイドライン上は，手術のほうが優勢である（IIaとIIbの違い）．一般論として，手術の禁忌がなく，次のいずれか（NYHA III～IV度，血栓が大きい，左房内血栓）であれば手術を考慮する．しかし高手術リスクや早期の血栓弁（血栓量が小さく無症候）の場合，血栓溶解療法も選択肢に入る．以前は急性心筋梗塞や肺血栓塞栓などと同じ方法（急速静注＋持続点滴）でt-PAが使用されたが，最近超低速血栓溶解療法が報告され，期待されている．

● 超低速血栓溶解療法（ultraslow thrombolytic therapy[3]）

　PT-INR＜2.5を確認，NYHA IV度は対象外，NYHA IV度は低速療法

t-PA（alteplase 1,450万IU/25 mg）を25時間で点滴静注

・alteplase：アクチバシン，グルトパ．1 mg　約5,000円
　$t_{1/2}$（43.5万IU/kg　1時間点滴静注）　1.4時間，GFR無関係
・急速静注（bolus shot）はせず，持続点滴のみ．点滴終了後6時間は未分画heparinでAPTTを2倍（1.5～2.5）に保つ．血栓溶解の反応を評価して，最大8回（合計200 mg）まで繰り返す．重篤な合併症の80％は2回目までに生じている．
・成功率：累積成功率は90％（実施回数の中央値は2回）
　合併症：6.7％（死亡0.83％，非致死的重篤合併症3.3％）
　低速療法（25 mg，6時間）と比較して減少（6.9 vs 10.5％）．

● 超低速血栓溶解療法の実施回数ごとの成功率と合併症頻度[3]

累積（％）	①	②	③	④	⑤	⑥	⑦	⑧
成功率	20	60	75	81	85	87	88	90
合併症	2.5	4.2	5.0	5.0	5.0	6.7	6.7	6.7

3) 人工弁心内膜炎（感染弁）

　人工弁心内膜炎（prosthetic valve endocarditis；PVE）：早期（≦術後60日）は機械弁に多く（約80％），菌はコアグラーゼ陰性ブドウ球菌＊，黄色ブドウ球菌が多い．晩期（＞術後60日）は機械弁と生体弁が半々，菌は連鎖球菌，ブドウ球菌，腸球菌が多い．PVEは通常のIEより難治性で重症化しやすい（病院死亡率30～40％）．合併症がなく，感受性菌による初回PVE以外は原則，再手術を心臓外科医と検討し，時期や方法などを決定する．

● 人工弁心内膜炎の手術適応

- 人工弁機能不全によるうっ血性心不全
- 抵抗性感染，特に感染管理不良例（弁輪膿瘍，仮性大動脈瘤形成，房室伝導障害の出現，疣腫の増大傾向 [≧10 mm]），真菌，高度耐性菌
- 感染性塞栓症

　手術が適応であるだけでなく，その実施タイミングも大切である．特に菌が同定，感受性が判明していれば，手術時期は以前より早めになっている．有効と思われる抗生剤治療後3～5日してもコントロールが不十分な場合に手術を考慮する．血行動態不良の重篤例ほど緊急手術を考慮する．

* ブドウ球菌は，黄色ブドウ球菌，表皮ブドウ球菌，腐性ブドウ球菌に分類．コアグラーゼ産生性は病原性と関連．ヒトで分離されるブドウ球菌でコアグラーゼ産生陽性は黄色ブドウ球菌のみ．コアグラーゼ陰性ブドウ球菌(CNS)とは，黄色ブドウ球菌以外のブドウ球菌(≒表皮ブドウ球菌)を意味する．

2 抗凝固療法

　血栓塞栓症は人工弁管理に伴う厄介な合併症の1つである．抗凝固療法を行う場合に考慮すべき点として，人工弁位，人工弁種，血栓塞栓の危険因子(心房細動，左室機能不全，血栓塞栓の既往，左房内血栓，左房径拡大 50 mm 以上)がある．

1) 機械弁

　機械弁置換患者では全例に warfarin による抗凝固療法が必要である．本邦のガイドラインでは人種差を考慮して欧米のガイドラインの推奨より PT-INR 値をやや低めに設定している．現時点では機械弁に対して新規経口抗凝固薬(NOAC)による抗凝固療法の適応はない．

- 大動脈弁位＋低危険因子：二葉弁や Medtronic Hall 弁なら PT-INR 2.0～2.5．他のディスク弁なら PT-INR 2.0～3.0．
- 大動脈弁位＋高危険因子：PT-INR 2.0～3.0
- 僧帽弁位：PT-INR 2.0～3.0

※消化管出血などの重篤な出血合併時の抗凝固療法ガイドラインはない．しかし機械弁置換後，特に僧帽弁位では不用意に抗凝固療法を中止してはいけない．heparin の持続投与に切り換

え，出血をみながら APTT 50〜60 秒程度に調節する．大動脈弁位ならばやむを得ず抗凝固療法を短期間中断する．出血コントロールがついたら heparin で再開する．

2) 生体弁

生体弁は経年的構造劣化率が高いが，血栓塞栓症の発生が低いため抗凝固療法が必須ではない．ただし弁置換後 3 か月以内は血栓塞栓症のリスクが高く，warfarin による抗凝固療法（PT-INR 2.0〜3.0）を行う．血栓塞栓症のリスクが高い場合は以後も PT-INR 2.0〜2.5 で抗凝固療法の継続が望ましい．

3) 侵襲的処置時の抗凝固療法

歯科処置に関しては抜歯時含め基本的には抗血小板薬と同様 warfarin は中止しない．比較的出血が予想される大手術では，warfarin は 72 時間前までに中止し，APTT 55〜70 秒を目標にヘパリンの持続投与に切り換える．術当日は執刀 4〜6 時間前にヘパリンを中止し，術後活動性出血がないことを確認され次第ヘパリン持続投与を再開し，warfarin にて PT-INR 2.0 以上になるまで継続する．それでも周術期に機械弁の約 1% で血栓塞栓症が発生する．大動脈弁位のみの機械弁では，heparin 化しない施設もある[4]．

3 感染性心内膜炎の予防

人工弁置換術後の患者では，歯科口腔，呼吸器，消化器，泌尿生殖器などにおける外科的手技や処置に伴い菌血症から人工弁感染性心内膜炎を発症することがあり，高リスクとして処置前に抗菌薬の予防投与が推奨される．推奨抗菌薬を以下に示す．

1) 歯科・呼吸器・食道領域

> 処置 1 時間前に AMPC[*1] 2 g 経口
> ・ペニシリン過敏症：処置 1 時間前に CLDM 600 mg または CAM[*3] 500 mg
> ・内服困難：処置 30 分前に AMPC 2 g または CLDM[*2] 600 mg を点滴静注

2) 泌尿器科領域

> ABPC[*4] 2 g＋GM 1.5 mg/kg を点滴静注
> ・ペニシリン過敏症：VCM[*5] 1 g＋GM[*6] 1.5 mg/kg を点滴静注

*1 AMPC：amoxicillin, *2 CLDM：clindamycin,
*3 CAM：clarithromycin, *4 ABPC：ampicillin,
*5 VCM：vancomycin, *6 GM：gentamicin.

（高尾信廣）

● **文献**

1) 弁膜疾患の非薬物治療に関するガイドライン　循環器病の診断と治療に関するガイドライン2012年度版
2) 難波宏文：岡山医学会雑誌 10: 265-280, 1988
3) Özkan M, et al: Am Heart J 170: 409-418, 2015 (PMID: 26299240)
4) Daniels PR, et al: Thromb Res 124: 300-305, 2009 (PMID: 19232682)

side memo
30 人工弁の進歩

　1960年代より本格導入された人工弁(代用弁；prosthetic valve)は当初から，プラスティックと金属リングで作成される機械弁(mechanical valve)と，ブタ大動脈やウシ心膜を脱抗原処理し作成される生体弁(bioprosthetic valve)の2方向で開発が進められた．初代生体弁は耐久性が数年以内と極端に短く，これを機械弁で再弁置換する手術が多数あった(70年代後半～80年代前半)．

1 機械弁の時代

　機械弁は，leaflet部分にpyrolite carbonを使用することでほぼ終生的耐久性が得られる．さらに初期の①ball弁 ⇒ ②傾斜disk弁(tilting disk valve) ⇒ ③二葉弁(bileaflet valve)と進歩し，優れた流体力学的特性が得られ，有効弁口面積の広い人工弁が1980年代に完成して今日に至っている(図1)．この流れから機械弁全盛ともいえる時期(1990年代前半)を迎えた．

2 生体弁の時代

　機械弁置換では異物接触により発動される血栓形成性を防止するために厳格な抗凝固治療が必要という最大の欠点が浮かび上がった．一方，脱抗原性のみならず，Ca沈着や変性をかなり防止できる処理法が開発され第二世代の生体弁が誕生した．新陳代謝の関連から65～70歳以上の患者に用いると20年ほどの完全耐用性が実現されるに至り，さらにその優れた抗血栓性(抗凝固剤不要)から再認識されるようなった．この過程は，リ

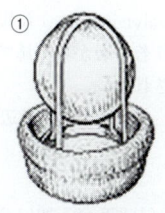

①	②	③
Starr-Edwards caged ball valve	Medtronic-Hall tilting disk valve	St. Jude Medical bileaflet valve

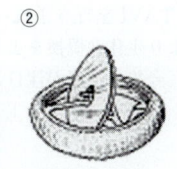

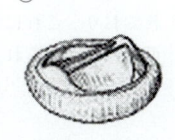

図1　機械弁の変遷

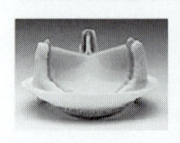

Carpentier-Edwards
牛心膜生体弁
PERIMOUNT

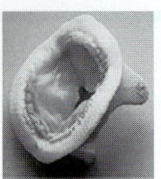

Medtronic Mosaic
生体弁
Mosaic

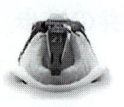

Medtronic Mosaic
Ultra 生体弁(ブタ)
Mosaic Ultra

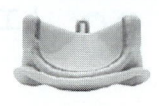

Carpentier-Edwards
牛心膜生体弁
PERIMOUNT MAGNA

図2 **日本で販売されているステント付生体弁(2010年)**

ウマチ性(僧帽弁病変主体で心房細動を伴う)から変性性の僧帽弁逆流性弁膜症と加齢性の大動脈弁硬化性弁膜症(多くは洞調律)が主体となって増加してくる時代の流れと重なり,僧帽弁については弁形成がさかんに適用され,大動脈弁については生体弁使用が第一適用されるのが現状となっている(図2).2011年の胸部外科学会統計によると20,000例弱の弁膜症手術内での弁置換手術約15,000例中,生体弁:機械弁≒2:1となっている[1].生体弁の課題として機械弁に比して有効弁口面積が狭いことがあり,このために弁尖を支える金属リング(stent)がない,stentless valve が開発されたが,装着の技術的困難性があり,弁口面積の広い第三世代の stent valve が開発利用されるに及んで,狭小大動脈弁輪の患者も含めて後者が利用されることが通常となっている[2].

3 TAVI の登場

折りたたんだ人工弁を経カテーテル的に運んで大動脈弁位で固定装着する TAVI(transcatheter aortic valve implantation)が2002年に臨床適用され,2013年から本邦でも使用できるに至り,弁膜症治療は epoch を迎えている.生体弁置換患者の生体弁内に重ねて TAVI を行う手技(valve-in-valve)も報告されており,これにより生体弁置換をより若年層から実施できる可能性も考えられ,今後の進展が注目される[2].

(渡辺 直)

● 文献

1) Amano J, et al: Gen Thorac Cardiovasc Surg 61: 578-607, 2013 (PMID: 23990117)
2) 島村和男,他:人工臓器 40:161-164,2011

3 心筋症

A 肥大型心筋症 hypertrophic cardiomyopathy(HCM)

　肥大型心筋症(HCM)の特徴は，遺伝子異常・形態的特徴・病態生理・臨床病型に著しい多様性を認めることである．臨床上の多様性として，生涯無症状で日常生活ができる患者がいる一方で，HCMに関連した種々の症状(不整脈，肺うっ血，心拍出量低下，心筋虚血など)を呈する患者も多い[1〜3]．有症状症例での治療目的は，原因となった病態を治療して日常活動の制約を解除し，生活の質を向上させることと，一部の高リスク群での突然死を予防することである．

1 症状・徴候

　易疲労感，呼吸困難，狭心痛，非定型的胸痛，動悸，失神発作などの症状のために受診する場合や，突然の心肺停止にて救命センターに搬送される場合もあるが，無症状ながら健康診断の心電図異常(左室肥大)が診断のきっかけとなることも少なくない．

2 鑑別診断

　高血圧や弁膜症がないにもかかわらず，心電図や心エコー図において左室肥大をきたす疾患はHCMの鑑別となる．心室中隔(あるいは心尖部)の壁厚≧15 mm，かつ，後壁の非肥大部壁厚に対する中隔壁厚の比率≧1.3の非対称性肥大の基準を満たす他の疾患は少ない．むしろ，心エコー図において心尖部や側壁に限局した肥大や，心尖部が瘤化した心室中部閉塞型を見落とす場合がある．HCMが疑われても心エコー図で十分に評価できない場合には心臓MRIなどを追加したほうがよい[2]．心Fabry病の鑑別(☞ p215)にも有効である．

3 診断および重症度評価

1) 診断
HCM の診断は心エコー図および心臓 MRI による形態・機能評価で十分である．また，MRI では 50％以上にガドリニウムによる遅延造影所見を認め，診断の補助として有用である．

2) 重症度評価
HCM の重症度評価は突然死を予測する上で重要である(表1)．また，心機能低下や心房細動に伴う脳塞栓を予防する上でも大切である[2]．以下に危険を予測するポイントを示す．

(1) 病歴
①HCM の家系，特に 35 歳までの突然死の家族歴，②繰り返す失神発作，③NYHA Ⅱ度以上の呼吸困難，④眼前暗黒感を伴う動悸発作．

(2) 心電図
①心房細動あるいは心室期外収縮の連発，②Holter 心電図における非持続性心室頻拍・発作性心房細動の有無．

(3) 心エコー検査
①左室最大壁厚≧30 mm，②左室流出路圧較差：通常，収縮期僧帽弁前方運動があれば圧較差を伴う．正確には連続波ドプラ法で流出路血流速度を測定し，簡易ベルヌーイ式で圧較差を算出する．安静時最大圧較差≧30 mmHg であれば陽性と判断する．③左室拡張末期径≧55 mm であれば拡張相への移行を疑う．

(4) 遺伝子解析
サルコメア構成要素などをコードする遺伝子異常が数多く報告され，予後との関連性も報告されているので，重篤な HCM の家族歴があれば専門カウンセリング外来への紹介が望ましい[3]．なお詳細は，日本循環器学会の策定した「心血管疾患における遺伝学的検査と遺伝カウンセリングに関するガイドライン」を参照のこと．

表1 HCM における突然死の高リスク群

心肺蘇生の既往(突然死生還例)，持続性心室頻拍，多発する突然死の家族歴，予後不良の遺伝子異常，再発性の失神発作，多発性の非持続性心室頻拍，左室最大壁厚≧30 mm，運動時の血圧低下

上記のリスク因子のいずれかを有していれば，高リスク群と考える．

4 内科的治療

上述したように、HCM の臨床像は複雑で多様性に富む。類似した臨床症状を呈していても、その原因がまったく異なることも少なくない。一方、類似した形態と血行動態を示していても、症状が異なることも多いので、個々の症例における臨床症状の原因を解明することが治療に結びつくことを強調したい[1]。

1) 拡張能障害に対する治療

拡張能障害が原因で運動耐容能が低下し、労作時の呼吸困難や易疲労感などの症状を訴える HCM に対しては、verapamil が最も一般的な薬剤として使用される。

ワソラン(verapamil)(1 錠：40 mg)　3〜6 錠　分3

作用機序　verapamil は収縮能に影響を及ぼすことなく、拡張期の心機能指標である最大充満速度を改善する。そして、最大充満速度が verapamil によって改善した症例では、トレッドミルによる運動時間の延長を認める。

インデラル LA〔propranolol(徐放製剤)〕(1CP：60 mg)
1CP　1 回経口で開始

作用機序　β遮断薬も労作に伴う呼吸困難や狭心痛に対して広く使用される。作用機序として拡張能は重要である。心拍数を低下させ拡張期時間を延長させることにより最大充満以降の拡張後期に影響を示す。それ以外に心収縮力の抑制による心筋酸素需要の低下と左室流出路圧較差の低下にも関与している。

2) 左室流出路圧較差に対する治療

左室流出路圧較差による典型的な臨床症状は労作性呼吸困難である。その他、労作性の易疲労感や狭心痛なども認めることがある。左室流出路圧較差は症状の進行や予後と関連しているが、その相対危険度は中等度であり、かつ、後述する侵襲的治療法は危険性を伴うため、まず薬物治療を選択すべきである[2,3]。

リスモダン R〔disopyramide(徐放製剤)〕(1 錠：150 mg)
2〜3 錠　分 2〜3

注意　作用機序としては陰性変力作用が関連している。ただ

し、disopyramide は抗コリン作用を併せ持つために、上室頻脈を生じると心拍数が速くなり HCM の血行動態を悪化させることになるので、少量の β 遮断薬の併用が望ましい.

シベノール(cibenzoline)(1錠：100 mg)　3錠　分3

注意　作用機序は disopyramide と同様に陰性変力作用が考えられているが、長期使用における催不整脈作用に関する安全性は確立していない.

3) 収縮能障害に対する治療

通常、HCM の収縮力は正常を超えて亢進しているため、ジギタリス、カテコールアミンなどの陽性変力作用を有する薬剤は禁忌である。また、左室流出路圧較差を有する症例では、左室容量を減少させる利尿薬やアンジオテンシン変換酵素阻害薬は圧較差を増強させるために使用してはいけない.

一方、拡張相に移行した HCM では、慢性心不全に準じた薬剤(☞ p228)を使用する[2,3]。病状が進行して難治性の心不全となれば心移植の適応も検討する.

なお、血行動態の破綻した HCM では、脱水や貧血に伴う左室流出路圧較差の急性増悪と拡張相 HCM を鑑別した上で治療する必要がある.

4) 上室不整脈に対する治療

上室不整脈、特に心房細動は HCM の経過とともに増加し、約25～30％の症例で認められる。HCM では左室の拡張期充満が左房収縮に依存している割合が高いので、発作性心房細動により突然左房収縮が消失し、さらに、心拍数が速ければ左室充満の障害はより著しいものとなり左房圧は上昇する[1].

アンカロン(amiodarone)(1錠：100 mg)　2錠　分2

注意　副作用の多い薬剤であり、特に間質性肺炎、甲状腺機能障害、角膜障害に対する定期的な検査が必要である(☞ p116).
臨床徴候と副作用モニターを照らし合わせて、可能な限り 50～100 mg／日まで減量したほうがよい。慢性持続性心房細動においても病状の安定のためにはレートコントロールが大切であり、β 遮断薬あるいは verapamil が用いられる[2,3]。ただし、他の心房細動を生じる疾患と比較して、HCM においては心房細動に塞

栓症を合併する頻度が高く，warfarinによる抗凝固療法が必須となる．

> ワーファリン(warfarin)(1錠：1mg)　2〜3錠　分1で開始して調節する

注意　PT-INRが2〜3になるように投与量を増減する(☞ p252)．

5 非薬物治療

HCMにおける非薬物治療は左室流出路圧較差に伴う症状の軽減と突然死の予防に対して適応となる．また，心房細動についても薬物治療に抵抗性で，かつ，著しい左房拡大がない症例ではカテーテルアブレーションの適応となる[3]．

1) 左室流出路圧較差に対する治療

薬物治療に抵抗性で，症状による生活制限が著しい症例に対しては，侵襲的治療法が考慮される．左室流出路圧較差の治療のgold standardは外科手術による左室流出路の心筋切除術(septal myotomy-myectomy)である．しかし，本手術を低死亡率で，かつ，効果的に実施することが可能な施設は限られている．アルコールを用いた経皮的心室中隔焼灼術(percutaneous transluminal septal myocardial ablation：PTSMA)が実施されることも多く，心筋切除術と同等の予後を示す施設がある一方で，将来，催不整脈性起源となり得る梗塞巣を人工的に作り出すことに対する批判もある[4]．

2) 突然死の予防

HCMにおける突然死の予防に有効であるのは植込み型除細動器(ICD)のみである．蘇生された心肺停止や持続性心室頻拍の既往があれば，二次予防としてICD植込みは良い適応である[2, 3]．一方で高リスク群(表1)に対する植込みは議論の余地がある．すなわち，心不全症例などよりも予後が長く，上室不整脈の頻度の高いHCMにおいては，ICDの適切作動よりも不適切作動が多い[3]．一次予防としてICD植込みを行う場合，この点について十分な情報を提供して患者の同意を得た上で，施行する必要がある．

6 予後

　かつて HCM は年間死亡率 3〜6% と予後不良の疾患と考えられていたが，最近の研究の結果では，HCM 全体の年間致死率は 1% 以下と良好であり，2/3 の症例は平均の余命を送ると考えられている[2,3]．予後不良の HCM の問題は，若年時の突然死と，中年時以降の心不全と心房細動に関連した塞栓症，および一部の症例でみられる拡張相への移行である[2,3]．以上より HCM の治療にあたっては対象患者のリスクと自然歴を念頭に入れることが重要である．無症候性の低リスク群では，半年〜1 年ごとの心電図と心エコー図を中心としたフォローでよい．これに対して，中等度以上のリスクを有する症例では，症状と病態を評価しながら慎重に治療を進めていく必要がある．

（近森大志郎）

● 文献

1) 近森大志郎：肥大型心筋症の薬物治療．循環器科 48：561，2000
2) Maron BJ, et al: J Am Coll Cardiol 64: 83-99, 2014 (PMID: 24998133)
3) Elliott PM, et al: Eur Heart J 35: 2733-2779, 2014 (PMID: 25173338)
4) Sorajja P, et al: Circulation 126: 2374-2380, 2012 (PMID: 23076968)

side memo
31 心 Fabry 病

1 病態

　Fabry病は典型的(古典的)と非典型的(心型,腎型)に分類される.典型的(古典型)Fabry病の発症頻度は1〜4万人に1人程度とまれであるが,心Fabry病は左室肥大患者の1〜3%に認められる.ライソソームの水解酵素の1つであるαガラクトシダーゼ(α-GLA)の活性欠損・低下により生じる伴性劣性遺伝の糖脂質代謝異常症.全身臓器(皮膚,腎,神経,眼,心臓)にglycosphingolipidが,進行性に蓄積する.心Fabry病は病変が心臓に限局し,心肥大を呈する.40歳以降に診断されることも多い.

2 臨床病型

　病型は男女で異なり,男性患者(hemizygote)のα-GLA活性は欠損〜低下する.女性患者(heterozygote)では,α-GLA活性は低値〜正常下限まで幅広く,無症状のケースも多い.他の検査所見,詳細な家族歴聴取,遺伝子診断による総合的判断が重要である.遺伝子診断については大日本製薬やジェンザイム・ジャパンの学術部に相談するとよい.

● 古典的Fabry病と心Fabry病の鑑別点

	古典的Fabry病	心Fabry病
臨床症状	被角血管腫,四肢末端痛,低汗症,角膜混濁,腎臓,心臓,脳血管	心臓に限局
発症頻度	まれ:1〜4万人に1人程度	まれでない:左室肥大の1〜3%
発症年齢	少年〜青年	中高年
酵素活性	男　欠損 女　低下〜正常	男　低下 女　低下〜正常

3 臨床所見

　心Fabry病は,臨床的に肥大型心筋症との鑑別が困難である.中高年で発症し,初期は拡張障害が中心で.進行すれば拡張相肥大型心筋症様の病態となる.進行すれば不整脈が出現しやすく,洞不全症候群や房室ブロックなどが出現する.

4 検査

(1) **心電図**：初期は左室肥大，ST-T 変化を認めることが多い．
(2) **心エコー**：臨床的には肥大型心筋症との鑑別が困難．心エコーでは求心性肥大を示す場合が多いが，非対称性の中隔肥大を示す場合もある．大動脈弁，僧帽弁の肥厚も認めることがある．
(3) **心臓 MRI**：心基部の後下壁に遅延造影を認めることが多い．
(4) **血液生化学検査**：血中 α-GLA 活性測定．男性患者の判定は容易であるが，女性患者の判定は難しい．
(5) **心筋生検**：肥大型心筋症が疑われ，心筋生検で封入体がみつかり診断される症例も多い．H & E 染色で心筋細胞内に空胞変性を認め，トルイジンブルー染色で H & E 染色に一致して青色に染色される．電顕ではライソソーム内に層状・年輪状の蓄積物を認める．

・女性患者の診断には皮膚（被角血管腫）や心筋などの生検で封入体の確認か遺伝子検査が重要である．

5 Fabry 病の治療

ヒト α-gal A 酵素蛋白を用いた酵素補充療法が利用可能．発症前や可逆的なうちに治療を開始すべきである．

> agalsidase β　1 mg/kg（投与速度 0.25〜0.5 mg /分）または
> agalsidase α　0.2 mg/kg（投与時間 40〜60 分）を隔週点滴

agalsidase β：ファブラザイム 5・35 mg，agalsidase α：リプレガル 3.5 mg

・重篤なアナフィラキシーや infusion reaction に注意．
・ポアサイズ 0.2 μm のインラインフィルターを使用．

（椎名由美）

文献

1) Nagao Y, et al: Clin Genet 39: 233-237, 1991 (PMID: 1645238)
2) Nakao S, et al: N Engl J Med 333: 288-293, 1995 (PMID: 7596372)
3) Ishii S, et al: Ann Neurol 29: 560-564, 1991 (PMID: 1650161)
4) Moon JC, et al: Eur heart J 24: 2151-2155, 2003 (PMID: 14643276)

B 拡張型心筋症 dilated cardiomyopathy(DCM)

　拡張型心筋症(DCM)は左心室の拡張とびまん性の壁運動低下に伴う心臓収縮機能低下を基本病態とする．この中で，原因が特定される疾患を二次性心筋症，除外診断の後に原因が特定できない疾患を特発性拡張型心筋症と定義する[1]．DCM は陳旧性心筋梗塞とともに，収縮不全による心不全の2大原因疾患であり，薬物治療および心室再同期療法(CRT)などのデバイス治療の原理を理解する上でも重要な疾患である[2, 3]．

1 症状・徴候

　DCM で CCU に入院する症例のほとんどは急性心不全か慢性心不全の急性増悪の病態を呈しており，NYHA Ⅲ度以上の呼吸困難や起座呼吸が主訴であることが多い．なお，一部では重症の不整脈に基づく臨床症状を示す．これらに対する急性期治療は，おのおの急性心不全および不整脈(☞ p109)の項に述べられている．このため本項では DCM の診断の進め方と，長期予後を考慮に入れた治療について重点的に記す．

2 鑑別診断

　DCM と鑑別を要する疾患は多いが，日常の臨床で遭遇する可能性の高い疾患は限られている．このため，主な疾患についてのみ診断の鍵を以下に述べる．

● DCM と鑑別を要する臨床的に重要な疾患

> 高血圧性心臓病，虚血性心疾患，心筋炎後病変/慢性心筋炎，アルコール性心筋疾患，心サルコイドーシス，甲状腺機能低下症，脚気心，産褥心筋症，頻脈誘発性心筋障害

1) 高血圧性心臓病を疑う所見

　明らかな高血圧の持続の病歴があり，中年以後に生じる．動脈硬化の進行を示唆する所見が多い(眼底所見など)．形態的および血行動態的には DCM と区別できない．

2) 虚血性心疾患を疑う所見

　明らかな心筋梗塞の病歴と心電図所見があれば問題とはならない．冬眠心筋においては，びまん性の壁運動低下を呈することが

あり注意を要する．負荷心筋シンチ，心臓 MRI および冠動脈造影により鑑別される．

3) 心筋炎後病変／慢性心筋炎

急性心筋炎の病歴の有無は必ず確認すること．緩徐に進行する慢性心筋炎は DCM との鑑別が困難で，組織生検が必要である．

4) アルコール性心臓病を疑う所見

アルコールの多飲歴：日本酒 4〜5 合を毎日，約 10 年との目安もあるが，大酒家の飲酒量の自己申告は信頼性に乏しいので注意が必要．アルコール性肝障害を同時には認めないこともある．脚気心との鑑別が必要．治療には完全な断酒が不可欠で，飲酒の再開は病状を増悪させる．

5) 心サルコイドーシスを疑う所見

皮膚・眼サルコイドーシスのほうが肺サルコイドーシスよりも心合併の頻度が高い．中年女性の伝導障害(房室ブロック，脚ブロック)は要注意．心エコーにおける心室中隔基部の限局性の菲薄化は特異性の高い所見である．病変は心筋内に散在していることが多く，生検の診断率は 20〜30％ と低い．ガリウム SPECT-CT，FDG-PET，MRI などの画像診断が有効である．

6) 甲状腺機能低下症を疑う所見

ホルモン異常による易疲労感と体液貯留による浮腫・心拡大などを認める．通常の心不全とは異なり，徐脈，高コレステロール血症，CPK 高値が目立つ．甲状腺ホルモン値および TSH の測定にて診断される．

7) 脚気心を疑う所見

心不全の患者で脈圧の増大，四肢の錯感覚を認めれば本症を疑う．偏食，アルコール多飲の有無を確認．左室収縮能低下を伴うこともあるが，右心不全が主体となることが多い．ビタミン B_1 (サイアミン)測定のための採血を実施後，結果を待たずにサイアミンを投与する．重症度にもよるが，通常，血行動態は速やかに改善する．

3 診断および重要度評価

1) 診断

新規発症の心不全を呈する症例で，心エコー図により左室の拡大とびまん性の壁運動低下が認められれば，DCM を念頭において上記

疾患の鑑別を行う．最終的には心臓カテーテル検査による冠動脈疾患と，心内膜心筋生検による二次性心筋症の除外が必要である．

● **心内膜心筋生検で診断可能な臨床的に重要な病変**

> 心筋炎，巨細胞性心筋炎，doxorubicin（アドリアマイシン）心毒性，心アミロイドーシス，心サルコイドーシス，心ヘモクロマトーシス，心内膜弾性線維症，好酸球増多症候群，不整脈原性右室心筋症，Fabry病，ミトコンドリア脳筋症，カルチノイド病

2）重症度評価

DCMは慢性進行性疾患であり，一般的に罹病期間が長いほど緩徐ながらも重症化する．新規発症例の予後予測因子についてはいくつかの報告があるが，左室拡張末期径>70 mm，MRIによる遅延造影面積や血流シンチグラフィによる大欠損などが重症度に関連する[4]．

4 内科的治療

1）慢性心不全に対する薬物治療

β遮断薬，アンジオテンシン変換酵素阻害薬／受容体拮抗薬，利尿薬，ジギタリスの4剤が治療の中心である（慢性心不全の治療☞ p228）．特にβ遮断薬は少量から開始し漸増するため導入しづらいが，必須の治療法である．この際，内因性交感神経刺激作用のあるβ遮断薬は予後を悪化させるため，エビデンスのあるcarvedilol, bisoprolol, metoprololを選択することが望ましい[2]．

2）上室性不整脈に対する治療

①上室性不整脈，特に心房細動はDCMの経過および心機能低下とともに増加し，血行動態を増悪させる因子となる．このため洞調律の維持は重要であるが，DCMでは元来収縮能が低下しており陰性変力作用を有する抗不整脈薬の使用は注意が必要である．この点で陰性変力作用の少ないamiodaroneの有効性が高い．

アンカロン（amiodarone）（1錠：100 mg）　2錠　分2

注意　副作用の多い薬剤であり，特に間質性肺炎，甲状腺機能障害，角膜障害に対する定期的な検査が必要である．

②心房細動が慢性化すれば，心拍数のコントロールが不可欠であるが，すでにジギタリス，β遮断薬が用いられることが多く問題となることは少ない．ただし，他の心房細動を生じる疾患と比較して，DCMでは心機能低下や心不全を伴っているので心

房細動に塞栓症を合併する頻度が高く，warfarin による抗凝固療法が必須となる．

ワーファリン(warfarin)(1錠：1mg)　2～3mg　分1で開始して調節する

注意　プロトロンビン時間(PT-INR)が2前後になるように投与量を増減する(☞ p252)．

5 非薬物的治療

1) 慢性心不全に対する非薬物治療

難治性心不全に対して両心室をペーシングすることにより左室の有効収縮を増加させる CRT は，血行動態と自覚症状および予後を改善させることが実証された治療法である[3]．

● 心室再同期療法(CRT)の適応基準

1) 強力な薬物治療でも NYHA Ⅲ度以上の症状がある場合
2) 心電図にて洞調律で QRS 幅が 120 msec 以上

左室 dyssynchrony をどのようにして評価するかについては議論が多く，組織ドプラ・イメージングでも確定した指標はないのが現状である．

2) 心室性不整脈に対する治療

心室性不整脈，特に心室頻拍の認められる DCM 例は不整脈死のリスクが高く注意を要する．心房細動と同様に amiodarone が使用されることもあるが，大規模臨床試験の結果，DCM に対する植込み型除細動器(ICD)の不整脈死予防のエビデンスが確立している[5]．

3) 慢性心不全に対する外科治療

補助人工心臓システムの進歩により，心移植の適応あるいは適応相当と考えられる症例に対して，心不全の急性増悪による重症心不全を軽減することができる．さらに，植込み型補助人工心臓の装着により在宅治療も可能となった[6]．

● 植込み型補助心臓の適応基準

1) 心移植適応基準に準じた末期的重症心不全．
2) 広範かつ詳細な選択/除外基準が設定されているので，日本循環器学会の策定した「慢性心不全治療ガイドライン」を参照のこと．

本邦でも1999年に脳死後の臓器移植が再開され，さらに，2010年より改正臓器移植法が施行されてから日本の心移植は一定の成績が得られるようになってきた．ドナー不足という問題はあるが，DCM治療の最後の手段と考えられている．

● 心移植の適応基準

1) 60歳未満の特発性心筋症の末期患者で，従来の治療法では救命ないし延命の期待がもてないもの．
2) 広範かつ詳細な適応/除外条件，適応の決定があるので，日本循環器学会の策定した「慢性心不全治療ガイドライン」を参照のこと．

日本循環器学会心臓移植適応検討小委員会が最終判定する．適否は書類審査であり，膨大な検査データが必要となるので，検査，治療を進める前に一読しておく必要がある．

6 予後

DCMの自然歴として有名なMayo Clinicの報告(1960～1970年代初めの治療結果)では，3年生存率約50％，5年で約40％，10年で約30％と予後は不良であった[7]．心不全に対する薬物治療の進歩に伴い，DCMの予後も改善している．Johns Hopkins大学の報告(1980～1990年代終わりの症例)では，3年生存率は約80％，5年で約75％，10年で約60％と以前ほど悪い予後ではなくなっている[8]．しかし，DCMが難治性かつ進行性であることに変わりはなく，注意深い経過観察が必要である．

〈近森大志郎〉

● 文献

1) Roberts WC: Am J Cardiol 63: 893, 1989 (PMID: 2929454)
2) 近森大志郎，他：三田村秀雄，他(編)：EBM循環器疾患の治療．中外医学社，p327，2001
3) Moss AJ, et al: N Engl J Med 361: 1329, 2009 (PMID: 20178156)
4) McNamara DM, et al: J Am Coll Cardiol 58: 1112, 2011 (PMID: 21884947)
5) Bardy GH, et al: N Engl J Med 352: 225, 2005 (PMID: 15659722)
6) Slaughter MS, et al: N Engl J Med 361: 2241, 2009 (PMID: 19920051)
7) Fuster V, et al: Am J Cardiol 47: 525, 1981 (PMID: 7468489)
8) Felker GM, et al: N Engl J Med 342: 1077, 2000 (PMID: 10760308)

C 拘束型心筋症 restrictive cardiomyopathy(RCM)

特発性拘束型心筋症(RCM)の発生頻度は，DCMの約1/50の頻度というまれな疾患で，病因は不明な点が多い[1]．中年以降に発症することが多い．低コンプライアンスの硬い心室と心室の拡張期容積減少がその本質である[2]．両心室に拡張・肥大は認められず，拡張能障害のために両心房は拡大する．収縮機能は保たれている．

1 症状・徴候・予後

病態の進行に伴ううっ血症状(息切れ，呼吸困難，浮腫)と低心拍出量症状(倦怠感)を生じる．心房細動合併に関連して動悸や塞栓症も出現しうる．心筋障害は進行性で心不全例が多く，5年生存率は約60%である[3]．

2 診断・鑑別診断

心電図や胸部X線写真に特異的所見はない．しかし半数以上で心房細動を認める．病態生理学的特徴から診断される．その点で心エコーが最も重要な検査である．①硬い左室の存在［パルスドプラ法による左室流入血流速波形の拘束型パターン〔E/A比増大，E波減速時間(DcT)短縮］，通常は両心房の拡大を伴う］，②正常または正常に近い左室収縮能，③左室拡大や肥大がないこと，を確認する．その上で，特発性であるRCMと二次性を鑑別する．同様の病態生理学的特徴を有する二次性疾患としては，心アミロイドーシスや強皮症心などが挙げられる．また，収縮性心膜炎(CP)は血行動態が類似している．しかし収縮性心膜炎ではBNP上昇は最大でも200 pg/mL程度，一方，RCMでは通常500 pg/mL以上に上昇する．ドプラ法で左室流入血流速波形の呼吸性変動がみられないことと，組織ドプラ法で拡張早期の僧帽弁輪速度(E')が8 cm/秒未満であればRCMの可能性が高い[4]．心臓カテーテル検査では，冠動脈疾患の除外を行い，圧所見は収縮性心膜炎の鑑別に役立つ．RCMでは左室拡張末期圧が右室拡張末期圧よりも5 mmHg以上高い．心アミロイドーシス否定のため心筋生検が必要である．確立された治療法はなく，

対症療法のみである．一般的には，血圧，心拍数および循環血液量のコントロールを行う．特に，頻脈では1回心拍出量の低下を招くため，適正な心拍数の調整が必要である．また，血栓塞栓症の合併が高いため，心房細動を有する場合は抗凝固療法が必要である．

> ### Topics
>
> **RCMの病因について**
> 　家族内にHCM患者を認める例，病理組織に錯綜配列を認める例，また，HCM同様のサルコメア遺伝子変異を認める例があり，肥大のごく軽度のHCM例がRCM患者に含まれていることが示唆されている[5]．

（久保　亨）

文献

1) Matsumori A, et al: Circ J 66: 323-336, 2002 (PMID:11954944)
2) Kushwaha SS, et al: N Engl J Med 336: 267-276, 1997 (PMID:8995091)
3) Ammash NM, et al: Circulation 101: 2490-2496, 2000 (PMID:10831523)
4) Rajagopalan N, et al: Am J Cardiol 87: 86-94, 2001 (PMID:11137840)
5) Kubo T, et al: J Am Coll Cardiol 49: 2419-2426, 2007 (PMID:17599605)

D 不整脈原性右室心筋症 arrhythmogenic ventricular cardiomyopathy(ARVC)

ARVCは原因不明の右室心筋の変性(脂肪浸潤,線維化)を特徴とし,右室の拡大や収縮不全ならびに右室起源の心室性不整脈を呈する疾患である[1〜3].約半数で遺伝歴があり,若年発症(45歳まで)であるが,初発症状が突然死であることもまれではない.本邦の頻度は不明であるが,欧米に比べ大家系は少なく孤発例が多い.左脚ブロック型のVTや多発性PVCを認める若年者では本症を念頭に置く必要がある.

1 症状・徴候・予後

病期は4つに分けられる.第1期:形態的異常はないかごくわずかな無症状期.第2期:右室起源の不整脈と右室形態異常が顕在化する時期.第3期:右室のびまん性収縮能低下と右心不全の出現時期.第4期:左室病変出現と息切れなどの左心不全の出現時期.ただし,右室の異常を認めても無症状の例も少なくない.また,いずれの病期においても突然死のリスクを伴っている.

2 診断・鑑別診断

心電図では,右室異常を反映するV_{1-3}にT波の陰転化を認めることが多い.また右脚ブロック(QRS幅≧110 ms)やQRS波終末からST部分にかけての小さなnotch(ε波)も特徴である.心室性不整脈は右室起源であることから左脚ブロック型の心室頻拍(VT)や期外収縮が多い.

診断は,1つの検査のみで確定あるいは除外できるものではなく,基本的には複数の非侵襲的検査を用いた包括的評価で診断する(2010年診断基準)[4].①右室壁運動異常(右室全体あるいは限局性)と拡大サイズ(心エコー図,心臓MRIで評価),②心筋生検で脂肪浸潤,③心電図:脱分極異常(ε波など)・再分極異常(T波の変化など),④不整脈(左脚ブロック型VT波形など),⑤家族歴などを評価する.鑑別診断では,右室優位に病変がみられるタイプの心サルコイドーシスを鑑別しておく必要がある.

3 治療

不整脈と心不全に対する治療を行う．不整脈治療では，薬物療法としてβ遮断薬やamiodaroneを使用する．突然死予防には植込み型除細動器（ICD）を考慮する．突然死の危険因子としては，①心停止あるいは血行動態の保てないVT既往例，②原因不明の失神，③右室の高度拡大や右心不全徴候の存在，④左室病変の存在，が挙げられる．突然死の二次予防としてのICD植込みの有効性は報告されているが，一次予防としてのICD植込みは議論のあるところである．電気生理学的検査によるVT誘発は，ICD適切作動の予測にならない．また，本症のVT機序の多くが，びまん性に存在する脂肪線維化の不整脈基質が関与するリエントリーであり，高頻度にVTをきたす状態であればICD植込みに加えてカテーテルアブレーションも併用して行う．心不全治療では，エビデンスのあるものは確立されていないが，一般的には，拡張型心筋症の治療に準じてβ遮断薬やRAS系抑制薬を使用する．

〔久保　亨〕

● 文献

1) Nava A, et al: J Am Coll Cardiol 12: 1222-1228, 1988 (PMID:3170963)
2) Thiene G, et al: N Engl J Med 318: 129-133, 1988 (PMID:3336399)
3) Maron BJ: N Engl J Med 318: 178-180, 1988 (PMID:3336404)
4) Marcus FI, et al: Circulation 121: 1533-1541, 2010 (PMID:20172911)

E 二次性心筋症

主な二次性心筋症である心サルコイドーシスと心アミロイドーシスについて説明する.

1 心サルコイドーシス(cardiac sarcoidosis)

サルコイドーシスは多臓器に非乾酪性類上皮細胞肉芽腫を形成する原因不明の全身疾患である. 心サルコイドーシスは, 病態の進行に伴い心機能障害を呈し, 心不全や突然死を起こすことがあり, 早期発見が重要である. 中年女性に多い.

1) 症状・徴候・予後

症状は心不全や不整脈に伴うものである. サルコイドーシスの予後は心病変で決定される. 早期からステロイド治療を行うと予後の改善が見込める[1].

2) 診断・鑑別診断

心サルコイドーシスの診断は容易ではない. 比較的若年期の完全房室ブロック例では本症を疑う. 診断は, 臨床診断と組織診断で行う[2]. いずれにしても全身のサルコイドーシス病変の有無を丁寧に評価する必要がある. 心臓病変の活動度評価法はいまだ確立されていない, 心エコー, Gaシンチ, FDG-PETなどを組み合わせて評価する.

3) 治療

心不全や不整脈治療に加えてステロイド療法を行う. prednisolone 30 mg/日で開始し, 経過をみて減量する. 少量のステロイド治療を維持継続することが多い.

2 心アミロイドーシス(cardiac amyloidosis)

心アミロイドーシスは, アミロイドの心筋間質, 弁, 刺激伝導系などへの沈着が原因で生じる.

1) 症状・徴候・予後

本症は, アミロイド成分により以下のように分類される[3]. ①原発性アミロイドーシス: 原発性および多発性骨髄腫に合併し, 免疫グロブリン軽鎖からなるAL蛋白による. 予後不良. ②続発性アミロイドーシス: 関節リウマチや感染症などに続発しAA

蛋白による．心アミロイドーシスはまれ．③家族性アミロイドーシス：トランスサイレチン（transthyretin）*の蓄積による．常優遺伝形式．④老人性アミロイドーシス：加齢で生じたトランスサイレチンによる．他に比べて比較的予後は良いとされるが軽症から重症までさまざまである．症状は，心不全症状が主体．下腿浮腫など右心不全症状が主となる場合が多い．房室ブロックや心房細動の合併も多い．

*プレアルブミンとも呼ばれ，基準値22〜40 mg/dL．rapid turnover protein（RTP）の1つで，半減期は約2日である．

2) 診断・鑑別診断

心電図で四肢誘導の低電位と胸部誘導のR波増高不良を認める．心エコーで収縮能低下は目立たず，軽度心肥大，心筋内のgranular sparkling appearance，拘束型拡張障害，心房拡大を認めるのが典型的所見である．本症を疑えば，免疫グロブリン異常の確認，皮膚・消化管・心内膜心筋生検によるアミロイド沈着の証明を行う．血清心筋トロポニンの異常高値を示すことが多く，肥大心の鑑別に有用と考える．

3) 治療

原発性アミロイドーシスに対しては免疫抑制療法や自己幹細胞移植を行う．心不全治療として，利尿剤や血管拡張剤を使用するが低血圧をきたしやすいため注意が必要である．ジギタリス製剤はアミロイド線維に吸着され不整脈が出現することもあり原則使用しない．洞調律例でも塞栓症をきたすことが報告されており，抗凝固療法を常に念頭に置いておく．徐脈性不整脈に対してペースメーカー植込みを行う．

〈久保　亨〉

● 文献

1) Chiu CZ, et al: Am J Cardiol 95: 143-146, 2005 (PMID:15619415)
2) サルコイドーシスの診断基準と診断の手引き　日サ会誌　27：89-102, 2006
3) Falk RH: Circulation 112: 2047-2060, 2005 (PMID:16186440)

4 慢性心不全 chronic heart failure (急性増悪を除く)

慢性心不全は，心臓ポンプ機能が慢性的に低下し，主要臓器の酸素需要に応えられない状態である．対症療法が主体になることが多い．薬物治療，心臓再同期療法，植込み型除細動器，人工呼吸療法，左室形成術，左心補助装置，心移植などの適切な組み合わせが大切．塩分制限，水分制限および適度な安静が大切なのはいうまでもないが，日常生活の制限をむやみに厳しくするだけではなく，QOLを考えた心不全治療を心掛けるようにしたい．

1 慢性心不全の治療目標

(a) 予後の改善（延命効果，再入院の予防）
(b) 症状，身体活動能力，生活の質（QOL）の改善
(c) 心筋障害，リモデリング，血栓塞栓症など合併症の予防

重症難治例では目標(a)と(b)は互いに矛盾することが多く，臨床家の価値観や人生観が問われる問題である．客観的評価には定量性に優れる(a)予後改善効果（生存期間）が最も重要視されている．

2 慢性心不全の診断

Framingham Heart Study（1971年）[1]：40年も変わっていない．
・大基準：夜間発作性呼吸困難，頸静脈怒張，ラ音，心拡大，急性肺水腫，Ⅲ音奔馬調律，静脈圧増大（>16 cmH$_2$O），循環時間延長（≧25秒），肝・頸静脈逆流
・大または小基準：治療に反応して5日間で体重減少（≧4.5 kg）
・小基準：足首の浮腫，夜間咳嗽，労作時呼吸困難，肝腫大，胸水，肺活量の低下（最大の1/3以下），頻脈（≧120 bpm）
診断：2つ以上の大基準または1つの大基準+1つ以上の小基準

3 慢性心不全の重症度評価

慢性心不全の重症度判定は，自覚症状および客観的指標（最大酸素摂取量など）による運動耐容能に基づいた分類に大別される．

1) NYHA 分類　functional capacity, objective assessment：慢性心不全の重症度評価として頻用

● 機能分類（functional capacity）：主観的評価

Class Ⅰ	心疾患（+），しかし身体活動制限はない．通常活動では疲労，動悸，呼吸困難，狭心痛は生じない．
Class Ⅱ	心疾患（+），身体活動制限は軽度．安静時は問題ない．通常活動で疲労，動悸，呼吸困難，狭心痛が生じる．
Class Ⅲ	身体活動制限は強いが安静時は問題ない．通常以下の活動でも疲労，動悸，呼吸困難，狭心痛が生じる．
Class Ⅳ	わずかな身体活動や安静時でさえも，心不全や狭心痛などの症状が出現する．

2) 運動耐容能による心機能分類

最大酸素消費量（Peak VO_2）は最大心拍出量に比例しており，Peak VO_2，AT（anaerobic threshold，嫌気性代謝閾値）は客観的指標である．症状（QOL）とは必ずしも相関しない．6分歩行試験は簡便であるが，日本ではあまり普及していない．

(1) Weber-Janicki 分類[2]：心肺運動負荷試験による客観的評価

クラス	VO_2max	AT*	推定最大心係数
A	>20 mL / kg / 分	>14 mL / kg / 分	>8 L / 分 / m²
B	16〜20	11〜14	6〜8
C	10〜16	8〜11	4〜6
D	6〜10	5〜8	<4

*AT は換気閾値（ventilatory threshold；VT）とも呼ばれる．

(2) 6分歩行距離（6 minute walk test；6-MWT）による予後予測

● 左心機能障害が軽度な慢性心不全患者に対しての予後予測[3]

4分位	第1群	第2群	第3群	第4群
距離（m）	≦240	241〜345	346〜420	≧421
1年後死亡率	≧6%	2〜6%	0〜2%	0%
2年後死亡率	≧13%	6〜13%	0〜6%	0%

3) 脳性 Na 利尿ポリペプチド(BNP)による重症度簡易評価

BNP(brain natriuretic peptide)は心室負荷を鋭敏に反映する生化学マーカである．万能ではなく絶対評価には注意が必要であるが，個人の状態変化を示す相対評価には良いマーカである．

	BNP(pg/mL)	NT-proBNP(pg/mL)
高リスク群	<70	<250
心不全(無症候群)	70〜200	250〜1,000
心不全(有症候群)	200〜1,000	1,000〜8,000
治療抵抗群	>1,000	>8,000

4 慢性心不全の予後と終末期

予後は，年齢，原疾患，重症度などによって大きく左右される．平均5年生存率は50〜60％で，悪性腫瘍の生存率に匹敵する(CHART studies, 2008)．重症心不全の終末期は，NYHA Ⅳかつ LVEF≦20％，治療抵抗性の呼吸困難，胸痛，致死性不整脈が頻発すれば，死期が間近(数日〜数週間後)に迫った状態である．概念的には理解できるが，具体的に死を予測する手段はない．

5 慢性心不全の入院基準〔JCS 2005，JCS 2010 での記載(−)〕

- Class Ⅰ
- ・外来治療に抵抗性の慢性心不全増悪(NYHA Ⅲ，Ⅳ度)
- ・最近発症した心筋虚血や梗塞，急性肺水腫あるいは高度の呼吸困難，症候性低血圧，失神，肺塞栓症，末梢塞栓症，症候性不整脈(高度徐脈や頻脈性不整脈)，合併症(肺炎や腎不全)など生命に危険の迫った状態や基礎疾患を合併する場合
- ・β 遮断薬開始時*
- Class Ⅱ
- ・軽度〜中等度の臨床症状を有する慢性心不全*
- ・初めて心不全症状(軽症)が発生した患者*
- ・一人暮らしなど安全な外来管理が不可能と考えられる社会的要因がある場合

※上記(*印)は注意深く診れば外来でも導入が十分可能である．

6 薬物治療（特に慢性期を念頭に置いて）

　神経体液調節因子に作用する薬剤と症状改善薬の組み合わせが肝要．

> 1）予後改善薬：ACE 阻害薬 / ARB，β遮断薬，アルドステロン拮抗薬
> 2）症状改善薬：利尿薬，硝酸薬，（少量）ジギタリス
> 3）悪化の可能性があり避けたい薬剤：強心薬（高用量ジギタリスを含む），抗不整脈薬（β遮断薬と amiodarone 以外），Ca 拮抗薬

1）ACE 阻害薬（ACE inhibitor）

　ACE 阻害薬は，①captopril 類（SH 基），②prodrug，③水溶性の 3 群に分類される．臨床上の薬効や副作用は大同小異．aldosterone escape 予防には ARB より aldosterone 拮抗薬の併用が理論的であるが実証はない．ここでは標準薬の enalapril を説明する．

enalapril　2.5 mg / 回×2 回

用法・用量　通常 5 mg / 日で開始して，副作用をみながら 2～4 週間後に増量．重症例，低血圧例，低 Na 血症では初期量を減量，0.625～1.25 mg / 日から開始し，徐々に増量する．至適用量は不詳であるが，重症難治例では 20 mg / 日まで増量を試みる（保険上の上限）．場合によってより高用量を試みる．有効性予測は不詳で症例ごとに試行錯誤を重ねる．

禁忌　①妊娠（全期），②重症腎障害 Cr＞3.0 mg/dL，③両側腎動脈狭窄，片腎の腎動脈狭窄，④captopril 類（SH 基）は膠原病関連腎症，好中球減少症，皮疹では禁忌．

注意　肝代謝でない lisinopril は重症肝障害で使いやすいが，腎障害や高齢者で用量調節が必要．高用量 captopril は無味覚や好中球減少症が起きやすい．ACE 阻害薬と aldosterone 拮抗薬の併用は高 K 血症や腎障害増悪を惹起しやすく要注意．継続が必要なら高 K 血症に対し Ca polystyrene sulfonate などを併用する．

副作用
- 空咳は高頻度（10～30％）．就寝直後に多い．ACE が阻害され bradykinin ↑→prostaglandin ↑で生じる．空咳や喉の違和感が強い場合，少量 NSAIDs 併用や咳の発生頻度が比較的低い imidapril へ変更を試みる．

・血管浮腫(angioedema)：口唇，舌，喉頭が急に腫脹．蕁麻疹(-)．開始1～2週間以内が多いが，最短1時間，最長6年以上でも生じる．bradykinin 分解抑制による bradykinin 作用増強．中止後72時間以内に消退．発生頻度は0.1～0.5%．

(1)血管浮腫の緊急治療[4]
①アドレナリンおよび副腎皮質ホルモン静注
　⇒無効ならば遺伝性血管浮腫等の合併を考慮し②③を追加
②トランサミン(tranexamic acid)15 mg/kgを4時間ごと静注
③ベリナートP(C1-inactivator)静注　1バイアル：10 mL
　≦50 kg ⇒ 10 mL(500倍)，≧50 kg ⇒ 20～30 mL(1,000～1,500倍)

(2)診断
遺伝性血管性浮腫や後天性 C1INH 欠損～低下症の除外　C1 インヒビター活性(と定量)，C3，C4，CH50，C1q(保険適用外)．

2) ARB (angiotensin Ⅱ receptor blocker)

ACE 阻害薬と比較して心不全治療にはそれ程の優位性はない．高血圧合併例や ACE 阻害薬に忍容性がない場合(特に咳嗽，血管浮腫)の代替薬．

3) β遮断薬

心収縮力を低下させるβ遮断薬はかつて心不全に禁忌であった．心不全の重症度に比例してノルアドレナリンは増加するが$β_1$受容体数が減少(down-regulation)し，心筋取り込みはむしろ低下する．亢進した交感神経活性抑制の有効性を1975年，Waagstein らが報告した．さまざまな臨床試験で心不全の進行予防と予後改善効果が証明されているのは metoprolol，carvedilol，bisoprolol である．日本では carvedilol と bisoprolol が頻用されている．重症例では可能な限り carvedilol 10～20 mg/日，bisoprolol 5 mg 以上を目標用量にする．

---

bisoprolol　0.625～1.25 mg/回　分1　朝食後

※心機能に応じて少量から開始する．2週間ごとに様子をみて増量．
特徴　$β_1$選択性(+)，ISA(-)，親油性(+)，α遮断作用(-)，初回通過効果(-)．主に肝・腎代謝，蛋白結合率30%．単回投与時 t_{max} 約3.1時間，$t_{1/2}$ 8.6時間．反復投与3～4日で定常状態．
注意　抗うつ薬との併用は作用を増強するので，注意が必要．

4) 利尿薬：過剰な体液量調節の第 1 選択薬

体液過剰の症状軽減に有効である．軽症では利尿薬を漫然と続けずに，症状軽快後は減量・中止を考慮する．重症難治例や急性増悪時には複数の利尿薬を組み合わせる必要がある．複数または高用量の利尿薬（K 保持性以外の）を継続する場合，低 Mg 血症予防のため少量の K 保持性利尿薬や Mg 剤（特に便秘傾向時には積極的に Mg 緩下薬）を加える．Mg 投与時は Mg 濃度を時々調べる（腎機能低下時）．しかし実際には Cr 2〜3 mg/dL でも血清 Mg>4.0 mEq/L になることは少なく，Mg を減量・中止することは少ない．

(1) K 保持性利尿薬

重症例には aldosterone 拮抗薬が有用である．軽症例の有効性は不詳．注意を要するが重症例や高齢者心不全に対する第 1 選択薬と考える利尿薬である．若年者や軽症患者では他剤を検討する．
※心不全例では K 値を上げやすい ACE 阻害薬や ARB が既に投与されていることが多く，さらに腎機能低下例，特に高齢者では K 保持性利尿薬投与により容易に高 K 血症が生じるので要注意．しかし重症例では高 K 血症治療薬（Ca polystyrene sulfonate 5〜10 g / 日）を併用してでも使用する覚悟も必要である．

①軽い利尿作用とより強力な RAS 系阻害を期待して

> spironolactone　25 mg / 回×1 回　朝食後

薬理　K 保持性利尿薬．主に後部遠位尿細管と集合管において aldosterone と競合的拮抗することで利尿作用発現．鉱質ホルモン受容体（aldosterone 受容体）は尿細管だけでなく，心臓，血管壁，脳などにも存在する．主に肝代謝，尿と胆汁で排泄．単回投与時 t_{max} 2.8 時間，消失は二相性（α 相 $t_{1/2}$ 1.8 時間，β 相 $t_{1/2}$ 1.6 時間）である．根拠は RALES 試験．

用法・用量　通常，25 mg / 日で開始．100 mg / 日まで増量可能である．心不全時は安全のため 25〜50 mg / 日で使用することが多い．

禁忌　①無尿・急性腎不全，②高 K 血症：特に Addison 病，tacrolimus, eplerenone, ③副腎皮質ホルモン合成阻害薬 mitotane の作用減弱．

副作用

・女性ホルモン作用と男性ホルモン抑制作用のため女性化乳房，

性欲減退, 陰萎, 月経不順, 多毛などが spironolactone の約 10％にみられる. 選択性の高い eplerenone では少ない.
・長期投与に伴う乳癌発生の危険性の報告（男女とも）.

② spironolactone の代用として
※ eplerenone の保険適用は高血圧のみで心不全は保険適用外.

eplerenone　25 mg / 回×1 回　朝食後

薬理　薬理機序は spironolactone と同様. 主に肝代謝, 尿と胆汁で排泄. 単回投与時の t_{max} 2.3±0.8 時間, $t_{1/2}$ 3.54±0.91 時間. 根拠は EPHESUS 試験. 糖質コルチコイド受容体に対する親和性は ≦1/20, アンドロゲン受容体およびプロゲステロン受容体に対する親和性は ≦1/100.

用法・用量　基本的には spironolactone と同様. 通常, 25 mg / 日で開始する. 100 mg / 日まで増量可能.

注意　spironolactone とは異なる箇所.
・CYP3A4 代謝であり CYP3A4 阻害薬併用時は eplerenone を半減.

(2) ループ系利尿薬

furosemide はループ系利尿薬の標準薬であるが薬理学的にはベストではない. 他剤［torasemide（torsemide）, bumetanide, azosemide など］にも慣れたい. 妊婦なら torasemide（FDA 評価 B, 他は C）, スルホンアミド系薬過敏症には bumetanide, 長時間作用なら azosemide, torasemide, 腎機能低下例では bumetanide を避ける. ループ系の長期連用で生じる耐性は aldosterone が遠位尿細管を肥大化させ Na 再吸収を増加させることが一因とされている.

furosemide　20～40 mg / 回×1 回　朝食後

薬理　主に Henle 係蹄上行脚髄質部の $Na^+K^+/2Cl^-$ 共輸送体に作用して再吸収抑制作用. 主に未変化体として排泄. 正常成人の蛋白結合率 91～99％. t_{max} 1～2 時間, $t_{1/2}$ 0.35 時間. 経口後 1 時間以内に利尿効果が発現, 約 6 時間持続する.

用法・用量　1 日 1 回 20～40 mg を連日または隔日で投与. 適宜増減し, 80 mg まで増量. 腎不全時はさらに増量するが, 腎不全がなければ増量より他剤との併用を先に考える. 夜間頻尿を避けるために朝 1 回服薬を原則とする. 2 回服薬では朝, 昼とする.

禁忌 （利尿効果が期待できない）無尿患者，肝性昏睡，Na・K減少，スルホンアミド系薬過敏症．

副作用 低 K 血症（特に高用量時）．利尿薬減量，減塩と K 摂取で予防する．K 保持性利尿薬や ACE 阻害薬の積極的併用で K 製剤併用は通常不要．K 製剤は消化器刺激症状を起こしやすく注意．

注意
- 高度肝障害や肝硬変患者では肝性昏睡を誘発することがある．
- 重篤な動脈硬化症では急激な血漿量減少が血栓塞栓症を誘発しやすい．特に静注で注意．症状が強くなければ経口が原則．
- 痛風や糖尿病の家系では痛風発作や糖尿病が悪化しやすい．
- 下痢，嘔吐の患者では電解質失調や脱水に注意する．

(3) 利尿薬の併用療法

① より強力な利尿と副作用軽減を期待して

```
furosemide     20～40 mg / 回×1 回　朝食後
spironolactone  25 mg / 回×1 回　朝食後
```

② ①が無効ならさらに強力な利尿を期待して3剤併用

```
furosemide        20～40 mg / 回×1 回　朝食後
spironolactone    25 mg / 回×1 回　朝食後
trichlormethiazide 1～2 mg / 回×1 回　朝食後
```

薬理 trichlormethiazide は遠位尿細管曲部の管腔側に局在する $Na^+ - Cl^-$ 共輸送体を阻害し Na^+，Cl^- 再吸収を抑制する．血漿蛋白結合率 85%．t_{max} 約3時間，$t_{1/2}$ 7時間．投与100分以内に最大利尿，作用は約 6～7 時間持続．

用法・用量 1日1回 1～2 mg を連日（時に隔日で）投与．

禁忌 スルホンアミド系薬である furosemide と同様．

副作用 （頻度≧5%）
代謝異常：電解質失調（低 Cl 性アルカローシス，血中 Ca 上昇等），血清脂質増加，高尿酸血症，高血糖．
過敏症：発疹，顔面潮紅，光線過敏症．

(4) 代謝性アルカローシスが強い場合

```
acetazolamide   250 mg / 回×1（～2）回　朝（昼）食後
```

薬理 腎上皮の炭酸脱水酵素抑制で Na^+ と HCO_3^- の尿細管からの再吸収を抑制し，代謝性アシドーシスを起こす．増加した H^+ が呼吸中枢を刺激し，換気量↑，換気応答が改善する．未変化の

まま，24 時間以内に尿中排泄（尿細管分泌 80％，糸球体濾過 20％）．t_{max} 2〜4 時間，$t_{1/2}$ 10〜12 時間．作用は 6〜12 時間持続．

用法 効果をみながら適宜増減し，1,000 mg／日まで増量可．

禁忌 慢性閉塞隅角緑内障（緑内障悪化が不顕性化する），その他はスルホンアミド系薬である furosemide と同様．

副作用 精神神経系：しびれなどの知覚異常（頻度≧5％）．

(5) 上記利尿薬の組み合わせで無効な場合

バソプレシンの V_2 受容体の結合阻害により腎集合管での水再吸収を減少．電解質排泄を増やさないので水利尿薬とも呼ばれる．経験も少なく標準的投与の総意はない．外来での導入はできない．

※導入や再開時，脱水や高 Na 血症管理に**入院が必須**（保険上）．
※開始 4〜6 時間後，8〜12 時間後に血清 Na 濃度測定，翌日から 1 週間程度は毎日測定（添付文書の警告）．

---

tolvaptan 3.75〜7.5 mg／回×1 回（開始用量）朝食後

薬理 選択的 vasopressin 2 受容体拮抗薬．開始 24 時間以内に水利尿効果が強く発現．主に CYP3A4 で代謝．t_{max} 2〜3 時間，$t_{1/2}$ 2〜5 時間．利尿効果は 6〜12 時間持続する．

用法・用量 3.75〜7.5 mg／回．適宜増減し 15 mg／日まで増量．漫然と継続投与しない．暗黙裡に長期使用は認めていない．

禁忌 口渇を自覚しないまたは水分摂取困難者，妊婦（FDA 評価 C），mozavaptan hydrochloride（フィズリン）過敏症．

副作用 腎不全（0.5〜5％），血栓塞栓症（0.5〜5％），強い口渇・便秘・頻尿・尿酸↑・血清 K↑（≧5％）．

5) ジギタリス剤

ジギタリスは 1778 年に登場以来，毀誉褒貶の多い薬である．ジギタリス投与で心収縮能は改善される．現在では慢性心不全治療の第一選択薬剤ではない．速い心房細動合併例では頻用される．重症慢性心不全で digoxin 少量（血中濃度 1.0 ng/mL 程度）の有用性が期待されている．digoxin が心不全予防や予後改善を示すデータはない．

---

digoxin 0.125〜0.25 mg／回×1 回　経口

用法・用量 緊急時以外は維持量を経口で開始する．維持用量の

ばらつきが大きい．70歳以上や腎機能低下時は0.125 mg／日で開始．80歳以上や腎機能低下時は0.125 mg／日を隔日で開始．

禁忌　①閉塞性肥大型心筋症，②WPW症候群の心房細動，③2度以上の房室ブロック，④拡張不全，特に肥大に伴う拡張不全．

注意　有効濃度0.7〜2.0 ng/mL．重症心不全では1.0 ng/mLでも中毒が生じるので0.5〜1.0 ng/mLに調節する．測定は服薬12時間以降に行う．6時間以内では血中と心筋内の濃度が平衡にならないので要注意．高齢者では筋肉量減少(貯蔵部位)と腎機能低下(排泄遅延)のため半減期が延長(36 → 73時間)するので要注意．

副作用

消化器系：食思不振，悪心，嘔吐，下痢．
神経系：倦怠感，昏迷，顔面痛，不眠，黄視，抑うつ．
循環器系：動悸，失神，不整脈(PAT with blockが有名)．

・ジギタリス中毒の治療：低K血症を伴う不整脈にはKを補給．心室性不整脈にはlidocaineを使用．房室ブロックの場合，ブロックを増悪させるK補給は禁忌．房室ブロック時にはphenytoin(PHT)100 mgを5分ごとに緩徐に静注(血圧低下がなければ最大500 mg程度)．PHTは強アルカリ(pH 12)で血管痛が出やすく，糖で容易に固まるので生食で希釈し，単独ルートで静注．腸管からの除去目的に活性炭(クレメジン)6 g／日を分3で投与．

6) 特にβ遮断薬導入困難の慢性心不全に対して

● ハイブリッド強心薬(Ca^{2+}感受性増強薬＋PDE 3阻害薬)

pimobendan　2.5 mg／回　1〜2回／日　※腎機能低下時減量

PDE 3阻害薬(milrinoneなど)の長期投与は偽薬群に比べ死亡率はむしろ悪化する(原因不詳)．軽症〜中等度心不全でのpimobendanの長期使用は有用[5]．重症例の有効性は未確認．β遮断薬併用は期待されるが証拠はない．

薬理　肝で脱メチル化された代謝物はより強力な陽性変力作用と血管拡張作用を有する．$t_{1/2}$未変化体1時間，脱メチル体2時間．

7) 経口カテコールアミン：自覚症状の軽減を期待して

カテコールアミン離脱時や心不全の症状コントロールができない時に使用する．

(1) 選択的 β_1 作動薬

denopamine(5 mg)　3錠　分3

　無効ならば 30 mg／日まで増量(dopamine 換算 1～2γ 程度)．選択的 β_1 作動薬で β 受容体の down-regulation を起こし難い．

(2) ドパミン・プロドラッグ

docarpamine(750 mg/包)　2包　分2

　無効ならば3包／日まで増量(dopamine 換算で 3γ 程度)．
注意 phenothiazine 系や butyrophenone 系向精神薬と併用すると本剤の作用が減弱する．

7 非薬物療法

　非薬物療法の進歩は目覚ましく，心臓再同期療法，植込み型除細動器，人工呼吸，左室形成術などが利用可能である．導入時期と順番が問題となる．非薬物療法が有効ならば長期的改善が期待できる．しかし有効性の予測が難しく，治療法の優先順位を決められないことなどが問題である．ただし，睡眠時無呼吸(SAS)，特に中枢性 SAS による心不全悪化には人工呼吸療法が著効することが多いので SAS の確認が必要．重症難治性心不全患者が 55～58 歳で心補助装置や心移植を念頭に置く場合，強力な非薬物療法の導入は移植の適応や除外の条件の点で難しくなることがあり慎重にしたい．

8 全身管理：特に難治性や高齢者の慢性心不全管理では重要

- 生活様式の是正：減塩(<5 g／日)，禁煙，節酒，肥満者なら減量，体重測定(できれば毎朝排尿後の測定)，確実な服薬指導などを心掛ける．
- 予防接種：季節性インフルエンザ，肺炎球菌(原則 5 年ごと，2 回目以降で接種部位が初回より広範囲に強く発赤・腫脹することがある)
- 脱水，熱中症の予防：夏季の高温多湿時は要注意．脱水と低血圧を契機に腎前性腎不全が急速に進行すると治療に難渋する．また RAS 系阻害薬のため高 K 血症になりやすく，β 遮断薬併用の影響で著しい徐脈も起こしやすい．重症心不全時でもうっ血傾向気味に管理する．管理目標体重を通常より+1 kg 程度

にし，ループ系利尿薬の頓用で小まめに調節する．またエアコン使用を積極的に勧める．

(高尾信廣)

● 文献

1) McKee PA, et al: N Engl J Med 285: 1441-1446, 1971 (PMID:5122894)
2) Janicki JS, et al: Eur Heart J 9, Suppl H: 55-58, 1988 (PMID:3169052)
3) Ingle L, et al: European Heart Journal 28: 560-568, 2007 (PMID:17314108)
4) 遺伝性血管性浮腫(HAE)ガイドライン，2010
5) The EPOCH Study Group: Circ J 66: 149-157, 2002 (PMID:11999639)

5 不整脈(非致死性不整脈の治療戦略)

A 期外収縮 premature contraction, extrasystole

　期外収縮は，通常より早いタイミングで心臓が収縮する不整脈である．期外収縮の発生源(心房，心室)により，心房期外収縮(premature atrial contraction；PAC，房室接合部の期外収縮も含む)と心室期外収縮(premature ventricular contraction；PVC)と呼ぶ．PACとPVCは，心臓に異常のない健常者にも多くみられ，それ自体は無害であることがほとんどだが，発作性上室頻拍や心房細動，心室頻拍などの不整脈のtriggerになり，不整脈治療の観点からは重要な意義を持つことがある．

1 症状・徴候

　多くは無症状だが，脈が抜ける感覚や動悸感として自覚される．時に胸痛や倦怠感といった非特異的な症状を呈することもあり，個人差が大きい．本当にそれが期外収縮に伴う症状であるか，詳細に病歴聴取する必要がある．正常心機能であれば期外収縮によって心不全を呈することはほとんどないが，低左心機能症例では期外収縮が血行動態に悪影響を及ぼすことがある．両室ペーシング(CRT-P，CRT-D)植込み患者では，PVCによって両室ペーシング率が低下し，心不全コントロールに支障をきたすことがある．

2 診断

　PACはP波の連結期に応じて，blocked PAC，変行伝導を呈するPACとしてみられる(図1)．P波がどこにあるのか，P波の形態は洞調律のP波と異なるか，丹念に調べることが重要である．変行伝導を呈するPACとPVCの区別が時に難しいが，QRSと無関係に洞調律のP波が規則的にみられていれば(PP間隔が一定であれば)PVCである．PACの場合は，return cycle分

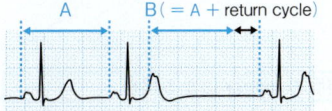

a：blocked PAC　　　　　　　　b：変行伝導を呈する PAC

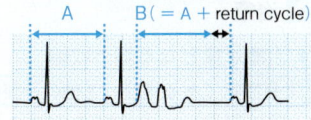

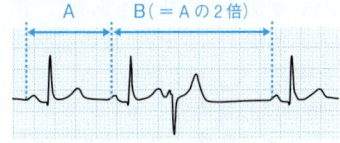

c：PVC

図 1　期外収縮（PAC, PVC）

PAC（a と b）では，B は A＋return cycle に一致するが，PVC（c）では，B は A のちょうど 2 倍になる．

表 1　Lown 分類（Lown's grading）

grade 0	PVC（−）
grade 1	散発性，1 個 / 分または 30 個 / 時間以内
grade 2	多発性，1 個 / 分または 30 個 / 時間以上
grade 3	多形性，PVC 波形の種類が複数あるもの
grade 4a 4b	連発性　2 連発 3 連発以上
grade 5	R on T 現象（短い連結期，早期性）

だけ PP 間隔が延長するのが通常である．

　古くから使用される PVC の Lown 分類（表1）は，もともと心筋梗塞に伴う PVC の重症度判定に使われていたもので，Grade が高いほど危険とは必ずしもいえない．あくまでも参考資料程度にとどめておく．期外収縮の頻度を判断するために Holter 心電図を行い，24 時間中の頻度を計測するとよい．

3 治療

● 治療対象となる期外収縮

①有症状である場合,②他の不整脈のtriggerになる場合

期外収縮は,有症状のもののみ治療し,無症状のものは治療をしないのが原則である.ただし,PVCの頻発が心機能を低下させたり[1],突然死の原因となるPVCがあるとの報告もあり[2],状況によっては治療対象となり得る.治療すべきPVC数の基準はないが,低左心機能ならば治療を検討してよいと思われる.正常心機能でも20,000発/日以上の場合は心機能のフォローアップが望ましい.薬物は,PACはⅠ群抗不整脈薬,PVCはβ遮断薬やⅠ群抗不整脈薬(時にⅢ群薬)を用いることが多い.完全に消失することは少ない.期外収縮を完全に消失させたい場合はアブレーションが確実である.あらかじめ12誘導心電図で期外収縮の起源を予測して焼灼を行う.

4 予後

期外収縮の予後は一般に良好である.頻発する場合には経過観察が必要である.頻発するPACは将来,心房細動に発展する可能性があり[3],経過観察していくことが望ましい.頻発するPVCは,心機能への悪影響,致死性不整脈の原因にならないか,などの注意が必要である.これらは,基礎心疾患に負うところが大きいため,基礎心疾患の把握と治療が重要なポイントとなる.

〔増田慶太〕

● 文献

1) Niwano S, et al: Heart 95: 1230-1237, 2009 (PMID: 19429571)
2) Noda T, et al: J Am Coll Cardiol 46: 1288-1294, 2005 (PMID: 16198845)
3) Binici Z, et al: Circulation 121: 1904-1911, 2010 (PMID: 20404258)

B 頻脈(PSVT, PAT, WPWなど上室性頻脈を中心に)

頻脈は心拍数≧100回/分と定義する．基礎心疾患や頻脈の程度により緊急性を要することがある．いざという時に迅速かつ的確な判断ができるよう，普段から頻脈の対応をシミュレーションしておくことが望ましい．本項では，頻脈発作の中でも比較的時間的余裕のあることが多いnarrow QRS tachycardiaを中止に述べる．

1 症状・徴候

動悸として訴えることが多いが，時に息切れや胸痛として自覚される．低心機能や心拍数200回/分を超えるような著しい頻脈では，心拍出量が低下し，めまいや失神が生じたり，心不全が顕在化する．最重症の場合は心肺停止となることもある．

2 鑑別診断

鑑別すべき頻脈は以下の7つである．

①洞性頻脈，②発作性上室頻拍(PSVT)，③心房細動(AF)，④心房粗動(AFL)，⑤心房頻拍(AT)，⑥心室頻拍(VT)，⑦心室細動(VF)

- QRS幅：頻脈を見たらQRS幅でnarrow QRS tachycardiaかwide QRS tachycardiaかを瞬時に判断する．
- wide QRS tachycardia：まずその頻脈が緊急に対応すべきものであるかどうか(＝ただちに頻脈を停止させるべきかどうか)を評価する．緊急性に乏しい場合は，wide QRS tachycardiaの鑑別を行う(☞ p109)．
- narrow QRS tachycardia：wide QRS tachycardiaに比べて緊急を要することは少ないが，心機能が悪い場合や頻脈の程度が著しい場合は血行動態が破綻することもある．初期対応はwide QRS tachycardia同様，ただちに頻脈を停止させるべきかどうかの判断である．緊急性に乏しく，血行動態が安定している場合，以下のnarrow QRS tachycardiaの鑑別を行う．
- P波：鑑別では，P波を丹念に調べる．P波の形状と出現時期によってある程度の鑑別を行うことができる．

図1 洞性頻脈

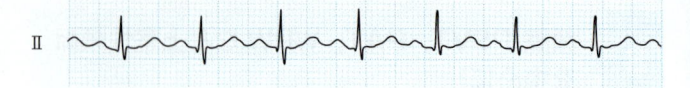

1) 洞性頻脈（図1）

P波は洞調律と同じ形状（II, III, aVFで陽性）．経時的心拍数トレンドに注目すると，徐々に始まり，徐々に終わる．他の頻拍（PSVTやATなど）は，リエントリー機序が多く，急に発症し，その後の心拍数は一定であることが多い．洞性頻脈には必ず原因があり，原因検索とそれに対する治療を行う．
［例］心不全，脱水，貧血，発熱，疼痛，不安・緊張，甲状腺機能亢進症，などの交感神経が亢進する病態を検索する．

2) 発作性上室頻拍（PSVT）

心房頻拍との鑑別が時に問題となる．広義にはPSVTという言葉の中に心房頻拍（AT，心房内リエントリー）も含まれるが，ここでは房室間のリエントリー性の不整脈を指すものとする．PSVTは，大別して房室結節回帰性頻拍（atrioventricular nodal reentrant tachycardia；AVNRT）と房室回帰性頻拍（atrioventricular reentrant tachycardia；AVRT）の2つがある．心拍数150〜220/分で，発症と停止は突然である．逆行性P波の形と位置に注目する．逆行性P波がQRSと重なるか直後にあればcommon AVNRT，QRSから少し離れてST部分にあればorthodromic AVRT，long RP'であればuncommon AVNRTとなるのが原則であるが，例外もある（図2a〜c）．

(1) AVNRT

房室結節にはfast pathwayとslow pathwayの二重伝導路があり，両者の間を興奮が旋回する．slow pathwayが順伝導，fast pathwayが逆伝導となるパターンが多く，slow-fast型（common AVNRT）という（図2a）．fast-slow型（図2b），slow-slow型（注：fast pathway以外にslow pathwayが2本あるというイメージ）はuncommon AVNRT（図2c）として扱う．頻拍開始時に注目し，PQ間隔が延長したPACとともに頻拍が開始（jump up現象：順伝導がfast pathwayからslow pathwayに乗り変

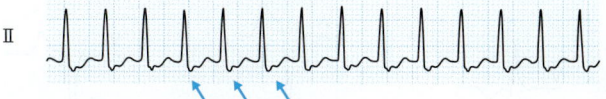

a：通常型房室結節回帰性頻拍(common AVNRT)

QRS 直後の逆行性 P 波

b：正方向性房室回帰性頻拍(orthodromic AVRT)

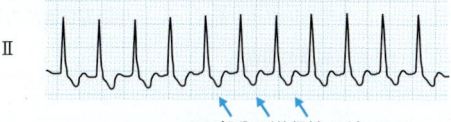

ST 部分の逆行性 P 波

c：非通常型房室結節回帰性頻拍(uncommon AVNRT)

long RP'

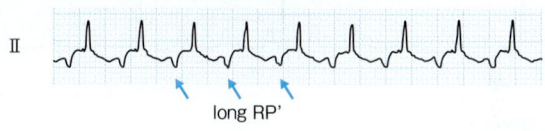

図2　発作性上室頻拍

わったときの現象)すれば AVNRT の可能性が高くなる．その他，心電図の鑑別点として，V₁ 誘導で pseudo R' 波を認めるときは common AVNRT を強く示唆する．

(2) AVRT

房室結節以外に房室間を連絡する副伝導路がもう 1 本存在し，房室結節と副伝導路の間で興奮が旋回する．副伝導路の多くはWPW 症候群(Kent 束)で，左室，右室，中隔のいずれにも存在する．順伝導の Kent 束では顕性 WPW 症候群となりデルタ波(δ波)を認める．V₁ 誘導の δ 波極性に応じて，A 型，B 型，C 型に大別される．A 型は左側，B 型は右側，C 型は中隔に副伝導路が疑われる(図3)．心電図で δ 波がなくても WPW 症候群を否定したことにはならない．逆伝導の Kent 束のみが存在する場合，δ波は認めず，潜在性 WPW 症候群と呼ぶ．潜在性 WPW 症候群でも AVRT は生じ得るため，非頻拍時の心電図だけで AVRT を否定することはできない．

12 誘導心電図だけで完全な鑑別は難しい．治療上の対応は同じであり，よくわからない場合は PSVT として治療しても当面

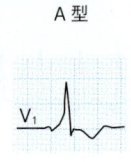

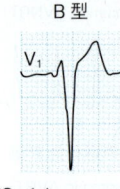

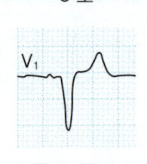

A型　　　　　　　　　B型　　　　　　　　　C型

R/S＞1　　　　　　　R/S＜1　　　　　　　QSパターン
→ 左側副伝導路の疑い　→ 右側副伝導路の疑い　→ 中隔副伝導路の疑い

図3　WPW症候群における副伝導路の局在

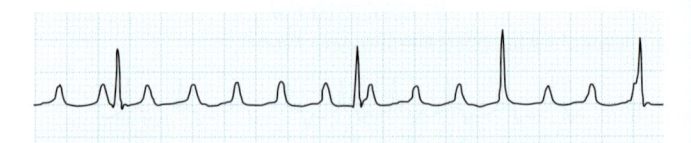

図4　心房頻拍

問題はない（鑑別はアブレーションの際に重要である）．

3) 心房頻拍（AT）

房室間のリエントリーがPSVTであるのに対し，心房内リエントリーや心房内の自動能亢進などにより発生する上室性頻拍をATと呼ぶ（図4）．PとQRSの関係は1：1〜2：1の伝導比をとることが多く，心拍数は100〜220／分程度とさまざまである．開心術後など基礎心疾患を有する例で時に認められ，心房切開線を旋回するリエントリー性の心房頻拍は，12誘導心電図上に鋸歯状波を呈し，心房粗動との区別が困難になることがある．（概念上でoverlapしている部分もあり，どちらかよくわからない場合，筆者はATとして扱っている）．

3 治療

1) 洞性頻脈

原因を同定し，その治療を行う．頻脈により血行動態を代償している可能性がある．見た目の心拍数を薬で下げる治療に固執してはならない．

2) 発作性上室頻拍(PSVT)

　反射性に迷走神経緊張を高める非侵襲的方法で房室伝導を抑制し停止を試みてよい．息こらえ54％，顔面浸水15％，頸動脈洞マッサージ15％程度と停止率はそれほど高くない．息こらえ(Valsalva手技)は，深呼吸して声帯を閉じたまま息を吐かせる．顔面浸水は，冷水に顔を浸し，息が苦しくなるまで我慢させる．頸動脈洞マッサージは，片側のみ行う．頸動脈に血管雑音を聴取したり，動脈硬化の強い例では施行しない．薬物治療は房室伝導を抑制する静注薬を選択する．ATP，ベラパミル，β遮断薬などを使用することが多い．ATPは10～20 mgのbolus投与が原則，中心静脈投与や全身状態が悪い場合には5～10 mgに減量して開始するほうが安全である．これらの薬剤で停止しない場合はⅠ群薬，あるいはカルディオバージョンによる停止を考慮する．急性期を薬物で対処した後は，カテーテルアブレーションによる治療を検討する．PSVTに対するカテーテルアブレーションは，成功率が非常に高く，根治にもなるため，ガイドライン上も第一選択の治療法である．

3) 心房頻拍(AT)

　ATでは房室結節を抑制する手技や薬剤による頻拍停止は無効である．しかし心拍数コントロールは房室結節伝導抑制で可能である．ATかどうか不明な場合，頻拍中にATPを投与してP波・鋸歯状波を明らかにするとよい．リズムコントロールを行う場合，Ⅰ群薬か，カルディオバージョンによる停止を考慮する．器質的心疾患の合併などで薬物によるコントロールが困難な場合は，早めのアブレーションを考慮する．

4 予後

　PSVTやATは，それ自体が予後に影響することは少ないが，QOLの低下や，長時間の頻拍持続に伴う頻拍誘発性心筋症などが臨床的には問題となる．カテーテルアブレーションによる根治治療が進歩した現在では，薬物治療にこだわることなく，早めにアブレーションの検討がよいと思われる．

〔増田慶太〕

C 心房細動・心房粗動の治療戦略（抗凝固治療を含む）

 高齢化社会とともに心房細動（AF）・心房粗動（AFL）の患者数は増加している．日本循環器学会の疫学調査[1]によると，心房細動の有病率は加齢とともに増加しており（表1），欧米における調査[2]でも同様であった（図1）．この有病率を日本の人口にあてはめて計算すると，2005年には日本全体で71.6万人が心房細動を有し，2050年には心房細動をもつ人口は約103万人に達すると推定されている．

 このように，今や心房細動・心房粗動はcommon diseaseとみなせる疾患であるといえ，その対処法の修得は循環器内科医として必須のskillといえる．

表1 日循疫学調査（2006）による心房細動有病率（日本） N=63万人

年齢（歳）	男性	女性	全体
40～49	0.2	0.04	0.1
50～59	0.8	0.1	0.4
60～69	1.9	0.4	1
70～79	3.4	1.1	2.1
≧80	4.4	2.2	3.2

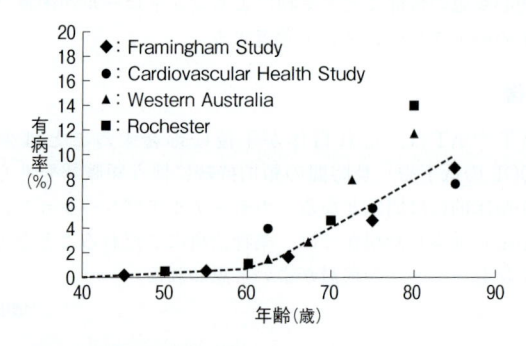

図1 心房細動有病率（欧米）

1 症状・徴候

動悸，労作時息切れ，易疲労感として自覚することが多い．ほとんどは頻脈に伴う症状だが，脈の不整自体に違和感を感じることもある．一方，無症候の場合もある．AFL は安定した回路のため，高い心拍数(150 回／分)で安定することが多く，AF より動悸を強く自覚することがある．AF・AFL とも，何らかの基礎心疾患を合併すると心不全症状(胸水，下肢浮腫)が前面に表れることがある．

2 診断

心電図を使って診断する．

1) 心房細動(atrial fibrillation；AF)

AF は RR 間隔が不規則で「絶対性不整脈」ともいわれる．P 波ははっきりせず，心電図の基線に注目すると細かな細動波がみられる．慢性化し，心房リモデリングが進行した AF では細動波が消失することもある．細動波がないからといって AF を否定できない．AF の心電図診断の鍵は「RR 間隔が不規則なこと」である(図 2)．

2) 心房粗動(atrial flutter；AFL)

AFL は三尖弁輪を旋回するマクロリエントリー性不整脈であり，臨床での遭遇頻度が高い．AFL は，三尖弁輪を反時計方向に旋回する通常型(common type)，時計方向に旋回する reverse common type，三尖弁輪以外の部分をリエントリー回路として

細動波あり AF

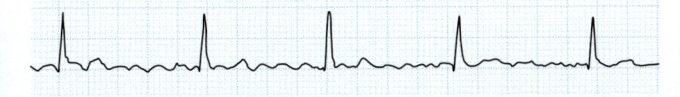

細動波なし AF

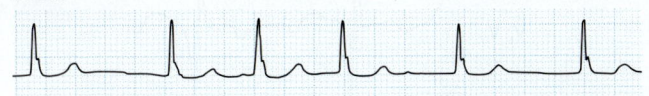

図2　心房細動(AF)

旋回する非通常型(uncommon type)と呼ぶ．通常型ではP波はみられず，基線に鋸歯状波がみられる．12誘導心電図でⅡ，Ⅲ，aVFで陰性，V₁で陽性，V₅，V₆で陰性の鋸歯状波はcommon AFLに特徴的な心電図所見である(図3).

鋸歯状波2つに対して1回の房室伝導となる(2:1伝導)ことが多く，心拍数150／分のregular narrow QRS tachycardiaをみたらAFLをまず念頭に置くとよい．房室結節の伝導比が変化すると3:1〜4:1となり心拍数が変動する．

3) 心房細動(AF)・心房粗動(AFL)の原因

AFを見た場合は，それが器質的心疾患に伴うものか，機能性のものであるかを判断するために心エコーや採血を行う．

原因となる器質的心疾患としては弁膜症，心筋症，高血圧性心疾患，冠動脈疾患，心不全，慢性肺疾患など，心房負荷がかかる疾患が挙げられる．器質的心疾患を指摘できない場合は，自律神経，飲酒，ストレス，甲状腺機能亢進症などfunctionalなものが原因とされるが，はっきり原因を同定できないことも多い．高血圧を含め明らかな原因を指摘できない60歳未満のAFを孤立性心房細動(lone AF)と呼ぶ．

AFLの原因はAFに準ずるが，開心術の既往のない心臓に起

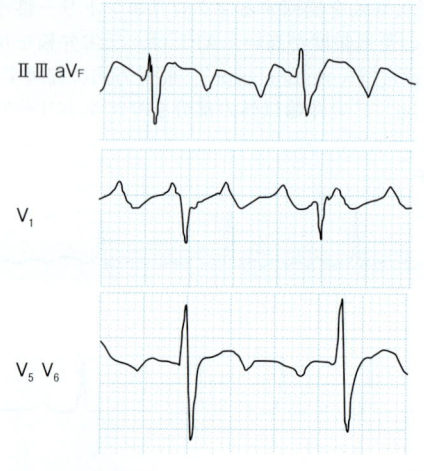

図3　心房粗動(AFL)

きるもののほとんどは通常型 AFL である．開心術の既往のある症例では，切開線に関連した非通常型 AFL であることが多い．

3 治療

まずは原因治療を行う．心不全が基礎にある場合は心不全を治療し，甲状腺機能亢進症があればその治療を行う．背景因子を是正しても不整脈が残る場合は，不整脈に対する治療を検討する．

1) 心房細動（AF）

AF では，①動悸などの自覚症状，②心不全，③脳梗塞，が臨床的に問題となるため，これらを治療の目標とする．「レートコントロール」「リズムコントロール」「抗凝固療法」は，治療達成のための手段と考える．

(1) レートコントロール

自覚症状や心不全の原因の大半は頻脈に伴うものであり，レートコントロールをまず行う．急性期は 90～100／分以下を目標にする．慢性期は 110／分以下と緩やかでよいとされる．

● 正常心機能の場合

急性期：静注や点滴静注で
verapamil　5 mg　緩徐に静注，無効ならばさらに 5 mg 追加
propranolol　1～2 mg　緩徐に静注（総量 0.15 mg/kg まで）
landiolol*　5 γ 前後から徐々に増量（1～10 γ で適宜調整）

* landiolol：短時間作用型 β₁ 遮断薬（本邦独自，海外類似薬　esmolol）
50 mg（1 バイアル）を 50 mL で溶解 ⇒（例）50 kg 5 γ＝18 mL／時間

薬理　$t_{1/2}$　4.1 分，代謝　肝：カルボキシエステラーゼ，血中：擬コリンエステラーゼ，尿排泄．

静脈投与は効果が長続きしないので，verapamil 錠（40 mg）3 錠　分 3 の内服投与でゆっくりコントロールしてもよい．労作時の心拍数減少を狙うなら，交感神経抑制作用のある β 遮断薬を使用する〔metoprolol 錠（20 mg）3 錠　分 3，bisoprolol 1.25～2.5 mg／日など〕．

● 低左心機能の場合

低左心機能に合併した心房細動のレートコントロールは悩ましい．心不全の増悪や血圧低下に注意しながら，陰性変力作用がない digoxin 0.25 mg や amiodarone[3] を使うが，キレ味に乏しい．これらだけでレートコントロールがつくことは少ないので，心不

全やバイタルサインの状態をみながら, verapamilやβ遮断薬を少量併用することが多い.

(2) リズムコントロール

レートコントロールを行ったうえで, 症状や心不全のコントロールがつかない場合はリズムコントロールを考慮する. 大規模臨床試験ではレートコントロールとリズムコントロールに予後の差はないとされるが, リズムコントロールにこだわったほうがよい症例は間違いなく存在する.

正常心機能であること, 心不全がないこと, Brugada型心電図を呈していないこと, などを確認できればⅠ群薬を考慮する. pilsicainide 150 mg／日, flecainide 100〜200 mg／日, cibenzoline 150〜300 mg／日などを用いる. 急性期の停止を目指すなら点滴静注, あるいは発作時に抗不整脈薬を単回経口投与する"pill-in-the-pocket"[4]を行い, 慢性期の発作停止, 再発予防を図るなら定期内服投与を行う. 低左心機能ではⅢ群薬(amiodarone, nifekalant, sotalol)を考慮する.

確実にリズムコントロールを行う場合はカルディオバージョンを行う. 心房細動が48時間以上持続していると推定される症例では, 経食道エコーで左心耳血栓を否定したうえで除細動を行う. 薬によるリズムコントロールには限界もあり, 効いたり効かなかったりと確実性に欠ける. 長期的にも薬で心房細動を根治することは困難であり, 確実な根治を求める場合はカテーテルアブレーションを考慮する (☞ p495).

(3) 抗凝固療法

AFにおける最大の問題点は心原性脳梗塞である. AFがない人と比べて発症リスクが約5倍高まるとされ, また発症した場合は重篤になりやすいため予防が重要である. リスク評価はCHADS$_2$スコア[5](表1)を用いることが多く, スコアと脳梗塞発症率との相関を表したものが図4である. 2点以上では年間脳梗塞発症率が4％以上と高くなることから抗凝固療法の適応となり, 1点でも抗凝固療法を行うことが多い. なお, CHADS$_2$スコア0〜1点の症例のリスクをさらに細かく層別化したスコアCHA$_2$DS$_2$-VAScスコア〔vascular disease：血管疾患 1点, Age：65歳以上74歳以下 1点, (75歳以上 2点), sex category：女性 1点〕も考案されており, 以下に述べるNOACの

表1 CHADS₂スコアにおけるリスクと配点

Congestive heart failure（心不全）	1点
Hypertension（高血圧）	1点
Age＞75y（75歳以上の高齢者）	1点
Diabetes Mellitus（糖尿病）	1点
Stroke/TIA（脳血管障害／一過性脳虚血）	2点

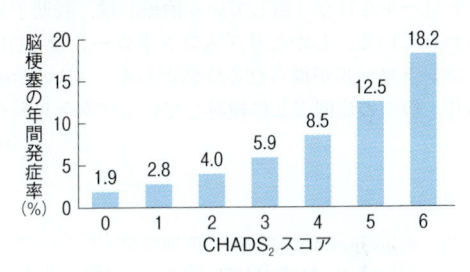

図4 CHADS₂スコアと脳梗塞発症率との相関

普及とともに使用される機会が増えている．

従来，抗凝固薬はwarfarinのみであった．しかし2011年から新規経口抗凝固薬（NOAC）として，dabigatran（直接トロンビン阻害薬），rivaroxaban（Xa阻害薬），apixaban（Xa阻害薬），edoxaban（Xa阻害薬）が使用できるようになり，選択肢が広がった．これらNOACは，塞栓症予防効果はwarfarinと同等以上，出血性合併症の頻度はwarfarinと同等以下，薬物相互作用や食事制限がなく，血中濃度モニタリング不要などの有用性が指摘されている．しかしwarfarinが不要になるわけではなく，適応疾患，年齢，腎機能障害，値段や服用回数などを考慮して使い分ける必要がある．また，warfarinでもNOACでも，抗凝固療法を開始する時は出血のリスクについて患者によく説明しておくべきである．

2) 心房粗動（AFL）

基本的にはAFに準じる．AFLはリエントリー回路が安定しており薬物コントロールが難しい点がAFと異なる．一方，AFLはカテーテルアブレーションにより比較的容易に根治を図ることができるため，薬物治療よりもカテーテル治療を優先させ

る戦略が適切である．抗凝固療法は，AF に準じて行う．

4 予後

AF は，抗凝固療法をはじめとする治療をきちんと行えば，決して予後の悪い不整脈ではない．レートコントロールと抗凝固で「つきあっていく治療」と，アブレーションや薬剤で積極的にリズムコントロールを行う「治していく治療」は，長期予後に差がないといわれている．しかしリズムコントロールで QOL の改善や心不全コントロールが得られる症例がある．AF の治療戦略は多様であり，個々の症例ごとに検討していくべきと思われる．

〔増田慶太〕

● 文献

1) Inoue H, et al: Int J Cardiol 137: 102-107, 2009 (PMID: 18691774)
2) Feinberg WM, et al: Arch Intern Med 155: 469-473, 1995 (PMID: 7864703)
3) Fuster V, et al: Europace 8: 651-745, 2006 (PMID: 16987906)
4) Alboni P, et al: N Engl J Med 351: 2384-2391, 2004 (PMID: 15575054)
5) Gage BF, et al: JAMA 285: 2864-2870, 2001 (PMID: 11401607)

D 徐脈 bradycardia

徐脈は心拍数≦60回/分と定義する．徐脈をみたら，一次性なのか，何らかの病態に起因する二次性のものかをまず判断する．二次性ならば原因治療を行う．治療対象は有症状の場合だが，房室ブロックでは無症状でも治療対象になることがある．

1 症状・徴候

心拍数が低下し心拍出量が減少すると息切れ，めまいなどがみられる．基礎心疾患があれば，胸水貯留，下腿浮腫といった心不全徴候が前面に出ることがある．徐脈が高度(5秒以上の心静止)であれば，一過性脳虚血を生じて失神(Adams-Stokes発作)をきたす．脳虚血時間が長ければ痙攣が起きるが，脳虚血解除後は速やかに意識が回復することが多く，てんかんによる痙攣と区別される．長時間の心静止から心肺停止に陥る例もある．

2 診断

鑑別すべき徐脈は以下の5つである．どのような徐脈がみられているかを心電図(12誘導心電図，心電図モニター，Holter心電図など)を用いてまず評価する．

①blocked PAC，②洞性徐脈，③洞不全症候群(SSS)，④房室ブロック　⑤徐脈性心房細動

次に，一次性徐脈か，原因のある二次性徐脈かを診断する．
※二次性徐脈をきたす病態：副交感神経亢進状態，心筋虚血，薬剤性，電解質異常，睡眠時無呼吸症候群，頭蓋内圧亢進，甲状腺機能低下症，低体温，アシドーシス，低酸素など．

1) blocked PAC

心室に伝導しないPACによりRR間隔が延長して徐脈となる．見落としやすいので，徐脈，特に一拍だけの徐脈をみたらblocked PACを常に念頭に置くべきである．blocked PACの本態はPACであり，基本的には治療対象とならない(図1)．

2) 洞性徐脈(sinus bradycardia)

洞性頻脈と同様，原因検索とそれに対する治療を行う．原因が明らかでなく持続的である場合は洞不全症候群として扱う．

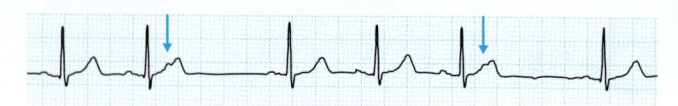

図1 blocked PAC

表1 Rubenstein分類

Ⅰ型	洞性徐脈,原因不明の持続性徐脈
Ⅱ型	洞房ブロック(sinoatrial block),洞停止(sinus arrest)
Ⅲ型	徐脈頻脈症候群(bradycardia-tachycardia syndrome;BTS)

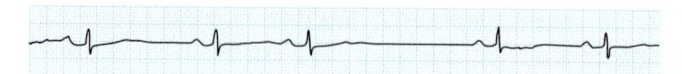

図2 洞房ブロック

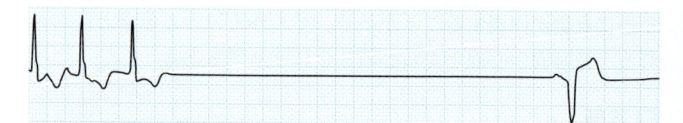

図3 徐脈頻脈症候群

3) 洞不全症候群

Rubensteinによる分類がよく使用される(表1). PP間隔が洞調律のPP間隔の整数倍なら洞房ブロック,整数倍でなければ洞停止である(図2). 洞停止は3秒以上停止する場合を指すことが多い. Ⅰ型あるいはⅡ型に頻脈(PSVTやAF)を合併するものを徐脈頻脈症候群(BTS)と呼ぶ. BTSでは,上室性頻拍の停止時に,洞結節がoverdrive suppressionを受けて洞停止が出現する(図3). 洞不全症候群の多くは原因不明,加齢やその他の原因(特発性)により,洞結節機能が低下することによる.

4) 房室ブロック
(atrioventricular block, AV block, AVB)

ブロックの程度に応じて,1度,2度(Wenckebach型, Mobitz型またはMobitz Ⅰ型, Ⅱ型),高度,3度に分類する. Wenckebach型2度房室ブロックの中には,PQ間隔の延長がはっきりしない非定型なものもある. QRSが脱落した前後のPQ

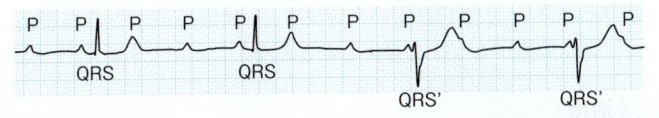

図4 高度房室ブロック：心房から伝導したQRSと補充収縮のQRS'が混在している

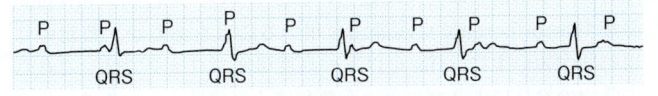

図5 完全房室ブロック：PとQRSは完全に独立している（房室解離）

間隔を測定するのがコツで，Wenckebachであれば QRS 脱落直後の PQ 間隔が最短になるが，Mobitz Ⅱ 型房室ブロックは前後で PQ 間隔が変化しない．2：1 房室ブロックは，それだけで Wenckebach 型か Mobitz Ⅱ 型か区別できないため，運動負荷試験や，atropine あるいは isoproterenol による薬物負荷試験，EPS（電気生理学検査）が必要である．2：1 伝導より伝導比の悪いものを高度房室ブロックと呼ぶ（図4）．P と QRS が完全に独立していれば完全房室ブロックである．この時，P(rate)＞QRS(rate)となる（図5）．P＜QRS の時は房室解離と呼ぶ（VT は後者である）．ブロック部位によって，His 束より上の房室結節内のブロックを AH ブロック，His 束内のブロックを BH ブロック，His 束以下のブロックを HV ブロックと呼ぶ．一般に，AH ブロックは機能的なもので，BH および HV ブロックは器質的な異常を伴うことが多い．心電図上の鑑別点は，AH および BH ブロックは narrow QRS，HV ブロックは wide QRS である．HV ブロックの補充収縮はより下位から出ておりバックアップとしての信頼性が低く，臨床的にはリスクが高いとみなす．臨床的に重要なのは 2 度以上の房室ブロックである．有症状であれば治療適応となるが，無症状でも，持続する完全房室ブロックや，ブロック部位として His 束以下が想定される 2 度～高度房室ブロックは治療の対象となる．

5) 徐脈性心房細動　AF with slow ventricular response

本態は房室結節の機能低下であり，心房細動に種々の程度の房

室ブロックが合併したものである．RR間隔が一定の心房細動は，完全房室ブロックを合併したとみなすことができる．

3 治療

二次性徐脈の場合は，原因に対する治療を行う．一次性徐脈で有症状の場合は治療を行う．徐脈の治療はペースメーカーが原則であり，薬物治療は効果に乏しいことが多い．急性期に atropine 静注や isoproterenol 点滴静注を用いることもあるが，薬物の作用時間が短い上に，His 束以下の高度房室ブロックでは，これらの薬物の投与によりブロックが悪化する可能性すらあるので注意が必要である．あくまでも経静脈ペーシングまでのつなぎと心得るべきである．慢性期治療として cilostazol や theophylline 内服を行うことがあり，奏効すれば脈拍が10～20回/分程度上昇することもあるが，やはり治療効果としては限定的である．

1）経皮ペーシング

徐脈で血行動態が破綻した時など，経静脈ペーシングを行うまでのつなぎとして経皮ペーシングを用いる．設定レートは50～70回/分，モードは自己脈があれば「デマンド（必要時にパルスが出力される）」，心肺停止時には「フィクス（固定）」とする．出力は0mAからペーシングスパイクの後にQRS波がみられるようになるまで徐々に上げていく．緊急時には最大出力から開始してもよい．経皮ペーシングは痛みを伴うので意識のある患者に無鎮静で行うべきではない．意識がある場合，経皮ペーシングの準備や設定にいたずらに時間を費やさず，経静脈ペーシングの挿入を急いだほうが賢明である．

2）経静脈ペーシング

一時的ペーシングでは内頸静脈や鎖骨下静脈，大腿静脈より右室心尖部にリードを留置する．一時的ペーシングではVVIモードが一般的である．リード先端を右室内に「置いてきた」だけであり，リード dislodge に伴う pacing failure や sensing failure を起こしやすい．挿入後の安静度はベッドサイドのトイレ移動程度にとどめておいたほうが無難である．ペーシング留置時は閾値と波高（センシング）を測定する．閾値は低ければ低いほど良く，出力は閾値の2倍以上で設定する．波高は逆に高ければ高いほど良く，感度は波高の1/2以下に設定する．バックアップレート

50〜60回/分，出力5〜8 mA，感度2〜3 mV辺りがよくある設定である．

3) 恒久的ペースメーカー

徐脈に対する最も確実な最終治療である．対象の不整脈は，洞不全症候群，房室ブロック，徐脈性心房細動の3つである（☞p482）．

4 予後

洞不全症候群は一般に予後の良い不整脈であり，突然死などは起こさないとされ，有症状のもののみが治療対象となる．一方，房室ブロックはリスクのある不整脈と考えるべきで，無症状でもブロックの程度，部位に応じて治療対象となる．ペースメーカー植え込み後の予後は，ペースメーカーが正常に作動している限り改善される．ペースメーカーに伴う合併症（急性期はリード脱落，慢性期はデバイス感染やリード断線など）はペースメーカー外来でフォローしていくべきである．

（増田慶太）

side memo 32 新規経口抗凝固薬(NOAC)使用のコツ

NOAC(novel oral anticoagulant, non-vitamin K antagonist oral anticoagulants)は，利点が評価され，急速に普及している．CHADS$_2$スコア1点でもdabigatranやapixabanなら推奨されている．しかし欠点があることを忘れてはいけない．強く，持続的な抗凝固が不要な場合，NOACはwarfarinより有用である．

● NOACの利点

> ①低い頭蓋内出血リスク(下記)：warfarinに比べ半減
> ②食事制限不要：納豆や緑黄色野菜などの食事制限が不要
> ③少ない薬剤相互作用
> ④速い効果発現と消失

● NOACの欠点

> ①モニタリング不能：腎機能，体重，年齢で層別化して調節
> ②1日1〜2回の確実な服薬：良好な服薬アドヒアランスが必要
> ③高い薬価：12,000〜20,000円/月，支払いは負担率で変化

※うがった見方をすれば，管理(モニタリング，用量調節，薬物相互作用)の煩わしさやリスクから医師は解放され，結果責任や経済的負担を患者に転嫁したともいえる．

1) 出血リスク

warfarinに比べNOACは大出血，特に頭蓋内出血リスクが低い(半減)．この傾向は特にアジア人で顕著である．血管が損傷すると，血管外の組織トロンボプラスチンが血管内で第Ⅶ因子を活性化させ凝固反応が始まる(外因系凝固)．warfarinはこの第Ⅶ因子を阻害するがNOACは阻害しないことが脳出血リスクの差と考えられている．

● NOAC(overall)とwarfarinの出血リスク比較[1]

	NOAC	warfarin	risk ratio
頭蓋内出血	0.70%/年	1.45%/年	0.48
消化管出血	2.56%/年	2.02%/年	1.25

● NOAC と warfarin の出血リスク比較[2] （　）内 risk ratio

薬剤	大出血[*2]	頭蓋内出血[*2]	消化管出血[*2]
dabigatran 220[*1]	5.35 vs 6.59 (0.81)	0.45 vs 1.44 (0.31)	2.21 vs 1.99 (1.11)
300[*1]	6.17 vs 6.59 (0.94)	0.59 vs 1.44 (0.41)	3.00 vs 1.99 (1.50)
rivaroxaban 20[*1]	5.55 vs 5.41 (1.03)	0.77 vs 1.18 (0.66)	3.15 vs 2.16 (1.46)
apixaban 10[*1]	3.60 vs 5.10 (0.70)	0.57 vs 1.35 (0.42)	1.16 vs 1.31 (0.88)
edoxaban 30[*1]	3.62 vs 7.47 (0.49)	0.59 vs 1.88 (0.31)	1.84 vs 2.71 (0.68)
60[*1]	5.96 vs 7.47 (0.80)	0.87 vs 1.88 (0.46)	3.31 vs 2.71 (1.22)

[*1] 1日量 (mg)．[*2] 全事故比率で発現率（％／年）ではない．

2) NOAC 選択のコツ（ここではコストについて考慮しない）

　出血リスクの高い場合や妊婦などはいずれの NOAC も当然禁忌である．現在入手可能な4種類の NOAC はすべて等価ではない．それぞれの利点・欠点を考えて選択する必要がある．

(1) dabigatran：開始1～2週で APTT 測定 ⇒ ≧70秒なら他剤変更
　代謝 esterase で活性物質に変化，腎排泄80％，$t_{1/2}$ 12～17時間
　禁忌 Ccr＜30 mL／分，P 糖蛋白阻害薬（itraconazole）
　注意 P 糖蛋白阻害薬の併用（☞ p338）
・吸収は pH に依存し，PPI や H_2 blocker 併用時に吸収低下
・吸湿性の点で一包化不可，脱カプセル化は不可？（不明）
・症例の約5％で APTT が70秒以上に延長するので要注意
　副作用 消化器症状（服薬指導で発生が異なる），間質性肺炎
　用法 Ccr≧50 ⇒ 220 mg 分2（二次予防では再発例が多い？），Ccr≧50 で，十分な効果を期待 ⇒ 300 mg 分2

(2) rivaroxaban：1日1回の内服，粉砕投与や一包化可能
　代謝 肝代謝（CYP3A4，2J2）．腎排泄65％，$t_{1/2}$ 5～9時間
　禁忌 Ccr＜15 mL／分，肝障害（Child 分類 B 以上），細菌性心内膜炎，P 糖蛋白阻害薬（HIV プロテアーゼ阻害薬，アゾール系薬）
　注意 P 糖蛋白阻害薬の併用（atorvastatin など ☞ p338）
　副作用 間質性肺炎
　用法 Ccr≧50 mL／分 ⇒ 15 mg 分1，Ccr 30～49 mL／分 ⇒ 10 mg 分1

(3) apixaban：Ccr＜50 mL／分では大出血が warfarin より相対的に少ない
　代謝 肝代謝（CYP3A4/5）．腎排泄27％，$t_{1/2}$ 12時間

禁忌 Ccr＜15 mL／分，重症肝障害
注意 P糖蛋白阻害薬の併用（☞ p338），一包化や粉砕投与は可能
副作用 副作用報告は約28％，多くは出血関連．間質性肺炎
用法 10 mg 分2，（≧Cr 1.5 ≧80歳 ≦60 kg）中2個以上 ⇒ 5 mg 分2

(4) edoxaban：1日1回の内服，粉砕投与可能
代謝 esterase 加水分解が主，腎排泄35％，$t_{1/2}$ 9〜11時間
禁忌 Ccr＜15 mL／分，重症肝障害，細菌性心内膜炎
注意 P糖蛋白阻害薬の併用（☞ p338）
副作用 副作用報告は約29％，ほとんどが出血関連の副作用
用法 ＞60 kg ⇒ 60 mg 分1，腎機能やP糖蛋白阻害薬併用で減量．（Ccr30-50 P糖蛋白阻害薬≦60 kg）中の1個以上 ⇒ 30 mg 分1

3) NOAC使用時の腎機能評価：Ccr評価が原則（eGFRではない）

腎機能はGFR（糸球体濾過量）で評価される．GFR推測の臨床的指標はeGFRとCcr（Cockcroft-Gault式）である．eGFRのパラメータは①年齢，②Cr，③性別である．Ccrは①年齢，②体重，③Cr，④性別である．Crの尿細管分泌のためGFRがCcrより約30％高くなる．eGFRは既に標準BSAの$1.73 m^2$に補正済みであり，個人のGFRの予測精度を上げるにはBSA/1.73を乗ずる．

Ccr ≒ eGFR÷0.719　ただし，高齢，低体重で間違いのもと

※高齢や低体重では，Ccrは低めに，eGFRは高めに推測される．筋肉量が少ない低Cr例は，Cr 0.6で代用する．

4) 手術・侵襲的処置時の対処

原則，いずれのNOACも24時間以上空ける．大手術や高出血リスク患者や手技ではdabigatranやapixabanは48時間以上空ける．NOACの出血時の緊急止血（☞ p132）

（高尾信廣）

● 文献
1) Ruff CT, et al: Lancet 383: 955-962, 2014 (PMID: 24315724)
2) Chan NC, et al: Thromb Haemost 111: 798-807, 2014 (PMID: 24553904)

side memo 33　warfarin と納豆

　納豆菌はビタミンK(VK)合成能力が強い枯草菌に属している．納豆菌は芽胞を形成するため−100度から+120度，pH 1.0〜10.0，乾燥した環境でも生存可能である．納豆を1口(10 g程度)食べただけでもwarfarin作用が減弱するのは納豆自体にVKを多量に含有するためではなく，腸内で多量のVKを産生するためである．warfarin使用時には納豆を厳禁することは非常に重要である．

1 ビタミンK(VK)

　VKは自然界にあるK1(フィロキノン)とK2(メナキノン，MK)がある．K2は側鎖の長さでMK-1〜14に細分される．人工合成のK3(メナジオン)は毒性のため人には使用されない．K1とK2には毒性はなく許容上限はない．K1は緑色野菜に多く含まれ，K2は腸内細菌など微生物から合成される．食品中にはMK-4とMK-7が多く含まれる．血液凝固の生物活性はK1とK2でほぼ同等である．

2 納豆摂取後の血中ビタミンK濃度の推移

　納豆100 g中には，K1 47 μg，MK-4 2 μg，MK-7 211 μgのVKが含まれている．納豆100 g摂取後，K1やMK-4の血中濃度は上昇しないが，MK-7は4〜48時間にわたり高値が持続する．納豆菌が腸内で多量のMK-7を合成していると推定されている(下表)．少量(10〜30 g)の納豆でもほぼ同様(4時間後2.4〜7.2 ng/mL)である．

● 納豆100 g摂取後の血中ビタミンK濃度(ng/mL)の推移

ビタミンK	前値	24時間後	48時間後	有意差
K1	0.84	0.73	0.90	(−)
K2(MK-4)	0.19	0.20	0.19	(−)
K2(MK-7)	0.90	6.21	4.08	(+)

(高尾信廣)

● 文献

1) 工藤龍彦, 他：医学のあゆみ　149：955-956, 1989
2) 下平秀夫, 他：医薬ジャーナル　33：2559-2564, 1997
3) 日本ビタミン学会　http://web.kyoto-inet.or.jp/people/vsojkn/gen-vit034.htm

6　慢性心筋炎 chronic myocarditis

　慢性心筋炎とは，数か月間以上持続する心筋炎と定義され，しばしば心不全や不整脈をきたし，拡張型心筋症類似の病態を呈する．臨床経過なのか病理的慢性炎症なのか？など疾患概念が曖昧である．明らかな慢性心筋炎は症例数も少ない．予後不詳だが，予後不良ともいわれる．予後規定因子として，ウイルス本体たる遺伝子構造（ウイルスゲノム）の心筋内局在が注目されている．

1　臨床像・原因

　臨床像は，①急性心筋炎から移行する遷延例と ②急性期に診断されず経過する不顕性例がある．急性心筋炎症例のごく一部は遷延し，数か月後も持続する．自然寛解もみられ，急性心筋炎から移行するものは極めてまれであるとされている．急性心筋炎の多くはウイルス感染だが，慢性心筋炎は原因不明が多い．ウイルス感染や自己免疫が関与していると考えられている．

2　診断・検査

　慢性心筋炎には特徴的所見がなく，臨床像や画像所見での診断は容易ではない．心筋症との鑑別が必要になる場合もある．また拡張型心筋症と診断された症例中，剖検や手術時心筋標本で心筋炎所見を認めることもまれではない．両者の鑑別は困難で，慢性心筋炎の頻度が予想よりも高いことを示唆している．

1）心筋生検

　確定診断は病理診断である（Class Ⅰ，Level C）．
・問題点：カテーテル検査の一般的合併症に加え，心筋生検には常に心室穿孔の危険が伴う（頻度 0.3～0.5％）．また生検は盲目的で詳細な部位決定が困難で，さらに現状のカテーテル操作にも限界がある．目標部位が心室中隔なら右心系，後下壁なら左心系から生検することが多い．心筋生検の合併症頻度は右心系（特に下大静脈経由）が高いが，重篤な合併症は左心系に多い．さらに病理医の診断バイアスの問題も大きい．

- 手技上の注意：ガイディングカテ先端が free なことを確認する．先端が肉柱に trap されると穿孔を起こしやすい．特に左室生検では要注意．カテーテルを押しつける前に biotome を十分に開き生検を行う．生検後は決して先端を開かず biotome を抜去することが重要．手技途中でのつかみ直しは厳禁である．生検後，穿孔の有無を確認するため心室造影を行うほうがよい．心筋標本は 2 個以上採取し，ホルマリン溶液と生食液に漬け提出する．
- 組織所見：大小の単核細胞の集簇や浸潤*や近接する心筋細胞の融解消失や壊死を伴う．また心筋細胞の大小不同，肥大，配列の乱れがみられる．間質には心筋細胞と置き換った線維組織や脂肪組織が認められる．これら心筋細胞変性，細胞浸潤と線維化・脂肪化の併存は持続する心筋炎の目安である．心筋のウイルス遺伝子の検出は診断を支持する．
- 炎症性サイトカイン：心筋標本内に IL-6 や TFN-α などの炎症性サイトカインを検出すれば慢性心筋炎の診断に有用．

*細胞浸潤とは，1 視野(400 倍)で単核細胞が 5 個以上，集簇とは 1 視野(400 倍)で 20 個以上を認める場合をいう．なお，浸潤細胞の同定には免疫組織化学的方法が望ましい．

2）心筋シンチ

陽性ならば DCM との鑑別に有用（Class Ⅱb）．

- ガリウム（Ga-67-citrate）：炎症や腫瘍に集積する．大型単核細胞の浸潤像を反映する．特異性は高いが，感度は低い．被曝量が多いので小児では要注意．炎症では 74 MBq（成人）を静注し 24 時間後と 72 時間後にプラナー像と SPECT で評価する．
- Tc-99m ピロリン酸（^{99m}Tc-PYP）：Ga-67 より高感度だが特異性がやや低い．陽性所見は心筋炎の活動性指標として有用．
- インジウム（^{111}In）抗ミオシン抗体（2014 年現在，日本では使用不可）：急性〜亜急性の心筋壊死に集積し，感度 80〜100％，特異度 30〜50％．

3）その他の検査：Class Ⅲ

診断や予後予測のマーカとして将来有望視されている血液検査には次のようなものがある．

- 抗心筋自己抗体（cardiac autoantibody）：一般に心筋が障害されると 2〜3 週間で 30％の患者に抗心筋抗体を認める．心臓術

後,心筋外傷後,心筋梗塞後,心筋症などで出現する.慢性心筋炎の病態では心不全の液性免疫異常(自己抗体),特に心抑制性抗心筋自己抗体が問題となる.検査は商業ベースではLSIメディエンスがMayo Medical Laboratoriesに外部委託している.検体は血清0.5 mL,所要期間2〜3週間で費用は約24,000円(保険点数未収載)である.

- テネイシンC(tenascin-C,TNC):細胞外マトリックス蛋白の1つ.正常成人では発現していないが,リモデリングなど組織構築改変時に高発現する.血中TNC濃度が高ければ,心室リモデリングを起しやすく,予後不良のマーカである.

3 治療

慢性心筋炎は病因を特定できない場合が多く,ほとんどの症例では対症療法が行われる.特に拡張型心筋症に類似した心不全や不整脈を呈する場合,β遮断薬,RAS系阻害薬(ACE阻害薬,ARB),利尿剤,抗不整脈薬,抗凝固薬などの一般的な心不全治療を強力に行う(ClassⅡa).

ウイルス性慢性心筋炎には抗ウイルス薬(βインターフェロン),自己免疫性慢性心筋炎にはステロイド治療を含む免疫抑制療法が有効であったと報告されている(ClassⅡb).標準化治療(薬物種類,投与量など)はないが,抗心筋抗体陽性で,(HCV以外の)viral genomeが存在していなければ免疫抑制療法の適応と考えられている[2].また抗心筋抗体に対する免疫グロブリン静注療法,アフェレシス療法も期待されている(☞p267).

> prednisone 1 mg/kg/日×4週 → 1/3量(0.33 mg/kg/日)×5か月
> azathioprine(AZP) 2 mg/kg/日×6か月

注意 AZP:代謝拮抗薬(プリン拮抗薬)mercaptopurine(6-MP)のプロドラッグ.急な骨髄抑制(+).

禁忌 WBC≦3,000/μL,尿酸生成抑制薬(febuxostat),妊婦.

治療抵抗性の重症慢性心不全で,移植の適応例ならば拡張型心筋症同様に心移植に向けて準備する.心筋炎を引き起す感染症や膠原病など移植除外条件に留意する.

Topics

1. ステロイド治療が有効な心筋炎

(急性)心筋炎の組織所見は, リンパ球性, 巨細胞性, 好酸球性, 肉芽腫性の4つに分類される. 心筋炎に対する免疫抑制療法 (prednisone, cyclosporine)は一般に有効ではない. 活動性リンパ球性心筋炎の研究では, 免疫抑制療法で軽快した例の90%は抗心筋抗体陽性, HCV以外のウイルス陽性例では85%無効であった[2]. したがってウイルス性が中心の急性〜劇症型心筋炎についての免疫抑制療法は否定的である. しかし下記2つの心筋炎にはステロイド短期大量療法を含む免疫抑制療法が有効であるとされている.

・巨細胞性心筋炎(giant cell myocarditis)
巨細胞性心筋炎の治療にはステロイドや免疫抑制薬が積極的に使用されることが多い(後ろ向き研究). 巨細胞性心筋炎は劇症型の発症が多いが, 一部は慢性, 不顕性に経過する. 組織で単核球浸潤, 心筋壊死に加え, 多核巨細胞を認めれば巨細胞性心筋炎と診断する.

・好酸球性心筋炎(eosinophilic myocarditis)
心筋炎の経過中, 末梢血中の好酸球増多($\geq 500/\mu L$)を伴えば診断できる. 末梢血好酸球数と心筋組織中の好酸球浸潤とは必ずしも一致しない. 病期により末梢血中好酸球増多を認めないこともあるので経過中に複数回検査することが必要である. 1/3にアレルギー性疾患(喘息, 蕁麻疹など)を合併する.

2. アフェレシス治療(apheresis) 二重濾過血漿交換療法

心不全の液性免疫異常(自己抗体), 特に心抑制性抗心筋自己抗体をアフェレシスで除去する治療で, 1996年に拡張型心筋症の心不全に対して初めて応用された(Wallukatら). 抗心自己抗体の抗原にはいろいろあり, また自己抗体が原因か結果かは難しいが, 少なくとも抗トロポニンI抗体や抗β_1アドレナリン受容体抗体は心病変を惹起することが証明されている. アフェレシスの標的はIgGサブクラス3の心抑制性抗心筋自己抗体群であり, 単独の自己抗体ではない. DCM患者では高率(約90%)に抗心自己抗体 (IgGサブクラス)を認めており, 日本でも2006年頃からアフェレシス治療が報告されている. 適用例では症状やBNPは大部分で改善したが, 心ポンプ機能改善は全例で認められない(約半数). 本邦では, 抗心自己抗体, 特に自己抗体IgGサブクラス3を特異的吸着能に優れるイムソーバTR(旭化成クラレメディカル社)が使用されている. 週2〜3回, 1クール3〜5回が行われる. 治療後, 抗心筋自己抗体の再上昇があれば3〜6か月ごとに繰り返す.

DCMだけでなく, 心筋自己抗体を認める拡張相HCMや慢性

心筋炎への応用が期待されている．

(小松一貴)

● 文献
1) 急性および慢性心筋炎の診断・治療に関するガイドライン，JCS2009改訂版
2) Frustaci A, et al: Circulation 107: 857-863, 2003 (PMID: 12591756)

7 肺高血圧症(PH)

肺高血圧(pulmonary hypertension；PH)はいろいろな原因で生じる持続的肺動脈圧上昇をいう．原発性肺高血圧症(PPH)は，特発性(idiopathic pulmonary arterial hypertension；IPAH)と遺伝性(heritable PAH；HPAH)に分けられ，PPH以外のPAHも難病として公費で治療が可能になった．本項では主にIPAHの説明をする．IPAHは原因となる心肺疾患がない前毛細血管性PAHで，血管増殖性疾患として定義される．血管床の70%以上が障害されるとPHになる．血行動態的定義を以下に示す．発症頻度1～2/100万人，成人IPAHは40歳前後の女性に多い(男女≒約1：2)．20歳以下発症では性差なし．

1 PHの血行動態的定義
（①と②を満たす，Dana Point，2008年)[1]

①平均肺動脈圧(mPA)　安静臥位＞25 mmHg，運動時＞30 mmHg
　※肺疾患や低酸素血症を伴う場合＞20 mmHg
②肺動脈楔入圧(PCWP)　正常≦12 mmHg

※健常者の平均肺動脈圧(安静臥位)は15 mmHgを超えない．加齢による上昇を考慮しても20 mmHg以上にはならない．

2 PHの診断

PHは身体所見，胸部X線写真，心電図で疑う．PHの診断感度が最も高い検査は心電図である．PHがあれば，心エコー，胸部CT，肺機能などで2群(左心)，3群(肺)を除外する．1群(PAH)と4群(CTEPH)との鑑別には肺血流シンチが有用である．

1) 心電図

安静時でも洞頻脈が多い．運動耐容能が著しく低下し，運動ですぐに最大心拍数近くまで増加し，息切れ，倦怠感が出現する．PH初期は非特異的で心電図異常は軽微(右軸偏位と時計方向回転)であるが，感度は高い．PHが持続すれば典型的右室肥大所見が出現する．症状と心電図異常があれば心エコー異常がなくて

も1〜2か月後に再診することが大切である.
2) 胸部X線(立位背腹像)
 肺動脈幹の突出・拡大,末梢肺動脈の細小化,心拡大などが見られる.明らかな肺動脈細小化があれば収縮期PA圧>75 mmHg. X線所見とPA圧は必ずしも相関せず,感度は高くない.胸部X線が正常でもPHは否定できない.
3) 心エコー
 右室壁厚と平均PA圧は大体相関し,右心室壁厚≧5 mmならPH(平均肺動脈>20 mmHg)が疑われる.正常短軸像で左心室はほぼ正円形であるが,右室圧上昇に伴い,心室中隔が右室側から圧迫され直線化し,左心室が扁平化する.三尖弁逆流があれば,収縮期PA圧が推定できる.経食道心エコーは迷走神経緊張を誘発し,致死的となりうるので控えるほうが安全.
4) 心臓カテーテル検査・肺動脈造影(PAG)
 突然死の危険性があり,慎重かつ素早い操作が大切.重症PH(収縮期圧>100 mmHg)の場合,右室造影やPAGは危険なので安易には施行しない.低浸透圧非イオン性造影剤とカテーテルの改良でPAGに関連する死亡は1%以下になった.重症PHのPAGでは,迷走神経反射抑制のためatropineを前投与し,酸素吸入を行う.肺動脈遠位部をバルーンで閉塞し少量の造影剤(数mL)を手押しで注入する造影法(wedged PAG)は,末梢型慢性肺血栓塞栓症との鑑別に有用である.造影所見は,肺動脈中枢側の著明拡大,末梢の急激な狭小化(tapering),枯れ枝状所見(血管のまばらな枝分かれ),血管の屈曲蛇行である.膠原病性PH病変は末梢血管に局在する.しかし高度な場合,IPAHに類似する.
5) 肺生検
 侵襲が大きく,病理所見が必ずしも成因や治療方針決定に結びつかない.また肺移植時に胸膜癒着などの不都合が生じるのでIPAHの確定診断にはほとんど施行されない.特徴的病理所見は叢状病変(plexiform lesion;PFL)である.PFLはいろいろな増殖因子が関与した血管内膜の腫瘍性増殖でPHのマーカとして有用である.IPAH全例に生じるわけではないが,PFLがあればIPAH類似疾患であることを示している.

3 PH の臨床的分類（Nice 分類，2013 年）

第1群[*1]	肺動脈性肺高血圧症（PAH）：①特発性　②遺伝性[*2]　③薬剤性　④各種疾患（結合組織病，HIV，門脈肺高血圧，先天性心疾患，住血吸虫症）
第2群	左心性心疾患に伴う PH（以前の肺静脈性肺高血圧症）：①収縮不全　②拡張不全　③弁膜症　④（先天性・後天性）流出路閉塞
第3群	肺疾患 and/or 低酸素血症に伴う PH[*3]：①COPD　②間質性肺炎　③混合障害　④SAS　⑤肺胞低換気　⑥高所曝露　⑦発育障害
第4群	慢性血栓塞栓性肺高血圧症（CTEPH）
第5群	詳細不明な多因子のメカニズムに伴う PH

[*1] 第1群の亜型として肺静脈閉塞性疾患（PVOD）／肺毛細血管腫症（PCH）および新生児遷延性肺高血圧症（PPHN）がある．
[*2] 遺伝性 PAH：以前の家族性 PAH．家族内発生は 6～7％．骨形成蛋白Ⅱ型レセプター（BMPR2）やアクチビン受容体様キナーゼ（ALK1）などの変異が報告されている．遺伝子異常があっても PAH 発症率は 10～20％である．
[*3] 肺性心（cor pulmonale）：肺障害による肺高血圧からの二次的右心室拡大（拡張 and/or 肥大）．平均肺動脈圧≧20 mmHg が多いが，動揺が大きく診断基準としては不適切である．

4 PH の重症度・予後判定

- WHO 肺高血圧症機能分類：NYHA 機能分類とほぼ同様

評価	身体活動	予後評価因子
Ⅰ度	制限なし	6 MWT＞500 m, CPX≧15 mL/分/kg, BNP 正常, 心嚢液（－）, TAPSE＞2.0 cm, RA 圧＜8 mmHg, CI＞2.5 L/分/m²
Ⅱ度	軽度制限	
Ⅲ度	高度制限	6 MWT≦300 m, CPX≦12 mL/分/kg, BNP 高値, 心嚢液（＋）, TAPSE＜1.5 cm, RA 圧≧8 mmHg, CI＜2.0 L/分/m²
Ⅳ度	全て苦痛	

・心胸郭比≧60％や右心不全既往（＋）⇒ 判定を1段階上げる．
・失神（＋）や症状の進行が速い場合 ⇒ 判定を1段階上げる．

5 IPAH・HPAH の予後

　未治療の予後は不良で，3～5年生存率は約 40％，平均生存期間約3年．小児の IPAH・HPAH の自然予後はさらに不良．特異的 PAH 治療薬の登場で，5年生存率約 70％まで改善している．

6 IPAH・HPAH の治療

治療は，一般的対応（過度な身体活動の回避，避妊，予防接種など），支持療法（対症療法），PAH 療法に大別される．

1) 支持療法

- 右心不全，体液貯留 ⇒ 利尿薬
- 低酸素血症（SaO_2＜60 mmHg）⇒ 長期酸素療法
- 肺動脈内微小血栓の増悪予防 ⇒ 抗凝固療法
  warfarin で PT-INR を 1.5〜2.5 にコントロール
  生命予後改善効果は特異的 PAH 治療薬以前のデータ
- 心房性頻脈 ⇒ digoxin（class Ⅱb） β遮断薬の是非は不明

2) PAH 療法

(1) 非特異的 PAH 治療薬：epoprostenol 登場以前の薬

① Ca 拮抗薬

急性肺血管反応試験*陽性の場合

開始量 nifedipine 徐放剤 40 mg 分2
または amlodipine 5 mg 分1 や diltiazem 徐放剤 100 mg 分1

- 肺血管収縮例には大量の Ca 拮抗薬が有効．反応率は成人 10〜20％，小児 40％．長期有効は血管反応陽性例の約半数，若年者に多い．
- 上記量で開始し，徐々に増量．陰性変力作用の強い verapamil は投与しない．1 日最大量：nifedipine 120 mg，amlodipine 20 mg，diltiazem 400 mg．高用量は保険適用外．高用量に耐えられない例も多い．常用量での長期治療効果は不明である．

※血管反応試験を含め大量の Ca 拮抗薬は通常の臨床病院では使い難い．

* 急性肺血管反応試験：薬剤（下表）負荷で，心拍出量低下を伴わず，mean PAP（mPAP）が 10 mmHg 以上低下し，40 mmHg 以下になれば陽性．

薬剤	方法	半減期	投与量（初期 ⇒ 最大用量）
一酸化窒素（NO）	吸入	15〜30 秒	10〜20 ppm
epoprostenol	静注	3 分	2 ⇒ 10 分ごと 2↑ ⇒ 12 ng/kg/分
adenosine	静注	5〜10 秒	50 ⇒ 2 分ごと 50↑ ⇒ 350 μg/kg/分

②抗凝固薬：epoprostenol 登場以前のデータ

> warfarin 2.0 mg / 日で開始し，適宜調整

※ warfarin の項(p533)
・肺動脈内の微小血栓が病態を増悪させるので投与する．至適治療域は明らかでないが，PT-INR 1.5～2.5 程度に保つ．喀血例ではケース・バイ・ケースで慎重投与する．

(2)特異的 PAH 治療薬
特異的 PAH 治療薬は作用機序から下記の 3 経路に大別される．

> ①エンドセリン経路：エンドセリン受容体拮抗薬(ERA)
> ② NO 経路：ホスホジエステラーゼ 5 阻害薬(PDE 5 阻害薬)
> ③プロスタサイクリン経路：プロスタサイクリン誘導体

・ERA や PDE 5 阻害薬の導入後，症状や血行動態指標は改善しているが，生命予後の改善についてまだ明らかでない．
・特異的 PAH 治療薬を早期導入し，症状や運動耐容能だけでなく，PA 圧を十分に下げる(mPAP≦40 mmHg)ことが肝要である．

①エンドセリン(ET)受容体拮抗薬(ERA)適応：WHO 分類Ⅲ～Ⅳ
ET 受容体は 2 種類(ET_A，ET_B)があり，薬剤により選択性が異なる．平滑筋には ET_A，内皮細胞には ET_B が存在(PAH では↓)．受容体の選択性と治療効果の優劣についてはまだ不明．

> ・ambrisentan(2.5 mg)　2 錠 分 1　薬価：4910.0 円 / 錠　または
> ・bosentan(62.5 mg)　2 錠 分 2　薬価：4370.1 円 / 錠　または
> ・macitentan(10 mg)　1 錠 分 1　薬価：14,594 円 / 錠

①-a　ambrisentan
ET_A 受容体の選択的拮抗薬．症状に応じて 10 mg まで増量可(cyclosporin 併用時は 5 mg / 日が上限)．肝機能異常は bosentan より少ないが，肝酵素上昇例で慎重投与．

薬理 t_{max} 約 2 時間．$t_{1/2}$ 11 時間．代謝はグルクロン酸抱合と CY-P3A4 が主，一部 CYP2C9，CYP3A4．糞便中約 60 %，尿中約 20 %．
禁忌 重症の肝障害，妊婦(催奇形性，ERA に共通)．
注意 中等症肝障害，重症貧血，重症腎障害．
副作用 貧血(12 %)，体液貯留・心不全(4 %)，肝機能異常や間

質性肺炎. 頭痛, 紅潮, 鼻閉は軽度だが高頻度(>20%).
効果 イベント回避率は 1 年後 96 vs 84%(p<0.001).

①-b bosentan

ET 受容体(ET_A, ET_B)の非特異的拮抗薬. 5 週目から 4 錠 分 2 に増量. 症状, 忍容性に応じて適宜増減, 特に 40 kg 未満で要注意. 肝機能異常(≧10%). 血液検査を前, 3 か月は 2 週ごと, その後は月 1 回行う. 肝酵素上昇例, 感冒様症状(関節痛, 筋痛, 発熱)発現例には要注意.

薬理 t_{max} 3～4 時間. $t_{1/2}$ 4 時間. 代謝は CYP2C9, CYP3A4. 排泄は, 糞便中≧90%, 尿中 3%.
禁忌 (中等症～重症)肝障害, ciclosporin, glibenclamide, 妊婦(催奇形性).
注意 warfarin の効果減弱(CYP2C9 および CYP3A4 酵素誘導).
効果 生存率は 1 年後 96 vs 69%, 2 年後 89 vs 57%.

①-c macitentan

ET 受容体(ET_A, ET_B)の非特異的拮抗薬. 1 錠 分 1 で開始. 貧血には要注意.

薬理 t_{max} 5 時間. $t_{1/2}$ 12.4 時間. 重度腎障害時には macitentan と活性代謝物の濃度が上昇し, $t_{1/2}$ が延長. 代謝は CYP3A4. 排泄は尿 50%, 糞 25%. 蛋白親和性が高く, 透析除去(−).
禁忌 妊婦, 重度肝障害(類薬の報告), 強い CYP3A4 誘導体.
副作用 貧血(頻度 10%, ≦Hb 8 g/dL 4%), 血管拡張(頭痛, 紅潮等). 肝機能悪化(−).
効果 経口薬で初めて合併症/死亡率の改善が証明された(SERAPHIN). 偽薬との比較で 50%のリスク低下(36 か月).

② phosphodiesterase 5 阻害薬 (PDE 5-I) 適応:WHO 分類 Ⅰ～Ⅳ

cGMP は肺血管平滑筋細胞に豊富に存在する. cGMP 分解酵素の PDE 5 を選択的に阻害し, 血管平滑筋を弛緩させる.

- sildenafil(20 mg) 3 錠 分 3 または
- tadalafil(20 mg) 2 錠 分 2

※上記の PDE 5-I の禁忌, 注意などは基本的にほぼ共通(添付文書上, 表記内容には差異があるので要注意).
※PDE 5-I と ERA の相互作用:ambrisentan(−), bosentan(+),

macitentan(−).

②-a sildenafil：WHO Iに対する有用性は不明

薬理 t_{max} 0.9時間．$t_{1/2}$ 3.3時間．代謝は肝代謝（CYP3A4が主，一部CYP2C9）．食事によりt_{max}延長，C_{max}および$AUC_{0-\infty}$減少．

禁忌 一酸化窒素供与体（硝酸薬など），amiodarone（QT延長），CYP3A4阻害薬（telaprevir, ritonavirなど），重度肝障害．

注意 脳血管障害，心筋梗塞，消化性潰瘍，出血性疾患，重症腎障害（Ccr＜30），軽度～中等度肝障害，高齢者，α遮断薬，carperitide，持続性勃起症素因（多発性骨髄腫など），網膜色素変性症．

副作用 （PDE共通）：頭痛（10％），紅潮（10％）．

効果 投与16週後の運動耐容能および血行動態の変化．

	6MWT[*1]	mPA	PVR[*2]	CO[*3]	mBP	HR
対照群	＋4.1	＋0.2	＋7.9	−0.12	−1.5	＋0.8
投与群	＋30.1	−3.6	−296.0	＋0.75	−4.0	−2.8

[*1] 6分間歩行距離(m)，[*2] 肺血管抵抗($dyne \cdot sec/cm^5/m^2$)，[*3] 心拍出量(L／分)．

②-b tadalafil：WHO Iに対する有用性は不明

薬理 t_{max} 約3時間．$t_{1/2}$ 約14時間．代謝は肝代謝（CYP3A4が主）（☞p339）．排泄は，糞中60％，尿中36％．食事によるt_{max}，C_{max}および$AUC_{0-\infty}$の変化（−）．

禁忌 一酸化窒素供与体（硝酸薬など），重度腎障害，重度肝障害，強力なCYP3A4阻害薬，強力なCYP3A4誘導薬（rifampicin, phenytoin, phenobarbital, carbamazepine）．

注意 sildenafil同様．

副作用 （PDE共通）：頭痛（27％），紅潮（6％），眩暈，筋痛．

効果 投与16週後の運動耐容能および血行動態の変化．

	6MWT[*1]	mPA	PVR[*2]	CO[*3]	mBP	HR
対照群	＋9.2	−2.2	＋4.1	−0.01	−5.0	——
投与群	＋41.1	−4.3	−117.1	＋0.36	−2.0	——

[*1] 6分間歩行距離(m)，[*2] 肺血管抵抗($dyne \cdot sec/cm^5/m^2$)，[*3] 心拍出量(L／分)．

③ PGI$_2$誘導体（経口薬）

PGI$_2$(prostacyclin)は血管内皮で産生され，主な作用は血管平滑筋弛緩と血小板活性化の抑制．

> 開始量　beraprost(20 μg)　2～3錠　分2～3で開始
> ⇒ 大丈夫なら徐放剤 120 μg 分2に増量．最大 360 μg/日

※薬価：235.9円/錠．CYPとの薬剤相互作用(-)

- **薬理**　prostacyclin analogue. t_{max} 1.4時間．$t_{1/2}$ 1.1時間(PGI$_2$の$t_{1/2}$は数分)．肝代謝(β酸化，グルクロン酸抱合)．尿排泄．
- **禁忌**　出血している患者，妊婦・授乳婦．
- **注意**　高度腎障害，抗血小板薬・抗凝固薬投与中．月経中．
- **副作用**　頭痛(10～20%)，下痢(<5%)，嘔吐(<5%)．
- **効果**　生存率，運動耐容能，血行動態の変化[2,3]．

	1年	2年	3年	6MWT[*1]	mPAP	全肺抵抗	心拍出量
対照群	77%	47%	44%	-22.8			
投与群	96%	86%	76%	+23.4	-13%	-25%	+17%

[*1] 6分間歩行距離，6 minutes walk test(m)．

④ PGI$_2$誘導体（静注薬）　適応：WHO分類Ⅲ～Ⅳ

生命予後を有意に改善したのは静注のPGI$_2$誘導体のみである[1]．PGI$_2$持続静注法の導入以後，PAHの生存率は大幅に改善し死亡リスクは半減している．

※経口薬の開始後2～3か月で改善しなければ無効と判定．

> epoprostenol 0.05 mg(1/10管)を専用溶解液 50 mL で溶解
> 開始濃度：1,000 ng/mL　0.5～1.0 ng/kg/分(γ)で開始
> ［例］50 kg ⇒ 1.5～3.0 mL/時間(0.5～1.0γ)で開始．日ごとに
> 　　0.5～1.0γずつ増量．最大 10～100γ？（添付文書上は 10γ）

※専用溶解液（グリシン緩衝液）で溶解(pH 10～11)．他剤と配合不可(pH低下で不安定になり，有効成分が低下する)
※溶解後，室温8時間，低温24時間で失活 ⇒ 8時間以内に投与
※薬価 0.5 mg注：15,992円，1.5 mg注：28,163円

【使用上のポイント】
・重症だからといって高濃度から使用しない．重症になる前に早

- 期導入し,症状や血行動態をみながら徐々に増量する.
- 重症例ほど少量から開始する.重症例($CI≤2.0$ L/分/m^2,S_VO_2≤60%)なら 0.2〜0.5 ng/kg/分で開始し,緩徐に増量.
- 重症心不全患者の場合,カテコールアミン,ジゴキシン,利尿剤などで強力に治療し,右房圧≤15 mmHg,血行動態が安定したら導入を図る.epoprostenol の急性負荷は肺動脈圧低下(2 mmHg)より収縮期血圧低下(10〜14 mmHg)が大きく,心拍数が増加(6〜7/分)するので急性期は心不全が悪化しやすい.
- 月 2〜4γ 程度で増量する.状態が安定したら ERA や PDE 5 阻害薬を追加し,十分な肺動脈圧低下(mPAP≤40 mmHg)を図る.それでもダメならば,さらに増量(月 2〜4γ 程度)する.
- 増量に伴い副作用(顎痛,足底痛,紅潮など)が出やすい.副作用には対症療法(鎮痛剤,止瀉薬,制吐剤など)で対処し,増量は中止しない.右心不全増悪,血小板減少(<6 万/μL),血痰,甲状腺機能亢進(頻度 50%)のみ増量中止を考慮.
- 突然の中止はリバウンド現象 ⇒ ショックを起こすので禁忌.
- ≥28γ で出血合併症が増加.≥10γ で warfarin を中止する.
- PAH と慢性反復性肺塞栓症との鑑別を厳密に行う.

薬理 prostacyclin analogue. $t_{1/2}$ α 相 6.7 分,β 相 10.3 分 代謝臓器? 腎排泄,尿中 82% 糞便中 4%.

禁忌 右心不全急性増悪時,重篤な左心機能障害,低血圧.

副作用 血圧低下・徐脈・ショック・肺水腫など(1〜2%),甲状腺機能亢進症(2%),頭痛・下痢・嘔吐(<10%).

効果 投与 12 週後の血行動態の変化.

	mPA	PVR[*1]	心係数	S_VO_2[*2]	心拍数	HR
対照群	49.1→49.1	11.2→11.7	2.3→2.2	55.8→59.1	84→83	—
投与群	50.9→45.0	14.2→9.2	1.9→2.4	57.4→61.4	84→87	—

[*1] 肺血管抵抗(mg・分/L),[*2] 混合静脈血酸素飽和度(%).

積極的な施設では,WHO 分類Ⅲ以上の 1,3,5,10 年の生存率が各々 93,93,81,76%と極めて良好な報告がある[4].

⑤可溶性グアニル酸シクラーゼ(sGC)刺激薬

PDE 5 阻害薬と異なり,NO の刺激がなくてもグアニル酸シクラーゼ(GC)を直接刺激可能.

riociguat 3.0 mg 分3で開始

収縮期血圧≧95 mmHgで低血圧症状がなければ，2週間間隔で1回0.5 mgずつ増量．最大1回2.5 mg(7.5 mg／日)まで増量．

薬理 t_{max} 1〜1.5時間．$t_{1/2}$ 4〜9時間．代謝は肝代謝(CYP-1A1, CYP2C8, CYP2J2, CYP3Aが主)．

禁忌 一酸化窒素供与体(硝酸薬など)，**PDE 5 阻害薬**，重度腎障害(Ccr<15)や透析患者，重度肝障害(≧Child分類C)，アズール系抗真菌薬，HIVプロテアーゼ阻害薬．

注意 制酸薬との同時服用で生物学的利用能が低下(1時間以上あける)，bosentanのCYP3A誘導でクリアランスが上昇．

副作用 喀血(0.2%)，肺出血(頻度不明)に要注意．頻度が高いのは頭痛(19%)，眩暈(13.3%)，低血圧(8.8%)．

効果 投与12〜16週後の運動耐容能および血行動態の変化．

	6MWT[*1]	mPA	PVR[*2]	NT-pro BNP	WHO 改善	WHO 不変	WHO 悪化
対照群	−5.6	—	−8.9	+232.4	14.4	71.2	14.1
PAH	+29.6	—	−223.3	−197.9	20.9	75.6	3.5
対照群	−5.5	+23.1	+23.1	+76.4	14.9	78.2	6.9
CTEPH	+38.9	−225.7	−225.7	−290.7	32.9	61.8	5.2

[*1] 6分間歩行距離(m)．[*2] 肺血管抵抗($dyne \cdot sec/cm^5/m^2$)．

(3) 外科治療

①バルーン心房中隔裂開術(balloon atrial septostomy；BAS)

肺移植待機のPAH患者中，卵円孔開存(PFO)のある患者のほうがPFOのない患者より予後が良いという事実から考案された．BAS後は右⇒左短絡が生じ，酸素飽和度が低下する．減圧により左室前負荷が増加し，心拍出量は増加する．その結果，酸素飽和度低下にもかかわらず酸素運搬量は改善する．あくまでも姑息的処置である．BAS後の死亡率は約10%(5〜50%)[5]．

・バルーン心房中隔裂開術が適さない病態：非常に高度なPAH

肺血管抵抗高度上昇，動脈血酸素飽和度低下(<80%)，
重症右心不全(低心拍出量＋右房圧上昇)

②肺移植(lung transplantation)

肺移植の国際的平均5年生存率は約50%(2013年). 日本人37例の5年生存率は79.3%(生体肺85.4%, 脳死肺66.7%). 日本の肺移植は, 数が少ないが成績は良好である. 片肺より両肺移植のほうが予後良好であり, 両肺移植が標準術式である. 左室駆出率35%以下ならば心肺同時移植も考慮する. 心移植同様, 脳死ドナーが極端に少ないのが一番の問題.

・肺移植を考慮すべき徴候

> 症状：WHO分類Ⅳ, 6分間歩行≦250m, 右心不全の既往
> 血行動態：右房圧＞12 mmHg, 平均肺動脈圧＞65 mmHg
> 経過：右心不全(NYHA Ⅲ～Ⅳ)持続, 肺血管抵抗低下が不十分

・PAHに対する肺移植適応基準(国際心肺移植学会, 2006年)

> ・NYHA機能分類Ⅲ～Ⅳ　　・中心静脈圧＞15 mmHg
> ・平均肺動脈圧＞55 mmHg　・心係数＜2.0 L/min/m²

7 PHに関するトピックス

1) 慢性血栓塞栓性肺高血圧症(CTEPH)

器質化血栓が肺動脈を閉塞し肺循環異常が6か月以上持続している病態である. 急性PEを繰返す反復型と症状のない潜伏型がある.

(1) 診断：IPAHとの鑑別に有用な検査
・肺血流シンチ：区域性血流分布欠損(＋)が特徴的
・造影CT／肺動脈造影(次の①～⑤の1つ以上を証明)：①小袋状変化(pouch defects)や壁欠損(mural defects), ②帯状狭窄(webs and bands), ③内膜不整(intimal irregularities), ④突然の血管狭窄(abrupt narrowing), ⑤完全閉塞.

(2) 予後：平均肺動脈圧＜30 mmHg, 肺血管抵抗＜300 dynes・sec・cm⁻⁵, WHO機能分類≦Ⅱ度は予後良好. 肺血管抵抗≧1,000 dynes・sec・cm⁻⁵になると予後は不良である.

(3) 治療：肺動脈血栓内膜摘除術(PEA[*1])は有効性が確認されている. 器質化血栓除去だけではダメで, 内膜剥離を行うことが要点. 病院死亡≦5%, 5年生存率80%程度である. 本邦では手術適応のない末梢型や高齢者のCTEPH例に経皮経管的肺動脈拡張術(BPA[*2]＝PTPA[*3])が比較的積極的に試みられている. 薬物治療より治療効果は高いが, 術後肺水腫が高頻度で, 死亡例もあ

る．手技の標準化がなく，施設間で成績のバラツキがある．
　CTEPHに有効な薬物は限られている．外科治療不適例や術後の残存・再発CTEPH例に対してriociguatが認められている．

[*1] PEA：pulmonary endarterectomy，以前のPTEと同義．
[*2] BPA：balloon pulmonary angioplasty
[*3] PTPA：percutaneous transluminal pulmonary angioplasty

2) 結合組織病に伴うPAH（膠原病性PAH）

　PAH中，最も多く（IPAHの約2倍），IPAHより予後が悪い．混合性結合組織病（MCTD），全身性強皮症（SSc）のPAHリスクは一般人の1,000倍以上と非常に高い．各種膠原病のPH合併頻度は，MCTD 10～20%，SSc 10～25%，SLE 5～10%，多発性筋炎/皮膚筋炎（PM/DM）＜1%（診断方法で大幅に異なる）．PHを合併しても無症候例が多いので要注意（MCTD患者で63%）．予後を改善させるには，積極的スクリーニングによる早期発見，早期介入が重要である．膠原病の活動性が高い（免疫異常が強い）場合には免疫抑制療法を先行させるが，そうでなければPAH治療を優先させる．またPHが膠原病に先行し，IPAHとの鑑別に苦慮する例もある．

3) HIV関連PAH（HRPAH）[6]

　HIV陽性者のPH発症率は1,000倍位多い．しかしHIV自体がPAHの原因という証拠はない．HIV関連PAH患者の多くは，静脈内薬物乱用や慢性肝疾患など既知のPH危険因子を持っている．HIV感染者の治療中は心電図と心エコーでPHのスクリーニングを定期的に行う．

・CD4，HIV量，病期とPHの発症率や重症度とは相関しない．
・多剤併用抗HIV療法（ART）に関係なく，HRPAHは進展する．
・治療はIPAHに準ずるが，症例数が少ない．またIPAH治療薬と抗HIV治療薬剤との相互効果は不明である．

4) 薬剤惹起性PAHの原因薬剤

> ◎：食欲抑制剤（aminorex, fenfluramine, dexfenfluramine, benfluorex），toxic rapeseed oil（有毒菜種油），dasatinib
> ○：amphetamines, methamphetamines, L-tryptophan
> △：cocaine, phenylpropanolamine, St John's wort, SSRI, pergolide, 化学療法剤

(Eur Respir Rev 22: 244, 2013)

5) imatinib(チロシンキナーゼ阻害薬)

血管増殖因子や血小板由来増殖因子(PDGF)を抑制する．特にPDGFが病態の中心にあるPAHで効果的である．肺静脈閉塞性疾患(PVOD)，肺毛細血管腫症(PCH)，腫瘍原性肺微小血管症，治療抵抗性PAHで効果が期待できる．しかしリスク便益からPAH治療薬としては日(2013/3)米欧とも申請を取り下げている．

〔高尾信廣〕

● 文献

1) Ryerson CJ, et al: Respir Res 11: 12, 2010 (PMID: 20113497)
2) Nagaya N, et al: J Am Coll Cardiol 34: 1188-1192, 1999 (PMID: 10520811)
3) Galié N, et al: J Am Coll Cardiol 39: 1496-1502, 2002 (PMID: 11985913)
4) 松原広己：心臓 42：1405-1409，2010
5) Doyle RL, et al: Chest 126: 63S-71S, 2004 (PMID: 15249495)
6) Almodovar S, et al: Chest 137: 6S-12S, 2010 (PMID: 20522575)
7) Pulido T, et al: N Engl J Med 369: 809-818, 2013 (PMID: 23984728)

8 大動脈瘤および陳旧性大動脈解離

A 大動脈瘤および陳旧性大動脈解離

　大動脈瘤や大動脈解離の拡大が認められれば手術治療を念頭に置き，適切な手術時期を想定した治療・経過観察を行うことが重要である．

1 大動脈瘤（aortic aneurysm）

　大動脈壁の一部が，全周性に拡大，または局所性に突出した状態である．広範囲な大動脈拡大を大動脈拡張症（aortomegaly），上行大動脈根部の拡張を大動脈弁輪拡張症（annulo-aortic ectasia；AAE），大動脈解離後の瘤形成を解離性大動脈瘤と呼ぶ．正常の大動脈径は，胸部 30 mm，腹部 20 mm．正常径の 1.5 倍（胸部 45 mm，腹部 30 mm）を超えると「瘤」という．大動脈瘤の一般的な拡大速度は，胸部 1〜2 mm／年，腹部 3〜4 mm／年とされる．

1）症状・徴候

　半数以上は無症候である．主症状は，(1) 瘤破裂による「疼痛」，(2) 周囲臓器への「圧迫症状」，(3) 分枝血管の循環障害による「臓器虚血症状」の 3 つである．

①疼痛：瘤破裂や解離を疑う徴候（腹痛，腰痛）に注意する．瘤破裂では症状発現が急激で，すぐにショックに陥ることが多い．時に腰背部痛が数時間〜数日間持続することもある．疼痛が軽度な場合，消化器疾患との鑑別に苦慮する．瘤破裂を常に考え，緊急手術を考慮しながら画像診断を進めることが重要である．

②周囲臓器への圧迫症状：圧迫症状としては，胸部では嗄声（反回神経麻痺），血痰（肺・気管支圧迫），嚥下障害（食道圧迫）などがある．腹部では圧迫症状が出にくい．腹部膨満感，便通障害，腹痛，下肢腫脹などがあるがいずれも非特異的である．まれに消化管と瘻孔を形成する．

③分枝血管の循環障害：解離や血栓閉塞で，分枝血管の虚血が生

じる．頭頸部動脈では意識障害，冠動脈では胸痛，四肢動脈ではしびれや疼痛，腹腔動脈や腸間膜動脈では腹痛などが生じる．

2) 瘤の分類

(1)瘤の形状，(2)瘤壁の形態，(3)存在部位，(4)原因，により分類される(図1～3)．

(1) 瘤の形状：図1のように紡錘状と囊状に分類する．紡錘状は大動脈全周の拡張を，囊状は局所の拡張を示す．球状を示すものは囊状に含まれる．

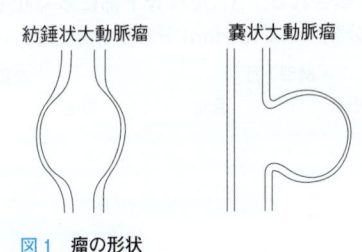

図1 瘤の形状

(2) 瘤壁の形態：①真性，②仮性，③解離性に分類される(図2)．

①真性瘤(true aneurysm)：大動脈の瘤壁が動脈壁成分(内膜，中膜，外膜の三層構造)からなる．瘤壁の一部で，三層構造のすべてを認めない場合も含む．

②仮性瘤(pseudoaneurysm)：瘤の壁に動脈壁成分(特に中膜)がなく，元の動脈腔外にできた「新たな腔」である．大動脈内腔と交通し，血流がある状態である．仮性瘤内に血流がなく，血液が貯まった状態を「血腫」と呼ぶ．

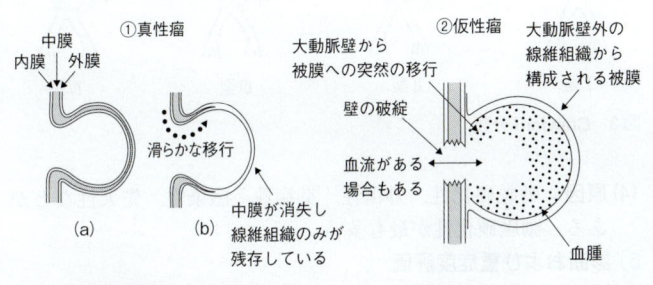

図2 瘤壁の形態

③解離性瘤(dissecting aneurysm):中膜が二層に剥離し,真腔以外に壁内に生じた新たな腔(偽腔)を持つものを,「大動脈解離」と呼ぶ.偽腔の拡張により「解離性大動脈瘤」を生じるが,限局型解離の場合は囊状拡張を,広汎型解離の場合は紡錘状拡張をきたすことが多い.

(3) 存在部位:胸部大動脈は上行,弓部,下行に,腹部大動脈は腎動脈を境に上部,下部に分けられる.大動脈瘤は存在部位により胸部大動脈瘤(TAA),胸腹部大動脈瘤,腹部大動脈瘤(AAA)に分類される.AAAは腎下部に多く生じる.胸腹部大動脈瘤の分類にはCrawford分類が頻用される(図3).

分類	胸部下行		腹部	
	近位	遠位	腎上	腎下
I				
II				
III				
IV				

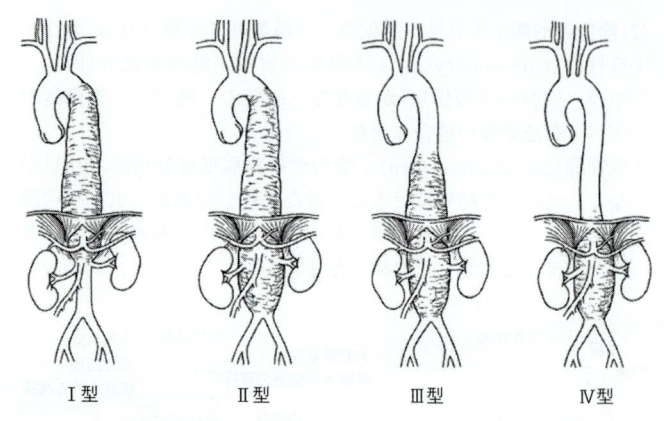

図3 Crawford分類

(4) 原因:動脈硬化性,外傷性,炎症性,感染性,先天性などがある.動脈硬化性が最も多い.

3) 診断および重症度評価

瘤発生には大動脈壁の脆弱化が関与する.Behçet病や高安動

脈炎のような炎症性疾患，Marfan症候群のような先天性結合織異常，粥状硬化などによる壁の構造異常や破壊が背景にないかを確認する．動脈瘤壁の石灰化は画像検査時の瘤の発見に役だつ．上行大動脈瘤の多くは，右前方に突出する傾向があり，右方に突出する上行大動脈陰影は診断に役だつ．AAAでは腹部の拍動性腫瘤を認めることがある．腹部エコー検査は，最も簡便で有用な非侵襲的検査であり，動脈硬化のリスクが高ければ，無症候でも75～80歳ごろに一度はチェックしておくとよい．CTでは，瘤の大きさ，進展範囲，瘤壁の石灰化，瘤壁の状態（前述），壁在血栓の有無や状態，周辺臓器との関係，大動脈分枝との位置関係を調べる．瘤の評価には「最大短径」を用いる．数スライスで短径を計り，そのうち最大のものを最大短径という．実際には大動脈が蛇行や斜走する場合，直交断面で計測しないと瘤径を過大評価するのでcurved-planar reformationなどを用いての計測が重要である．

4）評価のタイミング

無症状で大動脈径＜45 mmならば，半年後に再検し，拡大がなければ，次は1年後に再検する．≧55 mmならば手術リスクも考慮に入れ手術適応を検討する．経過観察の場合，半年後に再検査を行う．45～55 mmの場合，女性，高血圧，喫煙，慢性閉塞性肺疾患（COPD），大動脈瘤の家族歴を認めるものは破裂の危険性が高いので注意する．大動脈径の増大速度に応じて検査間隔を短くする．瘤径拡大速度は，胸部1.0～4.2 mm／年，腹部3～5 mm／年とされるが，瘤径が大きい程，拡大速度が速くなる（Laplaceの法則）ことを考慮する．

5）内科治療

厳重な降圧治療と禁煙など生活習慣修正によるリスク因子の除去が重要である．降圧目標は，TAA非手術例で収縮期105～120 mmHg，AAAで130 mmHg未満とされる．灌流圧低下による臓器障害が生じれば，降圧目標を緩める．TAAにはβ遮断薬，AAAにはACE阻害薬，スタチンが有用とされる．厳重な降圧には降圧薬併用療法が勧められる．破裂に関与する因子は，年齢，疼痛，COPD，大動脈径拡大が知られている．疼痛管理やCOPDの予防も重要となる．日常の生活では極力，収縮期血圧＜180 mmHgを保ち，便秘や無酸素運動を避けるように努める．

6) 手術

一般に手術適応は，TAAで径60 mm，AAAで径50 mmとされるが，症状の有無や，瘤の拡張の速さ，形態，基礎疾患の有無にも左右されるため，症例ごとに検討が必要である．半年で5 mm以上の径拡大を認める場合，破裂の危険性が高く，手術治療を積極的に検討する．形態は，囊状の場合に破裂の危険性が高い．Marfan症候群のような遺伝的大動脈疾患や二尖弁，大動脈縮窄症の合併例では，TAAの瘤径が45 mmを超えた場合に侵襲的治療について検討する．胸腹部大動脈瘤予定手術の死亡率は5〜25％である．大動脈ステントグラフト移植術の成績は良好であり，外科と一緒に治療方針を決める必要がある．

7) 頻度と予後

瘤径が大きい程，破裂しやすい．大動脈径≧60 mmと＜60 mmの破裂頻度は5倍に達する(5年間)．初期大動脈径52 mmの場合，1年および5年生存率は85％と64％と報告されている．大動脈径と年間破裂率を下記に示した．

大動脈径(mm)	＜40	40〜50	50〜60	60〜70	70〜80	≧80
年間破裂率(％)	0	0.5〜5	3〜16	10〜20	20〜40	30〜50

2 陳旧性大動脈解離

1) 症状・徴候

陳旧性大動脈解離の多くは，急性期に診断，治療されているが，まれに無症候(発症時期不明)で偶然発見される例もある．通常，慢性期は無症候で経過する．拡大した大動脈の周辺臓器への圧排症状を認めることもある．

2) 診断および重症度評価

胸部単純X線写真，CT検査で大動脈の拡大所見を評価する．CT検査でのポイントは，解離の範囲，瘤径，真腔と偽腔の関係，偽腔内の血流の有無，ULPの有無，主要分枝の状態などである．MRI，MRAも大動脈解離の全体像把握に有用である．偽腔内に血流が残っている場合，大動脈径が大きい場合は，慢性期の大動脈瘤化の危険因子となる．また，心エコー図検査で大動脈弁逆流などの状態を定期的に評価することも重要である．

3) 再評価のタイミング

手術適応の有無を評価するため，急性期から半年を目安にCT

検査を定期的に行う．造影可能であれば情報は増えるが，腎機能低下例では造影は必須ではない．大動脈径に変化を認めなければ，次回は1年後の検査とする．大動脈壁脆弱性を持つ例(Marfan症候群など)では，瘤径拡大の速いことが多いため，より頻回の経過観察が必要となる．

4）内科治療

陳旧性動脈解離に対しては内科治療が基本である．良好な血圧管理が再解離の発症を約1/3に減らす．降圧剤の選択は，確実な降圧が最も重要であるが，β遮断薬のみが入院を含む解離関連事故の減少，瘤径の拡大抑制のエビデンスがある．内服薬で血圧・脈拍の管理を行いつつ，無酸素運動などで急激な血圧上昇を起こさないように生活指導を行う．禁煙も重要である．大動脈径の拡大を認めるようであれば，慢性期に手術が必要となることがある．

5）手術

大動脈の形態や，偽腔内への血流の有無など，症例によって異なる．血管径の急激な拡大や瘤化を認めれば手術適応となる．大動脈瘤の手術適応基準に準ずる．

6）割合

総剖検数に占める大動脈解離の割合は約1.4％，非解離性大動脈瘤は約2.7％である．

Topics

1. ULP型解離(ulcer-like projection)

閉塞した偽腔内に局所的な内腔の突出部としてULPを認める．大動脈のどこでも生じうるが，上行大動脈，左鎖骨下動脈分岐直後，横隔膜近傍の下行大動脈に認める場合には注意深い経過観察が必要である．ULPは複数認めることや，経過観察中に新たに生じることもある．経時的な拡大により大動脈瘤に進展するものや，偽腔開存型の解離へ変化するものもある．

2. 炎症性腹部大動脈瘤(inflammatory abdominal aortic aneurysm；IAAA)

瘤壁が著明に肥厚し，瘤周囲と後腹膜が広範に線維化し，周囲臓器との癒着をきたす腹部大動脈瘤である．詳細な機序は不詳であるが，IAAAとAAAは炎症の量的な違いという見方が有力である．血沈亢進やCRP上昇を示すが，白血球数はあまり増加しない．腹部エコーで低エコー域(mantle sign[*1])と造影CTでの同部

位の遅延造影が診断に有用である．IgG4 関連[*2] IAAA はより炎症が激しく，自己免疫の関与が強く，ステロイドが有効である．慢性動脈周囲炎(chronic periaortitis；CP)[*3] の範疇にも含まれる．

[*1] mantle sign：動脈瘤周囲の軟部組織が厚く前方〜側方に囲むのが特徴．大動脈後方には軟部組織をほとんど認めない．
[*2] IgG4 関連疾患：血清 IgG4 高値と IgG4 陽性形質細胞の組織浸潤が特徴でステロイド治療で劇的な改善が認められる．
[*3] CP：大動脈周囲に慢性炎症性線維化が生じる疾患．特発性後腹膜線維症や IAAA，薬剤性や悪性疾患によるものを含む．尿路狭窄，水腎症，疼痛を起こす．CP の発症率は 1.35/10 万人．

3. 感染性大動脈瘤(infected aortic aneurysm)

当初は感染巣から離れた動脈に起こる動脈瘤を指していたが，現在では，動脈瘤感染も含め，感染に起因する動脈瘤を意味する．頻度は全大動脈瘤の約 1％，発生部位は胸部 32％，腹部 26％，腎下部 42％である．起因菌はグラム陽性球菌 50％(主にブドウ球菌)，グラム陰性桿菌 35％(主にサルモネラ，大腸菌)である．死亡率は約 30％と非感染溜に比べて高く，瘤破裂が多い．感染徴候があり，急速に増大する瘤や瘤周囲の液体貯留(浮腫，膿瘍形成)は感染性を強く疑う．瘤の形態から感染瘤は否定できない．十分な抗生物質治療後の手術が原則であるが，感染制御が不良ならば早期手術を考慮する．手術の目的は破裂防止と感染巣除去である．標準術式は *in situ* 人工血管移植術である．遠隔期のバイパス閉塞の危険のため extra-anatomical bypass はあまり使用されなくなった．ステントグラフトは禁忌である．太網充填，同種大動脈，抗生物質浸透済人工血管などを検討する．

(桑原政成)

● 文献

1) 大動脈瘤・大動脈解離診療ガイドライン(日本循環器学会，2011 年改訂版)

side memo 34　成人の右側大動脈弓を見たら Kommerell 憩室

　Kommerell 憩室は，1936 年に Kommerell らが報告した鎖骨下動脈の分岐部異常とその分岐部の瘤状拡大である．左側大動脈弓の右鎖骨下動脈分岐異常と右側大動脈弓の左鎖骨下動脈分岐異常がある．

1 右側大動脈(right-sided aortic arch；RAA)の分類と頻度

　RAA は胎生期の右側大動脈弓が遺残したものである．先天性心疾患(CHD)合併のない成人期で発見されるものは Edward-Stewart 分類(図 1)の B 型が最も多い．つまり成人で RAA を見たら Kommerell 憩室を疑う必要がある．

2 Kommerell 憩室(図 1 の ⬚)

　左鎖骨下動脈根部は左側大動脈弓の遺残で瘤状に拡大している．多くは食道後面を通過し，拡大・硬化すると嚥下困難や呼吸困難が生じる．解離や破裂すると致死率が高く，予防的治療が必要．
- 手術適応：統一見解はない．太田らは大動脈と瘤化した部分の合計長が 50 mm を超える場合は手術適応としている[1]．
- 手術方法：右側開胸，両側開胸，正中切開法や左鎖骨下動脈を胸腔外でバイパスした後にステントグラフトを留置するなどさまざまな報告がされている．

(阿部恒平)

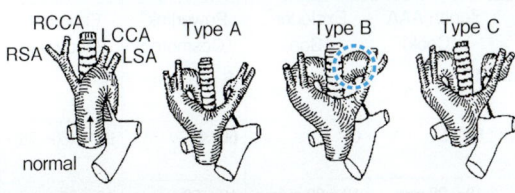

図 1　Edward-Stewart 分類(右側大動脈弓における分類)

A(頻度 60％)：正常分岐の鏡像．CHD 合併率は 98％
B(頻度 40％)：左鎖骨下動脈起始異常(Kommerell 憩室)
C(頻度＜1％)：左鎖骨下動脈孤立．CHD 合併は約 80％

● 文献

1) Ota T, et al: J Thorac Cardiovasc Surg 131: 574-578, 2006 (PMID: 16515907)

B 大動脈ステントグラフト（ステントグラフト内挿術）

日本ではステントグラフト実施委員会（http://stentgraft.jp/）のもと2007年に腹部，2008年に胸部のステントグラフト治療（endovascular aortic repair；EVAR）が導入された．ステントグラフト治療の適応，手技，使用可能機器，展望などについて述べる．

1 大動脈ステントグラフトの適応

- 瘤径（open surgery と同様）：≧60 mm，（有症状なら）≧50 mm
- 解剖学適応（ステントグラフトメーカ推奨）：製品取扱い説明書（instruction for use；IFU）に準拠（表1）
- 現状では胸部上行大動脈瘤には適応はない．

・日本で使用可能な腹部用ステントグラフトは現在，表1の4機種である．

表1 腹部用ステントグラフト4機種のIFU

製品名（メーカ）	Zenith AAA®（Cook）	Excluder®（Goa）	Powerlink®（Cosmotec）	Endurant®（Medtronic）
腎動脈上 neck 角度	45°≪	なし	なし	なし
腎動脈下 neck 角度	60°≪	60°≪	60°≪	60°≪（60〜75°）
中枢 neck 径	18〜28 mm（内径）	18〜28 mm（内径）	18〜28 mm（内径）	19〜32 mm（内径）
中枢 neck 長	15 mm ≫	15 mm ≫	15 mm ≫	10 mm ≫（15 mm ≫）
末梢 neck 径	7.5〜20 mm（外径）	8〜18.5 mm（内径）	10〜18 mm（内径）	8〜25 mm（外径）
アクセスルート内径	7.5 mm ≫	6.8 mm ≫	7.0 mm ≫	6.7 mm ≫

- 手術困難例に行う off-label use が増え，適応が拡大している．
- landing zone 拡大の工夫：hybrid surgery（debranching surgery＋TEVAR），開窓型 stent graft，chimney technique（右記）などの工夫が弓部および胸腹部大動脈瘤のステントグラフト治療で行われている．

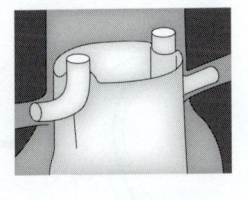

2 大動脈ステントグラフトの術前準備

1) 資格

ステントグラフト実施委員会の施設認定と実施医資格認定が必要である．カテーテルインターベンションと大動脈疾患に関する知識と外科手術を含めた治療経験が必須である．

2) 検査

CT（MDCT）画像（slice 幅≦3 mm）の任意断面表示（multi planar reconstruction；MPR）から術前サイジングを行う．予定手術では全身検査として脳検査（脳 MRI，頸部エコー，脳 CT など），冠動脈検査（UCG，冠動脈 CT，冠動脈造影など）などが必要．

> **Topics**
>
> 合併症のある急性および慢性期 Stanford B 型大動脈解離，外傷性大動脈解離に対して胸部大動脈瘤用のステントグラフトを用いて entry closure が行われている．先天性結合組織障害（Marfan 症候群，Ehlers-Danlos 症候群）は血管脆弱性のため現在の所適応はない．感染性大動脈瘤も IFU 外（適応外使用，off-label use）であるが，根治術までの bridge としての役割はあると考えられる．

3 大動脈ステントグラフトの手技の要点（図1）

ステントグラフト治療の要点は以下の3点に尽きる．

- 安全なアクセスルートの確保
- 瘤の中枢側までのステントグラフトの delivery
- healthy で十分な長さの landing zone の確保（≧20 mm）

- ステントグラフト径の最大径は 24 Fr であり（図2），大腿および外腸骨動脈が細い症例では総腸骨動脈または大動脈からの挿

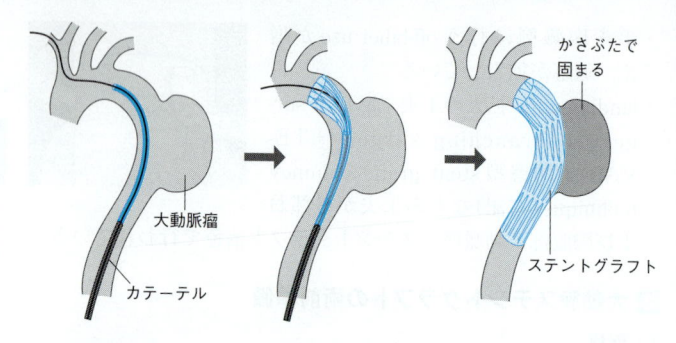

図1 胸部ステントグラフト治療のシェーマ

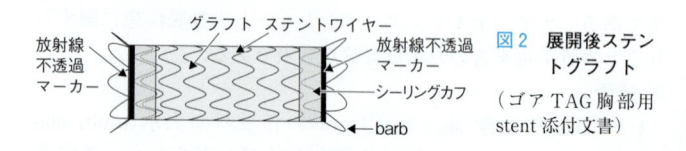

図2 展開後ステントグラフト
(ゴア TAG 胸部用 stent 添付文書)

入が必要なこともある.
・アクセスルートの高度屈曲：stiff wire を用いたアクセスルートの直線化や pull through wire を上腕動脈-大腿動脈間に挿入し，これをガイドにシースカテーテルやデバイスを通過させる方法がある.

1) 麻酔

局所および全身麻酔のどちらでも実施は可能. 条件が許せば，術中の全身管理と正確な留置を考慮すると全身麻酔で施行することが望ましい.

2) 留置(delivery)

大腿動脈からの挿入が一般的である. 胸部ステントグラフトの最大径は24 Fr もあり大腿および外腸骨動脈の径が細い例では総腸骨動脈または大動脈からの挿入が必要である. 大腿動脈カットダウンで直接穿刺する方法が一般的である. 大口径 sheath 対応の closure device 認可に伴い大腿動脈アプローチは完全な経皮的手技になっていくと考えられる.

3) 留置後

landing zone のステントグラフト接合を良好にし, migration (位置移動) を予防するためバルーンで後拡張する場合が多い.

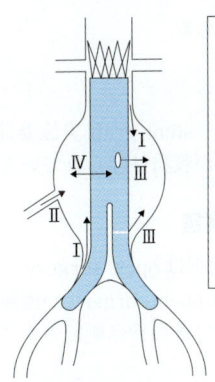

| Type I：proximal neck あるいは distal neck からの endoleak.
| Type II：分枝血管からの逆流による endoleak.
| Type III：グラフト破損部，あるいは接合部での endoleak.
| Type IV：グラフト素材を介する endoleak.

図3 endoleak の種類
(福井大祐：大動脈瘤に対するステントグラフト治療．信州医誌60：94, 2012)

4 大動脈ステントグラフトの合併症

> 術中：大動脈解離，脳梗塞，脊椎梗塞，血栓塞栓症，endoleak
> 術後：術中合併症に加え，migration やステントグラフト感染

- endoleak：ステントグラフト外側周囲の血流漏洩で，ステントグラフト治療特有の合併症(図3)．Type I，III が術中，術後にみられれば追加治療が必要．Type II，IV は基本的に経過観察する．瘤径拡大を認めれば塞栓術や open surgery の適応となる．
- migration：望ましい位置からのグラフト移動をいう．migration 防止に barb(釣針の返し)付ステントもある(図3)．術後 migration の原因は，ステント径が大動脈径に比べて不十分な場合や，固定部の径拡大がある．
- ステントグラフト感染：術後早期はもちろん，遠隔期でも感染の危険性がある．発生頻度は少ない(0.4〜2.0％)．しかし重篤な合併症で，死亡率は全体で28％，保存的治療39％，手術13％(グラフト除去＋非解剖学的バイパス術16％，in-situ の再建9％)である．長期の強力な抗生物質使用でも感染制御は難しい．migration や破裂がなければ，多くは時期をみて手術せざるを得ない．代用血管には homograft，浅大腿静脈や下肢深部静脈，polytetrafluoroethylene (PTFE) graft，(0.2〜6％)

rifampicin 浸漬人工血管などがある.

5 術後のフォローアップ

定期的に CT で経過観察が必要. stent graft 実施委員会のデータベースへの follow up data 入力が義務付けられている.

6 ステントグラフトの今後の展望

現時点で大動脈瘤治療の第一選択は open surgery である. ステントグラフト治療の保険適用は open surgery が困難な高リスク症例に限られており, 添付文書にその旨は明記されている.

1) 腹部

EVAR の初期, 中期成績は open surgery に比較して動脈瘤関連死では良好であったが, 長期成績は両群間に有意差を認めなかった. 再介入が EVAR 群で多かった[1,2]. しかし再介入の大多数はカテーテル治療が可能であった. デバイス改良・進化とともに今後 EVAR 群の長期成績のさらなる向上が期待される.

2) 胸部

胸部下行大動脈瘤に対する治療成績は死亡率 1.5〜1.9%, 脳梗塞 2.5〜3.5%, 脊椎神経障害 2.8〜5.6% と良好な初期成績が得られた[3,4]. さらに良好な長期成績が期待されている. 弓部および胸腹部に対してのステントグラフトは枝つきや開窓型 stent graft が開発・応用されている. 今後日本でも保険承認され臨床使用されていく予定である.

（山崎　学）

● 文献

1) Greenhalgh RM, et al: N Engl J Med 362: 1863-1871, 2010 (PMID: 20382983)
2) Blankensteijn JD, et al: N Engl J Med 352: 2398-2405, 2005 (PMID: 15944424)
3) Makaroun MS, et al: J Vasc Surg 41: 1-9, 2005 (PMID: 15696036)
4) Matsumura JS, et al: J Vasc Surg 47: 247-257, 2008 (PMID: 18241743)

9 慢性心嚢液貯留（収縮性心膜炎，放射線性心障害を含む）

　心臓は，臓側心膜（心外膜）と壁側心膜（狭義の心膜）の二層からなる心膜に包まれている．膜面および壁面心膜は大血管基部で折り返して繋がり心膜腔を形成しており，心嚢内に貯留した液体を心嚢液（心膜液）と呼ぶ．心嚢内には正常でも 15～50 mL の心嚢液が存在する．心嚢液貯留の原因はさまざまで，滲出性心嚢液貯留は感染症，放射線照射後，急性心筋梗塞後，結合組織学などの炎症性病変で起こり，漏出性心嚢液貯留は心不全や腎不全などで起こる．

1 自覚症状

　基本的には心不全症状：呼吸困難，浮腫などが主体となる．

2 診断

1) 身体所見

　心音が減弱することや，心膜炎の場合には機関車様雑音（locomotive sound）を聴取する．

2) 心電図（図1）

　四肢誘導と胸部誘導の低電位（low voltage）が特徴的．定義は，四肢誘導＜0.5 mV，左側胸部誘導 V_{3-6}＜1.0 mV．

3) 画像診断

　確定診断は心嚢液貯留の確認であり，画像評価が主体となる．心エコー（図2），CT，MRI などで心嚢液貯留を確認する．正常でも心嚢液が存在するため，どのような場合に病的心嚢液貯留と判断するかが重要である．

　心嚢液量と心臓自体への影響を確認する．心タンポナーデの判定が重要である．心エコー検査は通常臥位や左側臥位で行うので，少量の心嚢液は左室後方に認める．量が多くなると右室前方にも出現する．大量心嚢液（≧500 mL）では心臓が心嚢内で浮遊状態になる．拡張期は前方に，収縮期は後方に移動する「振り子

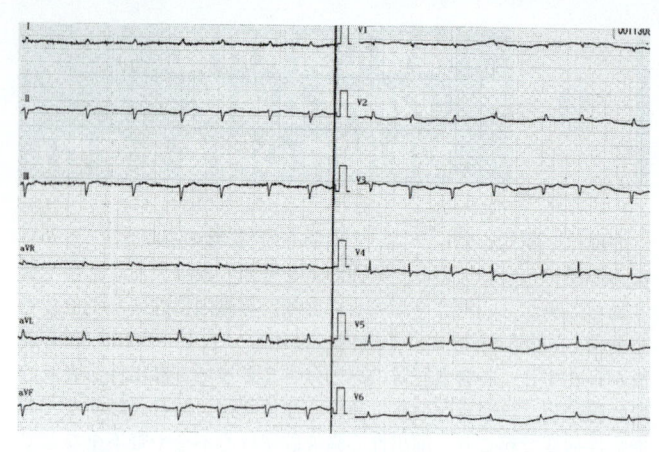

図1 心電図

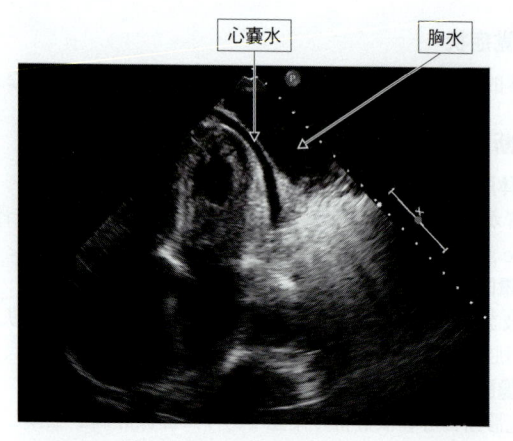

心嚢水　　　胸水

図2 心エコー

様運動」がみられ，心電図で電気的交互脈が出現する．
※心タンポナーデ：発症の規定因子は，①心膜液の貯留量，②貯留速度，③心膜の硬さである．心膜液貯留が緩徐ならば，心膜も徐々に伸展し，1,000～2,000 mL も心膜液が貯留しても心タンポナーデに至らないこともある．急速に貯留すると心膜が伸展できないため，少量でも心膜腔内圧が急上昇して心腔内圧を

凌駕し，心タンポナーデが生ずる(☞ p45)．

3 心嚢穿刺(pericardiocentesis)

　以前は盲目的心嚢穿刺が主流であったが，現在はエコーガイド下心膜穿刺が主流である．超緊急時以外は，落ち着いて安全な穿刺を心掛ける．穿刺が容易な部位を心エコーで探して穿刺する．echo free space≧10 mmであれば，安全な穿刺が可能である．慢性経過で血行動態異常が出現する時には大量心嚢液が貯留していることが多い．超音波で確認すると左前胸部穿刺が最も楽で安全である．ただし，コアグラタンポナーデ(凝血塊充満)の場合はなかなか穿刺液が引けない．むやみに針を進めないように注意が必要である．

1) 実際の手順

- 集中治療室でバイタル管理(酸素飽和度，血圧，脈拍測定)，緊急対応(気管内挿管，電気的除細動など)の準備を整える．
- 体位は仰臥位で，上体を30～40°挙上させる．
- 心エコーで心嚢水が最も多く観察できる場所を確認する．
- 同部位にイソジン消毒しても見えるような油性ペンでマーキングする．左前胸部アプローチでは肋骨があるためこの隙間からしか穿刺できないことをイメージしておく必要がある．穿刺時に肋骨にあたるためエコーで見た場所と違う場所から穿刺することに注意する．心窩部アプローチはこのような心配はないが，肝損傷などに注意する．
- 消毒を行い，エコーガイド下で穿刺を行う．ある程度場所を決めたら皮膚に対して直角に試験穿刺および局所麻酔を行う．
- 穿刺後，ガイドワイヤーを挿入し，できる限り奥までキットを挿入する．当院ではArgyle™ アスピレーションセルジンガーキット(COVIDIEN製)を使用している．
- この際に奥まで入れておくのは，浅い場合は心嚢液減少後に胸腔内に落ちることがよくあるためである．実際には心嚢水自身を抜ききらずとも心膜に孔があくことで左胸腔にも出ていくようになるため除圧効果が十分得られることが多い．

4 収縮性心膜炎

1) 原因
　収縮性心膜炎の原因として，収縮性心膜炎の原因には，特発性，ウイルスや結核菌などの細菌による感染性，開心術後，心筋梗塞後，悪性新生物，放射線照射後などがあるが，ほかに膠原病や外傷後に引き起こされるものなどもあり，鑑別診断に苦慮することが少なくない．

2) 臨床所見
　易疲労感や息切れを主訴とする心不全症状で表れる．下肢の浮腫や肝腫大，頸静脈怒張，腹水などの右心不全症状や所見が前面に出ることが多く，肝硬変やネフローゼ症候群などとの鑑別を行うが，診断を確定するのに時間がかかることが多い．また明らかな心不全症状であるが，心機能が保持されている場合には常に頭の片隅に置いておく必要がある．

3) 診断
　1つの検査所見のみで判定できることが少ない．

(1) 心エコー検査で下記所見を確認する

①心室中隔の呼吸性変動と拡張早期の dip
②左室後壁の拡張期 dip & plateau
③下大静脈(IVC)の拡張
④右室，左室流入血流速度波形の呼吸性変動
　僧帽弁口部でE波は吸気時に比べ呼気時で25％以上増加
　三尖弁口部でE波は逆に40％以上低下

(2) 心臓カテーテル検査
　両心室内圧波形上 dip & plateau を認めることが重要である．この際にも心房細動などが併発していることが多く，なかなか自信をもって確定診断するのは難しいため臨床所見，症状をしっかり確認することが重要である．

　一部 MRI の tagging などを施行することで心膜と心筋の運動を評価することも臨床的な判断の一助となることが多い．

5 放射線性心障害(radiation-induced heart disease ; RIHD)

　定位放射線照射による pinpoint 照射が可能になった1990年代

以降放射線照射の副作用は減少し，臨床で問題となる RIHD も減少している．しかし照射後 20〜30 年を経てから発症する RIHD もあり注意を要する．心臓は放射線に対して比較的抵抗性が高い臓器であるが，放射線照射では主に心膜や心筋に線維化障害が生じる．

1) RIHD の臨床像
①放射線照射後の一時的な生理的変化
②放射線照射中に生じる急性心膜炎
③遅延型心膜炎：頻度が高く臨床的には重要
・遅延型急性心膜炎：急性心膜炎は普通の特発性やウイルス性のものと変わりがなく，約 50％に心タンポナーデが見られる．
・遅延型心嚢液貯留：慢性心嚢液貯留の多くは無症状で，自然軽快するが，約 20％の例で心膜切開術を必要とする．
④汎心筋炎(pancarditis)
⑤弁膜症：僧帽弁閉鎖不全症，大動脈弁閉鎖不全症
⑥伝導障害：右脚ブロック，左脚ブロック，完全房室ブロック
⑦冠動脈疾患

2) RIHD の検査所見と診断

血液検査所見はもちろん，すべての検査所見は非特異的である．心嚢液の性状も単に炎症を示す滲出液であり，確定診断にはあまり役にたたない．伝導障害の有無は心電図で，心嚢液貯留や弁膜症の有無は心エコーで確認できる．各々の所見だけで RIHD を直接診断できない．心膜生検も一見すると非特異的な炎症性変化であり，RIHD の病理診断は通常困難である．RIHD を疑っている場合には，放射線病理の専門家にコンサルトする必要がある．RIHD の診断は，心臓に対する放射線照射の事実と心臓障害の組み合わせ(例えば心嚢液貯留＋脚ブロック＋僧帽弁閉鎖不全症など)から行う．病態を時間的，空間的に把握することが重要である．

(水野　篤)

side memo

35 僧帽弁輪石灰化(MAC)と乾酪性 MAC

1 MAC(mitral anular calcification)とは?

　MACは心臓線維骨格の一部である僧帽弁輪に生じる石灰化病変で後尖弁輪に多い．石灰化は前尖弁輪部や線維輪を越えて，ときに心筋や僧帽弁自体にも及ぶ．MACは，高血圧，高脂血症，糖尿病などの動脈硬化危険因子と関連がある．動脈硬化疾患(冠動脈硬化や頸動脈硬化など)や慢性腎臓病と共存しやすい．MACが心血管事故の発生率や死亡率を増加させるという報告もあるが，直接の危険因子というより動脈硬化表現形の1つと推定される．

2 乾酪性 MAC(caseous MAC)

　MACが急速に進行するとMAC内部で液状化壊死が生じ内部が低エコーの腫瘤を形成する．これを乾酪性MACという．腫瘍や血栓と誤診しやすい．付随血栓かMAC自体のためかは不明であるが脳梗塞の原因にもなる．

　どちらもMACそのものの手術適応は基本的にはない．むしろ心臓内腫瘍との鑑別が重要となるが，MRI，CTなどを含めたmultimodalityでの評価が必要である．ただし100%の否定は困難である．

(水野　篤)

● 文献

1) Shriki J, et al: World J Radiol 2: 143-147, 2010 (PMID: 21160580)

10 心臓腫瘍 cardiac tumor

　心臓腫瘍はまれな疾患で，原発性腫瘍の発生頻度は剖検例において 0.1 ％未満である[1]．75 ％は良性でその半分以上が粘液腫である．また，原発性悪性腫瘍のほとんどは肉腫である．心臓原発としてさまざまなタイプの肉腫がみられるが血管肉腫が最も多い．あらゆる悪性腫瘍が心臓転移を起こし，原発性腫瘍より約 20 倍頻度が高い．腫瘍タイプにおける転移頻度は悪性黒色腫，リンパ腫で高いが，実際の発症数ではもともと患者数の多い乳癌，肺癌が多くみられる．症状は組織型を問わず，腫瘍の位置や大きさによって決まる．治療は原発性腫瘍の場合，良性悪性ともに切除が基本であるが，転移性腫瘍の場合，化学療法が中心となる．原発性，転移性ともに悪性の場合，予後は不良である[2~4]．

　腫瘍性疾患の治療はさまざまな治療手法が使用され複雑化している．そのため腫瘍性病変を心臓内に認めた場合は早い段階での多職種による症例検討カンファレンス(tumor board)を開き，診断・治療の計画を立てることが重要である．

1 原発性腫瘍

1) 症状・徴候

　心臓腫瘍はさまざまな症状を呈する．症状は組織型によらず，腫瘍の位置や大きさによって決まる．心疾患で通常みられる失神，心不全，不整脈，胸痛，心雑音，心囊液貯留などがみられる．また，塞栓症状や全身症状を起こすこともある．

2) 診断
(1) 心臓腫瘍の特徴

	Age/Sex	Frequent Clinical Manifestations	Location	Morphology	Mobility
Myxoma	30〜60/F	Obstructive, embolic, constitutional	L atrium	Lobular, pedicle	Mobile
Lipoma	Variable	None	Any	Smooth	Variable
PFE	80	Embolic, sudden coronary occlusion	Valves	Smooth, pedicle	Mobile
Fibroma	Children	CHF, arrhythmias, chest pain	V septum	Calcified, broad base	Intramyocardial
Rhabdomyoma	Children	CHF, arrhythmias, cardiomegaly, stillbirth	Ventricular	Smooth, broad base	Intramyocardial
AV nodal tumor	Adults/F	Asymptomatic sudden death	AV node	Smooth, cystic	Intramyocardial
Hemangioma	Variable	Arrhythmias	Any	Lobular, broad base	Mobile
Angiosarcoma	30〜50/M	Constitutional, chest pain, dyspnea	R atrium	Lobular, broad base	Intramyocardial
Osteosarcoma	Variable	Dyspnea, arrhythmias	L atrium	Calcified, lobular	Intramyocardial
Leiomyosarcoma	Variable	R heart failure, arrhythmias, tamponade	L atrium	Lobular, broad base	Intramyocardial
Rhabdomyosarcoma	Children	Obstructive, arrhythmias	Any	Lobular, broad base	Intramyocardial
Lymphoma	Variable	Obstructive, tamponade, dyspnea, AF	R atrium	Lobular	Intramyocardial
Metastatic	Variable	Cardiomegaly, arrhythmias, heart failure	Any	Smooth, lobular	Intramyocardial
Carcinoid disease	Adults	Heart failure, severe heart valve disease	Any	Fibrous, pearly	Endocardial plaquing

Note: CHF = congestive heart failure; PFE = papillary fibroelastomas; AF = atrial fibrillation; F = female; M = male; L = left; R = right; V = ventricular.

〔Castillo JG, et al: Semin Cardiothorac Vasc Anesth 14: 6-20, 2010 (PMID: 20472615)〕

(2) 画像診断

　診断は画像検査(心エコー，CT，MRI)が中心である．心エコーが最もよく利用され，通常最初に行われる検査である．経胸壁エコーが簡便であるが経食道エコーのほうが腫瘍の位置や血栓との鑑別のためには得られる情報が多い．画像診断のポイントは心臓内の腫瘍性病変が腫瘍であることを確認することにある．腫瘍性病変としては血栓や疣贅の頻度が高く，まずはこれら病変を除外する必要がある．CTとMRIはエコーに比べて解像度の高い画像を得られ，腫瘍の性状の鑑別にはより情報を得られやすい．CTと比べるとMRIのほうが腫瘍タイプ鑑別のための情報

を得られやすく，実施可能であればCTよりも有用である．しかし，施設条件やMRI禁忌の患者においてはCTが選択される．

(3) 発生頻度

腫瘍タイプの臨床診断には発生頻度の考慮が重要である．切除対象となる症例は限られるが，外科切除された心臓腫瘍のほとんどは良性であり，切除症例の約80％は粘液腫である．その他の腫瘍を頻度順に挙げると線維性弾性腫，線維腫，脂肪腫，横紋筋腫などがみられる．原発性悪性腫瘍は切除例の約10％でそのほとんどが肉腫である．そのうち血管肉腫が30～40％を占める．肉腫以外の原発性悪性腫瘍ではリンパ腫や白血病がみられる．発症時年齢も重要な要素で横紋筋や線維腫は小児によくみられる良性腫瘍である．

(4) 発生部位

腫瘍発生部位も鑑別のポイントである．粘液腫は左心房に多い．特に心房隔壁に有茎性腫瘍としてみられる．左心房に発生する肉腫は術前に粘液腫と区別がつかないことがある．血管肉腫は右心房に発生する傾向がある．乳頭状線維性弾性腫は弁膜上に発生することが多い．転移性腫瘍は心外膜に直接浸潤してみられることや血行性転移で筋層内にみられることがある．

3) 治療

良性原発腫瘍は切除が根治的治療である．悪性腫瘍の場合，発見時点ですでに転移や，局所浸潤で切除不能であることが多い．化学療法や放射線療法の適応であるが，一般的に反応は不良である．

2 粘液腫 myxoma

1) 疫学

粘液腫は最も多くみられる心臓原発良性腫瘍である．単発性で心房内に発症し，3/4は左心房である．多発例は極めてまれ．典型的には心房隔壁の卵円窩辺縁が好発部位である．女性に多く，各年齢層で発症するが，20～50歳代が最も多い．多くは切除で治癒する．再発例や多発例は粘液腫症候群*を疑う[5]．

* 粘液腫症候群(syndrome myxoma, Carney's complex)：粘液腫の約7％は家族性で，皮膚，内分泌系(下垂体腺腫)，雀斑(そばかす)などの異常を伴い粘液腫症候群(Carney's complex)という．若年者(40歳未満)で心房外粘

液腫や多発性粘液腫をみた場合に疑う．常染色体優性遺伝のこともあり家族の検索が必要である．LAMB症候群(lentigines, atrial myxoma, blue nevi)やNAME症候群(pigmented nevi, atrial myxoma, myxoidneurofibroma, ephelides)とも呼ばれる．

2) 症状

臨床症状は，他の心臓腫瘍と同様に位置や大きさによる．粘液腫に特徴的な三徴候は，塞栓症状，心臓内閉塞症状，全身症状である．多くは僧帽弁狭窄症類似．弁膜破損があると閉鎖不全を起こす．絨毛状もしくは乳頭状の腫瘍では塞栓を起こしやすく，肺動脈や末梢血管の閉塞をきたすことがある．また，発熱，体重減少，倦怠感，関節症状，血沈亢進などのためにしばしば心内膜炎や膠原病と間違う．

3) 診断

通常心エコーで位置や大きさ，形状，弁膜の状態，循環動態など診断に十分な情報を得ることができる．CTやMRIでさらに腫瘍の性状など病理学的な情報が得られるがエコーで診断に十分な情報が得られた場合はCTやMRIは必ずしも必要ではない．

4) 治療および経過観察

外科的完全切除で根治可能である．再発の危険性は単発散発性のものでは3％未満である．家族性のものでは約20％ある．術後4年間は再発リスクが年を追うごとに増すがその後は減少するため，4年間は6か月に1回のエコーによる経過観察が推奨される．

3 転移性腫瘍

さまざまな悪性腫瘍が血行性，リンパ行性に心臓に転移を起こす．また，縦隔腫瘍からの直接進展もみられる．心膜が最も多い．心筋にも転移するが，心内膜や弁膜への転移はまれである．多くは心症状がなく病理解剖時に発見される．心症状は原発性腫瘍と同様に組織型によらず，腫瘍の大きさや位置による．また，鑑別としては化学療法や放射線治療による心膜炎や心筋炎が挙げられる．ほとんどが原疾患の進行に伴い，転移をきたしているので以前に何らかの抗悪性腫瘍治療を受けていることが多く，これら治療関連合併症との鑑別が難しく診断が遅れることがある．癌患者で心嚢液貯留や頻脈，心不全症状などタンポナーデを思わせる症状がある場合は，癌の心臓・心膜への転移播種を疑うべきで

ある．タンポナーデを起こしている場合の初期治療は経皮的心囊液ドレナージで速やかな症状改善を行う．しかし，90日以内に90％近くは再貯留を認める．心囊液貯留の有無にかかわらず，転移性心臓腫瘍の治療の基本は化学療法による全身治療である．心囊液の再貯留予防効果が全身化学療法で約70％に認められる．不応例には局所療法としては tetracycline, minocycline や bleomycine, cisplatin などを心囊に注入する心膜癒着術（心膜硬化療法）が行われる[6]．

（山内照夫）

● 文献

1) Lam KY, et al: Arch Pathol Lab Med 117: 1027-1031, 1993 (PMID:8215825)
2) Butany J, et al: Lancet Oncol 6:219-228, 2005 (PMID:15811617)
3) Sarjeant JM, et al: Am J Cardiovasc Drugs 3: 407-421, 2003 (PMID:14728061)
4) Bruce CJ: Heart 97: 151-160, 2011 (PMID:21163893)
5) Carney JA, et al: Medicine 64: 270-283, 1985 (PMID:4010501)
6) Refaat MM, et al: Clin Cardiol 34: 593-598, 2011 (PMID:21928406)

11 下肢慢性動脈閉塞（PAD）

以前は閉塞性動脈硬化症(arteriosclerosis obliterans；ASO)と呼ばれた下肢閉塞性動脈疾患は，現在PAD(peripheral arterial disease)と称される．PAD患者の内，PADだけの患者は約3割であり，残りは脳血管障害や虚血性心疾患を合併するpolyvascular diseaseであり，生命予後の悪い全身性疾患と認識されるようになった．なおPADの重症型である重症下肢虚血(CLI)は「急性下肢虚血」を参照(☞ p125)．

1 症状

症状は2つに大別(trans-atlantic inter-society consensus；TASC)され，間欠性跛行と重症下肢虚血症状(安静時痛，下肢潰瘍，壊疽)である．間欠性跛行は，何らかの原因が歩行継続を不可能にするが一定時間の休息で再び歩行可能となる状態．下肢筋肉の張りや痛みとして自覚される．大動脈や腸骨動脈の閉塞は臀部や大腿後面，浅大腿動脈以降の閉塞では腓腹部に痛みを訴えることが多い．

間欠性跛行とCLIは，病態の安定性や治療介入の緊急度の点で，安定労作性狭心症とACSに例えるとわかりやすい．なお，PADの症状はFontaine分類ではなくRutherford分類が用いられることが多くなった(表1)．

2 予後(5年後)

症状(間欠性跛行)の70〜80%は不変．侵襲的治療を要するのは10〜20%，重症下肢虚血はわずか5〜10%，切断は2〜3%に過ぎない．しかし生命予後は不良で死亡率は約30%に上る．主な死因は心血管系疾患である．PAD治療の目標は，下肢症状の改善だけでなく，予後改善にあることを銘記すべきである．

表1 Rutherford 分類

度	群	臨床定義
0	0	無症状 循環動態からみても有意な閉塞性病変なし
	1	跛行 軽度
I	2	跛行 中等度
	3	跛行 高度
II	4	安静時痛(虚血性)
	5	軽度組織消失 非治癒性潰瘍,後半足虚血を伴う限局性壊疽
III	6	広範な組織喪失 中足骨よりも高位に拡大,もはや機能的足部の救肢不能

(Rutherford RB, et al: J Vasc Surg 26: 517, 1997 より)

3 診断

1) 足関節上腕血圧比(ankle brachial pressure index;ABI)

| ABI | 正常 1.0〜1.4 | 境界 0.91〜0.99 | 異常 0.9 以下 |

※判定は ABI 値だけでなく元波形もきちんと確認すること!
波形のアーチファクトや上肢動脈狭窄を除外すること.
※ABI>1.4 は石灰化した動脈壁硬化などを疑う(偽陰性).運動負荷後の ABI や足趾上腕血圧比(TBI)の併用が有用である.

ABI は単純な指標だがスクリーニング検査として感度,特異度とも高い.以前は ABI 0.91〜0.99 は正常値であったが ACC/AHA PAD guideline(2011)で境界値に変更された.ABI 測定意義はスクリーニング以外に長期予後の推定(ABI 低値ほど予後不良),血行再建治療の効果判定や再狭窄の評価などにも有用である.

2) 足趾上腕血圧比(toe brachial pressure index;TBI)

| TBI | 正常 0.6〜1.0 | 異常 0.6 以下 |

※ ABI と TBI 間の乖離(ABI 正常かつ TBI 低値)例も多い.
※寒冷などで血管収縮しやすく保温後に測定することが大切.

下肢動脈石灰化が高度な場合,カフによる圧迫が困難で ABI が偽上昇する.この場合,TBI は代替検査として有用である.また Buerger 病などの足関節以下の末梢動脈病変に有用である.

ただし測定は下肢専用カフが必要で ABI ほど簡便ではない.

3) 運動負荷検査

腸骨動脈狭窄や膝窩動脈の限局性狭窄では安静時 ABI 値が正常なことがある. 跛行症状が明らかな場合, トレッドミル(2.4 あるいは 3.2 km /時, 勾配12°, 5分間)を行い ABI 値が 15%低下すれば PAD と診断する.

4) 画像診断

(1) CT, MRA の使い分け

PAD の診断後, 血行再建術を検討する場合は画像評価を行い病変分布や石灰化を評価する. 特に血管内治療(endovascular therapy；EVT)では, 病変に至るまでの血管走行や屈曲, 石灰化の評価はアプローチ部位の選択や治療戦略に役だつ情報が得られる.

CT と MRA の比較を(表2)に記した. 現場では検査時間の短さや解像度から CT が第一選択である.

(2) 超音波検査

利点は非侵襲的. 造影剤不要で繰り返し施行可能. 断層像とドプラ法で形態と機能の評価可能. しかし検者のスキルに大きく左右されるので CT, MRA のような汎用性に乏しく, 俯瞰的観察が困難. パルスドプラ血流波形から中枢側の狭窄の程度を推定する(図1). 鼠径部(総大腿動脈), 膝窩部(膝窩動脈), 下腿前面

表2 CT と MRA の比較

	CT	MRA(造影, 非造影)
X線被曝	あり	なし
造影剤	要	不要〜要[*1]
空間分解能	良好	やや劣る
石灰化やステントの描出	あり	なし
検査時間	短い	長い(数分〜数十分)
熟練度	低い	高い
ペースメーカー患者対応	可[*2]	不可(可[*3])

[*1] 腎性全身性線維症(nephrogenic systemic fibrosis；NSF)予防のため GFR ≦30 ではガドリニウム造影剤は使用禁忌(☞ p458).
[*2] 本体植込み部位に X 線束を5秒以上連続照射しないこと.
[*3] 特定機種および対応リードの条件下で撮影可能.

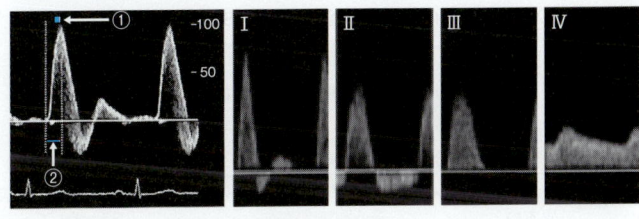

図1 血管エコー(左)とパルス波形分類(右)
① PSV(peak systolic velocity)：収縮期最高血流速度
② ACT(acceleration time)：収縮期加速時間．動脈血流速波形の収縮期の立ち上がりから最高流速までの時間，120 m／秒以上は中枢側に狭窄の存在を示唆．
Ⅰ：収縮期の急峻な立ち上がりと拡張期の逆流成分(三相波形)
Ⅱ：拡張期の逆流成分の減弱
Ⅲ：収縮期波形なだらか，拡張期成分の消失
Ⅳ：収縮期，拡張期の連続波形
ⅠからⅣになるほど中枢側の狭窄は重症．

(前脛骨動脈)の3点観察で狭窄部位を推定する．狭窄部評価では最高血流速度(peak systolic velocity；PSV)≧2.5 m／秒なら有意狭窄(≧60％)と判断する．測定部位の中枢側に狭窄があれば当然PSVは低下する．この場合，狭窄の中枢と狭窄部のPSV比(PSVR＝狭窄部PSV／中枢部PSV)が中枢側の狭窄に左右されない値として有用である．2.0〜2.5以上で有意狭窄を疑う．

4 脊柱管狭窄症との鑑別

間欠性跛行は脊柱管狭窄症の典型的症状でもある．跛行患者内の疾患頻度としては脊柱管狭窄症のほうが多い．歩行しなくても立位のみで症状が出現し，前屈にて症状が軽減するには脊柱管狭窄症に特徴的で参考になる(表3)．ただし両者合併例も多く，この点でABIは必須．PADを確実に診断することは，その後の心血管イベントの多さを考えると，予後の観点から極めて重要である．

5 治療

1) 危険因子コントロール

PAD患者の多くは既に全身の動脈硬化がかなり進展している．動脈硬化の危険因子に対する積極的介入が必要であり，危険因子のコントロール程度が患者予後を左右する．

表3 症状の違いによる PAD と脊柱管狭窄症(SCS)

血管性	症状	神経性
×	腰を伸ばしたり，立位の状態で下肢に症状が出る	△
×	歩きはじめから症状がでる	△
○	歩行中止で5分以内に症状消失	△
×	休息時，前屈みにしゃがんだり，腰をかけると症状がとれやすい	○

2) 間欠性跛行に対する薬物治療

抗血小板薬が中心，cilostazol（200 mg／日）が最大歩行距離50〜70 m 程度の改善効果があると報告され，跛行の改善効果としては唯一エビデンスを有している薬剤である．副作用は動悸，頭痛，下痢などがあり，100 mg／日より開始することで服用可能となる場合もある．また，cilostazol は浅大腿動脈ステント留置後の再狭窄予防効果を期待して処方することも多い．一方，cilostazol はホスホジエステラーゼ阻害薬であり，うっ血性心不全患者への使用は慎重にすべきである．

心血管イベント発症予防の観点からは aspirin（100 mg／日）と clopidogrel（75 mg／日）の2者併用投与も選択される．冠動脈ステント治療後に浅大腿動脈にステントを留置した場合などは抗血小板薬3者併用も検討する．

その他，beraprost Na や sarpogrelate なども跛行の改善効果の報告があり，cilostazol が使用できない症例では投与を検討する．

心房細動合併例における抗凝固療法との併用に関しては PAD 患者を対象にした検討は少ないが，複数の抗血小板薬と抗凝固療法との併用は出血合併症を増加させるため，漫然と継続すべきではないと思われる．

3) 血行再建療法

現行ガイドラインでは間欠性跛行への侵襲的血行再建治療は QOL に影響する症状があり，かつ薬物治療や監視下リハビリテーション効果が不十分な場合にはじめて検討される治療である．しかし患者の第一の希望は症状の速やかな改善である．EVT（endovascular therapy，血管内治療）が比較的安全に施行可能な現在では，症状と予後の長期改善効果が期待できる症例では早い段階に血行再建療法を行い，その後，危険因子への積極的介

4) EVTか外科的バイパス術か

 低侵襲の観点からEVTが選択される頻度が増えている．腸骨動脈領域ではステント治療はバイパス術に長期開存性でも劣らない．浅大腿動脈領域でも新世代のNitinolステントの長期開存性は格段に改善したが，20 cm以上の長い閉塞や高度石灰化病変では成績が低下し，3年の一次開存率は50〜60％である．再治療を加えることで二次開存率を80％程度に改善できるものの，外科的バイパス術を考慮する必要がある．

 また関節可動域でバイパスの吻合部位でもある総大腿動脈や膝窩動脈はnon stenting zoneと呼ばれステント留置は避けるべきである．

（安斎　均）

● 文献

1) Cacoub PP, et al: Atherosclerosis 204: e86-e92, 2009 (PMID:19054514)
2) TASC Ⅱ Working Group（日本脈管学会訳），日本脈管学会 編：下肢閉塞性動脈硬化症の診断，治療指針Ⅱ，メディカルトリビューン社，2007
3) Hiatt WR: N Engl J Med 344: 1608-1621, 2001 (PMID:11372014)
4) Iida O, et al: J Endovasc Ther 18: 753-761, 2011 (PMID:22149222)
5) Rutherford RB, et al: J Vasc Surg 26: 517-538, 1997 (PMID:9308598)

第3章

動脈硬化

1 高血圧

A 高血圧および冠危険因子のコントロール（血圧管理を中心に）

1 高血圧

高血圧は罹患率が高く動脈硬化の主因である．臓器（脳，心臓，腎）が障害され，生命・機能予後を悪化させる．高血圧治療の目的は標的臓器障害予防と生命・機能予後を改善させることである．

1) 高血圧患者の診療のチェックポイント

①本当の高血圧症か？　②二次性高血圧の除外　③合併する動脈硬化の危険因子　④標的臓器障害の有無　⑤治療の開始時期と目標血圧値　⑥選択すべき降圧剤　⑦血圧だけでなく合併するリスクも厳格に管理

①は白衣高血圧を否定．家庭血圧や24時間自由行動下血圧測定（ambulatory blood pressure monitoring；ABPM）が有用．②血圧の上下肢の差，低K血症，腹部血管雑音に注意する．若年（特に家族歴のない場合）や高齢での発症，重症高血圧で通常の降圧治療に抵抗性の場合，夜間血圧が下降しない場合に考慮する．③，④は今後のリスクを評価する上で重要．③糖尿病，高脂血症，喫煙歴，肥満，年齢・性など．

2) 診断

収縮期血圧（SBP）≧140 mmHgまたは拡張期血圧（DBP）≧90 mmHg.

3) 血圧値の分類 [高血圧治療ガイドライン 2014(JSH2014)]

分類		SBP(mmHg)		DBP(mmHg)
正常域血圧	至適血圧	<120	かつ	<80
	正常血圧	120〜129	または	80〜84
	正常高値血圧	130〜139	または	85〜89
高血圧	Ⅰ度高血圧	140〜159	または	90〜99
	Ⅱ度高血圧	160〜179	または	100〜109
	Ⅲ度高血圧	≧180	または	≧110
	(孤立性)収縮期高血圧	≧140	かつ	<90

※これらの血圧値は外来血圧であることに注意．家庭血圧や ABPM での血圧値は SBP で 10 mmHg 程度，DBP で 5 mmHg 程度低くなる．

4) 初診時または入院時チェックすべき項目

(1) 病歴
発症時期は？　血圧値の推移，治療歴は？　家族歴，飲酒・喫煙歴．降圧薬以外の服薬歴(ステロイド薬，NSAID，甘草など)，いびきなど睡眠時無呼吸を示唆する症状，糖尿病・高脂血症の有無とそれらの罹病期間．

(2) 所見
・血圧値(両上肢，下肢も測定．脈圧にも注意)，脈拍数
・肥満度(BMI)，脂肪組織の分布にも注意
・血管雑音(頸部，腹部)，末梢動脈の触知
・心音(Ⅲ音，Ⅳ音の有無)，心雑音，心尖拍動
・眼底所見(高血圧性眼底や糖尿病性網膜症の有無など)

(3) 検査所見
・胸部 X 線：心拡大・肺うっ血の有無，大動脈径，大動脈・冠動脈の石灰化の有無(腹部単純 X 線写真がある場合は腹部大動脈の石灰化や腎陰影の大きさにも留意)
・心電図：左室肥大，陳旧性心筋梗塞の有無
・生化学検査：腎機能(BUN, Cr)，血清 K 値，血糖値(+HbA1c)，脂質(TC, TG, HDL-C)，尿酸値
・検尿：蛋白，潜血や沈渣異常の有無

5) 治療
(1) 降圧目標(診察室血圧：JSH2014)

> 若年，中年，前期高齢者患者：SBP＜140 mmHg かつ DBP＜90 mmHg
> 後期高齢者患者：SBP＜150 mmHg かつ DBP＜90 mmHg
> （忍容性があれば SBP＜140 mmHg かつ DBP＜90 mmHg）
> 糖尿病，CKD 患者：SBP＜130 mmHg かつ DBP＜80 mmHg
> 脳血管障害患者，CAD 患者：SBP＜140 mmHg かつ DBP＜90 mmHg

・最良の降圧レベルは未解決の問題であるが，臓器灌流障害をきたさなければ，正常血圧まで下げるのが理想と考えられる．
・脳心血管リスクが高い患者ほど，よりわずかな血圧上昇が臓器障害発生の確率を増加させるため，軽度な血圧上昇であっても治療する意義があり，目標血圧値も低くなる．
・一方，脳心血管リスクが高い患者や高齢者では脳動脈や冠動脈の狭窄病変を有するものが多く，降圧により脳，心筋虚血をきたす可能性があるため，個別に降圧目標を設定する．歩行速度の低下した「フレイル(虚弱)」高齢者では高血圧群でむしろ生命予後がよかったとの報告もあり，年齢は降圧目標設定の目安の1つと考えるべきである．

(2) 非薬物的療法

薬物療法に比べ副作用・コストが少ない反面，治療効果・確実性に乏しい．標的臓器障害のない軽症(Ⅰ度)高血圧患者では単独で施行可能．その他の患者では薬物療法と併用する．

有効な治療法として，①禁煙　②肥満患者における減量　③減塩(食塩感受性高血圧患者で有効，高齢者ほど食塩感受性高血圧患者は多い)　④その他の食事療法(K，Ca 摂取の増加など)　⑤運動療法(散歩，ジョギングなど等張性運動)　⑥節酒　⑦心療内科的療法(バイオフィードバックなどストレス緩和療法)　⑧睡眠時無呼吸患者での nasal CPAP などがある．

(3) 薬物療法

高血圧治療の中心は薬物療法である．

①薬剤の選択の原則

JSH2014 では ACE 阻害薬，アンジオテンシンⅡ受容体拮抗薬(ARB)，Ca 拮抗薬，利尿薬の4つのクラスの薬剤が第一選択薬である．年齢や心血管リスク，合併疾患などにより薬剤を選択する．単剤で開始するのが原則だが，血圧値が高い場合(Ⅱ度以上)

では2剤併用で開始する場合も多い．目標血圧値に達するまで，降圧薬を増量あるいは併用薬の組み合わせを変更し，必要に応じて3剤，4剤を併用する．JSH2014ではβ遮断薬は第一選択薬とされなくなったが，冠動脈疾患や頻脈性不整脈の患者ではβ遮断薬を第一選択とすべき場合も少なくない．

・単剤で開始する場合：年齢によらずRAS阻害薬（ACE阻害薬，ARB），Ca拮抗薬から選択される場合が多い．また，若年者，特に頻脈傾向の患者ではβ遮断薬を単剤で選択する場合もある．利尿薬は高齢者や食塩感受性高血圧患者には有用で，特に食塩摂取量の多い本邦では有用性が高いと考えられるが，単剤で選択される場合は少なくRAS阻害薬と併用されることが多い．ただ，高齢者において利尿薬は，特に夏期は脱水や電解質失調（低Na血症，低K血症）をきたすおそれがあり，腎機能や電解質をモニターしながら用量を調整する．

・perindopril（コバシル）　4 mg　分1　朝食後
 代表的なACE阻害薬．心筋梗塞後の予後改善効果などのエビデンスが豊富．欧米と同用量で使用可能．
・candesartan（ブロプレス）　8 mg　分1　朝食後
 現在7種類のARBが使用可能．十分量を使用すれば降圧効果は大同小異．
・amlodipine（ノルバスク，アムロジン）　5 mg　分 1朝食後
 代表的なジヒドロピリジン系CCB．半減期が長く（≒36時間）安定した降圧が得られ，反射性頻脈が少ない．

・2剤併用する場合：薬剤の作用機序，合併する疾患・リスクなどから併用薬を選択する．ガイドライン上推奨される併用薬は以下のとおり．

RAS阻害薬＋利尿薬　または　Ca拮抗薬
Ca拮抗薬＋利尿薬

※冠動脈疾患患者ではβ遮断薬＋Ca拮抗薬の併用がしばしば行われる．

・3剤以上併用する場合は，第一選択薬の他，β遮断薬や，アルドステロン拮抗薬，α遮断薬などからも選択してもよい．

②合併する疾患・リスクからみた降圧薬の選択

・閉塞性動脈硬化症やCOPD・気管支喘息合併例：β遮断薬は原則的に避けるが，冠動脈疾患や不整脈合併でβ遮断薬の有用性が高い場合はβ_1選択性の薬剤を使用．

- CKD 重症例 (stage G4-5, eGFR＜30)：RAS 阻害薬が第一選択薬であるが,血清 K$^+$値上昇や eGFR 低下に注意し少量から開始する.利尿薬ではサイアザイド系利尿薬は使いにくく,ループ利尿薬が使用しやすい.Ca 拮抗薬では T 型や N 型チャネル拮抗作用を有する長時間作用型薬剤が好まれる.治療抵抗性となることが多く,実際には Ca 拮抗薬の 2 剤併用や,αβ 遮断薬や中枢作用型(例えばメチルドパなど)の併用が必要となることも多い.
- 心筋梗塞後患者では RA 系阻害薬の予後改善効果は ACE 阻害薬が ARB に勝るとする報告もあり,なるべく ACE 阻害薬を投与する.

③血圧日内変動を考慮した降圧薬の選択

ABPM の研究から血圧には日内変動が存在し,通常夜間(睡眠中)血圧は昼間の血圧よりも 10～20% 程度低く(dipper),早朝に血圧が上昇する患者が多いことが知られている.ABPM は高血圧の診断,管理に必須ではないが,個人個人の血圧日内変動パターンを知ることができ,白衣高血圧の診断に有用で,二次性高血圧の発見の手がかりとなる.

- 作用時間が長く,一日中安定した降圧が得られる(T/P 比[*]が大きな)降圧薬を選択する.
- 夜間の血圧が低下しない non-dipper では食塩感受性である場合が多く,そのような場合は利尿薬が有効.
- 早朝血圧の上昇が著明(morning surge)な場合,① T/P 比の大きな降圧薬を使用.②夕方に α 遮断薬,ACE 阻害薬を投与.
- 昼夜の血圧の差が大きい場合：どのクラスの降圧薬も有効だが,Ca 拮抗薬は夜間に比べ昼間の血圧降下度が大きい.

[*] T/P 比：降圧薬の効果が最低時の降圧度(trough 値：通常服薬直前)と最高時の降圧度(peak 値)の比.T/P 比が 1 に近いほど降圧効果が長時間安定している.0.5 以上が望ましい.作用時間が短い降圧薬でも服薬回数を多くすれば T/P 比は高くなる

④コントロール不良高血圧

2～3 剤以上の降圧薬を継続投与しても目標血圧まで下がらないもの.原因として,①白衣高血圧,白衣現象 ②生活習慣(塩分摂取過剰,肥満,飲酒)③睡眠時無呼吸症候群 ④腎障害の進行 ⑤薬剤(副腎皮質ステロイド,NSAID,甘草,経口避妊薬,シクロスポリン,エリスロポエチン製剤,抗うつ薬など)⑥二次

性(内分泌)高血圧 ⑦服薬アドヒアランス不良などがある.

対策は上記の原因を検索し,除去・是正可能なものを除去・是正することである.また,コントロール不良高血圧にspironolactone(アルダクトンA)併用が奏効する場合がある.

(4) 二次性(内分泌性)高血圧の検索

頻度が高いのは原発性アルドステロン症と腎血管性高血圧である.全例で二次性高血圧の検索を行う必要はないが,以下のような場合,二次性高血圧の可能性を考慮する.

> 若年(≦30歳)または高齢(≧50歳)発症,低K血症,治療抵抗性(コントロール不良)高血圧,血圧日内変動の異常(non-dipper, riserなどの夜間の降圧不良),罹病期間の割に標的臓器障害が強い

- 二次性高血圧を疑う場合に追加すべき検査
- ・内分泌検査:血漿レニン活性(PRA),血漿アルドステロン濃度(PAC),血中コルチゾール,カテコールアミン3分画,随時尿中メタネフリン分画(Cr補正),24時間蓄尿中カテコールアミン
- ・画像検査:腹部エコー,腹部CTなど

(5) 入院患者の血圧コントロール

高血圧緊急症と経口摂取不可能な患者以外は経口薬で治療する.入院患者の降圧治療は外来患者の治療と原則的に違いはなく,緩徐な降圧が推奨される.しかし,心不全や急性心筋梗塞時のように速やかな後負荷軽減や入院期間短縮のために,ある程度速やかな降圧が必要になることも多い.入院中は頻回に血圧測定が行われるため,外来に比べ急速な降圧薬の増量が可能である.理論的には作用発現が早い薬剤のほうが短期間に薬剤量の増減をしやすいが,実際には入院と外来で使用する降圧剤を変えることは行っていない.数日間の血圧値をみて降圧薬の増減,あるいは追加を行うことにより,目標血圧に比較的早期に到達するようにする.

入院中,急激な血圧上昇をきたす入院患者も少なくない(特に高血圧症を有する高齢者).不眠,疼痛,NSAIDなどの薬剤が誘因となる.誘因を検索し疼痛コントロールは十分に行う.従来ニフェジピンの舌下投与がしばしば行われたが,現在は禁忌である.緊急降圧は必要としないがなるべく早く血圧を下げたい場合は,安静または/かつマイナートランキライザーの投与,中間持

続型 Ca 拮抗薬や ACE 阻害薬の投与などで対処する.

2 その他の冠危険因子（高血圧以外）

動脈硬化進展抑制のため糖尿病を含む糖代謝異常, 脂質異常症の管理も重要である. 紙面の関係から要点のみ列挙する.

1）糖尿病（2型を想定）

- 糖尿病治療の原則は厳格な血糖管理である. その際低血糖や体重増加に留意することと心血管リスクを上昇させない薬剤を使用することが重要である.
- 非薬物療法（食事療法, 運動療法）は高血圧, 脂質異常症改善にもなり, 最も基本的治療法. 食事療法の要点は, ①標準体重と身体活動度から計算される適正エネルギー量の遵守, ②適正エネルギー量内で炭水化物, 蛋白質, 脂質のバランス良い摂取, ③飽和脂肪酸の制限, ④食物繊維の多量摂取, ⑤よく噛んで時間をかけた食事, である. しかし多くの場合, 継続が困難である.
- 経口血糖降下薬には α グルコシダーゼ阻害薬（α-GI）, DPP-IV 阻害薬, ビグアナイド（metformin など）, チアゾリン系薬, グリニド系（非 SU 系インスリン分泌促進）薬, スルホニル尿素（SU）剤がある.
- 近年, 血糖変動性の増加が心血管リスク増大と関連することが示唆され, 食後血糖上昇を抑制できる薬剤（α-GI, DPP-IV 阻害薬など）は心血管疾患の発症を抑制できる可能性がある.
- metformin は, 心血管イベント発症抑制のエビデンスを有する薬剤で, 欧米のガイドラインでは第一選択薬. 少量（250～500 mg／日）より開始し適宜増量する（健康保険上 2,250 mg／日まで増量可能）. ただし慢性腎臓病（≧G3a, eGFR＜60）合併やヨード造影剤使用時, 肝障害, 重症患者などでは, 乳酸アシドーシスのリスクがあり原則禁忌.
- インスリン治療は従来, SU 剤二次無効例に導入されてきた. しかし膵 β 細胞休息のため内因性インスリン分泌能がある程度温存されている時期から導入することも多い（特に家族歴が濃厚で肥満がない症例）. この目的では就寝時に持続型インスリン（insulin glargine など）の 1 回注射（0.1 U/kg から開始）を用いることが多い. その他の主な投与法は, 混合型の朝, 夕食

前2回注射や超速効型／速効型の朝，昼，夕食前3回注射やこれに就寝時の持続型注射を加えた4回注射がある．
- 重症疾患や重症感染症，侵襲の大きい手術の周術期，副腎皮質ステロイド薬投与時，肝・腎障害の合併時にはインスリンを使用する（絶対的，相対的インスリン適応）．
- インスリンと併用で理論上有用な経口血糖降下薬は，①チアゾリン系薬，② metformin，③ α-GI，④ DPP-Ⅳ 阻害薬である．SU 剤からインスリンに切り替える際にはしばしば両者を併用することがある．

2) 脂質異常症

- 冠動脈疾患発症リスクと最も関連が深いのは高 LDL-C 血症であり，まず血清 LDL-C 値の是正が最重要．冠動脈疾患の二次予防の目標 LDL-C 値は 100 mg/dL 未満であり，通常薬物療法が必要となる．
- 血清 LDL-C 値は Friedewald 式(TC-HDL-C-TG/5)で算出するか直接測定する．TG 値が高くなると算出 LDL-C 値は実測値より低くなるため，Friedewald 式が使用可能なのは TG＜400 mg/dL とされる．だが実際には 200 mg/dL 以上でも算出 LDL-C 値と実測値に差がみられる．一方，現場で使用される LDL-C 測定法では，測定法により値にばらつきがみられ，TG 値の影響を受ける．したがって TG が高い症例では non HDL-C(TC-HDL-C)を用いる．non HDL-C の基準値は LDL-C＋30 mg/dL とする．
- 頻用薬剤は，HMG-CoA 還元酵素阻害薬，いわゆる"スタチン"である．現在本邦で使用可能なスタチンは standard statin (pravastatin, simvastatin, fluvastatin)と strong statin (atorvastatin, pitavastatin, rosuvastatin)である．スタチンには抗炎症作用，内皮保護作用などがあり，ACS ではできるだけ早期から使用する．スタチンの副作用に横紋筋融解症があり，投与開始後数か月間は CK，肝腎機能をフォローアップする．
- strong statin で LDL-C 低下が不十分な場合は ezetimibe やレジン製剤(colestimide, colestyramine)を併用する．
- フィブラート系薬(bezafibrate, fenofibrate)は TG 低下作用が強く，HDL-C 上昇作用もある．スタチンとの併用は横紋筋融解症のリスクを増大させるため，特に腎機能低下例では注意深

いフォローアップが必要である.
・高 TG 血症症例や心血管リスクの高い症例では EPA 製剤(エパデール,ロトリガなど)を使用してもよい.

(久保　豊)

● 文献

1) 日本高血圧学会高血圧治療ガイドライン作成委員会(編)：高血圧治療ガイドライン 2014 年版
2) 日本腎臓学会編：CKD 診療ガイド 2012 日腎会誌　54：1031-1189, 2012
3) 日本糖尿病学会編：糖尿病治療ガイド　2014-2015
4) 日本動脈硬化学会編：動脈硬化疾患予防のための脂質異常症治療ガイド 2013 年版

side memo 36 食餌性低血圧 postprandial hypotension(PPH)

PPHは高齢者や糖尿病患者など自律神経障害時によくみられるので病歴に注意．機序は複合的でまだ不詳であるがglucagon like peptide-1(GLP-1)の分泌低下が大きく関与していると考えられている．

1 PPHの定義
食後収縮期血圧が20 mmHg以上低下すれば食後低血圧と定義する．30分以上降圧が持続することが多い．

2 PPHの主な自覚症状(当然食後にみられる)
傾眠や失神(PPH患者の約10%)が多い．時に脳血管障害や狭心症症状が誘発される．PPHは日内変動があり，朝食後や昼食後に多い．夕食後は頻度も減り，軽症である．誘発試験の際に注意．

3 PPHの頻度
高齢者でのPPHの出現頻度はかなり高い．平均80±7(60〜98)歳，疾病数4±2個，薬剤数6±3を対象にした報告では，PPHは67%(57/85人)に34±4 mmHgの収縮期圧低下が認められた[1]．起立性低血圧は52%(44/85人)に44±4 mmHgの収縮期圧が低下した．37%では両方がみられ，両者ともないのは19%であった．

4 PPHの治療
PPHの標準的治療は確立していない．治療が不十分で放置されることも多い．食事内容ではブドウ糖の降圧作用が最も強力である．この降圧作用は血糖やインスリンだけでなくインクレチンが関与している．糖尿病がない患者に対するDPP4阻害薬やαグルコシダーゼ阻害薬による改善例が報告されている[2]．現時点では保険適用ではないが治療抵抗性の場合に試みる価値がある．

(高尾信廣)

● 文献
1) Vloet LC, et al: J Gerontol A Biol Sci Med Sci 60: 1271-1277, 2005 (PMID: 16282558)
2) Yonenaga A, et al: Geriatr Gerontol Int 13: 227-229, 2013 (PMID: 23286563)

B 尿酸の異常：高尿酸血症（痛風）

　高尿酸血症は，痛風や腎臓病，メタボリックシンドロームの危険因子である．観察研究では心血管疾患の危険因子との報告もあるが，質の高い介入研究は数少なく，結論は出ていない．しかし高血圧合併の高尿酸血症は心血管疾患の危険因子となりうる．高尿酸血症の診断・治療について述べる．

1 診断

1）高尿酸血症
　高尿酸血症の定義は，血清尿酸値（UA）＞7.0 mg/dL である．尿酸の生理的溶解度は 6.4 mg/dL だが，尿酸結合性蛋白の存在により 7.0 mg/dL までは過飽和状態とならない．7.0 mg/dL を超えると結晶として析出しやすくなる．高尿酸血症では痛風，腎障害の頻度が増加する．尿酸が高血圧，心血管疾患と関連することが近年明らかになった．

2）二次性高尿酸血症
　基礎疾患や薬剤投与による二次性の高尿酸血症にも注意を払う．利尿薬（フロセミド，サイアザイド）の頻度が高い．急性尿酸性腎症や腫瘍融解症候群などは緊急治療が必要である．

2 病型分類

　尿酸産生量は約 700 mg／日．うち約 500 mg／日が尿中，残り約 200 mg／日が主に腸管からの腎外排泄．病型は，①尿酸産生過剰型（5〜10％），②正常型（＜5％），③混合型（20〜25％），④尿酸排泄低下型（60〜75％）に分類される（下表）．産生過剰型は，さらに腎外排泄低下型と真の尿酸産生過剰型に分けられる．正確な分類は，尿酸およびクレアチニンクリアランスの測定が必要であるが，煩雑であり日常臨床では実施しがたい．

1）尿中尿酸排泄量[*1]と尿酸分画排泄率（FE_{UA}）による病型分類

	FE_{UA}[*2]$\geq 5.5\%$	FE_{UA}[*2]$< 5.5\%$
尿中排泄量 > 25 mg/時/1.73 m²	①産生過剰型	③混合型
尿中排泄量 ≤ 25 mg/時/1.73 m²	②正常型	④排泄低下型

[*1] 尿中尿酸排泄量：25 mg／時×24 時間／1.73 m² ≒ 600 mg/日/1.73 m²
[*2] FE_{UA}（Fractional Excretion of UA）：随時尿で測定可能
　FE_{UA} ＝（尿 UA×血中 Cr）／（尿 Cr×血中 UA）（随時尿）

2）尿酸分画排泄率（FE_{UA}）による推定：精度は劣るが，簡便！

1）をもっと大胆に簡略化すれば，FE_{UA} だけで分類可能

$FE_{UA} \geq 5.5\%$：尿酸産生過剰型（もしくは正常型）
$FE_{UA} < 5.5\%$：尿酸排泄低下型（もしくは混合型）

　腎機能が正常ならば尿酸クリアランス（約 5 mL/分/1.73 m²）と FE_{UA}（約 5％）はほぼ等しい．腎機能が悪化（ネフロン数減少）すれば尿酸クリアランスが減り排泄能力も低下するが，単位ネフロン当たりの尿酸排泄は亢進し FE_{UA} は増加する．

3）随時尿だけで診断：精度は低いが最も簡便

　蓄尿困難時など随時尿の尿 UA／尿 Cr 比を使用．

尿 UA／尿 Cr ≤ 0.4（0.5）：尿酸排泄低下型
尿 UA／尿 Cr ≥ 0.8（0.5）：尿酸産生過剰型

3 治療

1）生活指導

　高尿酸血症治療には生活習慣改善が最も大切である．食事，節酒，有酸素運動の生活指導が中心である．プリン体，果糖，ショ糖，飲酒量の摂取制限と十分な飲水が勧められる．プリン体フリーもあるが，アルコール自体が尿酸値を上げるので飲酒は勧められない．無酸素運動は嫌気性代謝により尿酸値を上げるため，過激な運動は控えて有酸素運動を心掛ける．

2）薬物療法

　無症候性高尿酸血症に対する薬物治療の導入は UA ≥ 8.0 mg/dL を目安とし，UA ≤ 6.0 mg/dL を維持することを目標とする．腎障害，尿路結石，高血圧，糖尿病，心血管疾患，メタボリックシンドロームなどのリスクがまったくなければ，血清尿酸値 9.0 mg/dL までは生活指導で経過観察も可能である．高尿酸血症

がUA＞7.0 mg/dLと定義されていることと合わせ，6-7-8(-9)と覚えるとよい．尿酸排泄低下型には尿酸排泄促進薬(benzbromarone, probenecid)が，尿酸産生過剰型には尿酸生成抑制薬(febuxostat, topiroxostat, allopurinol)が第一選択となる．尿酸排泄促進薬を使用する際には尿路結石の増加に注意し，尿アルカリ化(尿pH 6.0～7.0を目標)を心掛ける．近年，尿酸生成抑制薬の介入研究で心血管疾患の減少や狭心症の症状改善がみられ，使用が勧められつつある．高血圧に合併する高尿酸血症に対しては，尿酸値を下げる作用のある降圧薬(losartanなど)の使用が勧められる．高トリグリセリド血症に合併する高尿酸血症に対しては，尿酸排泄作用のあるfenofibrateが有効である．

Topics

低尿酸血症(UA≦2.0 mg/dL)

　尿酸は，人体内でビタミンCやビリルビンと並ぶ低分子抗酸化物質である．低尿酸血症では，酸化ストレスに弱くなり，血管内皮機能低下や血管攣縮を生じやすくなる．頻度0.2～0.4％，男女比1：1でほとんどは尿酸排泄亢進(腎性低尿酸血症)に起因する．近年，尿酸トランスポーター(URAT1)の欠損が，低尿酸血症に関与することが明らかとなった．尿細管障害(Fanconi症候群，Wilson病，薬物など)による二次性にも注意する．

　低尿酸血症の症状はないが，尿路結石と運動後急性腎不全に注意する．運動後急性腎不全の発生機序は不明であるが，脱水，感冒時の運動，運動時NSAIDs内服に注意する．尿酸産生過程で作られる活性酸素を抑制するため尿酸生成抑制薬(allopurinolなど)が有効との報告もある．

(桑原政成)

● 文献

1) 日本痛風・核酸代謝学会(編)：高尿酸血症・痛風の治療ガイドライン第2版．メディカルレビュー社，2010
2) Ichida K, et al: Nat Commun 3: 764, 2012 (PMID:22473008)
3) 桑原政成，他：血圧 19：30-31(872-879), 2012

2 運動療法

A 運動療法の効果

長期臥床は身体的,心理的,社会的な脱調節(deconditioning)状態をきたす.適切なトレーニング[*1]で再調節(reconditioning)を促すことをリハビリテーション(以下,リハ)[*2]という.ここでは運動療法による身体的リハを扱う.特に循環器系疾患に特化したものを心臓リハビリテーション(以下,心リハ)という.運動療法には種々の効果がある(表1).運動療法は費用対効果も非常に良好で,適応を間違えなければ安全に施行でき,予後改善が期待できる.薬物療法だけでなく,運動療法の併用を常に心がけることが肝要である.また高血圧,糖尿病,脂質異常症,肥満,喫煙,大量飲酒などの生活習慣の是正をすることも重要である.

[*1] training:ラテン語語源で trahere(引っ張る)から派生し,「訓練,躾け」,また「train」は「汽車」も意味する.
[*2] rehabilitation:ラテン語語源で re(再)+habilis(適応,有能,生存),つまり「本来の状態への回復」を意味する.

表1 運動療法の効果(エビデンスレベル A のみを抜粋)[1]

- 運動耐容能を増加
- 日常生活同一労作における症状の軽減により QOL を改善
- 左室収縮機能およびリモデリングを増悪しない
- 冠動脈事故発生率を減少
- 虚血性心不全における心不全増悪による入院を減少
- 冠動脈疾患および虚血性心不全における生命予後を改善
- 収縮期血圧を低下
- HDL コレステロールの上昇,中性脂肪を低下

1 個々の疾病の心臓リハビリテーションの特徴

各疾患ごとの心リハの特徴を下記に示す.目標や留意点は各論で述べる.

● 各疾患における心リハの特徴[1]

	心筋梗塞	CABG後	弁膜症後	心不全
罹病期間	短い	比較的短い	長い	長い
脱調節状態	軽度	中等度	高度	高度
心不全の頻度	やや多い	少ない	多い	全例
心房細動例	普通	術後早期は多い	多い	やや多い
AT*(術前・発症前)	正常	ほぼ正常	低下	低下
心機能(リハ前)	低下	不変〜改善	改善	不変
リハへの積極性	積極的	積極的	消極的	消極的

*AT(anaerobic threshold)：嫌気性代謝閾値

1) 心筋梗塞後の運動療法

心筋梗塞後の心リハは，予後改善に大きく寄与する．心筋梗塞後の心リハはclass Ⅰの推奨である．運動療法により死亡が56%減少，心筋梗塞再発が28%減少したという観察研究もある(図1)[2]．しかし観察研究の背景に潜む交絡因子に注意が必要である．女性，高齢者(特に70歳以上)，合併症患者で心リハ参加率が低かった．心リハ不参加群はもともと，死亡率の高い群であり，結果の解釈に注意が必要である．入院中の急性期心リハに加え，退院後も回復期・維持期心リハの継続が再発予防のため望まれる．

● 心筋梗塞後の心リハの区分

区分	第Ⅰ相	第Ⅱ相		第Ⅲ相
時期	急性期	前期回復期	後期回復期	維持期
場所	集中治療室	循環器病棟	通院リハ	地域施設
目的	日常生活への復帰	社会生活への復帰	社会復帰 新生活習慣	快適な生活 再発予防

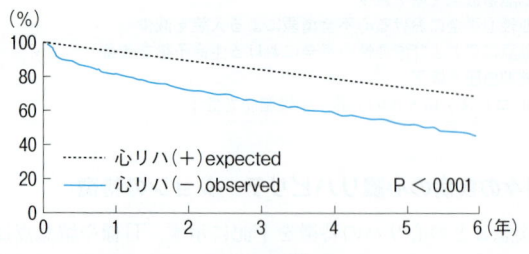

図1 心リハの有無による生存曲線[2]

2) 心臓外科手術後の運動療法

心臓手術(冠動脈バイパス術,弁膜症手術など)術後の運動療法の有効性も確立している.心筋梗塞後の患者と比較し,冠動脈バイパス術後の患者は心機能が改善する例が多く,心不全になりにくい.一方,弁膜症術後の患者は一般に罹患期間が長く,心不全を合併する症例も多いため注意が必要である.

3) 心不全に対する運動療法

目標は,運動耐容能向上,QOL改善だけでなく,再入院防止,長期予後改善である.急性期でも症状が消失すれば,点滴中でも低強度の理学療法,運動療法は可能である.全身運動は心不全安定後に行う.慢性心不全では,1週間以内に心不全症状(呼吸困難,易疲労性など)の増悪がなく,中等度以上の下肢浮腫や肺うっ血を認めず,体液量管理が適正ならば適応となる.NYHA Ⅱ～Ⅲ度が全身的運動療法の良い適応である.NYHA Ⅳ度でも局所的骨格筋トレーニングは適応となる.高齢,左室収縮率低下,補助人工心臓装着中の心不全,ICD装着があっても運動療法は可能である.

4) 大血管術後の運動療法

大血管術後の運動療法は,早期離床と廃用性症候群の予防,早期の退院と社会復帰を目標とする.注意する点は,尿量維持と脳血流維持に配慮した上で,血圧を130 mmHg未満に維持する.運動開始時の血圧も130 mmHg未満であることが望ましい.

5) 末梢血管疾患に対する運動療法

間欠性跛行を認める例が良い適応である.原則,監視下リハが望まれる.傾斜12%・速度2.4 km/時で開始し,下肢疼痛が生じるまで歩くことが重要である.10分以上可能なら,速度を3.2 km/時に上げるか傾斜を強くする.20分以上歩行可能なら,4.8 km/時と速度を上げる.傾斜をつけることで,足関節の背屈が必要となり,前脛骨筋が鍛えられることで,下垂足が予防され転倒のリスクも減る.1回の歩行時間は30～60分を目安とし,頻度は1～2回/日,3回以上/週(できれば5回以上/週)が望ましい.運動療法の継続により症状の改善に加え,運動時間,跛行出現距離,最大歩行距離の延長が期待できる.

2 運動療法の実際

1) 除外基準

運動療法において最も重要なことは,除外症例の把握である(表2).心不全の急性期(非代償期)には,積極的な離床などの運動負荷は却って状態を悪化させる.逆にいえば,表2にあてはまらない症例は,積極的な運動療法が勧められる.

表2 積極的な運動療法が適切でない症例(原則)

- 心原性ショック,生命維持装置装着中,強心薬点滴中
- 急性心不全症状:起座呼吸,頻呼吸,酸素化不良
- 不安定狭心症(安静時胸痛),活動性心筋炎
- 血行動態不安定:安静時心拍数≧120,血圧不安定(体位変換などで低血圧症状出現),不整脈(PAF,3連発以上の心室期外収縮)
- 手術適応のある重症弁膜症,特に大動脈弁狭窄症
- 重症の左室流出路狭窄(閉塞性肥大型心筋症)
- 活動性心筋炎

2) 運動強度の設定

嫌気性代謝閾値(anaerobic threshold;AT)を目標に有酸素運動を行う.心肺運動負荷試験(CPX)でATを測定する.CPXが施行できない場合,自覚的運動強度(Borg指数)で代用する.

● Borg指数

指数(scale)	自覚的運動強度(RPE)*	運動強度(%)
20	もうだめ	100.0
19		92.9
18		85.8
17	かなりきつい	78.6
16		71.5
15	きつい	64.3
14		57.2
13	ややきつい	50.0 AT相当
12		42.9
11	楽に感じる	35.7
10		28.6
9	かなり楽に感じる	21.4
8		14.3
7	非常に楽である	7.1

*RPE:rating of perceived exertion.Borg指数を10倍するとおおよその心拍数が得られる(β遮断薬服用時は除く).

(Acta Med Scand. Suppl 472: 194-206, 1967)

Borg指数 13/20 が概ね AT に相当する.

3) 運動療法の手順

一般的に 10 分以上のストレッチングでウォームアップを行った後, AT を目標に運動強度を上げる.

4) 中止基準

運動療法開始後に, 一時中断すべき状態を把握しておくことも重要である.

● 運動療法の一時中断基準

> ・他覚的基準:
>   収縮期血圧(SBP)の過度な上昇:SBP≧160～200 mmHg
>   運動時の血圧低下:SBP＜80 mmHg
>   頻呼吸(＞30 回 / 分), 過度の息切れ(RPE＞15)
>   不整脈増加(PVC＞10 回 / 分), ST 低下≦－1 mm
> ・自覚的基準:低血圧症状(めまい, 吐き気, 冷や汗, 意識低下),
>   動悸や胸痛, 疲労感, 関節痛などの出現
> ・心電図モニターができないときや患者が拒否する場合

Topics

1. 抵抗性運動(resistance exercise)

一般にいう筋力トレーニングで, 等張性運動(動的運動)と等尺性運動(静的運動)の要素を併せ持つトレーニングにより, 筋力(筋量)と筋持久力の増強を図る. 最大筋力の 40％以上の運動で筋力は増強し, 20％以下で低下する. 大筋群に荷重をかける運動は, 血圧上昇, 不整脈, 虚血などを誘発しやすく, 1970 年ごろまでは禁忌とされていた. しかし低強度の抵抗性運動の安全性・有効性が示された. 筋力が低下した慢性心不全患者でも筋力が増加し, 日常労作・QOL の改善が認められた. 作業骨格筋の運動強度が相対的に低下することにより, 血圧, 心拍数の上昇が抑えられ, 心血管系への負荷軽減効果も期待できる. 心筋梗塞後や心臓手術後 4～8 週経過したら抵抗性運動が可能である. レジスタンストレーニングは毎日行わない. トレーニング後, 蛋白合成は一時的に低下し, 36～72 時間で回復する(超回復). 回復前にトレーニングを続けて行うとかえって筋力が低下するので注意が必要である.

2. 和温療法(waon therapy)

単なる温熱療法だけでなく, 身心のリフレッシュ効果「和み」の意味もあり「和温」という. 温熱効果による前負荷・後負荷の軽減, 心拍出量増加を期待する治療法である. 心不全だけでなく末梢血管障害などにも効果が示されている. 一般的には

60℃・15分間均等加温室(遠赤外線乾式サウナ浴室)で深部体温を1.0～1.2℃上昇させ,その後30分間の安静保温を行い,終了時に発汗に見合う水分補給を行う.

(桑原政成)

● 文献

1) 心血管疾患におけるリハビリテーションに関するガイドライン(2012年改訂版)
2) Witt BJ, et al: J Am Coll Cardiol 44: 988-996, 2004 (PMID:15337208)
3) 桑原政成:月刊循環器 2:62-70, 2012

B 心臓リハビリテーションの実際

cardiac rehabilitation program

　心筋梗塞や狭心症の心臓リハビリテーション(以下,心リハ)は大きく急性期(入院)と回復期(外来),維持期(地域)に分類される.

1 急性期心臓リハビリテーション

　急性期心リハの目的は,食事・排泄・入浴などの自分の身の回りのことを安全に行うことができるようにすることと,早期から二次予防に向けた教育を開始することである.近年,冠動脈インターベンションの進化により,救命率が向上し,在院日数は短縮している.『心血管疾患におけるリハビリテーションに関するガイドライン 2012 年改訂』[1]では急性心筋梗塞(以下,AMI)後の 14 日間のクリニカルパス(以下,パス)が紹介されている.当院では欧米における AMI の予後予測指標である cadillac risk score により低リスク群(score 2 点以下)を鑑別し,低リスク群には 3 日間パスを,それ以外には 7 日間パスを適用している[2,3].

1) クリニカルパス適用患者のリハビリテーション

　シース抜去後(経橈骨動脈アプローチの場合は帰室後より),止血を医師が確認しパスに準じてリハビリを開始する.パスが適用される患者については身体的デコンディショニング(安静臥床で筋力は 1 日 1.5〜3% 低下,1 週間で 10〜15% 低下)が生じることは少なく,入院中のリハビリは労作時の循環応答を評価する運動負荷と,二次予防に向けた患者教育が主体となる.

　当院では 3 日間パスの適用に伴い,患者教育の効率化を図るため,患者教育用の DVD を作成し,ベッドサイドにて患者に視聴してもらっている.

　当院で運用しているクリニカルパスを表 1 に,リハビリ進行の判定基準を表 2 に示す.

2) クリニカルパス非適用患者のリハビリテーション

　繰り返す心筋虚血,遷延する心不全,重症不整脈などを合併する例についてはパスを適用せず,心不全や重症不整脈のコントロール後より,パスに準じた step で安静度の拡大を図る.また,高齢者や整形外科疾患・脳神経疾患を合併している患者で,

表1 急性心筋梗塞クリニカルパス

3日パス	1日目		2日目			3日目	
7日パス	1日目	2日目	3日目	4日目	5日目	6日目	7日目
病室	集中治療室		一般病棟				
リハビリ	椅子座位 (止血操作終了後より開始)	34 m 歩行	90 m 歩行	270 m 歩行	シャワー浴 (7日パスのみ)	心リハ室見学 階段昇降	退院
食事	止血操作終了後より食事開始(CK peakout は待たない)						
排泄	ポータブル 尿道カテーテル	トイレ移動可 尿道カテーテルは3日パスで2日目, 7日パスで3日目に抜去					
洗面	ベッド上	洗面所					
清潔	ベッド上	ベッド上(看護師介助 or 自分で清拭)		シャワー浴可能			
安静度	車椅子乗車	トイレ歩行	病棟自由		院内自由		
検査	血液データ 12誘導心電図		胸部X線 心臓 MRI or 心臓エコー(3日パスのみ)			12誘導心電図	心臓 MRI or 心臓エコー (7日パスのみ)
教育	医師よりカテ結果について説明 止血操作終了後, 患者教育用 DVD を視聴 看護師が歩行開始時に自己管理手帳を渡し, 内容について説明 看護師が必要性を評価し, 栄養指導の予約を医師に依頼 薬剤師より新規服薬内容を説明					理学療法士より退院後の心リハについて説明	薬剤師より退院時処方薬について説明

表2 負荷試験の判定基準

- 胸痛・呼吸困難・動悸・自覚的運動強度 Borg 指数>13 の自覚症状がない.
- HR 120 bpm 以上にならない, またはリハビリ前 HR+40 bpm になっていない.
- 危険な不整脈の出現がない. (Lown 分類Ⅳ-b 以上の心室期外収縮, 新規に発生した心房細動, Ⅱ度以上の房室ブロックの出現で中止)
- Ⅱ誘導心電図上1mm 以上の虚血性 ST 低下, または著明な ST 上昇がない.
- リハビリ前±20 mmHg 以上の収縮期血圧の上昇・低下がない.
  (34 m 歩行クリア後, もしくは発症から2週間以上経過した場合は, 血圧に関する基準は設けない)

パスにある歩行が困難な患者に対しては, 理学療法士が個別に対応し, 入院前の日常生活活動に戻ることを目標に運動療法を実施する.

3) 回復期心臓リハビリテーション継続への働きかけ

回復期の心リハは心筋梗塞後の二次予防戦略として診療ガイドラインでクラス1のエビデンスレベルで証明されており, 退院後も継続してリハビリを実施することが必須である. 心リハ継続率

表3 回復期心臓リハビリテーションの流れ

	リハビリ開始	1か月後	3か月後	5か月後
面接	医師が病状や心リハについて説明 看護師・理学療法士が外来リハビリのプランを立案	医師が心肺運動負荷試験の結果について説明	心リハの経過を振り返り,終了の時期について相談	医師・看護師・理学療法士と終了後の運動継続について相談
検査	身体機能検査 心理検査	心肺運動負荷試験		身体機能検査 心理検査 心肺運動負荷試験
運動リハビリ	週1〜3回 生活や体調に合わせて通院回数を設定		心リハ終了後,運動を継続する方法や場所について検討を開始	
心リハ教室	毎週1回,週替わりで日常生活に役立つ勉強会を開催 講師は,医師,理学療法士,看護師,薬剤師,栄養士,臨床検査技師			

の向上のためには,リハビリスタッフだけでなく,患者に関わるすべての職種が入院時から二次予防行動への動機づけを行うことが重要である.このため,当院では入院中より外来で行う心リハを見学・体験してもらい,回復期心リハの具体的なイメージを患者に持ってもらえるように工夫している.

2 回復期心臓リハビリテーション

回復期心リハの目的は,身体活動範囲を拡大し,良好な身体的・精神的状態をもって職場や社会に復帰することであり,そのために①運動負荷試験による予後評価・運動処方,②運動処方に基づく積極的な運動療法,③生活習慣改善を含む二次予防教育,④復職・心理カウンセリングなどを包括的かつ体系的に実施する必要がある.2013年現在,心リハの期間はリハビリ開始日より150日間と定められており,当院でもそれに準じて約5か月間のプログラムを組んでいる.当院外来リハビリの流れを表3に示す.

1) 運動療法

心肺運動負荷試験(cardiopulmonary exercise test ; CPX)で得た,嫌気性代謝閾値(anaerobic threshold ; AT)を基に,リハビリ時および日常生活での適切な運動を処方する.AT以下であれ

ば取り込んだ酸素からエネルギーを産生するため疲労や交感神経を賦活することなく安全に運動が可能である．二次予防のための運動の基本はウォーキングなどの有酸素運動である．1回20〜40分間，週3回以上，12週間以上継続した場合に最も安定した運動耐容能効果が得られるとされている[4]．また，最近ではレジスタンストレーニング（以下，RT）の有効性も支持されてきており，発症から5週間後より道具や機械を使用したRTが推奨されている[5]．

2) 患者教育

(1) **自己管理用手帳**：入院時から手渡し，日々の血圧・脈拍・体重を患者自ら記入．自己管理の習慣をつける．退院時には目標体重や血圧を設定し手帳に記入すると，患者の意識が高まる．外来では，手帳を必ずチェックし，体調管理と日常生活指導を行う．

(2) **心リハ教室**：医師・看護師・薬剤師・栄養士・臨床検査技師・理学療法士の各職種が週1回30分程度の教室を開催．集団指導を実施．入院時に指導した内容の復習と，日常生活での服薬・栄養管理・運動方法についてより具体的に指導する．心リハの効果は運動療法単独より包括的な介入によりさらに増強されるため，多職種による教育が必須である．

3 維持期心臓リハビリテーション

維持期心リハは再発予防を目的とするため，回復期で得た運動習慣や生活習慣を生涯にわたって継続することを目指す．運動療法は骨格筋機能の改善による運動耐容能増加・筋力増加をもたらし，ADL・QOLを改善するとともに，冠危険因子の是正，血管内皮機能改善，交感神経緊張緩和，抗炎症作用などにより心疾患の再発を予防する．これらの作用により心リハの実施期間が長くなるとともに総死亡や心血管死が有意に減少する[1]．

本邦では保険適用期間終了後の維持期の心リハを行う環境はほとんど整備されていない．NPO法人ジャパンハートクラブが主催するメディックスクラブが全国数か所で維持期心リハを展開しており，あとは病院施設を利用し自由診療で実施している施設がわずかにあるのみである．今後は，維持期心リハの有用性・必要性に対する認識の拡大やマンパワー・施設の充足が望まれる．

（岡村大介）

● 文献

1) 野原隆司, 他：心血管疾患におけるリハビリテーションに関するガイドライン(2012年改訂版), 33-41, 2012
2) 宮坂萌生, 他：日本クリニカルパス学会誌 14：136-140, 2012
3) 髙橋梨紗, 他：日本クリニカルパス学会誌 16：5-10, 2014
4) Wenger NK, et al: AHCPR Publication96: 672, 1995 (PMID:8595435)
5) AACVPR: Guideline for Cardiac Rehabilitation and Secondary Prevention, 4th ed, Human Kinetics, 2004

3 薬物相互作用 drug interaction からみた薬物治療のコツ

複数薬剤が体内で影響し,生じる効果増減や副作用を薬物相互作用といい,①薬物動態と②薬力学に大別される.吸収,分布,代謝,排泄に影響して薬物濃度が変化するのを薬物動態の相互作用,同じまたは逆の薬理作用による増減を薬力学的相互作用という.体外で薬を混ぜて生じる形状,色調変化などを薬物配合変化という.

1 吸収(absorption)で注意すべきこと

1) 食事の影響

脂肪は胆汁分泌を促進し,その界面活性作用で溶解性が増し吸収が増加する.高脂溶性薬や非イオン型分子は消化管粘膜(脂質二重層)を通過しやすく,吸収率が高い.弱酸性薬は低いpHで,逆に弱塩基性薬は高いpHで吸収率が高くなる.

2) 金属

制酸剤や牛乳に含まれるMgやCaとキレートを形成し,不溶性となり吸収されがたい薬剤がある.併用時は,吸収阻害を受ける薬を先に内服し,2~4時間後に金属含有製剤を内服するとよい.

3) P糖蛋白(P-gp)[*1]

脂溶性薬剤を管腔内に再排泄させる(生体利用効率が低い).小腸粘膜に多い.阻害や誘導に注意.

- P糖蛋白で排泄(基質)[*2]:**NOAC**(dabigatranを含む),carvedilol, verapamil, quinidine, digoxin, acebutolol
- P糖蛋白阻害:amiodarone, verapamil, diltiazem, quinidine, atorvastatin, マクロライド系, SSRI, risperidone
- P糖蛋白誘導:rifampicin(RFP), セント・ジョーンズ・ワート

[*1] P:permeabilityの頭文字.薬剤透過性を変化させる糖蛋白の意味.
[*2] 第一相代謝(酸化反応)に関与するCYP3A4と第三相(トランスポーターによる排泄)のP糖蛋白の基質は類似している.

2 分布(distribution)で注意すべきこと

分布容積から薬物の組織移行性が推定できる.吸収された薬は

血液中で蛋白成分(アルブミンなど)と結合して全身に運ばれる.結合した薬は作用部位に到達できない.蛋白質と遊離している薬が作用部位に到達し,効果を発現する.蛋白結合率の高い薬(小さい分布容積)は,相互作用の影響を大きく受け,遊離薬剤が増減し,効果が変動しやすい.分布容積の小さいwarfarinは相互作用で蛋白結合率が変化するので注意が必要.分布容積≧0.25で細胞外液に蓄積する.分布容積≧0.8になると特定組織に蓄積する(表1).

表1 分布容積(volume of distribution;VD)と主な循環器薬

VD(L/kg)	薬剤名
＞10	amiodarone(66)…脂肪,肝,肺,リンパ節に高度に蓄積
4～10	flecainide(8.4), digoxin(6.3), diltiazem(5.3), metoprolol(4～6), verapamil(4～5)
0.8～4	mexiletine(2～6), NTG(3.3), sotalol(2), lidocaine(0.7～1.5), nifedipine(0.8)
0.25～0.8	atenolol(0.6～0.7), captopril(0.7), disopyramide(0.6)
＜0.25	furosemide(0.15), aspirin(0.15), warfarin(0.1)

( )内は各薬剤の分布容積値である.添付文書で資料不明の薬も多い.
(レジデント,3(8),7,2010より改変)

3 代謝(metabolism)で注意すべきこと

1) シトクロムP450*(cytochrome P450;CYP)

CYPはヘム蛋白質で主に肝臓に存在する.水酸化酵素ファミリーの総称で,脂溶性薬剤やステロイドなどを水酸化して胆汁や尿に排泄されやすい水溶性に変換させる.CYPにはさまざまな種類があるが,医薬品代謝では,① CYP3A4,② CYP2D6,③ CYP2C9が重要で,この3つで全体の75%に関与している.CYP阻害は不可逆と可逆に大別される.基質と酵素の結合が強固なものを不可逆性阻害という.このような阻害薬はmechanism-based inhibitor(MBI)と呼ばれ,血中や臓器から消失した後まで阻害効果が持続するので注意が必要.CYP3A4阻害薬のうち,verapamil, diltiazem, マクロライド系抗菌薬, ritonavirなどはMBIである(表2, 3).

表2 ヒトのシトクロムP450(CYP)の分子種と分類

family	subfamily	isozyme	メモ
CYP1	CYP1A	CYP1A1	アリルハイドロカーボンで誘導
		CYP1A2	ヒト常在型，肺＞肝
CYP2	CYP2C	CYP2C9	ヒト常在型
		CYP2C19	日本人20%で欠損
	CYP2D	CYP2D6	白人＞アジア人，日本人のPM頻度0.4%
	CYP2E	CYP2E1	アルコールで誘導
CYP3	CYP3A	CYP3A4	30%の薬物が基質
		CYP3A7	CYP3A4と類似
CYP4	CYP4A	CYP4A1	脂肪酸代謝に関連

PM(poor metabolizer)：代謝活性が著しく低い代謝欠損者

(千葉寛：ファルマシア31：992, 1995より改変)

表3 ヒトの主なCYP分類と基質となる薬剤

群	亜	分子種	主な基質
1	A	CYP1A2	propranolol, acetaminophen, caffeine, theophylline
2	C	CYP2C9	warfarin, ibuprofen, diclofenac, phenytoin(PHT)
		CYP2C19	clopidogrel, diltiazem, omeprazole, lansoprazole
	D	CYP2D6	propranolol, tamoxifen(TAM), codeine, fluvoxamine, haloperidol
3	A	CYP3A4	amiodarone, Ca拮抗薬, carbamazepine(CBZ), erythromycin(EM), tacrolimus, tamoxifen(TAM), paclitaxel(PTX), docetaxel(DOC/TXT)

CYP3A4阻害：グレープフルーツ，誘導：セント・ジョーンズ・ワート

[*] 450 nm(可視光)の電磁波を吸収するのでP(pigment)450と命名された．CYPはアミノ酸配列の相同性で分類され，最初の数字はファミリー(群)，2文字目(A〜E)はサブファミリー(亜群)最後の数字は特定の蛋白質を示す．

2) CYPで注意すべき項目

(1) 遺伝子多型(polymorphism)：異常遺伝子の頻度が人口の1%以上なら遺伝子多型，1%未満なら変異という．CYP中では2C19, 2D6および2C9に遺伝子多型が多く存在する．CYP2C19は代謝の速いhomo-EM[*]，やや遅いhetero-EM[*](中間型)，活性がほとんどないPMに分類され，人種差がある．

clopidogrel で問題となる CYP2C19 の PM は日本人約 20%，白人 5%以下，逆に CYP2D6 の PM は日本人 1%以下，白人約 10%である．

* EM：extensive metabolizer

(2) **ARB**：telmisartan，olmesartan は CYP で代謝されない．

ARB	CYP	利用率	排泄率(%)糞便/尿	半減期(時間)
telmisartan	(−)	43%	100/＜0.002	20.3±12.1
olmesartan	(−)	25.6%	88/12	11
candesartan	2C9	34～56%	67/33	11.2±7.2
valsartan	2C9	39%	80/20	3.9±0.6
losartan	2C9, 3A4	33%	65/35	約4
irbesartan	2C9	60～90%	54/20	13.6±15.4

(3) **スタチン**：CYP で代謝されないのは pravastatin, pitavastatin, rosuvastatin である．CYP3A4 の基質は atorvastatin, simvastatin，CYP2C9 の基質は fluvastatin である．

(4) **DPP4 阻害薬**：vildagliptin, anagliptin は CYP で代謝されない．

DPP4 阻害薬	CYP	利用率	肝代謝	腎代謝	備考
vildagliptin	(−)	85%	○	ー	めまい，振戦，多汗
anagliptin	(−)	73%	ー	○	鼻咽頭炎，便秘
alogliptin	2D6	?	ー	○	発疹，瘙痒，鼓腸
sitagliptin	3A4	87%	ー	○	めまい，便秘
linagliptin	3A4	30%	ー	○	鼻咽頭炎，鼓腸
teneligliptin	3A4	?	○	○	便秘，口内炎

(5) **抗血小板薬関連**：clopidogrel は CYP2C19 と CYP3A4 で代謝されるプロドラッグである．日本人には CYP2C19 の PM が約 20%存在するので特に投与初期には要注意．NSAIDs 潰瘍を予防するため PPI (プロトンポンプ阻害薬) が投与されることが多い．PPI 中，CYP2C19 の基質は omeprazole や lansoprazole であり，clopidogrel と競合するので注意が必要である．

(6) **グレープフルーツと CYP3A4 の相互作用**：原因物質はフラノ

クマリン類(主に bergamottin)で小腸の CYP3A4 を阻害する. その含量は果皮＞果肉＞種の順. MBI(上述)であり, 3日程持続する. グレープフルーツ以外に文旦, 橙, スウィーティーなどに含まれる. Ca拮抗薬との相互作用が有名であるが, 相互作用には差異がある. 生物学的利用率の低い薬ほど影響を受けやすい. felodipine, nisoldipine が極めて強く, manidipine, benidipine, nitrendipine, nicardipine, nifedipine, cilnidipine, efonidipine などが強い影響, さらに verapamil はやや強い影響を受けると考えられる. 一方, diltiazem と amlodipine は影響はほとんどない.

4 排泄(excretion)で注意すべきこと

一部の薬剤は代謝を受けず未変化体のまま腎臓から排泄される. 薬の排泄には糸球体濾過と尿細管の再吸収機能が関与する. 糸球体濾過は, 腎機能や腎血流量の増減で影響される. 再吸収に関しては, 消化管の吸収と同様に塩基性薬物はアルカリ尿の条件下で尿細管から再吸収されやすくなり, 酸性薬物ではその逆となる.

5 特定の疾病時に注意すべき薬物動態

1) 心不全時の注意:特に急性増悪時には注意が必要

一般に心不全では心拍出量が低下し, 肝や腎への血流が低下する. その結果, 血流に依存する薬物クリアランスは低下する. 肝や腎で血流依存性に消失する主な循環器薬を下記に示す. 肝初回通過効果の大きい薬物である.

様式	血流依存性に消失する主な循環器薬
肝消失	Ca拮抗薬, propranolol, amiodarone, lidocaine, mexiletine, quinidine, digoxin
腎消失	digoxin, acetazolamide(AZA), trichlormethiazide, furosemide

2) 腎機能低下時の注意

腎不全では蛋白結合率が低下(原因不明)し, アルブミンも低くなり薬が効きやすい. 特に蛋白結合の強い薬剤では要注意. しかし塩基性薬物の一部(disopyramide, lidocaine)は α1-酸性糖蛋白質(腎不全時↑)と強く結合するので逆に蛋白結合率が高くなる. また尿中未変化体排泄率の高い(＞70％)薬も要注意. 臨床薬物動

態理論式から薬物投与方法を補正する方法もあるが，煩雑で実用的ではない．腎不全時に投与される吸着薬(炭素，polystyrene sulfonate)は，併用薬の吸収を阻害する．

(1) **酸性薬剤**：腎不全では胃内 pH が上昇し，酸性薬物の吸収が低下する．しかし酸性薬物の蛋白結合力が低下し，遊離型が増加しやすい．代表的な酸性薬剤は，furosemide, warfarin, phenytoin, clofibrate である．

(2) **腎機能低下時に注意すべき循環器薬**

一般名	Ccr 10〜50	Ccr<10	PD	HD	透析
olprinone	1/2〜1/3	1/3			?
milrinone	10〜50%	0.25 µg/kg/分から開始			○
digoxin	0.125 mg / 日	0.125 mg 隔日		2〜3日ごと	×
atenolol	<30 で投与間隔延長			25 mg 透析後(週3回)	○
acetazolamide	125 mg 2回	125 mg 1回		125 mg を週3回	×
tadalafil	20 mg 1回/日	Ccr<30 で禁忌			×
disopyramide	150〜200 m 分1	Ccr<20 で 100 mg 分1			△
cibenzoline	50 mg 1〜2回	25 mg 分1	禁忌		×
procainamide	200〜400 mg を 12時間ごと	1 回 200 mg を 12〜24 時間ごと			○
pilsicainide	1 回 25〜50 mg	1 回 25 mg を 48 時間ごと			×
sotalol	1/3〜2/3	禁忌			○
dabigatran	110 mg 2回	Ccr<30 で禁忌			○
Xa 阻害薬	適宜減量	禁忌			○×

〔腎機能低下時に最も注意が必要な薬剤投与量一覧(日本腎臓病変薬物療法学会)をもとに作成〕

3) 肝機能低下時の注意

肝臓の薬物代謝には，血流依存性($Eh^* > 0.7$)と血流非依存性($Eh^* < 0.3$，肝固有クリアランス依存性)とがある．急性肝障害単独ならば肝血流はほとんど変化しない．心原性ショックに伴う肝障害では肝血流は著しく低下するので，肝血流依存性の薬剤には特に注意が必要である(前述の心不全時の表参照)．

* Eh：肝抽出率(hepatic extraction)．肝臓で初回通過効果を受ける薬物の割合．

(尾関理恵)

第4章

成人でよくみる先天性心疾患
(adult congenital を含む)

1 心房中隔欠損 atrial septal defect(ASD)

1 病型分類

欠損部位によりASDは、二次中隔型、一次中隔型、静脈洞型、単心房型、冠静脈洞型に分類される（図1）[1]．全先天性心疾患の約10％を占める．二次中隔型が最も多く，約2：1で女性の割合が高い．心房レベルでの左右短絡を有し，結果，右心房，右心室に容量負荷をきたし，肺血流は増加する．将来，Eisenmenger化する可能性もあり，見逃してはいけない．

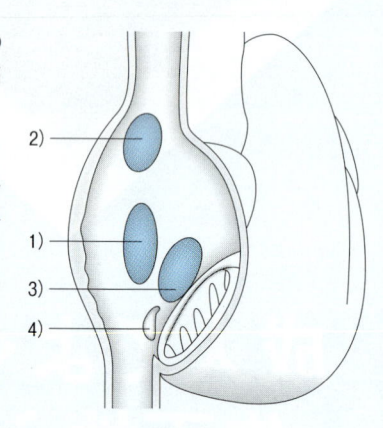

図1 ASDの欠損部位

ASDの欠損部位	頻度	メモ
1)二次中隔型	75%	
2)静脈洞型		部分肺静脈還流の合併例が多い
上位欠損	5～10%	
下位欠損	まれ	
3)一次中隔型	15～20%	心内膜欠損症の不完全型
4)冠静脈洞型	1%未満	多くは左上大静脈遺残を認める
5)単心房型	まれ	

2 診断

1) 臨床症状

成人期に見つかるものとしては，無症状のものから，右心不全に伴う労作時の呼吸困難，Eisenmenger化による運動能の低

下，奇異性塞栓による脳血管障害や不整脈などの合併症による症状などで発見される場合など，幅広い．左右短絡量は欠損孔の大きさ，左右心房圧較差，左右心室のコンプライアンス，肺血管抵抗に依存する．肺高血圧となり短絡量が減少する前に身体所見，心電図，胸部X線で疑い，自覚症状が出現する前に診断に至ることが重要である．

2) 身体所見

左右短絡が中等症以上でⅡ音の固定性分裂を聴取し，相対的三尖弁狭窄による拡張期ランブルを胸骨左縁下部で聴取する．肺高血圧が合併し，左右短絡量が減少すると，消失するので注意が必要である．

3) 胸部X線

肺血流量が増加するため，肺動脈主幹部（左2弓）の突出と肺血管陰影の増強を認める（図2）．

4) 心電図

不完全右脚ブロックを特徴とする．右心負荷の程度によって，右軸偏位，右室肥大所見を認める．静脈洞型ASDは

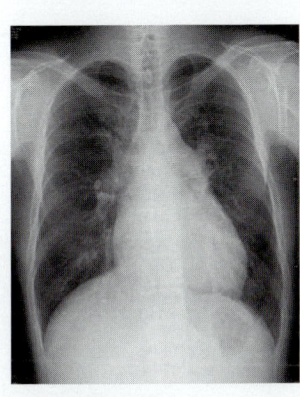

図2　胸部X線写真
左2弓の突出が目立つ

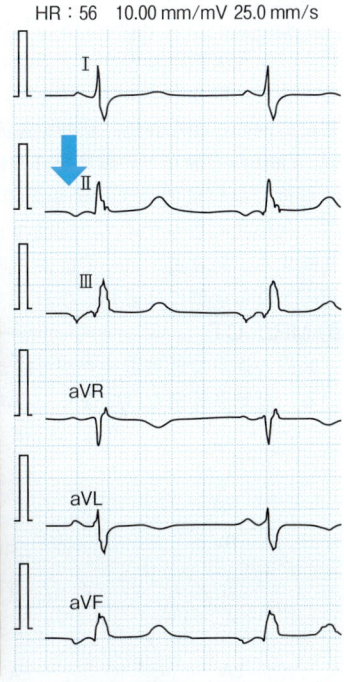

図3　冠静脈洞調律
静脈洞型ASD

心エコーでは見逃されやすい．冠静脈洞調律（Ⅱ，Ⅲ，aVF の陰性 P 波）を認める場合があるので，診断の手掛かりとして重要である（図 3）．PQ 間隔はしばしば延長し，一次孔欠損に多い．中年以降では心房性不整脈，心房粗細動の合併が多くなる．

5）心エコー

右心系容量負荷所見として右心房，右心室の拡大，心室中隔の左心室圧排，奇異性運動を認める．このような場合に，ASD の欠損孔と短絡血流を直接同定できる．また，三尖弁逆流速度を用いたベルヌーイ式により推定右室圧を算出する．心尖部からの四腔断面ではドロップアウトにより欠損孔を誤認しやすく，また，短絡血流も描出しにくいため，胸骨左縁からの四腔断面で判断する．乳幼児では図 4 の心窩部四腔断面像が最も描出しやすく診断に有用である．成人期ではエコーウインドウが限られることも多く，心エコーでは 100％診断しきれない可能性を念頭に置く．特に，二次孔欠損以外のタイプでは心エコーでの診断に熟練を要する．また，経食道心エコー法を用いて，欠損口の部位/大きさ，短絡方向の正確な評価，肺静脈還流異常の検索，僧帽弁狭窄や逸脱，cleft の有無などの観察を詳細に行うことも有用である．

最近では経皮的カテーテル閉鎖術による治療が一般化している．欠損孔の数やサイズ，周囲の rim（周縁）の計測を行い適応を判断する．経食道エコーではより詳細な観察が可能であり，治療適応となる症例には必要となる．

6）MRI，CT

装置の進歩で低被曝検査が可能となり，冠動脈 CT が普及している．冠動脈評価だけでなく，心エコー評価の困難例でも，心臓

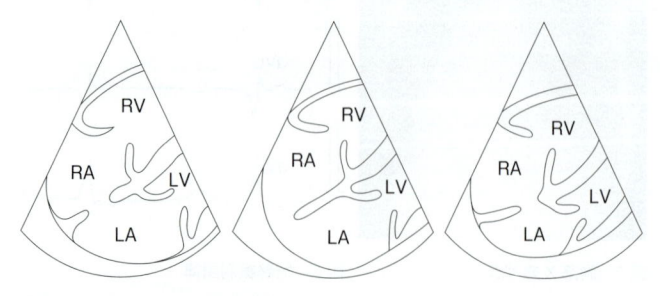

図 4　心エコー（心窩部四腔断面像）

の構造異常描出が可能である．特に肺静脈還流異常合併の評価に有用．下大静脈が心房中隔に対して左房寄りとなり，非整列となっている(図5)．欠損孔の位置確認も 3D 画像として，立体的に把握することが可能である．造影剤が必要であり，冠動脈疾患や肺疾患の評価とともに，確定診断後に行われることが推奨される．特に，若年女性場合は生涯発がんリスクを考慮してなるべく他の方法による診断を心がける．

MRI は低侵襲で被曝の心配がない．閉所恐怖症がなければ心エコー描出不良例の評価に有用である．シネ MRI では心房中隔を多断面に観察することが可能であり，左右短絡の確認や肺静脈還流異常の評価に役立つ．フェーズコントラスト MRI では血流の速度や流量の評価が可能であり，心拍出量や肺体血流比，弁逆流，左右肺血流の定量が可能である(図6)．心機能や血行動態のみの評価を行う場合は，造影は必ずしも必要でない．

7) 心臓カテーテル検査

心房レベルでの左右短絡量や肺体血流比(Qp/Qs)，肺血管抵抗，合併奇形の有無を評価する．最近では経皮的デバイス治療の普及により，治療スタンバイ下で術前の評価とする場合がある．心臓カテーテル検査を行う以前に，前述のモダリティにより，治療適応か否かを予測しておいてからの検査を原則とする．中年期以降で，冠動脈疾患，弁膜症などの評価が必要な場合は，左心カテーテルも同時施行する．

Qp/Qs を計算する際には，欠損孔の位置，短絡の方向によって短絡血流が下大静脈に達し，下大静脈の酸素飽和度が高めになることが多い．下大静脈近位部(high IVC)だけでなく，遠位部(low IVC，腎動脈より少し近位部)でも採血を行う．上大静脈と併せて酸素飽和度が心房レベルで上昇することを

図5　**3D-CT 画像**
下位欠損静脈洞型 ASD(矢印).

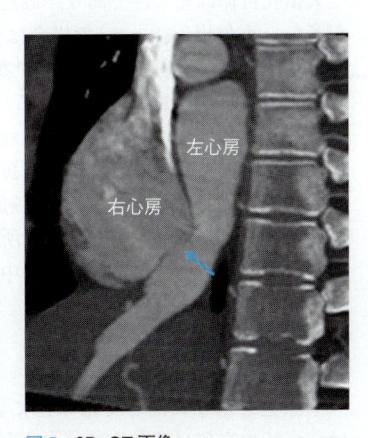

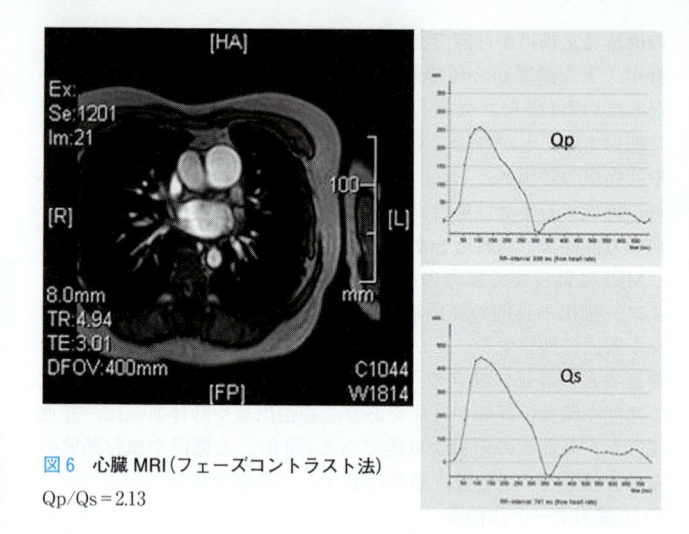

図6 心臓 MRI（フェーズコントラスト法）
Qp/Qs = 2.13

確認する．肺高血圧を認める場合，酸素負荷や薬物負荷で肺血管の反応性の評価を行う．

3 診断上のピットホール

欠損孔自体は先天性であり，最近では小児期に発見されることが多い．小欠損（≦8 mm）の場合は生後数年で自然閉鎖が期待でき経過観察する．経年的に拡大する症例も報告されている[2]．成人期でも継続的観察が推奨される．ASD は自覚症状や身体所見に乏しく，しばしば診断時期が遅れやすい．心エコー上，心房中隔の消失や上大静脈の血流を左右短絡と読み違えて偽陽性に，音響窓が不良時，静脈洞型 ASD や冠静脈洞型 ASD では偽陰性を呈しやすい．詳細不明の右心負荷所見を認めた場合は，経食道エコーや他の画像検査により，心房中隔と肺静脈，冠静脈洞の評価を行うことが必要である．

4 治療

治療適応基準に関しては未だに議論の余地がある．一般的には，症状の有無に関係なく，左右短絡による右心系容量負荷（肺血管抵抗＜5 Wood 単位，肺体血流比≧1.5 が目安）が明らかな場

合が適応となり，経皮的デバイス閉鎖術か外科的閉鎖術を行う．肺血管拡張薬による target therapy にて肺高血圧例も治療される例が増えており，専門施設での評価と管理が望まれる．米国のガイドラインを以下に示す．心房細動を認める場合は，抗凝固療法を考慮する．

● 左右短絡を有する肺高血圧患者における閉鎖のクライテリア[4]

PVRI(Wood unit・m^2)	PVR(Wood unit)	修復
<4	<2.3	可
>8	>4.6	不可
4~8	2.3~4.6	専門施設で個別検討

〔白井丈晶〕

● 文献

1) Warnes CA, et al: Circulation 118: e714-833, 2008 (PMID:18997169)
2) Brassard M, et al: Am J Cardiol 83: 1552-1555, 1999 (PMID:10363870)
3) 循環器病の診断と治療に関するガイドライン．成人先天性心疾患診療ガイドライン(2011 年改訂版)
http://www.j-circ.or.jp/guideline/pdf/JCS2011_niwa_h.pdf
4) Simonneau G, et al: J Am Coll Cardiol 62 (25 Suppl): D34-41, 2013 (PMID: 24355639)

2 ASD closure (デバイス閉鎖)

ASD閉鎖には外科治療とデバイス治療がある．効果と安全性には有意差がない．静脈穿刺でできる低侵襲で合併症の少ないデバイス閉鎖へ移行している．このような構造的心疾患(structural heart disease)に対するデバイス治療を安全に効率的に運用するには，麻酔科を含めた有用なハートチームの結成が不可欠である(図1)．

1 適応[1]

径6〜38 mmの二次孔欠損＋下記①〜④の1項目以上
①有症状，②心臓 remodeling(右室拡大)，③不整脈，④ Qp/Qs>1.5

- Amplatzer 閉鎖栓の禁忌

手術適応があれば手術を考慮する．

・欠損孔>38 mm と大きい場合(Amplatzer 閉鎖栓サイズ)
・欠損孔辺縁が房室弁，右上肺静脈まで5 mm 未満
・孔の位置が高位の静脈洞型二次孔欠損
・ニッケル過敏症(ニッケル・チタン合金製のため)
・心内血栓，特に左心房や左心耳血栓
・二次孔以外の欠損

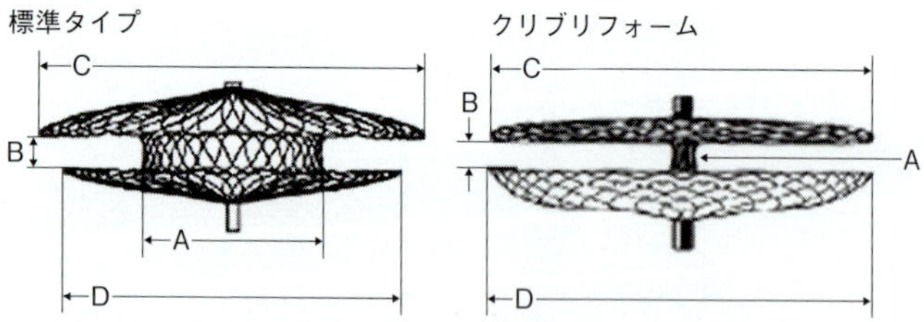

標準タイプ　　　　クリブリフォーム

図1 Amplatzer 閉鎖栓の形状と構造(ASD閉鎖セット添付文書)

A：コネクティングウエスト径(サイズ)　B：ウエスト長(幅)
C：左心房側ディスク径　　　　　　　D：右心房側ディスク径
標準型：A(サイズ)6〜20 mm が1 mm 刻み，22〜38 mm が2 mm 刻み
MF型：A(サイズ)4 mm，D(サイズ)18, 25, 30, 35 mm の4種類

・活動性感染症，出血性疾患，潰瘍，抗血小板薬が飲めない場合

2 主要合併症[1, 2]：合併症発生率　重症 2%，軽微 6%

・主要合併症〔2005〜2012年，日本　3,451例（JPIC集計）〕
　　死亡　0%，びらん（閉鎖栓による心血管組織損傷）0.26%（9例，うち6例心穿孔，3例心房-大動脈短絡，びらん時期1日〜6か月），脱落　0.52%（18例，うち13例術中，5例入院中，退院後0例）

3 周術期管理の要点

経食道エコーで二次孔欠損を確認する．冠動脈造影，右心カテーテル（±造影CT）で適応を決める．術前1週間からaspirin，100 mg / 日，clopidogrel 75 mg / 日を内服する．手技直前に抗生物質〔cefazolin（CEZ）1 g点滴〕を投与する．術後抗生物質投与の有効性を示すエビデンスはないが，筆者はCEZを術後2回（術後夜と翌朝）追加投与している．術後1日はCCUでのモニター管理する．術後，デバイス位置，心囊液，シャントの有無を心エコーで確認する，胸部X線で心不全を確認する．48時間以上観察し，デバイス位置や心囊液発生などの問題がなければ退院を許可する．

4 外来管理

1か月間は激しい運動を避ける．抗血小板薬はaspirinを最低6か月間内服，成人では2種類（☞ p68）を6か月間内服．6か月間は感染性心内膜炎予防に努める，デバイスの状態やシャントの有無は心エコーで定期的に経過観察する．

Topics

卵円孔開存（PFO）閉鎖に関するトピックス
・日本脳卒中ガイドライン2009にて奇異性脳塞栓における卵円孔閉鎖をしてもよい（IIb）．
・RESPECT study：PFO closure vs medical therapy. 奇異性脳塞栓患者に無作為割り付け．結果endpointである脳卒中と死亡発生率は低かったため有意差は得られなかった．脳卒中のみをendpointにした場合，有意に脳卒中を予防した．

- meta-analysis においても PFO closure は薬剤治療と比較して有意に脳卒中の発症を低下させていて FDA で承認を受けている．薬剤治療においては aspirin と warfarin での効果に有意差がないとの報告がある．
- 奇異性脳塞栓を繰り返している，または高年者には良い適応かと思われる．

(三橋弘嗣)

● 文献

1) JPIC 研究会ワーキンググループ：Amplatzer Septal Occluder による経皮的心房中隔欠損閉鎖術 Ver.2 2008
2) Du ZD, et al: J Am Coll Cardiol 39: 1836-1844, 2002 (PMID:12039500)
3) Khan AR, et al: JACC Cardiovasc Interv 6: 1316-1323, 2013 (PMID: 24139929)

3 心室中隔欠損 ventricular septal defect(VSD)

　先天性心疾患の中で最も高頻度．成人期先天性心疾患の約30％．男女比は同じかわずかに女性に多い．症状，自然歴，治療方法は欠損孔の位置と大きさにより異なる．中〜大欠損症例は短絡量が多く，乳幼児期に呼吸器症状や体重増加不良を伴い，閉鎖術の適応．完全閉鎖が得られた場合，長期予後良好．高肺血流が持続すると末梢肺動脈の障害により肺血管抵抗が上昇し肺高血圧を合併．漏斗部中隔欠損では大動脈弁逸脱，大動脈弁閉鎖不全，Valsalva洞動脈瘤の合併に注意する．感染性心内膜炎予防が必要である．

1 分類

　表1，図1参照．

表1　心室中隔欠損の分類

Kirklin 分類	東京女子医大心研分類	Soto 分類
Ⅰ 漏斗部中隔欠損	Ⅰ 肺動脈弁下漏斗部中隔欠損	両大血管下漏斗部欠損
	Ⅱ 漏斗部筋性部中隔欠損	筋性中隔流出部
Ⅱ 膜性部周囲欠損	Ⅲ 膜性部周囲欠損	流出部伸展 / 肉柱部伸展 / 流入部伸展 　膜性部欠損
Ⅲ 流入部欠損	Ⅳ 流入部欠損	
Ⅳ 筋性部欠損	Ⅴ 筋性部欠損	筋性中隔　肉柱部流入部

・Soto分類：欠損部位と刺激伝導系の関係を重視する外科的分類

2 病態生理

1) 左右短絡

　欠損孔を通じて左右短絡があり，肺血流が増加．短絡は主に収縮期に起こり，多くは直接肺動脈へ流れ，左房左室の容量負荷となる．欠損孔の大きさと体肺血管抵抗により短絡量が決まる．大動脈弁口以上の欠損孔の場合，短絡量は体血管抵抗と肺血管抵抗

a. 東京女子医大分類，Kirklin 分類

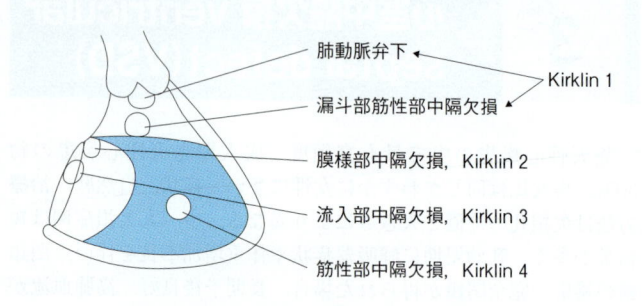

- 肺動脈弁下 ← Kirklin 1
- 漏斗部筋性部中隔欠損
- 膜様部中隔欠損，Kirklin 2
- 流入部中隔欠損，Kirklin 3
- 筋性部中隔欠損，Kirklin 4

b. Soto 分類

- 両大血管下漏斗部欠損
- 中隔縁柱
- 流出部伸展 ┐
- 肉柱部伸展 ├ 膜性部欠損
- 流入部伸展 ┘
- 三尖弁
- 筋性部欠損

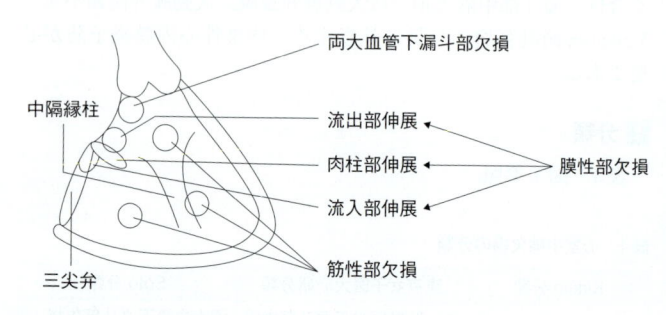

図1 分類

(藤原直：小児心臓血管外科手術　血行動態と術式の図説・解説．中外医学社，pp52-53，2011 より改変して引用)

の比率に依存(大欠損)．高肺血流が持続すると末梢肺動脈が障害され，肺血管抵抗が上昇し肺高血圧となる．肺動脈圧と体血圧が同等になると右左短絡が出現(Eisenmenger 症候群)．

2) 欠損部位

発生部位には人種差がある．漏斗部中隔欠損はアジア人に多い．高率に大動脈弁右冠尖逸脱，大動脈弁閉鎖不全を合併．

3) 整合と非整合

VSD の発生機序に関係する．流出路中隔が前後に偏位し胴部中隔とずれを生じてその隙間が欠損孔となる場合を非整合という．前方へ偏位すると大動脈が心室中隔欠損に騎乗し，右室流出

路狭窄を伴えばFallot四徴症となる．後方に偏位すると大動脈弁下が狭小化する．この場合は大動脈縮窄を合併することがある．

4) 確認しておきたい合併心疾患

大動脈弁下狭窄，大動脈弁二尖弁，大動脈縮窄，右室二腔症(右室流出路狭窄)，肺動脈弁狭窄，漏斗部中隔欠損の場合，大動脈弁右冠尖逸脱，大動脈弁閉鎖不全，Valsalva洞動脈瘤．

3 身体所見，検査所見

1) 聴診所見

胸骨左縁第3～4肋間に聴取される全収縮期心雑音．最強部が第2肋間の場合は漏斗部中隔欠損を疑う．右室二腔症の場合は駆出性雑音を聴取する．

2) 心電図

左室肥大，左房負荷(短絡量が多い場合)，右室肥大(右室二腔症の進行を示唆)．著しい左軸偏位やPQ間隔延長ならば房室中隔欠損症を疑う．

3) 胸部X線写真

左房，左室，肺動脈陰影の拡大は短絡量を反映．

4) 心エコー

欠損孔部位診断は重要．診断の要点を表2に示す．欠損孔の位置，大きさ，短絡流速の測定(右室圧の推定)，Qp/Qsを算出する．長期容量負荷(短絡量，弁逆流)の心筋障害を反映する左室拡張末期径を計測する．

5) 心臓カテーテル検査

短絡が有意ならば手術適応決定のため施行．右室や肺動脈圧測定，短絡量算出(Fick法)，肺血管抵抗を算出する．欠損部位診断は左室造影で行う．右室流出路狭窄がある場合は右室造影も行う．大動脈起始部造影は大動脈弁逸脱の評価に有用である．

・VSD以外に右室レベルで酸素飽和度が上昇する病態
　①冠動静脈瘻の右心室流入　②Valsalva洞破裂(右心室)
　③低位置のASD　④PDAを合併する肺動脈弁閉鎖不全

4 自然歴

自然閉鎖，縮小がある．VSD全体では約1/4は自然閉鎖するとされている．特に筋性部小欠損では1歳未満で高率に閉鎖す

表2 VSD欠損孔部位診断のポイント

分類	断面	備考
漏斗部中隔欠損	大動脈弁レベル短軸像,12〜14時方向 胸骨左縁長軸像〜右室流出路長軸像	大動脈弁逸脱:大動脈弁右冠尖の不均一な拡大,右室流出路への突出.Valsalva洞動脈瘤,大動脈弁閉鎖不全合併の有無
膜様部中隔欠損	大動脈弁レベル短軸像 四腔像	三尖弁に接して認める 四腔像はやや頭側に傾ける
流入部欠損	心尖部四腔像	房室中隔欠損
筋性部欠損	心尖部四腔像,胸骨左縁長軸像	描出困難なことが多く,カラードプラを利用する
修復術後合併症,遺残病変	パッチ閉鎖の場合は高輝度に観察される.残存短絡の有無,三尖弁閉鎖不全,流出路狭窄
合併心疾患	大動脈弁二尖弁,大動脈弁下狭窄,大動脈縮窄,右室二腔症(右室流出路狭窄)

る.自然閉鎖,縮小の可能性は年少者ほど高く,それ以降は極端に減少する.英国の報告では思春期以降の閉鎖率は0.8%/年,最年長45歳だった.小児期自然閉鎖例や術後完全閉鎖例の予後は一般的に良好である.遺残短絡や小欠損症例は感染性心内膜炎,漏斗部中隔欠損では大動脈弁逸脱,大動脈弁逆流,Valsalva洞動脈瘤破裂などに注意して経過観察する.小欠損症例で左室拡大や左室機能不全を合併したら特に注意が必要である.

5 外科治療

1) 乳児期手術適応

肺体血流比が多く,多呼吸,体重増加不良がある場合は乳児期に手術を行う.一般的には体重2kg以上であれば比較的安全に心内修復術が可能.2kg以下では肺動脈絞扼術も考慮.状態が安定している場合は肺体血流比1.5以上で肺血管抵抗8単位までが手術適応.肺高血圧合併例は薬剤負荷を検討.境界例は肺生検も考慮.

手術は通常はパッチ閉鎖術(ePTFEパッチや馬心膜などの異種心膜を使用)を行う.筋性部の小欠損の場合は直接閉鎖が可能.手術成績は良好で,死亡率は1%以下と考えられている.

2) 成人期手術適応

(1) 肺体血流比1.5以上で閉鎖傾向を示さず,左室拡大がある.

(2) 大動脈弁逸脱に進行性大動脈弁逆流を認める．
(3) 右室流出路に圧較差 50 mmHg 以上の狭窄（右室二腔症）．

　肺高血圧合併例でも薬剤負荷や肺血管拡張薬治療による肺血管抵抗の改善後に手術が検討される場合もある（Eisenmenger 症候群　☞ p372）．

〔森本康子〕

● 文献
1) 循環器病の診断と治療に関するガイドライン．成人先天性心疾患診療ガイドライン（2011 年改訂版）．ホームページ公開のみ．
2) 城尾邦隆：心室中隔欠損．丹羽公一郎，他（編）：新目で見る循環器病シリーズ 14 成人先天性心疾患．メジカルビュー社，pp244-253，2005

4 修正大血管転位 corrected TGA, cTGA, [c]cTGA

　修正大血管転位([congenitally] corrected transposition of great arteries; [c]cTGA)は，心房-心室関係と心室-大血管関係の両方が正常の逆を示す疾患である．2段階の不一致のため血液循環は生理的に修正されている．先天性心疾患の中でもまれな疾患である(<1%)．男性にやや多い．無症状で経過し，成人期に偶然見つかる例も少なくない．拡張型心筋症と診断されていた例にも時々遭遇する．ここでは成人の [c]cTGA の管理について述べる．

1 解剖学的特徴，病態生理

　未修復症例において，体循環(=主ポンプ心室)は形態的右室(乳頭筋1つで三尖弁を有し，肉柱が多く，高圧に耐えにくい心室)が担う．区分診断(☞ p386)は心房位正位の {S, L, L} が約95％である．約90％に心病変が合併する．心室中隔欠損(60〜80％)，肺動脈狭窄/閉鎖(30〜50％)，三尖弁異常(14〜56％)の合併が多い(三尖弁は主ポンプ心室である右室に付着する構造物であるため，高圧にさらされ，房室弁逆流防止を担う)．冠動脈は正常の鏡像である(約85％)．右冠動脈は(形態的右室)に分布し，左冠動脈は形態的左室に分布する．房室結節は(後方と)前方に位置し，長い HIS 束経路をたどり左右の脚に分かれるため，房室ブロックを生じやすい．

2 小児期に施行された修復術の確認

　大切なことは，現在の主ポンプ機能(=体循環)を担う心室が右室か左室かを見分けることであり，手術記録の確認が重要である．成人期には両心室が肥大しており，見分けがつかないことがある．心室中隔欠損，肺動脈狭窄のみの修復の場合，主ポンプ機能は形態的右室(高圧に耐えにくい心室)が担う．小児期施行の手術の場合，解剖学的修復手術(double switch operation：DSO)が行われている可能性が高く，主ポンプ機能は正常心同様，形態的左室が担う．

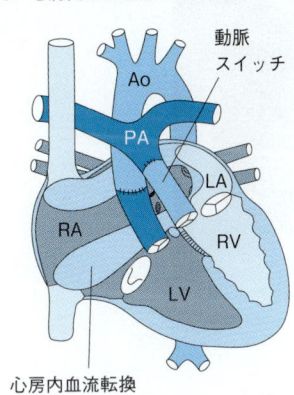

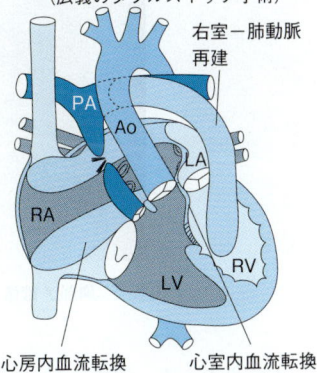

a. 心房内血流転換＋Jatene 術　　b. 心房内血流転換＋Rastelli 術
　　　　　　　　　　　　　　　　（広義のダブルスイッチ手術）

図1　ダブルスイッチ手術
Ao：大動脈　PA：肺動脈　LA：左心房　RA：右心房　LV：左心室
RV：右心室

1) ダブルスイッチ手術
　心房内大血管血流転換術，(1)(2)の組み合わせ．
(1) 心房内血流転換術（Mustard 術または Senning 術）
　静脈血　SVC と IVC → Mustard または Senning route → RV
(2) 大動脈血流転換術（Jatene 術または Rastelli 術）（図1）
　静脈血　RV → Jatene 術による新主肺動脈または Rastelli 導管
→ 左右肺動脈

3 臨床所見

1) 症状
　易疲労感・息切れ・動悸を訴える．
2) 聴診所見
　心室中隔欠損合併や肺動脈狭窄合併は収縮期雑音を聴取する．
重症三尖弁逆流症例では汎収縮期雑音を聴取する．
3) 検査所見
(1) 胸部X線：特徴的なボーリングのピンに似る（図2）．正中
心*（約15％）または右胸心*（約20％）が他の先天性心疾患に
比べて多い．内臓心房位正位で右胸心，正中心があればまず

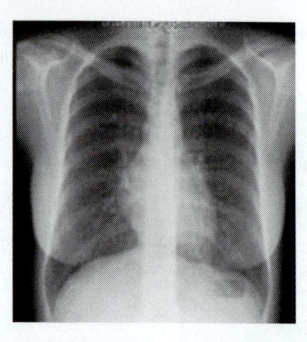

図2 胸部X線像

本症を考える.逆位は5%にみられる.

* 心臓位置異常のうち,心尖部が右側に向くものを右胸心(dextrocardia),胸部正中に向くものを正中心(mesocardia)という.

(2) **心電図**:形態的左室が存在する誘導(右側胸部,Ⅲ,aV_F)にQ波が出現.通常左室のある誘導(左側胸部,Ⅰ,aV_L)でQ波が欠如する.左軸偏位が多い.VSD+PSを伴うと正常〜右軸偏位,V_1 qR,V_6 rSパターンとなる.左側副伝導路によるWPW型心電図は2〜3%に認める.

(3) **心エコー法**:正中心症例は非常に描出し難く,他の画像検査での再評価が必要である.三尖弁にEbstein様変化を時々認めるため,三尖弁付着位置にも十分に留意する.

(4) **MRI,CT,心臓カテーテル検査**:大血管心室の位置関係,心室機能評価,肺動脈狭窄の評価に優れる.

4 自然歴(非手術歴)

心室中隔欠損,肺動脈弁狭窄,三尖弁逆流がないと60歳代まで無症状のこともあるが,多くは経年的に心不全を生じる.三尖弁逆流と体心室右室不全(主ポンプ心室の収縮力低下)は30歳代以降に多い.心室中隔欠損+肺動脈狭窄例は,経時的に右左シャント優位となり,中年期に入るとチアノーゼを認めるようになる.完全房室ブロックが2%/年で生じる.

5 管理・治療

1) 内科管理

三尖弁逆流,主ポンプ心室の収縮力低下の増悪予防のためにACE阻害薬やβ遮断薬を用いる〔エビデンス(-)〕.重症例では心臓再同期療法(CRT)を用いる.

2) 手術適応

(1) 初回手術の適応

1. 中等度以上の心室中隔欠損合併
2. 肺動脈あるいは肺動脈弁下狭窄(圧較差60 mmHg以上)
3. 中等度あるいは高度三尖弁逆流
4. (完全房室ブロック・高度徐脈ではペースメーカー)

(2) 再手術の適応

1. 肺動脈導管狭窄(圧較差60 mmHg以上)
2. 外科的修復術後の中等度あるいは高度三尖弁逆流
3. 有意な心室中隔欠損残存
4. 肺動脈/肺動脈弁下狭窄の進行
5. (ペースメーカー機能不全)
6. Mustard/Senning routeの狭窄(カテーテル治療を施行することもあり)

※通常,ダブルスイッチの至適適応時期は乳児期から幼児期であり,成人になってからのダブルスイッチは左室が適応できないため行われない.

6 修復術後長期予後

主ポンプ心室の機能低下を反映して頻拍型不整脈は経年的に増加する.未修復の場合には,合併心疾患を伴う修正大血管転位では45歳までに67%,伴わない場合には25%においてうっ血性心不全を発症する[2].ダブルスイッチの術後生存率は10年90〜100%,15年75〜80%,遠隔期死亡のリスク因子は三尖弁逆流の残存とされる.

(椎名由美)

● 文献

1) Warnes CA, et al: Circulation 118: e714-e833, 2008 (PMID:18997169)
2) Graham TP Jr, et al: J Am Coll Cardiol 36: 255-261, 2000 (PMID:10898443)
3) 成人先天性心疾患診療ガイドライン(JCS 2011改訂版)

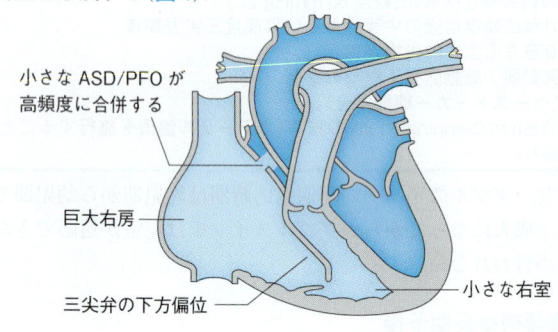

5 Ebstein病
Ebstein's anomaly

　Ebstein病の頻度は先天性心疾患の0.5％とごくまれな疾患で，男女差はない．早期重症例以外は無症状で経過し成人後に不整脈や運動耐容能の低下などで受診することが多い．無症状で70代まで生存する症例もあり，多彩な病型を示す疾患である．

1 解剖・生理

　右室壁の形成阻害で生じた弁膜症（三尖弁）と心筋疾患（右室心筋）である．三尖弁中隔尖と後尖が下方偏位し，巨大右房・右房化右室を形成する（図1）．

小さなASD/PFOが高頻度に合併する

巨大右房

三尖弁の下方偏位

小さな右室

図1　Ebstein病

2 形態分類

　軽度の中隔尖・後尖の偏位からほとんど有効な機能的右室を認めないタイプまである（図2）．

3 合併心奇形・不整脈

　PFOやASDを約50％に，PSVTを約25％に認める．副伝導路が右室後中隔・自由壁にあるWPW B型が多い．複数の副伝導路も少なくないのでアブレーション時には注意が必要．約20％に左室心筋緻密化障害を認める．PSやVSDも散見する．

軽症 → 重症

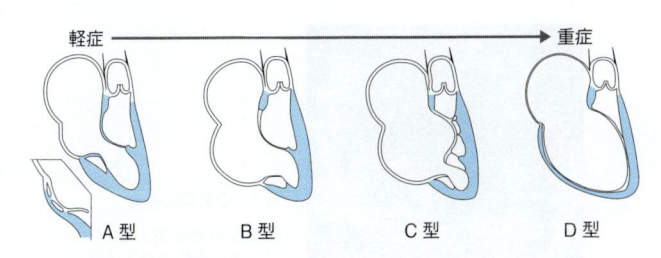

A型　B型　C型　D型

図2　Carpentier分類：Ebstein病の4タイプ

4 診断

1) 身体所見
右房圧が高い割には巨大右房・右房化右室に緩衝され，重症三尖弁閉鎖不全例でも頸静脈波は一般に目だたない．

2) 聴診所見
Ⅰ音は広く分裂し第2成分が強く(巨大三尖弁前尖の閉鎖遅延でⅠ音は広く分裂する)，Ⅱ音は肺動脈弁閉鎖遅延のため分裂する．三尖弁閉鎖不全による汎収縮期雑音も認める．

3) 胸部X線
右房拡大の症例では心胸郭比は大きい．重症三尖弁閉鎖不全により肺動脈血流の低下した症例では肺血管陰影の減少を認める．

4) 心電図
右房性P波，右軸偏位，PQ延長，右脚ブロックを認める．

5) 心エコー図(図3)
中隔尖・後尖は下方偏位し(成人症例においては>20 mmまたは>8 mm/m^2)，巨大な右房化右室より心室中隔は左室を圧排する．右室圧は低く三尖弁閉鎖不全の流速は遅い．PFOまたASDの合併例においては右左シャントを認める症例も少なくない．

6) その他の検査(心臓カテーテル検査・MRIなど)
診断は心エコー図検査で十分な場合が多く，成人においてはアブレーション施行時のみに同時にカテーテル検査を行うことも多い．右心機能や右心室容量を正確に計測する必要がある症例においては，心臓カテーテル検査またはMRI検査は有用である．

5 臨床経過

死因は心不全と不整脈である．三尖弁閉鎖不全の増悪，慢性右

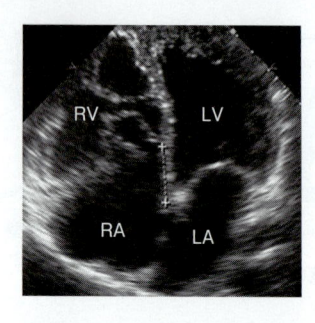

図3　心尖部四腔像

僧帽弁付着位置に比べ，三尖弁付着位置は心尖部方向へ偏位している．

心不全の進行，右→左シャントによるチアノーゼ悪化，左室機能不全などで病状が悪化する．不整脈は上室性頻脈が多い．上室性頻脈でも失神する例が少なからずあり，さらに心室頻拍例もある．

6 治療

1) 内科的治療

難治性不整脈や奇異性塞栓がなければ NYHA I 度は経過観察する．II 度以上は，難治性不整脈合併例はアブレーション治療，運動耐容能低下，チアノーゼの進行，右心不全悪化，経時的右室拡大症例は手術の適応となる．

2) 手術

弁形成術として，以前は Danielson 手術(1弁化手術)や Carpentier 手術(2弁化手術)が行われていた．最近は cone 手術(円錐形に形成)が主流である．弁形成術が難しい症例においては弁置換術を行う．右室機能低下症例においては one and one half repair[*1]，TCPC[*2] 手術を選択することもある．

[*1] 両方向性 Glenn(SVC を PA に吻合)(+/−右室流出路再建術)は，左室+半分の右室という意味で 1+1/2 心室修復術という．

[*2] total cavopulmonary connection(上下大静脈肺動脈吻合法)

(椎名由美)

文献

1) Frescura C, et al: Thorac Cardiovasc Surg 48: 203-208, 2000 (PMID: 11005593)
2) Shiina A, et al: J Am Coll Cardiol 3: 356-370, 1984 (PMID: 6693624)
3) Cappato R, et al: Circulation 94: 376-383, 1996 (PMID: 8759079)
4) Guidelines for Management of Congenital Heart Diseases in Adults (JCS 2011)

6 Marfan症候群 Marfan's syndrome (MFS)

1 概念

　細胞外基質(matrix)である微細線維(microfibril)の主要成分であり，TGF(transforming growth factor)-β活性を抑制・調整する蛋白質のfibrillin-1(FBN1)をコードする遺伝子FBN1変異を伴う先天性遺伝子疾患である．発生頻度は15,000～20,000人に1人．常染色体優性遺伝性疾患であるが，20～30％は遺伝関係が明らかでない．結合組織形成不全疾患であり，骨格異常・眼異常・心血管異常を呈する．典型例は1型(FBN1遺伝子の変異)，眼症状に乏しい例は2型(TGF-β関連の遺伝子変異)に分類される．

● Marfan症候群の特徴

骨格：	高身長，長い手足，クモ状指趾，側彎，漏斗胸，鳩胸，関節の過伸展
循環：	僧帽弁逸脱，大動脈弁閉鎖不全，大動脈瘤，大動脈解離
眼：	近視，水晶体偏位，水晶体亜脱臼，網膜剥離
他：	硬膜拡張症，自然気胸，皮膚ストレッチマーク(肉割れ線)

2 病理所見・遺伝・病態生理

　囊胞性中膜壊死(cystic medial necrosis)や弾性線維の構築の乱れ，弁の粘液変性などの病理学的所見を示す．その結果，Valsalva洞を中心とした大動脈基部の拡張を認める．

● Marfan症候群と鑑別すべき疾患

・Loeys-Dietz症候群：MFS類似症状だがMFSと異なる原因遺伝子(TGFBR1とTGFR2)の症候群．水晶体亜脱臼(-)，眼間開離(目と目の距離)が長く，比較的低身長．鑑別には遺伝子診断が必要．
・動脈蛇行症候群(arterial tuortuosity syndrome; ATS)：中～大径の動脈が蛇行．
・Ehlers-Danlos症候群(EDS)：コラーゲン線維形成機構の異常．

3 検査

1) 心エコー
大動脈基部拡大により弁尖の接合が浅くなり,大動脈弁逆流を生じる.僧帽弁弁尖は長く,腱索が延長するため,しばしば僧帽弁逸脱を認める.

2) CT・MRI
大動脈径,瘤,解離(真腔,偽腔),エントリー・リエントリーを同定できる.

3) 血液検査
TGF-β濃度は大動脈径の拡大とともに上昇する.将来,迅速キットが開発されれば急性大動脈解離の急性期診断が期待できる.哺乳類では β1〜3 の 3 種類のアイソフォームが存在する.TGF-β1(正常値:SRL　1.56〜3.24 ng/mL, 三菱化学メディエンス正常値:0.89〜1.80 ng/mL).

4) 遺伝子検査
第 15 番染色体の FBN1 変異が 66〜91％で検出可能.しかし真性患者でも 9〜34％は現在の検査技術では FBN1 変異を同定できない.症例によっては TGFβR1 もしくは TGFβR2 の変異に起因する.

4 治療

1) 内科的治療(☞ p370)
大動脈の拡張が認められる場合には,年齢を問わず β 遮断薬や ACE 阻害薬,ARB を内服し,大動脈の拡張進展を予防する.血圧のコントロールのために Ca 拮抗薬も有用である.新しい治療法として細胞外マトリックス強化療法(ADAMTSL6 補充など)が開発中である.

2) 外科治療
大動脈基部の拡張＞4.5 cm なら予防的手術を考慮すべきである.大動脈解離の危険因子は,急激な拡張率(5 mm/6 か月以上),大動脈解離の家族歴などである.

大動脈基部病変に対する標準手術は人工弁(機械弁)を用いた基部置換術(Bentall 手術)[*1] と自己弁温存術式があり,最近では後者が積極的に行われる.自己弁温存型の大動脈基部再建術には

David 手術（David V^{*2} が主流）や Yacoub（ヤクー）手術^{*3} があり，大動脈弁逆流のリスクはあるが warfarin は不要であり，イベント発生率と遠隔生存率が良好である．

Marfan 症候群では大動脈径がそれほど拡大していなくても解離が起こりうるので常に注意が必要．治療進歩による長寿命化で大動脈以外の新たな動脈瘤手術もまれではない．予防的内服治療を継続し，下行および腹部大動脈の経過観察を行う．僧帽弁の逸脱に対し，弁形成術もしばしば行われる．

*1 Bentall 手術：大動脈基部＋大動脈弁置換＋冠動脈再建．
*2 David V（reimplantation 法）：温存した大動脈弁を人工血管に内包し，大動脈弁輪および大動脈弁を人工血管に固定．大動脈弁輪の固定ができ，出血が少ない点がよい．
*3 Yacoub（remodeling 法）：Valsalva 洞を有し生理的である．大動脈弁輪の固定をしない場合には将来的に基部拡大と大動脈弁逆流の増悪を生じることがある．

3）ステントグラフト治療

Marfan 症候群におけるエビデンスは少なく遠隔成績は不明．endoleak や解離合併の報告もあり，適応は慎重に判断すべき．

（椎名由美）

● 文献

1) Dean JC: Eur J Hum Genet 15: 724-733, 2007 (PMID: 17487218)
2) Guidelines for Diagnosis and Treatment of Aortic Aneurysm and Aortic Dissection (JCS 2006)
3) Nordon IM, et al: J Vasc Surg 50: 987-991, 2009 (PMID: 19632806)

side memo

37 Marfan症候群患者の妊娠管理

　　妊娠は大動脈拡張, 解離の危険因子である. 循環血漿量増加とホルモン変化で大動脈壁の組織学的変化が生じる. 大動脈解離は妊娠第3期～周産期に起こりやすい. 解離以外に僧帽弁逆流が増悪する場合があるが, 妊娠中は逆流性病変に対する耐用性は高い.

1 大動脈解離発生の危険因子: ≧40 mm → 10%, <40 mm → 1%
・大動脈径≧40 mm, 急速な拡張, 大動脈解離の家族歴.

2 妊娠や妊娠継続の可否
・大動脈径>45 mm: 妊娠前の手術が推奨. 妊娠継続は薦めない.
・大動脈径 40～45 mm: 家族歴, 拡張速度を考慮.
・大動脈径<40 mm: 解離の可能性は低い. 他因子を考慮する.

3 妊娠中の検査, 内科治療
1) 検査
　　心エコーを妊娠中～出産半年後まで4～12週ごとに行う. 弁輪部, Valsalva洞, sinotubular(ST)junction, 上行大動脈, 大動脈弓の計測を行い評価する. MRIは妊娠中も施行可. 3か月以降が望ましい. 下行大動脈まで描出でき, 腰仙椎部の硬膜拡張の有無についても評価できる.

2) 内科治療
　　β遮断薬は大動脈拡張の速度を緩やかにし, 生存率を改善するという報告がある. 一般的には40～45 mm以上の上行大動脈拡張を伴う場合に使用する. 長期間, 高用量の使用による子宮内胎児発育遅延のリスク, 分娩時まで使用する場合の新生児の徐脈, 低血圧, 低血糖のリスクがあるため注意する. 収縮期血圧120 mmHg以下を目標に調整.

4 出産方法および出産後管理
1) 出産方法
　　大動脈径≧45 mmまたは急速拡張時の場合, 体外生育可能なら帝王切開後に大動脈手術, 体外生育不可能なら分娩前に大動脈手術を施行するが, 流産の危険性が高い. 上記以外なら経腟分娩も可能. 分娩時血圧管理には硬膜外麻酔が有効. 事前に

側彎や硬膜拡張の有無を評価．帝王切開も考慮．

2) 出産後管理

産褥期も大動脈解離の危険性が高く，要継続入院．

（森本康子）

● 文献

1) Regitz-Zagrosek V: Eur Heart J 32: 3147-3197, 2011 (PMID: 21873418)
2) JCSガイドライン(2011年改訂版)大動脈瘤・大動脈解離診療ガイドライン

7 Eisenmenger 症候群
Eisenmenger's syndrome

 左右短絡性心疾患による高肺血流で障害された末梢肺動脈のため肺血管抵抗が上昇し右左短絡(肺血管抵抗/体血管抵抗≧1)が生じた状態．基礎心疾患に関連する身体所見や検査所見は省略し，Eisenmenger 症候群に特有なものに限局した．

1 臨床症状および検査所見

 右左短絡のため低酸素血症(動脈血酸素飽和度低下．静脈血酸素分圧低値)，二次性多血症および合併障害によるさまざまな症状を認める．

1) 臨床症状
 チアノーゼ，呼吸困難，倦怠感，頭痛，失神，動悸，喀血など．歩行，入浴などの労作で体血管抵抗は低下し，右左短絡が増加し，チアノーゼが増悪し，頻呼吸，時に失神を認める．

2) 血液検査
 二次性多血症，血小板減少．小球性低色素性貧血，高尿酸血症，低コレステロール血症，高ビリルビン血症．腎機能障害が進行すると尿素窒素，クレアチニン上昇，蛋白尿，ネフローゼ症候群を合併することもある．

3) 非侵襲検査
 心エコーで基礎心疾患の評価以外に短絡部位では両方向性血流，主肺動脈拡張．肺動脈弁および三尖弁逆流を評価する．胸部 CT では肺動脈瘤，瘤内血栓の評価する．また肺内出血評価に有用である．

4) 侵襲検査
 心臓カテーテル検査は高リスクの検査であるが，肺血管抵抗や肺動脈の薬剤反応性などを評価するために施行する．

2 合併症

主な合併症と症状を下記に示す．

合併症：症状
二次性赤血球増加：過粘稠症候群
血小板・凝固機能異常：出血傾向，喀血，肺内出血
肺動脈瘤，瘤内血栓：喀血，肺内出血，肺梗塞
奇異性塞栓症
腎機能異常：蛋白尿，糸球体硬化症
尿酸代謝異常・痛風：高尿酸血症，痛風発作
ビリルビン代謝異常：胆石，胆嚢炎
脂質代謝異常：総コレステロール，LDL・HDL 低値
四肢，長管骨の異常：ばち指，肥厚性骨関節症
易感染性：感染性心内膜炎，脳膿瘍
冠動脈異常：冠動脈拡張，蛇行．通常，粥状硬化病変（−）
不整脈（AT，AF，AFL，VT）：上室性頻拍により奇異性塞栓症を合併

1）過粘稠症候群（hyperviscosity syndrome）

二次性赤血球増加により血液粘稠度が上昇するために起こる循環障害症状．一般に Hct≧65％で症状を認める．鉄欠乏性貧血を伴うと症状が出現しやすい．

2）出血傾向，凝固系異常

血小板減少，血小板機能異常，凝固因子減少，von Willebrand 因子異常．赤血球増加により血管内皮のせん断応力が上昇し，一酸化窒素，プロスタグランディン産生が亢進．細動脈が拡張し，毛細血管が増生する．喀血，肺内出血は高頻度で，時に致死的．下気道感染症，インフルエンザに合併しやすい．

3）肺動脈瘤内血栓

近位肺動脈に動脈瘤を形成し，解離や血栓を伴うことがある．

4）奇異性塞栓

出血のリスクが高いため，一般に抗凝固薬，抗血小板薬は使いづらい．心房細動合併例や人工弁術後例では使用を検討する．

3 自然歴

30〜40 歳代まで生存可能であるが，基礎心疾患や全身合併症に大きく左右される．一般に両心室疾患（VSD，ASD など）に比べ単心室疾患は予後不良．突然死（VT が多い），肺内出血，右心

不全が主な死因. 肺血圧上昇時に短絡経由の減圧路があるため肺動脈性肺高血圧より予後はよい.

4 肺高血圧合併の先天性心疾患の手術禁忌

1) 血行動態による手術決定（基礎心疾患により基準が異なる）

・ASD：Rp≧5単位・m^2が閉鎖術適応のカットオフ. Qp/Qs≧1.5かつRp/Rs＜2/3または肺動脈圧／体血圧＜2/3(肺血管反応性テストまたは肺高血圧薬治療後も可)であれば閉鎖術を試みてもよい[1]. Rp≧7単位・m^2以上の場合は酸素や薬剤負荷テストが必要. 肺血管抵抗のカットオフ値に定まった値はない[2].

・VSD：安静時や運動時に右左短絡(+)は手術禁忌. Qp/Qs＞1.5かつRp/Rs＜2/3または肺動脈圧／体血圧＜2/3(NOなどによる肺血管反応性テストまたは肺高血圧治療後も可)であれば閉鎖術を試みてもよい[1].

・PDA：右左短絡優位なら手術禁忌.

2) 開胸肺生検の病理所見による手術決定

末梢肺動脈の経年的変化は十分解明されていないが, 病理所見は肺動脈性肺高血圧症に類似. Eisenmenger症候群の手術決定において開胸肺生検は決め手になる. Heath-Edwards(HE)分類が有名だが, 八巻重雄が提唱するindex of pulmonary vascular disease(IPVD)は定量性に優れた重症度判定法である.

重症度		中膜病変				内膜病変		
HE	IPVD	肥厚	拡張	PH[*1]	NA[*2]	細胞[*3]	線維[*4]	叢状[*5]
1度	1度	●	○	○	○	○	○	○
2度	2度	●	○	○	○	●	○	○
3度	3度	●	○	○	○	●	●	○
4度	4度	●	●	○	○	●	●	●
5度	----	●	●	●	○	●	●	●
6度	----	●	●	●	●	●	●	●

[*1] PH：pulmonary hemosiderosis, [*2] NA：necrotizing arteritis
[*3] 細胞性増殖, [*4] 線維性増殖, [*5] 叢状：plexiform lesion
●印：変化あり, ○印：変化なし

HE法は, 肺組織標本上の最も重い度数をもって重症度とする. IPVD法は下記式を用いて評価点を算出する.

$$\text{IPVD} = \frac{(1 \times \text{N1}) + (2 \times \text{N2}) + (3 \times \text{N3}) + (4 \times \text{N4})}{\text{N1} + \text{N2} + \text{N3} + \text{N4}}$$

1, 2, 3, 4は評価点, N1, N2, N3, N4は各々の評価点を示す肺動脈枝数を表す. IPVD 2.0(〜2.3)以下を手術可能と判定.

5 治療

1) 病態増悪因子の予防や増悪時の対処

① **処置時の注意**：右左短絡による奇異性塞栓予防策を講じる. 静脈ラインにはエアベント機能付輸液フィルターを用いる.

② **生活指導**：ストレスやアルコール摂取を回避し極力脱水を予防する. 深部静脈血栓症予防のため長時間座位を避ける(特に飛行機搭乗などに注意). また妊娠回避なども十分指導する. 感染予防としてインフルエンザや肺炎球菌ワクチン(2歳以上は23価, 自費負担で5年ごと)の予防接種や歯周病対策を行う. 感染性心内膜炎の早期徴候を患者教育し, 早期発見に努める. 妊娠・出産は母児ともに高リスク. 特に母体のリスクが高い(母体死亡率30〜50%). 妊娠出産は避けることが強く推奨され, 仮に妊娠した場合は早期の中絶を考慮. 危険性を理解したうえで妊娠継続を強く希望する場合は専門施設での十分な監視下の管理が必要.

③ **過粘稠症候群の治療**：脱水や鉄欠乏性貧血を除外する. 有症状ならHct>65%で等張液による瀉血を行う. 血液400〜500 mLを等張液(生食)750〜1,000 mLで置換. 繰り返す瀉血は鉄欠乏性貧血をきたし, 血液粘度がさらに上昇し, 血栓塞栓症のリスクが上がる. 症状がない限りは避けることが望ましい. 鉄欠乏の早期診断にはフェリチンの低下が参考になる.

④ **喀血・肺内出血**：評価はCTで行う. 出血を助長させる気管支鏡は通常行わない. 側副血管のcoil塞栓術も急性期出血, 麻酔やカテーテル検査のリスクが高いので極力行わない. 安静, 酸素吸入, 止血薬, 鎮咳薬, 脱水と貧血の是正で経過観察する.

⑤ **非心臓手術**：反応性の肺血管拡張が起こりにくく, 麻酔による体血管抵抗の低下により, 心拍出量は維持可能であっても, チアノーゼが増強. 周術期死亡が少なくない. 非心臓手術は可能であれば避ける. 不可避の場合は, 体血管抵抗への影響の少な

い麻酔方法を選択し，脱水，出血の早期補正，低体温，アシドーシス，低酸素血症，二酸化炭素の蓄積の回避を厳重に行う．

2) 薬物治療
①**酸素投与**：予後改善には寄与しないが，症状を緩和することがある．酸素飽和度の上昇はわずかで長期効果は明らかでない（使用量：Nasal cannula で 1〜4 L / 分程度）．

②**肺血管拡張薬**：エンドセリン受容体拮抗薬，ホスホジエステラーゼ 5(PDE 5)阻害薬，プロスタサイクリン(PGI$_2$)製剤がある．bosentan(エンドセリン受容体非選択性拮抗薬)は運動耐容能改善や肺血管抵抗低下効果が証明されている．長期予後に関するデータは不十分．PGI$_2$ 静注療法には中心静脈カテーテル留置に伴う奇異性血栓塞栓症や感染のリスクがある．他の経口薬剤で循環動態が維持できない場合に使用を検討．使用量例：bosentan 125〜250 mg / 日，beraprost 60〜180 μg / 日，sildenafil 25〜100 mg / 日）．

③**抗凝固薬，抗血小板薬**：出血傾向が強く，肺出血が致死的になるため慎重投与．繰り返す血栓症，心房細動合併例，人工弁置換例ではやむを得ず使用する．

④**肺移植，心肺移植**：薬剤不応の心不全，難治性心室性不整脈，頻回の喀血など予後不良因子を認めた場合，心肺移植または肺移植と心内修復術の同時施行の適応を検討できるが，移植後の生存率はほかの疾患に比べて不良．

(森本康子)

● 文献
1) Baumgartner H, et al: Eur Heart J 31: 2915-2957, 2010 (PMID: 20801927)
2) Beghetti M, et al: J Am Coll Cardiol 53: 733-740, 2009 (PMID: 19245962)

8 Fallot四徴症(TOF), 完全大血管転位(TGA)

Fallot四徴症,完全大血管転位は発生学的に心臓流出路の異常により生じる先天性心疾患である.チアノーゼ性先天性心疾患に位置付けられ,自然歴での長期生存は困難で,成人例では何らかの修復術を受けていることが多い.

1 Fallot四徴症(tetralogy of Fallot;TOF)[1~3]

1) 解剖学的特徴(図1)

①右室流出路狭窄／肺動脈狭窄　②騎乗大動脈
③心室中隔欠損　④右室肥大

漏斗部中隔が前方偏位し①②③が生じる.④は二次的変化.肺血流減少(①)で肺動脈は低形成となる.

TOF＋肺動脈閉鎖(PA)は,TOFの最重症型で極型Fallotという.PA＋VSDともいい,30～65％に主要体肺側副路動脈(major aortopulmonary collateral;MAPCA)を認める.肺動脈(中心肺動脈)がある場合,心外導管(弁付グラフト)を用いたRastelli術を行う.中心肺動脈からの血流がない肺区域には中心肺動脈を吻合(unifocalization;UF)し,短絡術を合わせて行うことで肺動脈を育て,Rastelli術を目指す.染色体22番欠失症候群に見られることが多い.

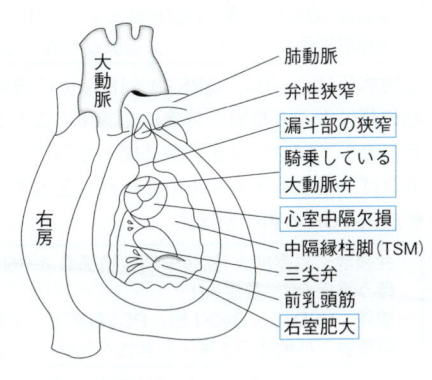

図1 TOF解剖図

2) 小児期の修復術

根治手術(VSD閉鎖＋右室流出路形成)を一期的に行うのが原

則. 肺動脈が未発達で細く根治手術が無理ならば, 肺動脈の発達を促す目的でまず姑息手術*を行う.

* 姑息手術≒シャント手術：Waterston術(上行大動脈-右肺動脈吻合), Blalock-Taussig術(鎖骨下動脈-肺動脈吻合).

3) 自然歴と修復術後歴

未治療での1年生存率64％, 10年生存率23％. 40歳までに95％以上が死亡し長期生存はできない. 未修復例はチアノーゼが残存し, 二次性多血症をきたし, 喀血, 脳膿瘍, 心内膜炎を起こす. 修復術後の長期成績は良好で, 25年生存率は95％, 25年無症候生存率も89％と良好である[3].

4) 成人TOFの診療要点

二心室修復例では遺残症や続発症が問題となる. 現在と将来の病態を考えながら治療戦略を構築する.

- PR, 狭窄遺残 ⇒ 右室拡大・機能低下, TR, 右房拡大 ⇒ 上室頻拍
- 手術痕(漏斗部切除や心房切開など) ⇒ VT, 上室頻拍 ⇒ 突然死
- 大動脈拡張(15％) ⇒ AR, 大動脈瘤形成 ⇒ 大動脈解離

突然死は1〜6％. QRS幅＞180 msは突然死のリスク要因. 右心負荷による不整脈を契機に受診することが多い. 不整脈にはカテーテルアブレーションが必要となることが多い. 再手術適応があれば, 不整脈治療を術中に行うことも考慮する.

● 成人TOFの再手術適応

- 弁膜症：右室拡大(拡張末期容積係数≧/160 mL/m^2), 機能低下を伴う重症PR, 重症AR
- 遺残：VSD(Qp/Qs＞1.5), PS(右室圧/左室圧≧0.7)
- 不整脈：持続性の上室・心室性不整脈の出現

主に肺動脈弁機能と右室機能を, 非侵襲的検査(心エコー, 心臓MRI, 心臓CTなど)で経過観察し, 適切な再手術の時期を逃さないようにする.

2 完全大血管転位(complete transposition of great arteries; complete TGA)[4]

complete TGAの自然予後は非常に悪い. 成人症例は何らかの修復術がなされていることがほとんどである.

1) 解剖学的特徴

左室から肺動脈, 右室から大動脈が起始し, 心房-心室結合は

正常である．内臓正位なら区分診断(Van Praagh)で {S, D, D}
となりd-TGAと呼ばれるが，内臓逆位なら {I, L, L} となる．
complete TGAと呼ぶのが適切(☞ p386)．血行動態の修復の有
無にかかわらず，心室や弁の名称は解剖学的名称を使う(例：M
弁＝形態的左室側の房室弁)．

● TGAの病型

	PSなし	PSあり
VSDなし	I型 約50%	IV型 まれ
VSDあり	II型 約30%	III型 約20%

I, IV型では卵円孔開存が必須．

2) 他の心奇形の合併

VSDを40～45％に，左室流出路狭窄(機能的には肺動脈狭窄)
を25％に，大動脈縮窄を5％に合併する．また，冠動脈の走行に
は多くの型がある．VSDの合併がない例では心房間交通が必須
で，新生児期に心房中隔裂開術が行われる場合がある．

3) 小児期手術：時代変遷が大きく，現在では②が主流

① 心房スイッチ：Senning(心房壁使用)，Mustard(パッチ使用)
② 動脈スイッチ：Jatene術
③ Rastelli術：右室と肺動脈を弁付心外導管でつなぐ．

4) 診療のポイント：修復術式に応じて経過観察を行う

> ① 心房スイッチ術後：体心室である右心室機能，TR，buffle*漏れ，
>   体/肺静脈還流ルート，不整脈に対する観察
> ② 動脈スイッチ術後：右室流出路狭窄，PS，AR，冠動脈狭窄
> ③ Rastelli術後：導管狭窄の観察，右心不全症状，不整脈

① 心房スイッチ術後：25～30年生存率は65～80％．心房内操作
  が多いので洞機能不全や心房性不整脈が多い(術後20年の洞調
  律維持は40％)．buffle*のリークや狭窄の有無を確認する．体
  心室は右室であり，右室機能やTRの観察も重要である．難治
  性心不全に対する心臓再同期療法(CRT)の有効性が報告され
  ている．

* buffle：バッフル．心房内に増設されたトンネル部分．

② 動脈スイッチ術後：長期生存率は10～15年で80～90％と比較
  的良好．大血管スイッチとともに冠動脈起始部の移植を行う．
  大血管の位置関係から肺動脈狭窄，冠動脈狭窄に注意する．ま
  たARの発生が5～40％あり，AR重症化に留意する．

③ **Rastelli 術**：術後 20 年生存率は欧米で 60％，日本では 88％である．右心系の圧負荷・容量負荷(弁機能の消失から)が生じ，頻脈性不整脈や突然死を起こす場合がある．一般的に導管の寿命は 10〜20 年とされる．右室-肺動脈の収縮期圧較差(≧50 mmHg)や，右室圧／左室圧(≧0.7)を観察し，再手術時期を検討していく．感染性心内膜炎のリスクが高く，予防を必要とする．

〔白井丈晶〕

● 文献

1) Baumgartner H, et al: Eur Heart J: 31: 2915-2957, 2010 (PMID: 20801927)
2) 丹羽公一郎：Fallot 四徴症．丹羽公一郎，他(編)：新目でみる循環器病シリーズ　14　成人先天性心疾患．メジカルビュー社，pp346-355，2005
3) Geva T: Semin Thorac Cardiovasc Surg Pediatr Card Surg Annu: 11-22, 2006 (PMID: 16638542)
4) Hornung T: Transposition of the great arteries. Gatzoulis MA, et al(eds): Diagnosis and management of adult congenital heart disease. Churchill Livingstone, pp349-362, 2003

9 成人先天性心疾患（ACHD）診療のコツ

1 概要（要約）

1) 先天性心疾患（CHD）は成人の心疾患

CHDは，約1％の割合で出生し，外科・内科治療の発展により90％以上が成人期を迎える[1]．日本での成人CHD（ACHD）患者は約40万人を超え，この内，約30％が中等度〜重度である[2]．1970年代からCHDの開心術が増加，生存率も向上．1997年に成人患者数≒小児患者数となり，今後，成人患者数の増加が予想されている．小児疾患として認識が強かったCHDは，既に成人循環器疾患の1領域と考えられるようになってきている．

2) 歴史的背景を考慮した診療が必要

ACHDの診療では，歴史的背景が重要である．手術の進歩により年代ごとに術式の変遷が見られる．最近では複雑心奇形の小児も助かり成人となることがある．未修復手術チアノーゼ型CHDは減少しているが，成人では一定数が存在する．

CHD患者は3系統（①二心室修復後，②Fontan手術後[*]，③未修復もしくは姑息術後）に大別される．①は血行動態は通常と同様であるが，シャント残存や側副路形成が見られることがある．体心室が右室の場合もあり注意する．②は血行動態が特殊で，特有の合併症を有する（表1）．③は軽症のため成人に至った症例があり，診断ののちに治療を加える．例としては心房中隔欠損や大動脈二尖弁が挙げられる．一方，修復し得なかった複雑心奇形もあり，長期間継続したチアノーゼの合併症として生じる系統的多臓器異常に対する加療などが必要である．

[*] Fontan手術：上大静脈と下大静脈の両方を肺動脈につなぐ手術．TCPC（total cavopulmonary bypass）とも呼ばれる．使える心室が1つしかない心臓病（三尖弁閉鎖症，左心低形成症候群，単心室症など）に対して行われる手術である．

表1 Fontan手術術後の問題点

不整脈，蛋白漏出性胃腸症，肺動静脈瘻，血栓症，心機能低下，うっ血肝，肝硬変，プラスチック気管支炎，喀血

3) ライフプランに応じた診療とチーム医療

 ACHD患者は幼少期はもちろん，成人後も小児循環器医が継続して診ていることが多い．成人循環器疾患患者と比較して年齢が若く，妊娠，出産といった問題や，就業，保険，結婚，心理社会的問題を抱える場合がある．また，染色体異常・発達障害を有する患者も一定の割合で存在する．このような問題にはACHDを専門とする医師を中心とし，小児循環器科，循環器内科，心臓血管外科，麻酔科，産科，内科，看護師，臨床心理士などを含むチーム医療で対処する必要がある．

2 症状：不整脈での入院が多い

 小児期から本来の疾患の血行動態に慣れており症状に気づきにくいことがある．有症状の来院原因は不整脈が多い．救急入院の主な原因を表2に示す．通常の外来では，有症状での受診は少なく，継続フォローのための紹介や妊娠・出産についての相談，職場健診での受診勧奨などが多い．

 不整脈は，経年的な修復部位の劣化や，本来の疾患の経年変化により起こりやすくなる．具体的には，手術時の切開線を回旋する心房頻拍や右室切開部から生じる心室頻拍などで，特にもともと不安定な血行動態で維持している例では，心房と心室が非同期になることで血行動態に変化が生じるため，患者にとって自覚症状として強く感じることにつながり，受診を促すきっかけになる．

表2 緊急入院の理由とその割合

```
心血管障害…72%
  不整脈  53%（上室性頻拍  47%，心室頻拍  3%，他  3%）
  急性心不全  19%
その他…11%
  失神  2%，脳虚血  2%，大動脈解離  2%，突然死  1%，他  4%
非入院…17%
```

3 診断

ACHD 患者の心臓診断には，多種の画像診断（multi modality）の利用が有用である．

1) 心エコー

循環器内科での心エコーは，心機能評価が主目的であるが，CHD では形態評価，血行動態評価が主である．区分診断法を用いて，内臓心房位，心房心室関係，心室大血管関係について心血管系の位置関係を把握する．術後の遺残症や続発症などを検索する．手術方法や疾患に対する専門的知識が必要となるため，成人先天性心疾患を熟知する医師やトレーニングを受けた検査技師のもとでの検査が望ましい．複数回の既手術例などでは明瞭な音響窓が得られず，評価が困難であるため，経食道心エコーや MRI・CT などでの評価も併用する．

2) MRI，CT

ACHD の心機能や形態評価で心 MRI はゴールドスタンダードである．再手術の適応にあたって，左心室・右心室容積，弁逆流の程度，残存短絡率などの評価が必要であり，シネ MRI・フェーズコントラスト MRI が有用である．造影 CT は詳細な形態把握に有用である．左上大静脈遺残などの異常血管や残存短絡がある場合，Fontan 手術後など，特殊な血行動態である場合などは，観察を目的とする部位に対して，造影剤投与経路や撮影のタイミングを考慮する必要がある．同一疾患でも手術方法などが異なると個々の患者で血行動態も異なるので，事前相談や撮影現場に立ち会って，検査目的，撮影方法，撮影対象について放射線科と検討することが重要である．CHD の血行動態にくわしい放射線科医の協力を得ることが望ましい．

3) 心臓カテーテル検査

他の modality の進歩により，心臓カテーテル検査の診断的役割は減少したが，治療方針決定における正確な血行動態把握のためには依然として重要である[1]．心血管内圧や肺体血流比（Qp/Qs），肺血管抵抗（Rp）の測定，形態診断を行うことが可能である．また同時に不整脈に対する電気生理検査，アブレーションが施行可能である．

4 診療のポイント

1) 遺残症, 続発症, 合併症

CHD手術は根治でないことが多い. 各疾患あるいは術式に特徴的な形態異常・機能異常が経年的に進行し, 内科治療や再手術を必要とすることがある. これらの異常は, 遺残症(術前の心血管系異常が術後も持続するもの), 続発症(修復術に伴い必然的に発生し, 術後も継続する), 合併症(予期せずに生じたもの)に分類できる. 個々の疾患における具体例を表3に示す.

表3 主な遺残症と続発症

遺残症
- 電気生理的異常：修正大血管転位の伝導障害など
- 弁異常：Fallot四徴症術後の肺動脈狭窄, 総動脈幹症の大動脈弁逆流続発症
- 血管系の異常：Fallot四徴候や大動脈縮搾症における大動脈拡張
- 非心臓血管系：チアノーゼ性心疾患における胆石, 姑息術例における臓器障害(チアノーゼ性腎症, 多血, ばち指, 痛風)
- 中枢神経系：てんかん, 精神発達遅滞, 染色体異常

続発症
- 修復術後の不整脈：心房切開線や心房位血流転換術後による上室性不整脈, 心室頻拍, 心室切開後の右脚ブロック
- 弁異常：Fallot四徴症術後の肺動脈弁逆流
- 人工材料：人工弁の石灰化・劣化, Rastelli術後の導管狭窄

2) 妊娠・出産, 遺伝

ACHD女性患者では妊娠・出産の相談を受けることが多い. 妊娠前に患者の心機能や血行動態を把握し, 妊娠でのリスク評価を行い, 十分な説明をしておくことが望まれる. 妊娠が母児にとって危険で, 妊娠中絶, 妊娠中の厳重な管理, 妊娠前に修復術の施行を考慮, あるいは妊娠を避けることが望ましい疾患として, 表4が挙げられる.

表4 リスクが高く, 厳重な管理あるいは妊娠を避けることが望ましいACHD

肺高血圧(Eisenmenger症候群), 心不全(≧NYHA Ⅲ, EF<40%), 中等度以上の左室流出路狭窄(大動脈弁狭窄, 平均圧較差>40 mmHg), 高度の大動脈縮搾, Marfan症候群(大動脈径>40 mm), 機械弁置換術後, Fontan手術後, 未修復のチアノーゼ性心疾患(特に酸素飽和度<85%の場合), 狭心症発作歴など

3) 心理社会的問題

　CHD は成人期に再手術，合併症などの医療的側面と就学，就職，結婚，妊娠出産といった医療・社会的問題に直面する．循環器内科医が感じる ACHD 診療の困難感として，この問題への対応が最も多い[5]．社会的な問題としては表5に示すような自立を妨げる要因があり，これらの問題に対する患者の訴えに対応することも求められる．

表5　社会的問題

医療の側面：専門的医療および施設，長期予後の解明
患者の側面：疾患重症度，頻回の入院，継続的医療，精神心理的問題
社会の側面：疾患についての適切な理解，就職の機会均等性，社会保障福祉体系，生命保険

（白井丈晶）

● 文献

1) 丹羽公一郎, 他(編著). 新目でみる循環器病シリーズ　14　成人先天性心疾患. メジカルビュー社, 2005
2) Shiina Y, et al: Int J Cardiol 146: 13-16, 2011 (PMID: 19493578)
3) 循環器病の診断と治療に関するガイドライン．成人先天性心疾患診療ガイドライン(2011年改訂版).
www.j-circ.or.jp/guideline/pdf/JCS2011_niwa_h.pdf
4) Kaemmerer H, et al: J Thorac Cardiovasc Surg 126: 1048-1052, 2003 (PMID: 14566245)
5) 八尾厚史, 他：成人先天性心疾患患者の診療体制の移行．循環器専門医 21：213-219, 2013

side memo 38 主要心区分分析法 segmental approach(Van Praagh)

　先天性心疾患の形態を理解するために有用な方法である[1]．下記のとおり心臓を心房，心室，大血管の主要区分に分け，各々の位置を同定する．次にこの3つの結合関係を分析・記載する．

● 主要心区分分析法

> ①各心腔を形態的特徴で同定する
> ②内臓・心房位の同定
> ③心室位および心房・心室結合（房室結合）の分析
> ④心室・大血管結合の分析
> ⑤心臓の位置
> ⑥合併異常の記載

1 心房

	右心房	左心房
心耳	三角形 心耳への結合は広い	人差し指形 心耳への結合は狭い
分界稜	あり	なし
肉柱構造	全体	心耳のみ
静脈還流	大静脈が還流	肺静脈が還流
冠静脈洞	通常あり	通常なし

2 心室

	右心室	左心室
形態	収縮期：球形 収縮期：三角形	収縮期：紡錘形 拡張期：足形
肉柱構造	粗，直交 全体に肉柱	細密，斜交 上半分：平滑，下半分：肉柱
乳頭筋	主要乳頭筋：1個 中隔乳頭筋（＋）	主要乳頭筋：2個 中隔乳頭筋（－）
房室弁	三尖弁	僧帽弁
漏斗部	通常あり	通常なし

3 内臓・心房位(visceroatrial situs)

- 正位(situs solitus：S)：内臓・心房の位置関係は正常．
- 逆位(situs inversus：I)：正常位置とは鏡像関係．
- 不定位(situs ambiguus：A)：右心房の位置を決定できない

(下大静脈欠損,右側相同,左側相同などの場合).
- 心臓内臓錯位症候群
  ① 右側相同(right isomerism):両側心房の形態は右房,肺・気管支は両側とも右側の形態,肝臓は正中位.しばしば脾臓を欠損する.ほとんどの場合,重篤な先天性心疾患を合併する.
  ② 左側相同(left isomerism):両側心房の形態は左房,肺・気管支は両側とも左側の形態,肝臓は正中位.しばしば多脾となる.

4 房室結合(atrioventricular connection)

(1) 房室結合の型
- 房室接続一致(atrioventricular concordance):右房が三尖弁を介して右室に,左房が僧帽弁を介して左室に結合する.
- 房室接合不一致(atrioventricular discordance):右房が僧帽弁を介して左室に,左房が三尖弁を介して右室に結合する.

(2) 房室弁の形態
- 2つの房室弁(三尖弁と僧帽弁),共通房室弁,一側房室弁閉鎖,房室弁騎乗,両房室弁同室挿入に分類される.房室弁騎乗はさらに房室弁口が心室中隔にまたがる overriding と房室弁の弁下組織が心室中隔の両側に接続する straddling に分類される.

(3) 心室同士の関係
- 右室が左室の右 → d-loop(D),右室が左室の左 → l-loop(L)

5 心室・大血管結合

(1) 正常起始
肺動脈が解剖学的右室から,大動脈が解剖学的左室から起始し,大動脈が右後方:normal(N),大動脈が左後方 inverted normal(IN).

(2) 大血管転位
大動脈が解剖学的右室から,肺動脈が解剖学的左室から起始し,大動脈が肺動脈の右側:(D),大動脈が肺動脈の左側:(L).

(3) 両大血管同室起始
大動脈と肺動脈の両方が解剖学的右室または解剖学的左室から起始.

〔森本康子〕

● 文献

1) Van Praagh R, et al: Am J Cardiol 13: 510-531, 1964
2) 高橋長裕:図解先天性心疾患 血行動態の理解と外科治療. pp8-13, 医学書院, 1997

第5章

心臓病と他科疾患

1 心疾患・高血圧を有する患者の非心臓手術時の術前評価

非心臓手術の術前心リスク評価は EBM の少ない分野である．治療方法の著しい進歩と高齢化に伴う病態の複雑化で標準対応が難しい．まず術前評価の手順と revised cardiac risk index, 次に①心筋虚血，②心機能，③弁膜と心筋，④不整脈，⑤高血圧，最後に周術期の抗凝固療法，抗血小板療法について簡単に触れる．

1 術前評価

1) 循環器治療を優先すべき状態（ACC/AHA 2007 改変[1]）

冠動脈：急性冠症候群（30 日以内），重症心筋虚血（CCS Ⅲ～Ⅳ[*1]）
心不全：非代償性心不全（NYHA Ⅳ），増悪または新規の心不全
弁膜症：重症大動脈弁狭窄（有症状，平均圧較差≧40 mmHg，弁口面積＜1.0 cm^2），僧帽弁狭窄症（有症状）
不整脈：高度房室ブロック（Mobitz Ⅱ型～3 度ブロック），有症状の徐脈，新規心室頻拍，有症状の心室性不整脈，頻脈性上室性不整脈（≧100 bpm）
高血圧：血圧管理不良（≧180/110 mmHg），褐色細胞腫を疑う場合

[*1] CCS 分類（カナダ循環器学会による狭心症重症度分類）（☞ p391）

2) 外科手術からみた手術リスクカテゴリー[1, 2]

リスク	出血(mL)	手術種類	その他
低 ＜1%	≦250	体表手術 小手術	乳腺手術，歯科手術，婦人科手術，形成外科再建術，内視鏡手術など
中 ＜5%	≦1,000	開腹手術 開胸手術	大手術（整形外科，泌尿器科），頭頸部手術，移植（肺，腎，肝）
高 ≧5%	＞1,000	血管手術	緊急大手術（特に高齢者） 大量輸液や長時間手術

※緊急手術の心合併症リスクは待機手術に比べ 2～5 倍高い．

3) revised cardiac risk index (RCRI)[3]

RCRI 項目	オッズ比(OR)
①心不全の既往	4.3(2.1〜8.8)
②冠動脈疾患	3.8(1.7〜8.2)
③脳血管障害(脳卒中や一過性脳虚血)の既往	3.0(1.3〜6.8)
④インスリンが必要な糖尿病	2.6(1.3〜5.3)
⑤高リスク手術(大血管手術)	1.0(0.3〜3.8)
⑥腎機能低下(Cr>2.0 mg/dL)	0.9(0.2〜3.3)

● RCRI によるイベント発生率の推定

リスク因子数		心血管合併症(%)	心血管死(%)
リスク無	0	0.5(0.2〜 1.1)	0.3
低リスク	1	1.3(0.7〜 2.1)	0.7
中等度リスク	2	3.6(2.1〜 5.6)	1.7
高リスク	≧3	9.1(5.5〜13.8)	3.6

2 心臓の各要素の評価

1) 心筋虚血

周術期心筋梗塞は重篤な心合併症で死亡率も高い(30〜60%).術前の虚血評価は大切であるが,周術期プラーク破綻の予知は困難である.症状による重症度評価には CCS 分類が頻用される(下表).CCS Ⅲ度以上(低運動耐容能≦5 METs)では精査が必要.患者は無意識に運動制限するので発作頻度は必ずしも重症度に比例しない.安静時心電図が正常でも狭心症を否定できない.冠危険因子が多ければ運動負荷心電図を行うほうがよい.

● CCS 分類(カナダ循環器学会による狭心症重症度分類)

Ⅰ度	活動制限(−).普通の身体活動(歩行や階段昇降)では狭心症状(−),激しい運動,急激な運動,長時間運動で狭心症状(+)
Ⅱ度	活動制限(+).急いだ階段昇降,坂道や食後の歩行,寒冷時・情動ストレス時・起床後の運動で狭心症状(+)
Ⅲ度	活動制限(++).普段の状態での普通の速さの水平歩行やちょっとした階段で狭心症状(+)
Ⅳ度	活動制限(+++).ごく軽度の活動や安静時でも狭心症状(+)

・再梗塞の危険性:心筋梗塞発症後どのくらい経過すれば安全か?

再梗塞率は約4%(1980年代).梗塞後の累積死亡の50%は

19日以内，75％は100日以内に起こる．待機手術は可能なら4～6か月延期する．延期できない場合は冠動脈造影で評価する．頻脈を伴う高血圧や術中の低血圧は再梗塞を起しやすいので要注意．

・虚血が存在する場合，予防的な血行再建（CABGやPCI）は必要か？

　運動耐容能が良好な安定狭心症患者の周術期死亡率は約2％である．CABG後に0.9％と半減するが，CABG死亡率は待機0.8～2.1％，緊急4.1～5.6％（日本2011）．PCI死亡率は0.5％であるが，PCI後抗血小板薬内服が必要．虚血心筋量が小さい場合（≦20％）には予防的血行再建は必須ではない．欧米の指針もβ遮断薬導入を推奨，予防的血行再建は推奨していない．しかし大量β遮断薬の急速導入は危険もあり安易な導入は要注意[4]．虚血範囲，重症度，側副血行路，心機能，緊急性などを総合的に判断すべきである．

・手術時期とPCI（POBA，BMS，DES）の選択

　一般的にPCIから手術までの期間が2～4週ならPOBA，4～12週ならBMS，12週以後ならDESが選択されることが多い．

・周術期の予防的冠動脈拡張薬（硝酸薬，Ca拮抗薬，nicorandil）

　残念ながら予防的冠動脈拡張薬投与が周術期の冠動脈イベントを明らかに抑制するという強い根拠はない（特に硝酸薬）．ただし，心不全予防や血圧管理のためならば硝酸薬使用はありうる．もし投与するならば術中だけでなく，心イベントリスクの高い術後24～48時間まで投与するほうが少しは理論的である．また冠攣縮の要素の強い患者では周術期の狭心症発作の管理に有用と思われる．

2) 心機能（ポンプ機能）

心不全があれば術後死亡率は増加する．術前に心不全があれば周術期に心臓合併症を起すリスクが約2倍になる．周術期に肺うっ血が生じる頻度は，心不全既往がなければ2％，管理が適切な心不全は6％，管理不適切な心不全は16％である．

(1) 重症度分類

NYHA分類は自覚症状による簡便で有用な分類である（下表）．NYHA Ⅲ度以上では十分に心不全管理と心評価を行い手術

に臨むほうがよい．NYHA 分類の問題点は主観的で，心ポンプ力に比例しないことである．

(1)-a　NYHA の心機能分類(旧)：症状による分類

Class Ⅰ	心疾患を有するが，身体活動の制限がない．
Class Ⅱ	中等度〜激しい労作で症状が現われるもの．
Class Ⅲ	普通の労作で心症状が出現するもの．
Class Ⅳ	安静時でも心症状が持続するもの．

(1)-b　左室駆出率(ejection fraction; EF)による分類

左室駆出率	>60%	45〜60%	30〜45%	<30%
左心機能評価	正常	軽度障害	中等度障害	高度障害

・EF は前・後負荷に影響され正確ではない(誤差は 5% 程度)．しかし簡便であり頻用されている．
・症状，心不全既往，心拡大もない患者全例に対する左心機能評価は非推奨(Class Ⅲ[5])．日本では頻用されているが，高齢化，疾病の複雑化，訴訟対策としてやむを得ないのかもしれない．

(2)術前の心不全管理

状態にもよるが最低 1 週間程度は必要である．ACE 阻害薬，硝酸薬，利尿剤，ジギタリスなどを中心に治療を行う(☞ p231)．β遮断薬の術前導入は少量から注意深く導入する．また高齢者はゆっくり治療するほうが無難である．過度な循環血液量減少や低 K 血症に注意する．

3) 弁膜と心筋の状態

心エコーによる検索は簡便で情報量が多い．心雑音，心陰影拡大，心電図異常(異常 Q 波，QS pattern，左室肥大，左脚ブロック，右室肥大など)では心エコーは必須である．

4) 不整脈

不整脈は周術期によく見られる心臓合併症である．不整脈自体のリスクと背景の心疾患リスクとに分けて考える．背景となる心疾患を見逃さないように注意したい．個々のリスク(心筋虚血，心不全，弁膜や心筋の状態など)の対処は上記を参照．心疾患以外でも不整脈の原因になることも忘れてはいけない．

(1) 周術期によく遭遇する不整脈と心臓外の主な要因

不整脈	原因となる心臓外の要因
洞徐脈	迷走神経刺激(胃牽引,疼痛,脳出血や頭部外傷など)
洞停止	頸動脈洞反射(食道手術時),高K血症
PAC・AF	心房負荷(水分過剰),低K血症,低酸素血症,高血圧
PVC	心室負荷(水分過剰),低K血症,低酸素血症,心筋虚血

PAC:上室期外収縮,AF:心房細動,PVC:心室期外収縮

(2) 心室期外収縮(PVC)

周術期には高頻度に発生するが,聴診,胸部X線,心電図で異常のない単一波形(monofocal)のPVCは通常問題にしない.PVC頻度は心機能の障害程度に比例することがあり,多発例は心エコーで心機能や基礎疾患を検索する.連発PVC(≧3連)や多形性PVCでは,可能ならHolter心電図を行う.術前に全身状態,電解質(特にカリウム),低酸素血症などを補正しておくことが肝要.術中・術後が心配ならばlidocaineやmexiletineをその間,点滴静注で使用してもよい.心機能低下例でPVCがみられる場合には,まず心不全と基礎心疾患,特に心筋虚血の治療を行うことが大切である.

(3) 心房細動(AF)

心拍数のコントロールと基礎心疾患,壁在血栓の検索が必要(☞ p248).

(4) 伝導障害

・完全房室ブロック:恒久的ペーシングが行われていなければ,症状に関係なく,一時的ペーシングを術前から行う.
・2度房室ブロック:Mobitz型2度房室ブロック,高度房室ブロック,原因不明の失神歴があれば,完全房室ブロックに移行することがあり,できれば一時的ペーシングを行うほうがよい.
・1度房室ブロックやWenckebach型2度房室ブロック:予防的ペーシングは不要であるが,一時的ペーシングの準備は行う.
・2束ブロック(CRBBB+左前枝または左後枝ブロック):予防的ペーシングは通常不要.周術期に心電図モニタリングを行う.

5) 高血圧

(1) 軽症〜中等症高血圧〔拡張期圧<110 mmHg,重大な臓器障害(-)〕

通常手術は問題がない.血圧コントロールのため,手術を延期する必要はない.正常人に比べ,術中血圧が不安定になりやす

い．また抜管直後に高血圧になりやすいので注意が必要である．
(2) 重症高血圧〔拡張期圧＞110 mmHg，重大な臓器障害(＋)〕
　Ca 拮抗薬の経口や点滴静注などで，血圧をある程度コントロールし，腎機能などが増悪しないのを確認して手術を施行したほうがよい．
(3) 術後の高血圧を助長する主要因子
　過剰輸液，低酸素血症，不安・疼痛のコントロールが大切である．

3 周術期の抗凝固療法と抗血小板療法

1) 周術期の抗凝固療法：未分画 heparin への変更が標準

- warfarin を 4～5 日前に中止し，PT-INR 1.7 以下になったら未分画 heparin 5～10 単位/kg/時間で点滴開始．6～8 時間ごとに ACT 150～200 秒か APTT 55～65 秒を目処に調節する．手術 4 時間前に heparin を中止し，PT-INR 1.5 以下で手術を施行する．止血確認後(心臓手術では 6～12 時間)，heparin 500 単位/時間で再開する．ACT 180～230 秒または APTT 60～70 秒とやや高めに調節する．warfarin 再開後 PT-INR 1.8 以上で heparin を中止する．機械弁，特に僧帽弁位や三尖弁位の機械弁では PT-INR 2.5 前後に調節する．新規経口抗凝固薬(☞ p260)の場合，$t_{1/2}$ が短いので手術 2 日前からの中止でよい．NOAC 中止後 10～12 時間で heparin 点滴を開始する．NOAC 再開後，heparin は速やかに中止．

- 未分画 heparin 以外の注射用抗凝固薬：保険適用上，要注意．enoxaparin，fondaparinux は下肢整形手術や腹部手術時，静脈血栓予防の保険適用がある．抗 Xa／抗トロンビン活性比(以下，活性比)が高いほど出血が少ない．各薬剤の特徴を簡単に示す．$t_{1/2}$ が長い danaparoid，fondaparinux は，持続点滴は不要である．

① **未分画 heparin**：活性比 1 対 1，$t_{1/2}$ 0.5～1 時間，拮抗薬は protamine sulfate(heparin 100 単位＝1 mg)．1 回量(＜50 mg) を生食かブドウ糖で 100 mL に希釈し 10 分以上かけて緩徐に静注する．

② **低分子 heparin**：活性比 2～6 対 1，$t_{1/2}$ 2～8 時間，拮抗薬は protamine sulfate．しかし拮抗は最大 60％程度．

- dalteparin：75 単位/kg/日を持続静注
- reviparin：16 単位/kg 単回静注 → 8 単位/kg/時間で持続点滴
- enoxaparin：2,000 単位×2 回/日皮下注
- parnaparin：15〜20 単位/kg 単回静注→ 6〜8 単位/kg/時間点滴

③ ヘパリノイド：活性比 22 対 1，$t_{1/2}$ 20 時間
- danaparoid 1,250 mg×2 回/日静注

④ Xa 阻害薬：活性比 7,400 対 1，$t_{1/2}$ 17 時間
- fondaparinux：1 日 1 回 2.5 mg 皮下注，腎機能低下時 1.5 mg/回に減量，高度腎障害や透析時は禁忌

2）周術期の抗血小板療法

抗血栓薬（抗血小板薬，抗凝固薬など）の休止の判断は主治医が患者の状態に応じて決定する．以下に抗血栓作用を示す主な薬剤の休薬期間の目安を示す（聖路加国際病院　2015/03/25）．

休薬	薬剤名（一般名）
14 日	prasugrel, clopidogrel, ticlopidine
7 日	aspirin, EPA, EPA/DHA
5 日	warfarin（PT-INR 要確認）
4 日	dabigatran
3 日	cilostazol, dilazep, trapidil, ibudilast [*1], nicergoline [*2]
2 日	sarpogrelate, dipyridamole, ifenprodil [*2]
1 日	rivaroxaban, edoxaban, limaprost alfadex, beraprost

[*1]：抗アレルギー薬，[*2]：脳梗塞治療薬．

（高尾信廣）

● 文献

1) Fleisher LA, et al: Circulation 116: e418-e499, 2007 (PMID: 17901357)
2) European Society of Cardiology (ESC): Eur Heart J 30: 2769-2812, 2009 (PMID: 19713421)
3) Lee TH, et al: Circulation 100: 1043-1049, 1999 (PMID: 10477528)
4) Bouri S, et al: Heart 100: 456-464, 2014 (PMID: 23904357)
5) ACC/AHA guideline, 2014

2 妊娠と心疾患

妊娠中は血行動態を含め体内環境がいろいろ変化する．その変化を踏まえ心疾患の妊婦の注意と妊娠関連の循環器系疾患を考えたい．心疾患患者には妊娠リスクを事前に説明し自覚させることも重要．

● 妊娠を避けることが強く望まれている心疾患

> 肺高血圧症，大動脈弁狭窄(平均圧＞40〜50 mmHg)，心不全(NYHA＞Ⅲ度)，Marfan症候群(上行大動脈径＞40 mm)，機械弁，チアノーゼ性心疾患(PaO_2＜85％)

1 妊娠中の血行動態変化

Na・水分貯留で循環血液量は増加(妊娠25週で100 mL/kg)．全身血管抵抗は低下．血圧は下降．心拍数増加(10〜20拍/分)，心拍出量は増加(40〜50％，1.8 L／分↑)する．この変化は妊娠初期から生じ，妊娠第2期にピークを迎え，出産まで持続する(図1)．分娩10分以内は心拍出量は急増(子宮退縮に伴う自

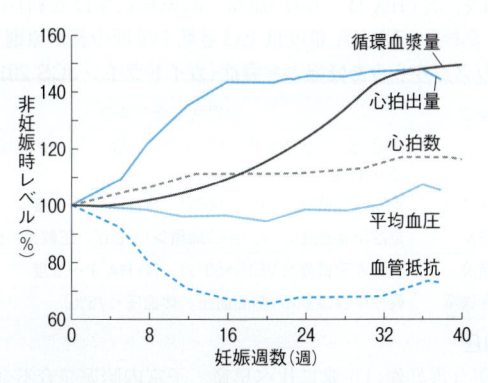

図1 血行動態変化(正常時)

(UpToDate Topic 443 ver 5.0 Foley MR 改変，国立循環器病研究センター，循環器病情報サービス[86]妊娠・お産と循環器病)

己輸血で陣痛前の70%↑），分娩1時間の心拍出量増加は50〜60%．

2 心疾患合併妊婦の一般的注意

1）妊娠中の管理
(1)一般的注意
喫煙は児のVSD，TOF，ASD，TGA発症の危険因子，飲酒はTOF，ASD，TGA発症と関連するので喫煙・飲酒は厳禁．ビタミンA過剰は心臓流出路障害，中枢神経系・口蓋・胸腺の異常をきたす．葉酸不足はVSDなどの心血管異常をきたしやすい．妊娠早期の風疹ウイルス感染は先天性風疹症候群（白内障，難聴）とともにVSD，ASD，肺動脈狭窄症を高率に発症．管理不良の糖尿病は肥大型心筋症，内臓錯位症候群，房室中隔欠損症，TGAなどの発症と関連．SLEやSjoegren症候群では胎盤を通過した抗SSA，抗SSB抗体が児の高度房室ブロック（AVB）をきたす危険があり，1度房室ブロックの段階でステロイド投与が推奨されている．

(2)心不全
心不全の程度に比例して母体死亡率が高い．早産や子宮内胎児発育不全が多く，児の死亡率も高い．母体死亡率はNYHA Ⅰ〜Ⅱ度0.4%，NYHA Ⅲ〜Ⅳ度6.8%，胎児死亡率はNYHA Ⅳ度で約30%である．NYHA Ⅲ度以上は避妊や早期中絶が原則である．

● 母児リスクからみた妊娠と弁膜症（ガイドライン JCS 2010 改変）

弁膜症	母児共に低リスク
大動脈弁狭窄	無症候，正常左室機能(LVEF＞50%)，平均圧較差＜25 mmHg，弁口面積＞1.5 cm^2
大動脈弁逆流	正常左室機能(LVEF＞50%)，NYHA Ⅰ〜Ⅱ度
僧帽弁狭窄	重症肺高血圧(−)，弁口面積＞1.5 cm^2，圧較差＜5 mmHg
僧帽弁逆流	正常左室機能(LVEF＞50%)，NYHA Ⅰ〜Ⅱ度
肺動脈弁狭窄	軽〜中等度狭窄(肺高血圧/体血圧＜75%)

(3)高血圧
高血圧合併妊娠は正常に比べ早産，子宮内胎児発育不全，周産期死亡，妊娠高血圧症候群などの周産期異常を伴いやすい．特に妊娠高血圧症候群合併で常位胎盤早期剥離や周産期死亡は増加する．また妊娠により悪性高血圧，脳出血，心不全，腎機能障害な

どが起こりやすくなるので早期から厳重に血圧管理する．

(4) 血栓・塞栓症リスク

妊娠後期にはフィブリノゲン，von Willebrand 因子，第 V，Ⅶ，Ⅷ，Ⅸ，Ⅹ，Ⅻ因子が増加・活性化し，血栓性リスクが増加する．特に機械弁患者は危険で，抗凝固療法が十分でも 1～4％ の母体死亡が報告されている．warfarin は催奇形性（用量依存性？）も胎盤通過性もあり，妊娠時の使用はカテゴリー D，レベル C である．活性代謝物は乳汁には移行しない．未分画 heparin は胎盤通過性（−）でカテゴリー C である．欧米で使用可の低分子 heparin は日本では禁忌であり要注意．

・機械弁置換術後患者の妊娠時抗凝固療法（JCS2010）

患者自身での heparin 皮下注が保険診療上認められていない本邦の実態に沿ったガイドラインということで妊娠 13～33 週の間は warfarin を許可している（むしろ推奨？）．warfarin に比べ heparin の血栓症予防効果が不確実というのが理由である．

(5) 血管脆弱性

エストロゲンやエラスターゼの影響で妊娠中の血管壁構造は変化し，脆弱性が増す．大動脈径は軽度増加，動脈壁コンプライアンスも上昇する．大動脈壁の脆弱性を増すため Marfan 症候群などで大動脈解離の危険性が増す（☞ p370）．

2) 陣痛・分娩管理

仰臥位は増大した子宮が腹部大動脈と下大静脈を圧迫するため左側臥位が原則．分娩進行時の怒責は，循環動態を急激に変化させるため NYHA 分類 Ⅱ 度以上の妊婦は硬膜外麻酔などの麻酔分娩の適応である．

3 妊娠高血圧症候群（pregnancy-induced hypertension；PIH）

中毒物質が存在しないのに妊娠中毒症という名称はおかしいという理由で 2004 年，妊娠高血圧症候群に変更された．基本病態は血管攣縮だが詳細は不詳．母体の急激な血圧上昇（平均血圧 ≧140 mmHg）が数時間以上持続すると細動脈血管障害が発症する．

1) 定義

妊娠 20 週～分娩後 12 週までに出現する高血圧または蛋白尿を伴う高血圧（偶発合併症は除く）．浮腫は削除された．

2) 頻度
高齢妊婦，肥満，多胎妊娠，羊水過多症，糖尿病合併妊婦に多く，妊婦全体の5〜10%程度の発症頻度．

3) 分類
- 病型：妊娠高血圧(高血圧のみ)，妊娠高血圧腎症(高血圧＋蛋白尿)，加重型妊娠高血圧腎症(もともと高血圧や腎臓病が存在)，子癇(20週以後の痙攣発作)
- 発症時期：早発型(＜妊娠32週)，遅発型(≧妊娠32週)

4) 重症度
- 軽症：血圧　収縮期140〜160 mmHg，または拡張期90〜110 mmHg
  蛋白尿 300 mg／日〜2.0 g／日
- 重症：血圧　収縮期160 mmHg以上，または拡張期110 mmHg以上
  蛋白尿 ≧2 g／日(随時尿 ≧3＋[300 mg/dL]が連続)

5) 降圧薬
日本での認可薬はmethyldopa, hydralazine, atenolol, nicardipineのみである．欧米で認可のnifedipine, labetalolは本邦では妊婦には禁忌であり要注意．ACE阻害薬およびアンギオテンシン受容体拮抗薬はいずれも禁忌．

(1) 経口薬(第1選択薬)：グレードC
アルドメット(methyldopa)やアプレゾリン(hydralazine)．

(2) 静注薬(第2選択薬)：妊娠高血圧症候群の緊急降圧：グレードD
アプレゾリン(hydralazine)やペルジピン(nicardipine)．

> アプレゾリン(hydralazine)　5〜10 mg　緩徐に静注(6時間ごと)

注意　※筋注は吸収速度が一定しないので控えるほうが無難．

薬理　pH 3.5〜5.0，浸透圧　約1(生理食塩水で溶解)，血管平滑筋に直接作用し弛緩させる．効果発現10〜20分，最大効果20〜40分，持続3〜8時間．肝代謝(主にCYP2D6, CYP1A2, CYP2C19)，肝排泄，PD(−)，HD(−)，GFR＞10 mL／分なら投与量は変わらない．

禁忌　虚血性心臓病，大動脈弁や僧帽弁狭窄症，肥大型心筋症などの拡張不全．高心拍出性心不全，解離性大動脈瘤，肺高血圧

症では反射性交感神経亢進と心拍出量増加のため病状を悪化させやすい．頭蓋内出血急性期には血管拡張で出血を悪化させる．

副作用 比較的高頻度！ 反射性交感神経刺激，血管拡張，消化器症状，振戦，筋攣縮，眩暈，鼻閉，流涙，肺内シャント↑ ⇒ PaO_2 低下，PaO_2 低下は通常 10 Torr 以内．

4 周産期心筋症(peripartum cardiomyopathy；PPCM)

PPCM は妊娠末期〜分娩早期に心不全で発症するまれな疾病である．

1) PPCM の定義

次の①〜④を満たす．①妊娠36週〜分娩後5か月に心不全で発症．②他に明らかな心不全の原因がない，③妊娠36週以前に心疾患を認めない，④左室収縮不全(LVEF<45%)．妊娠関連心筋症(pregnancy-associated cardiomyopathy；PACM)と呼ぶ場合は，もっと妊娠早期に発症する心筋症を含んでいる．

2) PPCM の疫学

本邦の頻度(2009年調査)は1人/2万出産．35歳以上で2倍．人種差が大きく，黒人>アジア人>白人>ヒスパニックの順で減少．高齢，多胎，高血圧，妊娠切迫早産の治療が本邦の危険因子．その他多産(日本では初産婦が多い)，喫煙，肥満などが知られている．

3) PPCM の診断

心筋炎や胎児抗原に対する免疫反応が生じると10〜50%に心筋炎所見が見られる．可能な限り心筋生検を試みる．

4) PPCM の治療

PPCM に特異的な治療はない．predonine や azathioprine が有効だったという報告もある．ドパミン受容体刺激薬であるパーロデル(bromocriptine)によるプロラクチンブロックの効果が期待されている(証拠不十分)．ただし母乳産生が止まり，授乳できなくなるので使用は要注意．

5) PPCM の注意

再妊娠は高リスク(特に非改善群)であり避妊を徹底させる．再妊娠時，非改善群では50%が心不全，25%が死亡する(国立循環器病研究センター循環器病情報サービス)．

5 先天性心血管疾患(congenital cardiovascular disease ; CCVD)

CCVD頻度は生産児の1.06%(日本1986年). 多く(86.7%)は成因不明の多因子遺伝によるもので, 純然たる遺伝要因(染色体異常や遺伝子病)はむしろ少ない(12.9%)(日本2003年). 多因子遺伝とは遺伝子異常と環境因子の相互関係で発生する疾患を指す. CCVDを有する親の子供にCCVDを繰り返す頻度は一般の3~5倍である. 母親の影響が強く, 父親より2倍以上高い. 詳しくは心疾患患者の妊娠・出産の適応, 管理に関するガイドライン(JCS 2010)参照.

(高尾信廣)

● 文献
1) 心疾患患者の妊娠・出産の適応, 管理に関するガイドライン(2010年改訂版). 日本循環器学会, 2010

3 抗癌剤と心疾患

　抗癌剤の進歩はめざましく，種々の機序の抗癌剤が多数開発されている．抗癌剤投与から心傷害発現の時期により，急性(≦数時間)，亜急性(数日～数週)，慢性(≧数週)に分類される．心毒性の頻度は低いが，重篤になるものが多い．一口に心毒性といっても，心不全(心筋障害，左室機能低下)，心筋虚血，不整脈(徐脈，房室ブロック，QT延長など)，高血圧，体液貯留と多彩である．

● 抗癌剤による主な心毒性

心不全	抗腫瘍性抗生物質(アントラサイクリン系：DXR，DNR，EPI)，分子標的薬(bevacizumab, trastuzumab, sunitinib)，アルキル化剤(CPA，IFM)，代謝拮抗薬(clofarabine)，微小管阻害薬(PTX，DOC)，TOPO II阻害薬
心筋虚血	代謝拮抗薬，微小管阻害薬(ビンカアルカロイド，タクサン系)，分子標的薬，TOPO II阻害薬，白金製剤，ホルモン薬，サイトカイン(IFN，IL-2)
不整脈	徐脈・房室ブロック：代謝拮抗薬 QT延長：三酸化ヒ素［As(OH)$_3$］，5-HT$_3$受容体拮抗制吐薬
高血圧	白金製剤〔cisplatin(CDDP)など〕，分子標的薬(bevacizumab, sorafenib, sunitinib, regorafenibなど)
体液貯留	微小管阻害薬(タキサン系：docetaxel)，分子標的薬(imatinib, dasatinib, nilotinibなど)

1 心不全

　LVEF≦50％で心筋障害を疑うが，早期診断には有用でない．troponinやBNPなどのバイオマーカーも早期診断には適さない．化学療法で惹起される心不全は，治療抵抗性なことが多く，特異的な治療法はない．通常の心不全治療を行う．

● 化学療法で誘発される心不全の2病型[1]

	プロトタイプ	生検所見	機序	総用量	可逆性
1型	doxorubicin (anthracycline)	空胞,筋節の断裂,壊死	フリーラジカル形成	依存	×
2型	trastuzumab	特になし	HER2シグナルのブロック	非依存	○

● 左心機能低下に関連した化学療法薬[1]改変

頻度	化学療法薬
≧5%	doxorubicin(450 mg/m^2), idarubicin, sunitinib, cyclophosphamide(CPA)
<5%	docetaxel(DOC/TXT), trastuzumab, bevacizumab, mitoxantrone($>150 \text{ mg/m}^2$), epirubicin, liposomal anthracyclines, imatinib, lapatinib

(1) アントラサイクリン系

フリーラジカル(活性酸素)による酸化ストレスが関与しているが,フリーラジカル捕捉剤および抗酸化剤では心毒性を予防できない.心筋障害は不可逆性で総投与量依存性に発生リスクが増加(蓄積性).5%発症リスクは,doxorubicin(DXR)で450 mg/m^2, daunorubicin(DNR)で900 mg/m^2, idarubicin(IDR)で223 mg/m^2, ほかに,縦隔への照射歴,高齢(≧65歳).他の抗癌剤と併用などがあると総投与量が少なくても心不全を発症しやすい. coenzyme Q10(ubidecarenone)が使用されることもあるが,改善効果は実証されていない.アントラサイクリン系薬のキレート薬である dexrazoxane が米国では症例を選んで心毒性治療に使用されるが,本邦の保険適用は血管外漏出治療のみである.

(2) trastuzumab

HER2に対するモノクローナル抗体でHER2過剰発現の乳癌,胃癌に使用される.可逆性の心機能低下が亜急性〜慢性期に生じる.アントラサイクリン系併用で16%,非併用で2〜5%に心機能低下が生じる.そのためアントラサイクリン系とは併用禁忌.3か月ごとに心エコーを行い,EF≦50%または前値より15%低下したら投与中止し,回復したら再開するのが一般的である.

(3) cyclophosphamide(CPA)

移植前処置などの大量療法で汎心筋炎を亜急性期に生じる.重症化すれば心不全,ショックとなる.投与1週位で生じ,7〜9

日でピークを迎え，3週程度で回復する．心毒性は用量依存性で，100 mg/kg以上で生じる．pentostatin(DCF)との併用で死亡例が報告されている．

(4) sunitinib

PDGFR受容体やVEGFR受容体のチロシンキナーゼ活性を阻害する．症候性心不全が約10%，心収縮低下が約20%に出現する．高血圧にも注意が必要．

2 心筋虚血

● 心筋虚血に関連した化学療法薬[1)改変]

頻度	化学療法薬
≧5%	5 fluorouracil(5-FU), capecitabine(5-FU prodrug)
<5%	paclitaxel(PTX), sorafenib, docetaxel(DOC/TXT), bevacizumab

患者背景に既に冠動脈硬化症があることが多く，抗癌剤だけが原因か否かの評価が難しい．5-FUに関連する報告が多い．急性期(抗癌剤投与直後)に生じる心筋虚血は，アレルギー反応に関連したKounis症候群[*1]による例が多い．過敏性反応[*2]の頻度が比較的高いのは，白金製剤(cisplatin, carboplatin, oxaliplatin)，タキサン系薬剤(paclitaxel, docetaxel)である．白金製剤は反復投与で過敏性頻度が増す．5-HT$_3$受容体拮抗制吐薬でも過敏反応が生ずることがある．anaphylaxis(即時型アレルギー)が生じると必然的にKounis症候群をきたしやすい．非免疫学的機序，特に急性輸注反応[*3]とKounis症候群発症の関連は不詳である．

[*1] Kounis症候群(allergic acute coronary syndrome)：アレルギー反応に伴う急性冠症候群で，①冠攣縮によるtype 1と②プラーク破綻から血栓形成をきたすtype 2の2型がある．蕁麻疹などのアレルギー反応や薬剤アナフィラキシーでみられる．
[*2] 過敏性反応：機序として，免疫学的(アレルギー)と非免疫学的がある．
[*3] 急性輸注反応(infusion reaction)：サイトカイン放出を惹起する抗癌剤(モノクローナル抗体等の生物製剤やリポソーム化製剤)で生じる．非免疫学的機序による反応である．

3 不整脈(房室ブロック，QT延長を含む)

抗癌剤に関連して不整脈(期外収縮，心房細動)はよく見られるが，多くは軽微で重篤なものは少ない．心膜心筋炎や心不全に伴

うものに注意. 大量 cytarabine(Ara-C), タキサン系(paclitaxel), 5-HT$_3$受容体拮抗制吐薬(granisetron)で洞徐脈, 房室ブロックの報告がある(ほとんど一過性). 亜ヒ酸は, QT 延長を生じ, 時に TdP をきたす. 投与中は ECG モニターを行い, 著明な QT 延長(≧500 ms), R on T, 失神などがみられたら中止する.

4 高血圧

白金製剤［cisplatin(CDDP)など］併用の化学療法後の腎障害で晩期に高血圧が発生する. 酸化ストレスによる腎障害に対して大量輸液以外に, 水素水, edaravone, Mg(20 mEq＝240 mg)などが使用される. 血管新生阻害薬(bevacizumab, sorafenib, sunitinib, regorafenib)でも高頻度に発生する. 抗癌剤による高血圧を, 何時から, どの薬で, どこまで下げるかという明確な指針はない. 一般に抗癌剤は中止できず, 患者の不安も強いので非薬物療法で漫然と経過観察しないほうがよい.

5 体液貯留

docetaxel の半数以上で毛細血管透過性亢進による浮腫が出現する. 蓄積性(総投与量≧300 mg/m^2)で高頻度に発現する. 同じタキサン系の paclitaxel は少ない. 分子標的薬(チロシンキナーゼ阻害薬：imatinib, dasatinib, nilotinib)も高頻度に発生する. レチノイン症候群*も体液貯留が特徴的である. 心囊液貯留は造血薬(G-CSF)でも生じる.

* レチノイン酸症候群(retinoic acid syndrome；RAS)：急性前骨髄球性白血病に対する ATRA(全トランス型レチノイン酸)分化誘導療法の最も重篤な副作用. さまざまなサイトカインが関与し, 投与後 1～3 週間で発熱, 体液貯留(浮腫, 胸水, 心囊液など), 肝・腎不全を呈する. 致死的であるがステロイド大量投与を速やかに行う. 化学療法(anthracycline と Ara-C)を予防投与する(15～20%→5%).

(高尾信廣)

● 文献

1) Todaro MC, et al: Int J Cardiol 168: 680-687, 2013 (PMID: 23639459)

4 心臓神経症（神経循環無力症, Da Costa 症候群）cardiac neurosis(neurocirculatory asthenia ; NCA)

南北戦争の従軍兵士に心疾患がないにもかかわらず心症状を訴える多くの兵士を心臓過敏症と初めて記載した米国医師に因んで，Da Costa 症候群とも呼ばれる．外来診療で遭遇する頻度は高い．

1 NCA の定義

胸部圧迫感，心悸亢進，胸内苦悶や過換気症候群を訴えるが，症状を説明する器質的心疾患がない場合をいう．心疾患患者でも心疾患の程度に比し症状の訴えが著しく強い時にも用いる．

2 NCA の診断

不安神経症（全般性不安障害，パニック障害），軽症うつ病，心気症，身体表現性障害（身体化障害）などが背景に含まれる．循環器医にとっては正しい診断よりまず器質的心疾患を見逃さないことが肝要である．特に初診時，重篤感がある時，初めて過換気症候群を診断する時には，潜んでいる心疾患を見落とさないように注意したい．同時に不要なドクターショッピングを少しでも防ぐために「単に気のせいだ」として片付けないことも大切である．

1) NCA 診断の基本は除外診断

・身体所見では収縮中期クリックや収縮後期雑音，甲状腺腫大，手指振戦などに注意する．胸部 X 線（正面・側面），心電図，心エコー，血液検査（甲状腺機能も含め）を施行する．背景に危険因子が多く，症候的に大動脈解離を疑う場合には胸部 CT を考慮する．
・所見(−)：これ以上の心臓検査は通常行わず，治療を優先する．
・所見(＋)：非特異的 ST-T 波変化なら運動負荷試験，不整脈や動悸なら Holter 心電図，高血圧なら ABPM などを追加検査する．

2) NCA の鑑別診断

主に以下の 6 疾患を鑑別する.

(1)過動心症候群　(2)微小血管狭心症　(3)僧帽弁逸脱症候群
(4)甲状腺機能亢進症　(5)肺動脈性肺高血圧　(6)大動脈解離

(1) 過動心症候群 (hyperkinetic heart syndrome ; HHS)

安静時心拍出量が高心拍出状態 (≥ 4.0 L/min/m^2) に増加する. 甲状腺機能亢進, 貧血, 動静脈瘻 (先天性, 骨 Paget 病など), 脚気心 (ビタミン B$_1$ 欠乏症), 敗血症が主な原因. 脈拍は正常〜頻脈, 駆出性収縮期雑音, しばしば収縮期高血圧を認め, 脈圧は大きい. 心電図では左室肥大 (時に strain pattern) を示すことが多い. カテコールアミン尿中排泄量は増加せず, β受容体の反応性亢進が疑われる. β遮断薬が著効する.

(2) 微小血管狭心症 (microvascular angina, syndrome X*)

減少するエストロゲンの影響で中年女性の 10〜20% に出現. 針で刺すような痛みを訴えることもある. 痛みは長め (10〜20分), 時に半日以上持続. ニトロは効き難い. ST 低下 (時に巨大陰性 T 波) を示す. 冠動脈造影は正常. 誘発試験で心筋虚血を証明する. 生命予後は良い. 禁煙と Ca 拮抗薬が比較的有効.

*インスリン抵抗症による疾病も同名であるがまったく異なる病態.

(3) 僧帽弁逸脱症候群 (mitral valve prolapse ; MVPs)

(4) 甲状腺機能亢進症 (thyrotoxicosis) : 疑えば診断は容易.

(5) 肺動脈性肺高血圧症 (IPAH) : IPAH 初期は誤診しやすい. 右軸偏位, 時計方向回転, 軽労作で著しい頻脈を認めれば IPAH を疑い経過観察する. 特に若年〜中年女性で要注意. 2〜3 か月で右心負荷所見が明瞭になる.

(6) 大動脈解離 : 症状が軽い場合や腰痛だけの場合には診断困難.

3 NCA の治療 (循環器医として)

1) 簡易精神療法 : 初回面接が決定的に重要!

良好な医師-患者関係を作ることが重要. NCA に特別な方法はなく, 通常の診療方法と同じで, 受容, 支持, 保証である. しかし NCA では心理療法が治療に占める割合が大きい. 本格的な心理療法が必要なら専門家に依頼する.

2) 薬剤治療

症状をみながら対症的治療と診断的治療を行う．軽症なものは比較的速やかに軽快する．しかし手に負えない場合にはむやみに長引かせないで心療内科や精神科への受診を上手に誘導する．

(1) 動悸，発汗，振戦症状が強い場合 ⇒ β遮断薬

β遮断薬はβ遮断作用以外に心臓選択性(β_1)，内因性交感神経刺激作用(ISA)，親油性，α遮断作用などで分類されている．動悸抑制効果については臨床的に大同小異．使い慣れたものを処方する．ここでメインテート(bisoprolol)で説明する．

> メインテート(bisoprolol)　2.5 mg　分1　朝食後

特徴　β_1選択性(+)，ISA(−)，親油性(+)，α遮断作用(−)，初回通過効果(−)．主に肝・腎代謝，蛋白結合率30％．単回投与時 t_{max} 約3.1時間，$t_{1/2}$ 8.6時間．反復投与3～4日で定常状態．

(2) 不安症状が強い場合 ⇒ 抗不安薬の投与

> リーゼ(clotiazepam)　5～10 mg　分1～2　または
> ワイパックス(lorazepam)　0.5～1.0 mg　分1～2

特徴　clotiazepam：ベンゾジアゼピン系抗不安薬(短時間型)．t_{max} 1時間，$t_{1/2}$ 6時間，腎代謝・尿排泄，蛋白結合率99％．lorazepam：ベンゾジアゼピン系抗不安薬(中間型)．t_{max} 2時間，$t_{1/2}$ 12時間，グルクロン酸抱合・尿排泄，蛋白結合率99％．代謝はP450(CYP)とは無関係．肝障害時，高齢者，多剤使用時に使用しやすい．

注意　眠気が強い場合には，就寝時のみ服用．

禁忌　閉鎖隅角緑内障，重症筋無力症，脳の器質的障害．

(3) うつ症状が強い場合 ⇒ 三～四環系抗うつ薬の投与

三～四環系抗うつ薬の効果発現は緩徐(1～2週間)であり，多少の副作用は我慢して継続服薬するように指導する．sulpirideは抗潰瘍作用もあり頻用されるが，錐体外路症状があり安易に投与してはいけない．特に高齢者，全身状態の悪い患者には要注意である．

①意気消沈・悲哀・身体愁訴が強い場合

> ルジオミール(maprotiline)　20 mg　分2　朝食後，就寝時

②不安・興奮・食欲不振が強い場合

トリプタノール(amitriptyline)　20 mg　分2　朝食後，就寝時

特徴　maprotiline：t_{max} 6～12時間，$t_{1/2}$ 19～73時間，グルクロン酸抱合・尿排泄．
amitriptyline：詳細不詳．
用法　1～2回/日投与，就寝前投与でも有効．効果出現まで1～2週間．改善しなければ徐々に増量．重症，慢性化の場合には就眠薬としてdiazepamなどを併用．
禁忌　緑内障，特に閉塞隅角緑内障，心筋梗塞急性期，barbiturateは自殺企図，抗うつ薬の効力低下のため併用禁忌．
副作用　口渇，輻輳障害，便秘，発汗，めまい感，起立性低血圧，頻脈などの自律神経症状が治療初期に出やすい．

③他に多くの薬剤を使用していない場合

パキシル(paroxetine)　10 mg　分1　夕食後

・薬剤相互作用を考えると循環器医としては使い難い．
特徴　paroxetine：選択的セロトニン再取込み阻害薬(SSRI)
用法　1週間ごとに10 mgずつ増量，最大量40 mg/日
禁忌　MAO阻害薬(selegiline)，pimozide
注意　眠気，めまいが内服初期に出やすい．躁病やてんかん患者では慎重投与．セロトニン作用を有する薬*やP450(CYP2D6)阻害のため多数の薬剤と相互作用があり要注意(☞ p338)．

*炭酸リチウム，トリプタン系薬剤，セロトニン前駆体(トリプトファン含有アミノ酸，経腸栄養剤)など．

(高尾信廣)

side memo 39 循環器疾患患者と旅行医学

飛行機による海外旅行は循環器疾患患者でもごく普通になった．その際に注意すべきことや知識を以下に簡単にまとめる．高山病については非心原性肺水腫（☞ p18）を参照．

1 飛行機（長時間密室になる公共交通機関）に搭乗不可の絶対条件

感染症（麻疹，風疹，活動性結核，SARS），妊娠（通常36週，多胎32週以降），精神疾患，重症化しやすい疾病を有する患者[*1]（循環器患者では心筋梗塞発症6日以内，心臓手術後9日以内，冠動脈ステント留置後2日以内，深部静脈血栓症4日以内）

2 搭乗不可の相対条件

重症化の可能性がある患者（上記以外）．移動，トイレ，食事などができない障害者．診断書（MEDIF[*2]）を航空会社に提出して許可を受ける．一度却下されると病状改善（数日）を待ってMEDIFを再提出する．

3 飛行機内の環境

気圧：0.75気圧で富士山5合目（海抜2,400 m）相当．酸素分圧は気圧に比例して低下する（0 m ⇒ PaO_2 98 mmHg, 2,400 m ⇒ PaO_2 55 mmHg）．心肺機能低下例や貧血（Hb≦8.58 g/dL）で問題となる．中耳，副鼻腔，腸管のtrapped airの体積が20％変化する．飛行18時間前のダイビングは控える．

湿度：5〜15％でサハラ砂漠（20〜30％）より乾燥．高度1万メートルの外気湿度は1％未満でそれを圧縮して使用．不感蒸散量は約2倍（40 ⇒ 80 mL/時間，1,000 ⇒ 2,000 mL/日）．

換気：3〜4分ごとに空気がすべて入れ替わる層流（上から下へ）．エンジンで加温・圧縮した外気50％とHEPA[*3]フィルターを通過した再循環空気50％の混合気を使用．

騒音：70〜95 dB．低音騒音は耳栓や雑音除去ヘッドホンで防ぐ．

[*1] 呼吸器系，神経系，消化器系，血液などは文献1）参照
[*2] MEDIF：medical information form
[*3] HEPA：high efficiency particulate air

（高尾信廣）

● 文献

1) 日本旅行医学会（篠塚規）編：旅行医学質問箱．Medical View，2009

第6章

検査

1 心電図診断のピットフォール

心電図検査は簡便で非侵襲的な臨床検査であり，心電図が誕生して100年経っても色褪せていない．ここでは日常臨床でしばしば経験するピットフォールで循環器医として知っておくべき基本的項目について解説する．

1 救急時に陥りやすいピットフォール

1）強い右軸偏位をみた場合

【鑑別診断】①急性右心不全（急性肺塞栓など），②右室肥大（特に圧負荷），③側壁梗塞，④完全右脚ブロック，⑤左脚後枝ブロック，⑥不定軸，⑦左側気胸，⑧右胸心，⑨正常（立位心），⑩電極の左右付け間違い

Trap 電極の左右付け間違いで急性右心不全類似の波形．
Key 常にI誘導で陽性P波を確認する．

・肺塞栓症での出現頻度：洞頻脈88％，S1Q3T3 36％，時計軸回転20％，右軸偏位16％，右脚ブロック16％．
・不定軸：電気軸が前額面に垂直．どの肢誘導もQRS波が±0．
・I誘導で陰性P波を認めたら，以下①〜③を鑑別．
 ①左右電極の付け間違い：大きなQ波，陰性T波も認める．
 ②右胸心：左側胸部誘導でQRSが小さく，Q波が目立つ．
 ③左房調律：V$_6$陰性（I誘導より信頼性が高い），aV$_F$陽性
 V$_1$誘導のP波形：dome & dart.

2）ST上昇をみた場合

【鑑別診断】①貫壁性心筋虚血（急性心筋梗塞，冠攣縮性狭心症），②急性心膜炎，急性心膜心筋炎，③心室瘤，④脚ブロック，⑤その他：左室肥大，正常者

Trap 知らないと急性心筋梗塞と誤診する．
Key ST上昇は常に心筋梗塞ではない→次の鑑別を行う．

・梗塞との鑑別点：胸痛の有無（ただし無痛性心筋梗塞に注意）．ST上昇部位と冠動脈支配・血行動態，異常Q波の有無などに注意．

- 心膜心筋炎を疑う所見：ST上昇部位と冠動脈支配領域とが無関係．重症心筋炎以外では広範なST上昇の割に血行動態が安定している．吸気時胸痛増強を認めやすい．
- 心室瘤の多くは陳旧性心筋梗塞(+) → 異常Q波を伴う．
- 脚ブロックのQRSと同一方向のST上昇は梗塞を疑う．

3) V_1〜V_3の異常Q波をみた場合

【鑑別診断】①前壁心筋梗塞，前壁内の広範な線維化巣，②左室肥大，③完全左脚ブロック，WPW症候群(B型)，④心室期外収縮，⑤その他：慢性閉塞性肺疾患，正常者

Trap　知らないと急性または陳旧性心筋梗塞と誤診する．
Key　異常Q波は常に心筋梗塞ではないので鑑別を行う．

- 梗塞巣が小さいと異常Q波が消失しV_1〜V_3のR wave poor progressionや正常化することがある．Q波のnotchが経時的に大きくなり，R波が生じる．生じるR波の幅は狭く鋭い．
- 左室肥大なら左房負荷所見(V_1陰性P波　深さおよび幅≧1 mm)，高いR波(V_1 S波 + V_5 R波≧40 mm)，ストレイン型などを認める．
- 伝導障害やWPWではQRS幅の延長を認める．

4) 臨床的には急性心筋梗塞を強く疑うが心電図変化がない場合

【鑑別診断】①回旋枝領域(高位後壁)の梗塞，②急性心筋梗塞のsuperacute phase，③急性冠症候群(不安定狭心症)

Trap　急性心筋梗塞を見逃す(心電図が苦手な心筋領域)．
Key　回旋枝領域(高位後壁)の梗塞は見逃しやすい．

- 回旋枝領域(高位後壁)の梗塞：V_7〜V_9誘導で記録する．電極はV_4と同じ高さでV_7は後腋窩線上，V_8は左肩甲骨中線上，V_9は脊椎左縁上(図1)．
- superacute phase：T波変化のみでST変化が出現していない場合．15〜30分後に再検すれば多くの場合ST変化が見られる．白血球増多があれば慎重に経過観察．逸脱酵素やトロポニンは初期には変化しない．
- 急性冠症候群(不安定狭心症)：胸

図1　背部誘導(V_7・V_8・V_9)

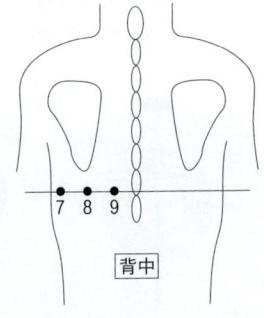

痛がない時期の心電図では診断できないことがある．陰性 T 波や陰性 U 波があれば虚血を疑う根拠になるが，所見がなくても否定できない．ダブルマスター程度の負荷では虚血性変化が出ないこともある．

5) 低電位をみた場合

【鑑別診断】①心嚢液貯留，②全身性浮腫，③甲状腺機能低下症，④胸水貯留（特に左側），⑤心筋全体の起電力が減少（特に急性心筋炎），⑥不定軸

Trap 心嚢液貯留以外の疾病を見逃しやすい．

Key 症状（特に胸痛），血行動態，胸部 X 線の変化に注意．

- 四肢誘導のみの低電位：全身性浮腫（anasarca）や不定軸．
- 四肢誘導，胸部誘導とも低電位：心臓周囲の不良導体増加（粘液水腫，心膜液貯留，収縮性心膜炎），心筋全体の起電力が減少，その他（胸膜炎，胸水貯留，肺気腫，肥満，心筋梗塞）．

2 日常臨床で陥りやすいピットフォール

1) 左室肥大を診断する場合

【鑑別診断】①左室肥大，②（胸壁の薄い）正常者，③心内腔拡大（特に拡張型心筋症）

Trap 電位基準による左室肥大の過剰診断．

Key 左室肥大の電位基準は特異性が低い．

- QRS 波高に影響する主な因子は，①心筋の厚さ，②胸壁の厚さ，③左室内腔の大きさの 3 つである．年齢で加齢とともに QRS 波高は減高する（図 2）．
- 日本人の左室起電力（V_1 S 波 + V_5 R 波）の正常上限（95% 上界）は青年（男）44 mm，（女）35 mm，壮年（男）34 mm である．心

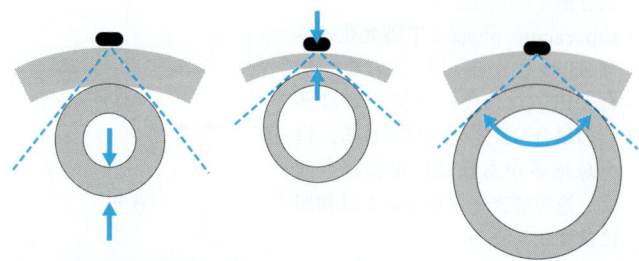

図2 QRS 波高に影響する因子

電図はスクリーニング・ツールであり，心エコーによる確認が必要である．
- 左室肥大のパターン認識：偽陽性が多い電位基準以外に左室肥大に伴う特徴的パターン（ストレイン・パターン，左房負荷，左軸偏位など）を認識して診断率を向上させる工夫．

2) RR間隔が急に延長した場合

【鑑別診断】①伝導されない心房期外収縮（blocked APC），②洞不全症候群，③Mobitz型2度房室ブロック

Trap 洞不全症候群と誤診．

Key まず blocked APC を疑って変形した T 波で P 波を探す．

- 期外収縮のP波が先行するT波に隠れているためT波が変形してみえる．
- blocked APC が連発すると2つ目の伝導していないP波をみてMobitz型2度房室ブロックと誤りやすい．

3) 150拍/分の上室頻脈（狭いQRS幅）をみた場合

【鑑別診断】①心房粗動（2：1伝導），②洞性頻脈，③発作性上室頻拍症（PSVT），④発作性心房頻拍（特にslow PAT）

Trap 洞性頻脈と誤診．

Key まず心房粗動（2：1伝導）を疑って房室伝導を抑制する．

- 心房粗動波（F波，flutter wave）は約300拍/分でⅡ誘導では鋸歯状波として認められる．V_1誘導では鋭く尖ったP波様に見え，2：1伝導では1つがQRSに重なるので洞性頻脈と間違いやすい．迷走神経反射や薬剤により房室伝導をより強く抑制すると粗動波がよりわかりやすくなる．
- 病棟などで心電図モニターをしていれば心拍数のトレンドグラムを確認すれば，洞性頻脈と発作性頻脈の鑑別は容易である．
- 発作性上室頻拍症（PSVT）：心拍数は180拍/分前後（160〜200/分）．RR間隔は規則的，QRS幅は原則狭い．P波は見えないことが多い．見える場合はQRS後半部または直後に逆行性P波として認められる．

4) J波（早期再分極）をみた場合

【鑑別診断】①Brugada症候群，②早期再分極症候群（J波症候群），③特発性心室細動，④QT短縮症候群，⑤低体温，⑥肥大型心筋症，⑦高カリウム血症，⑧中枢神経障害（くも膜下出血など）

Trap Brugada症候群の過剰診断．

> Key　coved 型 ST 上昇なら Brugada 症候群と診断．基本的には失神の有無を問わない．失神の有無で予後は異なる．

- J 波は早期再分極波(early repolarization wave)，Osborn 波，epsilon 波，camel hump(駱駝のこぶ)などと呼ばれる．
- ラムダ波(lamda，Λ)：増大した J 波と ST 上昇が融合するとΛ形に似るのでラムダ波といい，心臓突然死に関連している．

5) 運動負荷で ST が低下する場合：擬陽性が多い

【鑑別診断】①心筋虚血，②左室肥大，③薬剤(ジギタリス，利尿薬，抗不整脈薬など)，④左脚ブロック・WPW 症候群，⑤微小血管狭心症，⑥正常(特に中年女性)，⑦自律神経障害

> Trap　心筋虚血の過剰診断．

> Key　症状を伴う典型的な ST 以外の心筋虚血診断は困難．

- 高度冠動脈狭窄がなければ定型的胸痛を伴う ST 低下は生じない．
- 狭心症の診断に大切なのは病歴と冠危険因子の評価であることを再認識すべきである．非発作時の安静心電図が正常でも狭心症は否定できない．運動耐容能を確認する上でも運動負荷試験は大切である．
- 非監視下で行われるマスター負荷試験は簡便であるが安全性の面で評判が悪く，トレッドミルやエルゴメータなどによる監視下運動負荷試験が推奨されている．しかし監視下でも一過性虚血はもちろん，心事故(対象者により大きく異なるが病院では 5,000 回に 1 回程度)は生じるので注意が必要である．人的，時間的，コスト的な問題も多く，マスター負荷試験がすべて監視下負荷試験に置き換わったわけではない．ダブルマスター試験で 6～7 Mets の負荷が得られるので比較的元気な人が多い術前評価などには向いている．

（高尾信廣）

2 胸部X線写真（ポータブル撮影を中心に）

　CCU患者の多くは重症で，移動が困難である．胸部単純X線写真は重症患者においては唯一行える画像評価であることも多く，重要な検査である．CCU患者の撮影はポータブル撮影が主体である．**ポータブルの臥位撮影の評価法は通常の立位撮影の評価法と大きく異なることに留意する**[1, 2]．

● CCUにおける胸部X線写真の主な役割

①留置デバイス位置確認・合併症評価
②心不全評価（心拡大，肺うっ血，肺水腫，胸水貯留）
③気胸・肺炎・急性呼吸促迫症候群（ARDS）合併の有無
④その他疾患の拾い上げ・鑑別

1 ポータブル写真の特性

1）立位・臥位による正常構造描出の違い

　体位の評価が重要である．ポータブル臥位撮影は，腹側→背側（AP）のX線照射であり，正常構造の位置やサイズの独自評価が必要である．縦隔陰影や心陰影は拡大する．臥位で肺血流が増加するため血管影が目立つ（特に上肺野）．軽度斜位になることが多く，斜位の程度が縦隔，心拡大の評価に影響する．

2）経時比較

　CCUでは，経時比較による病態変化の把握が特に重要．経時比較でも体位の吟味が重要であり，異なる体位の撮影間での，心拡大や肺うっ血・胸水量の増減を考慮する．

3）体位による異常像の違い

　立位と臥位で液体・ガス分布は大きく異なり，胸水や気胸の出現パターンが全く異なる（後述）．

4）座位の撮影

　立位X線写真の代用に安易に座位がオーダーされることが多いが，坐位撮影は体位・撮影条件の再現性が低く，経過観察が重要なCCU患者には不適である．気胸を疑う場合は有用で臥位に追加して撮影する．

2 留置デバイスの位置確認

症状の訴えが困難なCCU患者では，デバイス不適切留置の発見の遅れが重篤な結果を招く．デバイスの適切留置をまず評価する．

1) 気管内チューブ
先端の適正位は気管支分岐部上方5cm(2椎体前後)．カフが声帯から外れ，過膨張していないことを確認．食道挿管・気管損傷による縦隔/皮下気腫にも留意．

2) 中心静脈カテーテル(CV line)
先端の適正位は上大静脈-右房移行部の2cm上方(1椎体弱)前後．気胸，縦隔血腫の合併に留意．

3) 経鼻胃管
確実な胃内留置を確認する．経管栄養下での気道内留置や食道留置は誤嚥の原因になるので要注意である．

4) 胸腔ドレナージチューブ
気胸には腹側，胸水には背側のチューブ留置が理想である．前後胸壁付近への留置はS字状カーブを示す．直線化の際は葉間留置を疑い位置を再評価する．機能不全があれば位置を変更する．

5) Swan-Ganzカテーテル
適正位は，先端が左右肺動脈主幹内．縦隔内に位置していることを確認する．カフの位置が末梢側の留置では肺動脈損傷，肺塞栓が生じる可能性がある．

3 臥位における気胸の評価

CCUでは，CV line挿入時の医原性気胸の評価が重要．気胸によるガスは立位と臥位で分布が異なり，立位では肺尖部に貯留し，肺尖部の無血管野と肺野の線上影として容易に同定されるが，臥位では肺底部腹側の肋骨横隔膜角に貯留し，以下の所見を示す．

・肺底部透過性が亢進(左右差)：basilar hyperlucency
・側方の肋骨横隔膜角(CP angle)が深くなる：deep sulcus sign
・横隔膜ドームの明瞭化

4 心不全の評価

CCU患者に対する心不全の評価では以下の項目を評価する．

1) 心拡大
- 臥位における心陰影は，立位に比べて25%程拡大する．経時的変化の評価が重要だが，各撮影間体位の変化に留意．

2) 胸水貯留
- 立位胸部X線写真では，肋骨横隔膜角(CP angle)の鈍化として少量から同定される．臥位では胸水が胸郭背側に広がり，肺野透過性低下(黒から灰色に変化)として描出される．ポータブルでは感度が低く少量胸水の同定はしばしば困難．
- 胸水は，まず肺底部(特に内側)の透過性低下，横隔膜の不鮮明化，縦隔側の傍椎体線-横隔膜角の不明瞭化が見られる．
- 中等度胸水貯留(200 mL以上)では，肺野全体の透過性低下(灰色化)が生じる．
- 大量胸水では，受動性無気肺による肺野の虚脱を伴って肺野全体が白くなる(white out)．

3) 肺うっ血・肺水腫
- 心不全においては，肺静脈圧上昇に伴う血管拡張(うっ血)から，間質性浮腫(間質性肺水腫)と肺胞内への滲出(肺胞性肺水腫)が生じる．厳密な評価はときに困難であるが経時的変化の評価が重要．
- 肺うっ血は肺血管影の亢進として描出．臥位では立位よりも血管影が目立つため，血管影増強の評価は軽度では評価困難．
- 間質性肺水腫では，立位と同様にKerley A, B, C lines, 肺血管影のぼけ像(peribronchial cuffing), 肺門部のぼけ像(perihilar haze)が見られる．血管・肺門部のぼけ像は同定がむずかしいが，Kerley linesは立位よりうっ血が増強されるため観察が容易である．
- 肺胞性肺水腫では，肺門を中心に両葉にひろがる浸潤影(butterfly shadow)が見られる．

4) 左心不全・右心不全の病態把握
　CCU患者では左心不全から肺高血圧を経て右心不全へと移行する病態が主体となる．胸部X線写真はこの病態移行把握にも役立つ．
- 左心不全ではまず左室拡大を生じ左第4弓(左室縁)が突出．
- 次いで左房拡大が生じると，気管支分岐部の開大・右心房側での左房辺縁の突出によるdouble shadowの出現が見られる．

- 次いで肺高血圧が生じると，右肺門部血管(右肺動脈)の拡大と左第2弓(左肺動脈)の突出が見られる．
- 右心不全が進むと，右房拡大により心右縁の拡大を生じる．

5 肺炎・急性呼吸促迫症候群(ARDS)合併の有無

CCU患者では呼吸器疾患を合併することが多い．

1) 肺炎

ポータブル臥位胸部X線撮影でも，肺炎の診断は立位と同様浸潤影の同定が基本．ポータブル撮影では条件が不良でしばしば同定が困難．胸水との鑑別が難しい場合もある．CCU管理では誤嚥性肺炎の頻度が高い．特に右上葉S2(minor fissureの上方)，左右下葉背側側(右下肺野内側，左心陰影裏)の所見出現に留意する．胸部X線写真の異常所見出現は，発熱や血液生化学異常よりも遅れることに留意する(先に臨床所見，後でX線写真異常)．

2) 急性呼吸促迫症候群(ARDS)

人工呼吸器管理患者などに生じる急性肺酸素化障害を示す疾患群．病態の定義や診断基準に混乱が見られたが，診断基準(The Berlin Definition)[3]が2012年に提唱された．①急性の経過，②肺酸素化能障害，③両側胸部X線浸潤影，④心原性肺水腫の否定という診断基準を満たす疾患概念で，診断は臨床的に行う．胸部X線写真は，病勢の進行を反映し病期の把握に有用．急性期では約1週間で両肺に非区域性スリガラス影・浸潤影，急性に進行し(滲出期)．2週目前後で器質化が生じ間質影の増強が進む(増殖期)．3週目前後で線維化が生じ，肺容量が減少する(線維化期)．

(植田琢也)

● 文献

1) 栗原泰之(訳)：シェーマでわかる胸部単純X線写真パーフェクトガイド．13章 集中治療室の患者．メディカルサイエンスインターナショナル，2012
2) 酒井文和(編)：胸部単純X線診断をきわめる．第10章ポータブル撮影とICU radiology，画像診断07年臨時増刊号．秀潤社，2007
3) ARDS Definition Task Force, et al: JAMA 307: 2526-2533, 2012 (PMID: 22797452)

3 心エコー

経胸壁心エコー transthoracic echocardiography(TTE)

1 経胸壁心エコーの特徴

　心機能評価の画像検査(modality)の中で最も簡便で持ち運びが可能でCCUでも使用可能．非侵襲的で被曝もない．セクタプローベ[*1]（周波数2〜7 MHz）を使用する．組織ハーモニック法[*2]を用いると方位分解能が向上し，画像がより鮮明になる．空間分解能＜1 mm，時間分解能20 msec．ただし金属アーチファクトの影響を受ける．描出画像の良否は体型，心臓位置，胸郭変形などに影響される．心外構造物や冠動脈の評価は難しい．弁膜症（逆流・圧較差）の評価に優れ，逆流の定量評価が可能．収縮機能評価のみならず拡張機能評価にも優れている．エコー輝度だけで心筋性状の正確な判断は難しく，他の画像検査（心臓造影MRIなど）が必要である．

[*1] プローブ(探触子)にはconvex型，sector型，linear型がある．
[*2] 音響的非線形効果で生体内に生じる高調波(harmonic)を利用した映像化技術．

2 左室径計測（図1，表1）

1) 断層法Bモード

　ビーム設定は左心室の1/3（心基部寄り）で壁境界に対して直交するようにする．拡張末期・収縮末期においてendocardial-cavity interface法で計測．S字状中隔（sigmoid septum）の場合には計測部位に注意．

2) Mモード法（図2）

　古くからの壁運動評価方法である．左室長軸に対して垂直にビームが入っていることが前提であり，斜め切りの際には心室径を過大評価する（任意Mモード法使用可）．

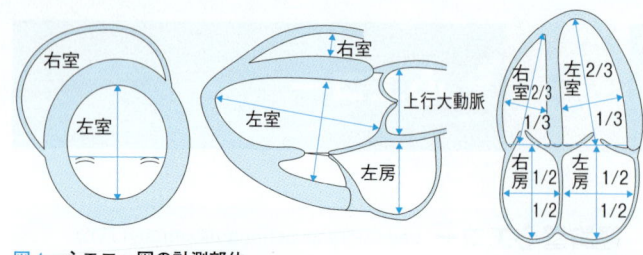

図1 心エコー図の計測部位

表1 心エコー図計測正常値(日本人)[1, 2]

		男性	女性
大動脈系	大動脈弁輪径(mm)	22±3	20±2
	Valsalva 洞径(mm)	31±4	28±3
	ST 接合部径(mm)	26±3	24±3
左室	中隔および後壁 壁厚(mm)	9±1	8±1
	拡張末期径(mm)	48±4	44±3
	収縮末期径(mm)	30±4	28±3
	拡張期容量(mL)	93±20	74±17
	収縮期容量(mL)	33±20	25±7
	駆出率(%)	64±5	66±5
	心筋重量/体表面積(g/m^2)	76±16	70±14
右室	拡張期面積(cm^2)	16±4	13±3
	収縮期面積(cm^2)	9±3	7±2
	面積変化率(%)	44±13	46±11
左房	径(mm)2D法 心尖四腔像	36±5	35±5
	最大容量(mL)bi-plane, Simpson法	42±14	38±12
	最小容量(mL)bi-plane, Simpson法	20±9	17±7
右房	径(mm)2D法 心尖四腔像	34±5	31±5

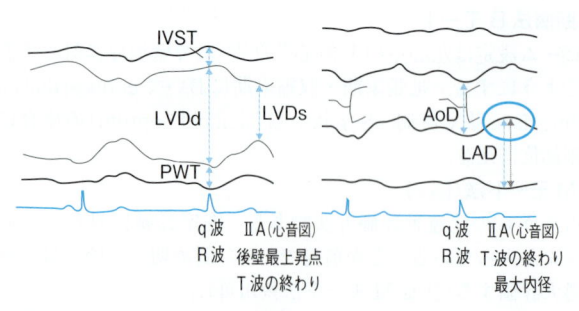

図2 心エコー図(Mモード)の計測

3 左心室収縮機能評価

1) 壁運動異常の部位
- 壁運動異常は米国心臓病学会(ASE)の左室16分割モデルもしくは米国心臓病学会(AHA)を用い,冠動脈灌流領域に一致した評価が必要(図3).
- 壁運動評価は正常(normal),壁運動低下(hypokinesis),壁運動消失(akinesis),外側への膨張(dyskinesis)に分類.
- 壁運動の良好な部分が悪い部分に引っ張られ,心内膜の内方運動低下の範囲を過大評価してしまう可能性があり,収縮期壁厚増加の有無も評価する.
- 左脚ブロックや心室ペーシングにて局所壁運動異常を認めることもあるが,これらの原因による局所壁運動異常では,通常収縮期壁厚増加は保たれている.

4 心室収縮機能評価の指標:主に下記計算式を用いる

1) 左室内径短縮率(% functional shortening;% FS)
- % FS = (LVDd − LVDs)/LVDd × 100(正常値 心基部27〜45%,心室中部15〜23%)[3].

2) 左室駆出率(ejection fraction;EF)
- EF = (LVEDV − LVESV)/LVEDV × 100(正常値>55%).
- Teichholz法:傍胸骨長軸像でのLVDdとLVDsを用いる.
- modified Simpson法:左室を長軸に垂直な断面でスライスし,そのスライスの面積を積分する.

3) 右室面積駆出率(% FAC)
- % FAC = (EDA − ESA)/EDA × 100(正常値32〜60%).

[略語] LVDd:左室拡張末期径,LVDs:左室収縮末期径,LVEDV:左室拡張末期容積,LVESV:左室収縮末期容積,EDA:拡張末期面積,ESA:収縮末期面積.

● 注意点
- Teicholtz法は簡易であるが,局所壁運動異常では不正確.
- modified Simpson法はより正確であるが,左室を心尖部まで正しく描出する必要がある.
- modified Simpsonの計測にはlearning curveが存在する.eyeball(見た目の印象)と計測結果の乖離に注意.

a：四腔像　　　b：二腔像　　　c：三腔像

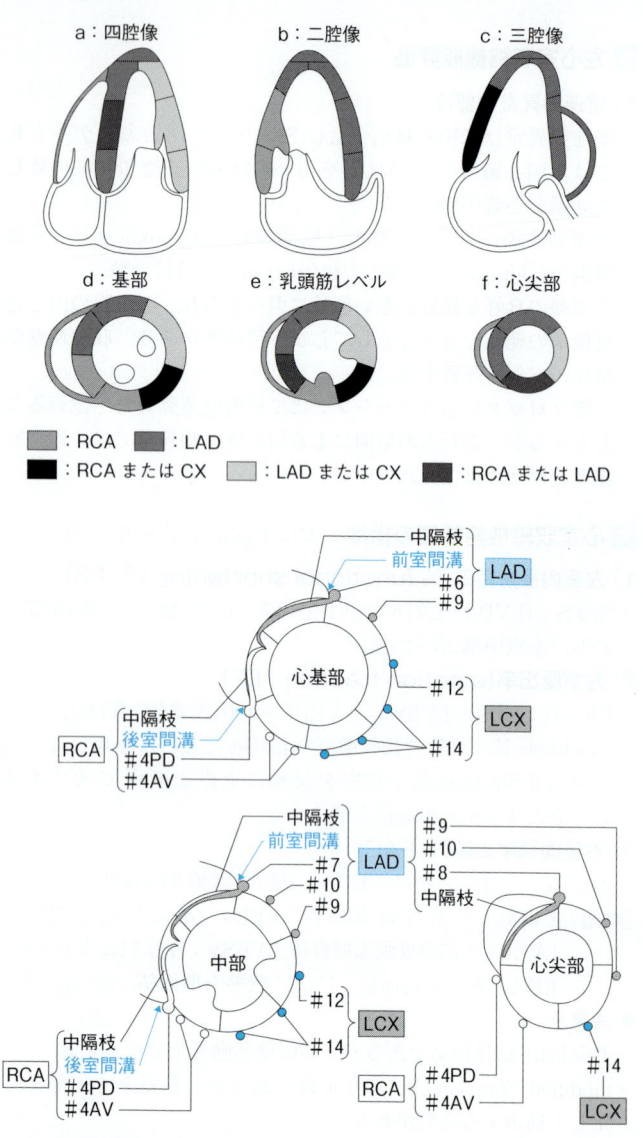

d：基部　　　e：乳頭筋レベル　　　f：心尖部

■：RCA　　■：LAD
■：RCA または CX　　■：LAD または CX　　■：RCA または LAD

図3　冠動脈支配と心エコー図

- FS, EF, FAC による左室収縮機能評価は前負荷および後負荷の影響を受ける．また著しい頻拍時に EF は低下する．

5 左室拡張機能の評価（図4）

- 左室拡張能障害は4段階で，①正常（normal），②弛緩異常（impaired または abnormal relaxation），③偽正常化（pseudo-normalization），④拘束性障害（restrictive）である．
- 評価には，ドプラ法の僧帽弁流入血流波評価（E/A 比），E 波減衰時間（deceleration time；DCT），等容拡張時間（isovolemic relaxation time；IVRT），肺静脈血流波形を用いる．
- 若年者では E/A 比は正常である．50〜60 歳以上では一般に E/A＜1 の弛緩異常パターンとなる（表2）．
- 僧帽弁流入血流を測定する際には，拡張早期の僧帽弁尖先端にサンプルボリュームのカーソルを置く．左房側にずれると E/A 比は低下し，左室側にずれると上昇する．
- これらの指標は年齢，前負荷，後負荷，心室収縮，心房収縮，心房細動，心拍数，僧帽弁逆流など多くの因子の影響を受けるため，総合的に判断する．
- 近年は組織ドプラ法やスペックルトラッキング法も用いて拡張機能を評価することができる．

表2 左室拡張能指標（正常値）の年齢変化

	年齢（歳）			
	16〜20	21〜40	41〜60	＞60
IVRT(msec)	50±9	67±8	74±7	87±7
E/A 比	1.88±0.45	1.53±0.40	1.28±0.25	0.96±0.18
DT(msec)	142±19	166±14	181±19	200±29
中隔 e'(cm/sec)	14.9±2.4	15.5±2.7	12.2±2.3	10.4±2.1
中隔 e'/a' 比	2.4	1.6±0.5	1.1±0.3	0.85±0.2
側壁 e'(cm/sec)	20.6±3.8	19.8±2.9	16.1±2.3	12.9±3.5
側壁 e'/a' 比	3.1	1.9±0.6	1.5±0.5	0.9±0.4

(Nagueh SF, et al: J Am Soc Echocardiogr 22: 107-133, 2009 を改変して引用)

図 4 左室拡張能障害パターン

	正常壁	I 軽度拡張能障害（弛緩障害）	II 中等度拡張能障害（偽正常）	III 重度拡張能障害 可逆的拘束	IV 重度拡張能障害 不可逆的拘束
左室流入血液速波形	$0.75 < E/A < 1.5$ $DcT > 140$ msec	$E/A \leqq 0.75$	$0.75 < E/A < 1.5$ $DcT > 140$ msec	$E/A > 1.5$ $DcT < 140$ msec	$E/A > 1.5$ $DcT < 140$ msec
Valsalva法施行後の左室流入血液速波形	$\triangle E/A < 0.5$	$\triangle E/A < 0.5$	$\triangle E/A \geqq 0.5$	$\triangle E/A \geqq 0.5$	$\triangle E/A < 0.5$
組織ドプラ法により記録した僧帽弁輪部速度	$E/e' < 10$	$E/e' < 10$	$E/e' \geqq 10$	$E/e' \geqq 10$	$E/e' \geqq 10$
肺静脈血流速波形	$S \geqq D$ $PAad < Ad$	$S \geqq D$ $PAad < Ad$	$S < D$ or $PAad > Ad + 30$ msec	$S < D$ or $PAad > Ad + 30$ msec	$S < D$ or $PAad > Ad + 30$ msec

左室弛緩	正常	障害	障害	障害	障害
左室コンプライアンス	正常	正常〜↓	↓	↓↓	↓↓↓
心房圧	正常	正常	↑	↑↑	↑↑↑

(Redfield MM, et al: JAMA 289: 194-202, 2003 を改変して引用)

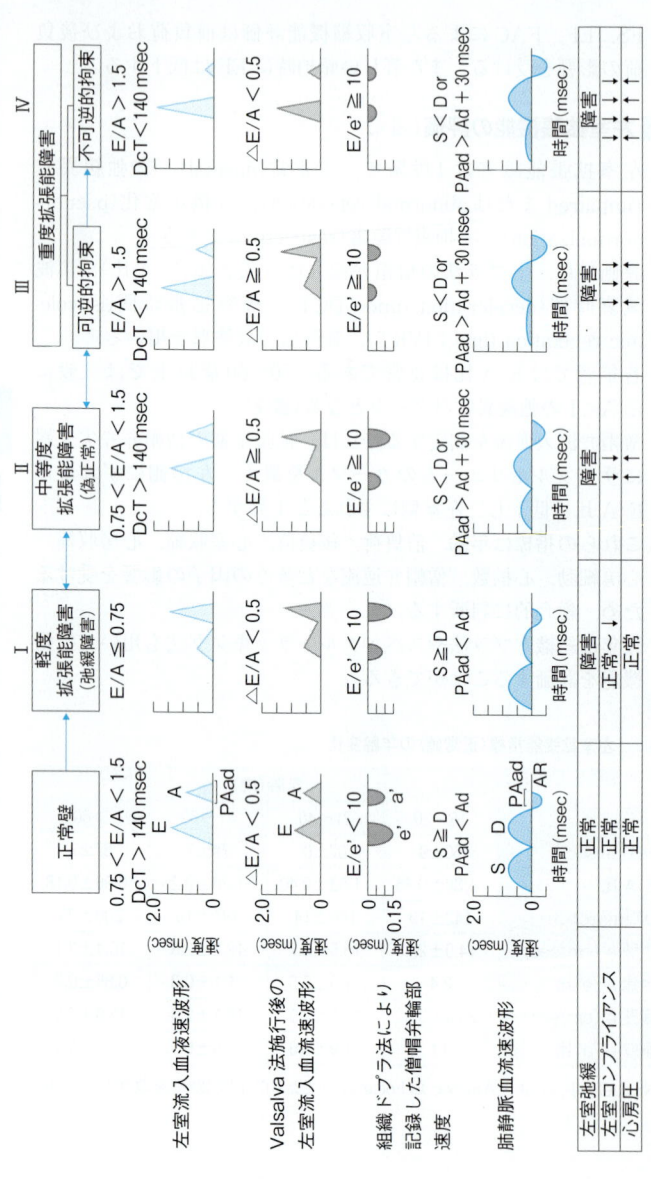

6 ドプラ法(Doppler法)

1) カラードプラ法(color Doppler imaging；CDI)
心腔内血流信号のみを分離し，血流速度をカラーで表現．探触子に向かう血流を赤，遠ざかる血流を青で表示する．心腔内の異常血流，吸い込み血流部位などの診断が可能．

2) パルスドプラ法(pulsed wave Doppler；PWD)
超音波をパルスで断続的に送信しパルス波が戻る時間を設定することで，サンプルボリュームの部位の関心対象(赤血球)の移動速度を計測．圧較差，左室流入血流波形，心拍出量計測などに用いる．一般的には2m/秒以上の血流は折り返し現象が起こるため計測できない．

3) 連続波ドプラ法(continuous wave Doppler；CWD)
超音波を連続的に送信し，反射した超音波の周波数偏移から超音波ビーム方向にある血流速度を計測する．パルスドプラ法では計測できないような速い血流の計測が可能だが，特定の関心部位に限定した計測は不可．簡易ベルヌーイの式を用いた圧較差測定は，オリフィス管型のみ成立するが，ノズル型やベンチュリー型の場合には過大評価する可能性があることに注意．機械弁の場合，弁とサイズにより標準の圧較差が異なるため，各種人工弁の基準値に基づき評価する[6]（表3,4）．

4) 組織ドプラ法
・四腔像にて弁輪部にサンプルボリュームを当ててフィルタの周波数を低く設定し，ドプラ波形を記録．
・赤血球よりもはるかに速度の遅い心筋壁運動のドプラ信号を取り出して解析．収縮機能のみならず，拡張機能評価に用いる．

表3 人工弁（大動脈弁位）のドプラ指標基準値

弁名称	size	Vmax m/s	PPG mmHg	MPG mmHg	AVA cm²
二葉弁	19	2.9±0.5	35±11	19±6	1.0±0.2
St. Jude Medical 弁	21	2.6±0.5	28±10	16±6	1.3±0.3
	23	2.6±0.4	26± 8	14±5	1.6±0.4
	25	2.4±0.5	23± 8	13±5	1.9±0.5
二葉弁	19	3.1±0.4	33±11	12±5	1.3±0.4
CarboMedics 弁	21	2.6±0.5	26±10	13±4	1.4±0.4
	23	2.4±0.4	25± 7	11±4	1.7±0.3
	25	2.3±0.3	20± 9	9±5	2.0±0.4
二葉弁	19	3.4±0.4	47±13	26±8	1.0±0.2
ATS 弁	21	2.4±0.4	26± 6	14±4	1.6±0.4
	23	───	19± 7	12±4	1.8±0.2
	25	───	17± 8	11±4	2.2±0.4
生体弁（牛心膜）	19	2.8±0.1	32± 4	24±9	1.2±0.3
Carpenter-Edwards 弁	21	2.6±0.4	26±10	20±9	1.5±0.4
	23	2.3±0.5	22± 9	13±5	1.8±0.3
	25	2.0±0.3	16± 5	9±3	───
生体弁	21	───	───	14±5	1.3±0.4
Mosaic 弁	23	───	───	13±5	1.5±0.4
	25	───	───	11±5	1.8±0.5
	27	───	───	10±4	2.0±0.6

(Rosenhek R, et al: JASE 16: 1116-1127, 2003 を改変して引用)

表4 人工弁（僧帽弁位）のドプラ指標基準値

弁名称	size	Vmax m/s	PPG mmHg	MPG mmHg	PHT S	MVA cm²
二葉弁	25	1.3±1.1	───	3±1	74± 4	1.4±0.2
St. Jude Medical 弁	27	1.6±0.3	11±4	5±2	75±10	1.7±0.2
	29	1.6±0.3	10±2	4±2	85±10	1.8±0.2
	31	1.6±0.3	12±6	4±2	74±13	2.0±0.3
二葉弁	25	1.3±0.1	10±2	4±1	93± 8	2.9±0.8
CarboMedics 弁	27	1.6±0.3	9±3	3±1	89±20	2.9±0.8
	29	1.5±0.3	9±3	3±1	88±17	2.3±0.4
	31	1.6±0.3	9±2	3±1	92±24	2.8±1.1
生体弁（牛心膜）	27	1.6± ?	───	3.6± ?	100± ?	───
Carpenter-Edwards 弁	29	1.7±0.3	───	5±2	110±15	───
	31	1.5±0.1	───	4±1	90±11	───
生体弁	25	───	───	5±2	───	1.7±0.4
Mosaic 弁	27	───	───	4±2	───	1.7±0.5
	29	───	───	4±2	───	1.8±0.4
	31	───	───	4±2	───	1.8±0.5

7 その他

1) 下大静脈径と推定右房圧について(下記)

・下大静脈径と呼吸性変動の有無により溢水か脱水か評価可能.

推定右房圧(mmHg)	0～5	5～10	10～15	15～20	＞20
最大下大静脈径(mm)	＜15	15～20		＞20	
呼吸性変動	吸気時虚血	＞50%	＜50%		消失

2) コントラストエコー

①用手攪拌生理食塩水

・生理食塩水と少量の空気を用手的に攪拌する. この際少量の血液を混合すると泡立ちやすい. valsalva負荷をかけたまま正中静脈より注入し, 右房内にコントラストが現れたらvalsalva負荷を解除する.

・気泡は肺の毛細血管を通過しない. valsalva負荷解除後3心拍以内に左房内に粒状エコーを認めた場合にはPFO(卵円孔開存), 4拍以降であれば肺動静脈瘻の可能性が高い.

・PFOを介した右左シャントによる奇異性塞栓の評価に用いる.

②超音波造影剤:以前は気泡サイズの小さく, 末梢静脈注入による左室造影が可能なレボビストが使用されていたが, 2014年現在, 国内で使用不可. その他の超音波造影剤(ソナゾイド)などは循環器領域での使用は2014年現在未承認である.

経食道心エコー

transoesophageal echocardiography(TEE)

TEEは食道内にプローベを挿入し, 食道側より心臓を観察する. 経胸壁心エコー(TTE)に比べて超音波の減衰が少なく, 高分解能の良好な画像が得られる. さらにTTEでは描出不良な部位(左心耳, 機械弁左房側など)も明瞭な画像描出が可能. 近年では3Dエコーにてリアルタイムに僧帽弁などの全体像を描出できる.

1 適応

- 弁膜疾患(自己弁および人工弁)
- 感染性心内膜炎
- 塞栓源検索：心耳血栓・心臓腫瘍，卵円孔開存による奇異性塞栓や除細動・カテーテルアブレーション前の血栓確認
- 構造的心疾患治療および心血管手術時の補助的診断
- 胸部大動脈疾患(大動脈解離など)，大動脈プラーク
- ICU，CCUにて鎮静下の重症患者で，経胸壁心エコーで十分な情報が得られない場合
- 先天性心疾患

2 基本断面(図5, 6)

- 四腔断面(0°)：プローベを門歯より30～40 cm挿入．経胸壁心エコーとは上下真逆の四腔像．画面に向かって右側に左房左室が描出される．
- 二腔断面(90°)：画面上方に左房，下方に左室が描出される．画面右側が前壁，左側が下壁．60°位まで戻しながらプローベを引くと左心耳も描出される．
- 長軸断面(135°)：画面上方に左房，下方に左室，右側に左室流出路．この面では上行大動脈，大動脈弁，僧帽弁が観察可能．
- 大動脈弁短軸断面(45°)：画面下方に大動脈弁右冠尖，右側に左冠尖，左側に無冠尖が描出される．
- 右房流入路断面(90～115°)：画面上方に左房，下方に右房が描出される．静脈洞型心房中隔欠損，卵円孔開存が確認できる．
- 左室短軸断面(0°)：プローベを胃まで挿入し上方に屈曲する．画面上方が左室下壁，右側が側壁，左側が心室中隔，下方が左側前壁．
- 大動脈：下行大動脈はプローベを180°反転させると描出できる．解離や壁プラークを観察できる．

● 観察不良な領域
- 上行大動脈遠位部～弓部近位1/3と食道間には気管が存在
- 冠動脈遠位部
- 大動脈弁狭窄症や肺動脈弁狭窄症における圧較差測定(適切な超音波ビーム方向にならないため，過小評価しやすい)

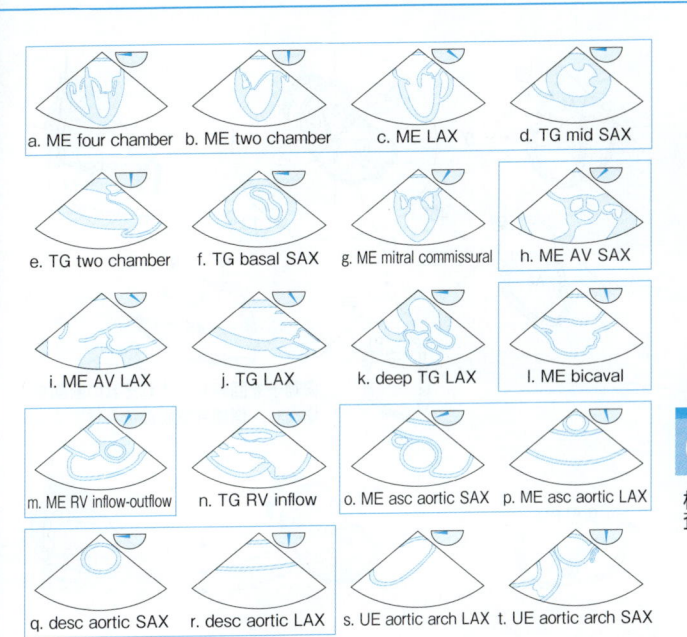

図5 経食道心エコーの代表描出断面

負荷心エコー

負荷が生理的かつ簡便であり非侵襲的で放射線被曝がないため，欧米では頻用される．保険点数(1,680点)が低いので患者の経済的負担は少ない．狭窄(≧50%)に対する感度80%，特異度86%であり，核医学検査(感度84%，特異度86%)とほぼ同等である．

1 適応

- 虚血性心疾患の評価(虚血の診断，バイアビリティ評価)
- 弁膜症の管理判定(低心機能の大動脈弁狭窄症の重症度診断，僧帽弁狭窄症の運動時肺高血圧など)
- 心予備能の評価(拡張型心筋症等心筋症の心収縮予備能と予後評価，僧帽弁逆流症の心収縮予備能など)

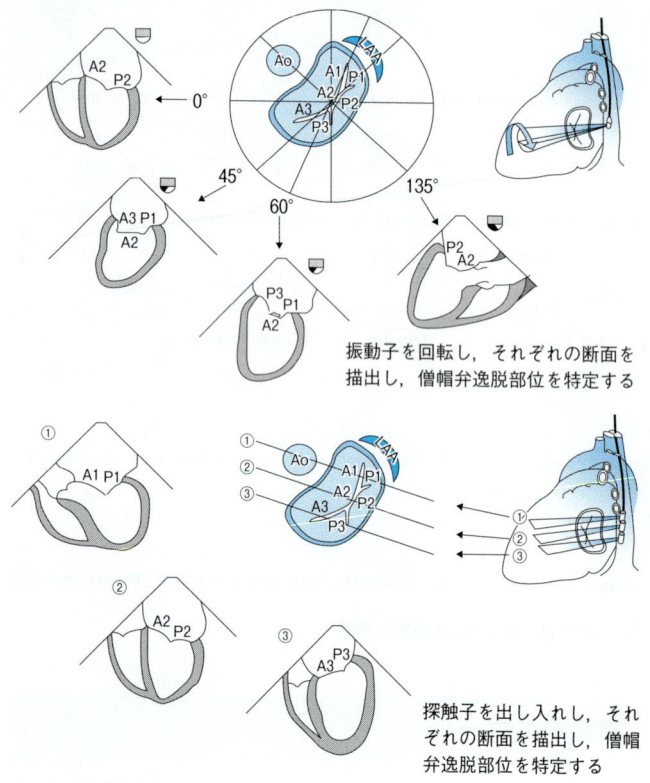

振動子を回転し，それぞれの断面を描出し，僧帽弁逸脱部位を特定する

探触子を出し入れし，それぞれの断面を描出し，僧帽弁逸脱部位を特定する

図6 僧帽弁の代表的な描出断面

2 薬物負荷と運動負荷

- 運動可能症例には運動負荷，高齢などで運動ができない症例には薬物負荷を行う．
- 検査体位は左側臥位で，傍胸骨長軸像・短軸像(心基部，心室中部，心尖部)，心尖四腔像，心尖二腔像，心尖三腔像を基本断面として記録する．
- 運動負荷には主にトレッドミルとエルゴメーターの2つがある．トレッドミル負荷法は Bruce protocol や modified Bruce pro-

tocol が用いられる．心筋酸素消費量が最も増大しやすいが，バイアビリティ評価が不可で最大負荷時評価も難しい．
- 運動負荷中も心エコー撮影が可能な臥位エルゴメーターが有用．しかし国内では装置が普及していない．
- ハンドクリップ負荷法は筋収縮による筋交感神経反応を利用した等尺性運動負荷．心拍数増加よりも血圧上昇が著明．明瞭な画像が得られるが，心筋虚血の診断感度は低いので注意．
- 薬物負荷は主にドブタミンを用いて低用量（5〜20γ）と高用量（40〜50γ）負荷で虚血とバイアビリティを評価する．壁運動異常出現や目標心拍数到達，症状出現で負荷を終了する．検査中の血圧低下や不整脈に注意する．

● 薬物負荷による左室壁運動

		安静時	低用量	高用量
viability(−)		→	→	→
viability(+)	有意狭窄(−)	→	↑	↑↑
	有意狭窄(+)	→	↑↑	↑*

＊2相性変化

(椎名由美)

● 文献

1) Daimon M, et al: Circ J 72: 1859-1866, 2008 (PMID: 18827372)
2) Daimon M, et al: Circ J 75: 2840-2846, 2011 (PMID: 21946355)
3) Oh JK: The echo manual third edition. LWW, 2006
4) Redfield MM, et al: JAMA 289: 194-202, 2003 (PMID: 12517230)
5) Nagueh SF, et al: J Am Soc Echocardiogr 22: 107-133, 2009 (PMID: 19187853)
6) Rosenhek R, et al: JASE 16: 1116-1127, 2006 (PMID: 14608282)

side memo 40 左室緻密化障害 noncompaction of left ventricle(LV)

1 概念

胎生期，粗な網目状走行の心筋線維は発育とともに密となり，粗い肉柱形態は消失する．この過程の障害が左室緻密化障害である（図1）．孤立性の診断には合併心奇形の否定が必要である．さらには家族内発症にも注意する必要がある．心不全，致死的不整脈，心内血栓などの合併を認めるが，心機能正常の無症候性患者の予後に関するデータはない．

2 検査

拡張型心筋症や心尖部肥大型心筋症との鑑別が重要．確定診断は心エコー法，MRIや左室造影法による左室内面の肉柱形成とその間の深い陥凹(intertrabecular recesses)を証明する．

(1) **心エコー法**：いくつかの診断基準があるが，収縮末期で緻密化障害層の厚さが緻密化層の2倍以上ある．緻密化障害は，心尖部，左室中央〜側壁や下壁に局在することが多い．カラードプラ法は，左室内面の肉柱形成とその間の深い陥凹の診断に有用である．

(2) **MRI**：拡張末期で緻密化障害層の厚さが2.3倍以上認める．シネ画像または早期ガドリニウム増強が肉柱間の血栓の描出に優れている．

3 治療

心機能低下例はDCM治療に準ずる．血栓予防に抗凝固薬を内服する．

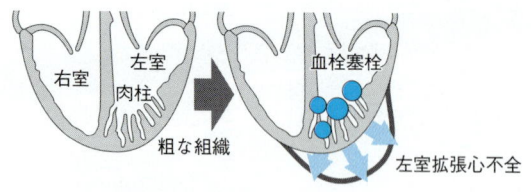

図1 左室緻密化障害イメージ図

（椎名由美）

文献
1) Maron BJ et al: Circulation 113: 1807-1816, 2006 (PMID: 16567565)

4 生化学(troponin, hs-CRP, BNP/NT-pro BNP)

　理想的なバイオマーカーは①優れた検査機器を有する，②正常値を有する，③病態で異常値を呈する，④他の危険因子と独立している，⑤治療介入によって数値が改善する，⑥安価である，などを満たしている[1]．troponin は上記6項目を満たしたマーカーである．高感度 troponin は感度が改善した結果③が少し振れ，偽陽性が増える．hs-CRP は②と③の差が小さいため診断マーカーとしては使いにくい．BNP/NT-proBNP は陰性なら心不全はない，という感度(陰性的中率)の高いマーカーであるが，③の部分の解釈が難しく管理のできている慢性心不全でも高値を示す．それぞれの特性に注意が必要だが，上記3種類のバイオマーカーはいずれも予後予測マーカーとしては優れている．測定ポイント，患者背景，治療程度などバイアスはある程度かかることは仕方がないが，高ければ予後は悪いだろうという漠然とした感覚で差し支えはない．

1 troponin

　troponin は3種の蛋白質(T, I, C)からなり，心筋の収縮・弛緩に関連した Ca と ATP-ase 活性化に関与している．

1) 特長

　急性冠症候群の診断では大変優れた感度・特異度をもつ．発症4時間以上では ROC curve[*1] の AUC[*2] は 0.9 を超える診断マーカーである[2]．急性冠症候群診断バイオマーカーとして推奨されている(欧州・米国心臓病学会，2007年)．

[*1] ROC：Receiver Operating Characteristic の略
[*2] AUC：ROC 曲線下面積(Area Under the Curve)

2) 概要

　troponin は横紋筋フィラメントにあるが平滑筋には存在しないため感度・特異度とも心筋障害マーカーとして最高位にある．心筋梗塞発症3～4時間後から上昇，2～3週間後まで有意な持続的上昇がみられるため，早期診断だけではなく，最近の心筋梗塞

診断も可能である．簡易検査可能なため救急室で汎用されている．全血1滴で15分後に判定する．発症から3時間以内の陽性尤度比は10以上である．そのためうっすらとした線でも陽性とし，他の所見と合わせて最終診断とする（図1）．近年，高感度troponin（hsTnT/I）の測定系の開発に伴い非ST上昇型心筋梗塞（NSTEMI）の診断アルゴリズムが改訂された[3]（図2）．hsTnT/Iを来院時と1時間後値に測定するアルゴリズムで，陰性的中率は

	0時	6時	12時	18時	24時	2日	3日	1週	2週
白血球数	2～3時					1～3日		1週	
CPK		4～6時		17～24時			3～5日		
AST		3～6時	12～30時				3～5日		
LDH		6～10時				2～3日		1～2週	
トロポニンT	3～4時					3～7日		1～3週	

A：上昇開始時期，B：最高値を示す時期，C：正常化する時期

図1 急性心筋梗塞における血液検査値の変化
（山崎力：急性心筋梗塞．診断群別臨床検査のガイドライン2003，日本臨床検査医学会 改変）

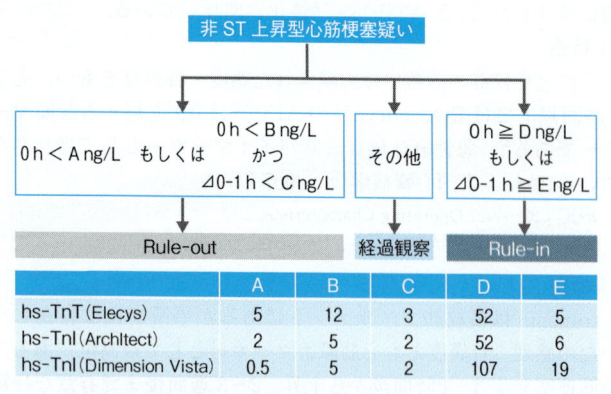

	A	B	C	D	E
hs-TnT (Elecys)	5	12	3	52	5
hs-TnI (Archltect)	2	5	2	52	6
hs-TnI (Dimension Vista)	0.5	5	2	107	19

非ST上昇型心筋梗塞疑い
- 0h < A ng/L もしくは 0h < B ng/L かつ ⊿0-1h < C ng/L → Rule-out
- その他 → 経過観察
- 0h ≧ D ng/L もしくは ⊿0-1h ≧ E ng/L → Rule-in

図2 非ST上昇型心筋梗塞の診断アルゴリズム

98％を超える（陽性的中率は75〜80％；偽陽性は主にたこつぼ心筋症や心筋炎）．

3) 問題点

偽陽性に注意する（下表）．敗血症などで放出されたサイトカインが心筋細胞膜透過性を亢進させてtroponinが遊離する．特にtroponinの小さなフラグメントが循環血漿内に遊離する可能性がある（直接的証明はない）．腎不全でtroponinが上がるメカニズムは不詳である（単なる排泄障害ではない）．また異常がなくても99th percentileに属する0.01 ng/mL以上は正常人の0.7％にみられる．

- troponinが偽陽性を示す病態

(1)心筋虚血によるもの：頻脈性・徐脈性不整脈，敗血症など重篤な状態，肥大型心筋症，異型狭心症，急性神経疾患（脳梗塞，くも膜下出血）
(2)心筋虚血と関係ないもの：心臓に及ぶ外傷，カルディオバージョン後，その他心臓に関連する手技後，心不全・肺塞栓・重症肺高血圧症・大動脈解離，腎不全
(3)その他：たこつぼ心筋症，浸潤性疾患（アミロイドーシス，サルコイドーシスなど），心筋炎，薬剤性（アドリアマイシン，5-FUなど），激しい活動後

・急性冠症候群の早期診断マーカーとして心臓由来脂肪酸結合蛋白（heart type fatty acid-binding protein；H-FABP）がある．troponin T同様，簡易検査があり有用性は確立されている．急性冠症候群に対する感度はhsTnTより低いが特異度は同等である[4]．保険上，troponinTと同時測定できない．

・急性冠症候群は疾患の特性から発症時刻の正確な特定が困難なことはしばしばある．また上記のごとく偽陽性もあることから，バイオマーカーのみで判断せず，Framingham scoreを用いて診断前確率を念頭に置き，症状，心電図や心エコー所見などで総合的に診断しなければならない．

2 hs-CRP(high-sensitivity CRP, 高感度 CRP)

1) 特長

国際標準品で標準化された測定値を共有できることが最大の強みである．また蛋白の安定性が高く，保存検体でも正確な測定が可能である．急性冠症候群では8時間ごとに倍に上がりピークは

2～4日後である．2～4週間で基準値に戻る（下表）．

	低リスク群	中等度リスク群	高リスク群
hs-CRP(mg/dL)	≦1.0	1.0～3.0	≧3.0

2) 概要

1990年代に炎症過程は動脈硬化増悪のみならずプラーク破裂にも重要であることが明らかにされた．CRPは病気に至る過程の反映，予後予測や診断マーカーと多くの報告がある．数値を四分位で分けた場合，最高位は最低位に比べ心筋梗塞発症率は2.9倍，脳卒中発症率は1.9倍に増える（Physician's Health Study, 1997年）．Women's Health Studyでは脂質マーカーに比べhs-CRPはより優れた脳血管イベント予測マーカーであることが示されている．JUPITER試験は治療マーカーとしての可能性を示した代表的研究である．正常脂質プロファイルの集団にrosuvastatin 20 mg/日投与群とプラセボを比較したところrosuvastatin群で有意に死亡率を減らしたため観察期間平均1.9年で試験は打ち切られた．

3) 問題点

下表のように数値を3群に分類しリスク層別しているが，hs-CRP 3 mg/Lというのは通常のCRPで表記すると0.3 mg/dLとなる．正常と異常が僅差で，非特異的炎症でも高値を示す．

	低リスク群	中等度リスク群	高リスク群
hs-CRP(mg/dL)	≦1.0	1.0～3.0	≧3.0

3 BNP，NT-pro BNP

1) 特長

心不全の診断マーカーとして知られている．特に心不全除外の優れたバイオマーカーである（2013年日本心不全学会，図3）[5]．NT-proBNPであれば300 pg/mL以下の陰性的中率は98％である（図2）．

2) 背景

BNP，NT-proBNPは圧を反映し，心室の伸展ストレスに応じて心房や心室から分泌される．また急性冠症候群の予後判定にも優れている．安定した慢性心不全患者でも異常高値を示すことがあり必ずしも重症度を反映していないことがある．おそらくそのような症例ではBNP/NT-pro BNPの経時的な変化量を意識し

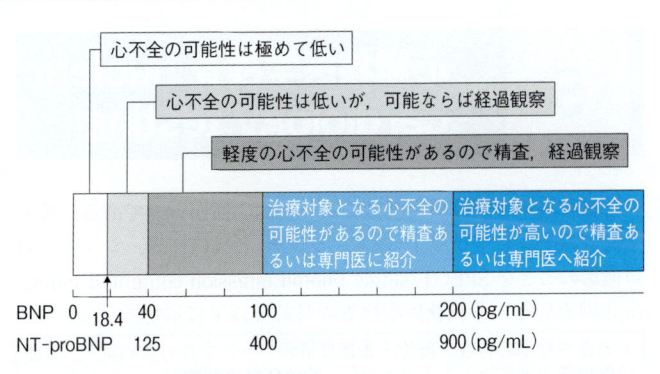

```
心不全の可能性は極めて低い
  心不全の可能性は低いが，可能ならば経過観察
    軽度の心不全の可能性があるので精査，経過観察
      治療対象となる心不全の        治療対象となる心不全の
      可能性があるので精査あ        可能性が高いので精査あ
      るいは専門医に紹介            るいは専門医へ紹介

BNP       0  18.4 40        100              200 (pg/mL)
NT-proBNP     125           400              900 (pg/mL)
```

図3 BNP/NT-proBNPと心不全診断

た診療が有用もしれない．BNPとNT-proBNPの相違点は腎障害時（eGFR＜30 mL/分/1.73 m^2）にBNPより異常値が出やすい傾向があることと，保存検体の場合はNT-pro BNPの数値は変動が少ない．

3) 問題点

一般に高齢，女性では高くなり，肥満では低くなる．

BMI	＜25	25〜29.9	≧30
BNP	21.4 pg/mL	15.5 pg/mL	12.7 pg/mL

腎障害では高値を示す．また非特異的上昇をする疾患としては，冠動脈疾患，弁膜症，肺高血圧症，肺塞栓や敗血症などが知られている．

※心不全診断は，症状，身体所見，心電図，胸部X線，心エコー検査などで行うが，万全の診断能を有する方法はない．
BNP/NT-proBNPは心不全診療の補助手段として非常に有力だが，この値のみに依拠した診療は避けるようにする．

(井上健司)

● 文献

1) Pearson TA, et al: Circulation 107: 499-511, 2003 (PMID: 12551878)
2) Reichlin T, et al: N Engl J Med 361: 858-867, 2009 (PMID: 19710484)
3) Roffi M, et al: Eur Heart J 29: ehv320, 2015 (PMID: 26320110)
4) Inoue K, et al: Circ J 75: 2813-2820, 2011 (PMID: 21937835)
5) 日本心不全学会：血中BNPやNT-proBNP値を用いた心不全診療の留意点について．

5 心臓核医学検査 nuclear cardiology testing

心臓核医学検査は機能画像であり質的診断が可能である．核医学検査はシンチグラフィ（以下，シンチ）とほぼ同義．シンチの断層撮影のことを SPECT（single photon emission computed tomography）という．心臓核医学検査の目的を以下に示す．

①虚血や梗塞の存在・部位・重症度評価[*1]，②生存心筋判定[*2]，③血行再建術の適応[*2]，④予後予測[*3]，⑤治療効果判定[*3]

[*1] 心筋虚血や生存心筋の評価には心筋血流シンチが有用である．虚血心筋の検出には負荷試験が必要である．
[*2] 生存心筋（viability）：血行再建により心筋が再び収縮する能力があることを「バイアビリティがある」と表現する．
[*3] 予後予測や治療効果判定には心臓交感神経機能シンチを使用．

1 放射性医薬品

主に使用する3種類の核種を解説する．

1) ^{201}Tl

γ線 71 KeV，半減期 約73時間，線量 24.42 mSv/111 MBq，K類似（水溶性一価陽イオン）で Na-K ポンプ能動輸送．初回循環での摂取率 約90％．再分布が早く，5～10分後には撮像を開始する．後期像は3～4時間後に撮像する．

2) ^{99m}Tc

γ線 141 KeV，半減期 約6時間，線量 7.56 mSv/1036 MBq，脂溶性イオン拡散で心筋内移行．投与直後は腹部臓器の集積が高いので 30 分～1時間後に撮像開始．

3) ^{123}I

γ線 159 KeV（83％），物理学的半減期 13.2時間，吸収線量 1.69 mSv/111 MBq，MIBG は交感神経終末の貯蔵顆粒内に蓄積する．一部は放出され，β受容体に結合せず，代謝酵素（MAO や COMT）で分解されず交感神経終末に再摂取されるか血中へ流出する．

※グレイ（Gy）は吸収線量．シーベルト（Sv）は等価線量（実効線量）．医用放射線（X線やγ線）では全身照射の場合，吸収線量

≒等価線量. 被曝線量は, 胸部 X 線 0.3 mSv, 胃透視 約 5 mSv, CT 5〜20 mSv, 心カテ(皮膚線量) 1,000〜3,000 mSv, 自然放射線 約 2 mSv／年. ベクレル(Bq)は放射性物質が放射線を出す能力をいい, 1 Bq は 1 秒間の崩壊原子個数, M(メガ)は 10 の 6 乗(100 万倍).

2 検査の種類

1) 心筋血流シンチ

塩化タリウム(^{201}TlCl)とテクネシウム(^{99m}Tc-tetrofosmin または ^{99m}Tc-sestamibi)を使用する. ^{201}Tl が汎用されていたが, 放射線被曝の少ない点で ^{99m}Tc が推奨される. 負荷には, 運動(トレッドミル, エルゴメーター)と薬物(アデノシン持続点滴)がある. 患者や目的に応じて選択するが, 運動負荷が原則である. viability は, 再分布のある ^{201}Tl なら初回静注後 3〜4 時間(厳密には 24 時間後), 再分布のない ^{99m}Tc なら 2 回目静注後 30 分〜1 時間で評価する.

2) 心臓交感神経機能シンチ

ノルアドレナリン類似構造の MIBG(metaiodobenzylguanidine)に標識した ^{123}I-MIBG を使用. 静注 15 分後に早期像, 3〜4 時間後に後期像を撮像(planar 正面像と SPECT)する. planar 正面像から H/M 比*, WR(washout rate, 洗い出し率)と SPECT から局所の MIBG 取り込み異常を評価する.

*H/M 比(心／縦隔比): 心臓(H)と上縦隔(M)の関心領域(ROI)から平均 count から H/M 比を算出する. 正常値は早期像 2.34±0.36, 後期像(3 時間) 2.49±0.40, washout rate(WR) 21〜30%.

3 検査施行時の注意点

1) 内服薬の影響

運動負荷で β 遮断薬や Ca 拮抗薬服用は心拍数上昇が不十分で有意狭窄の判定が不正確になる. β 遮断薬では 48 時間, Ca 拮抗薬や硝酸薬では 12〜24 時間以上の休薬が必要. 薬物負荷では, 検査 12 時間前からカフェインやテオフィリン製剤を中止する. これらは負荷薬剤(adenosine, ATP, dipyridamole)と拮抗し, 偽陰性を生じる. MIBG の場合, MIBG 集積を抑制する labetalol, reserpine, 三環系抗うつ薬に注意する.

2) 負荷検査時の注意点（ガイドライン参照[2]）

不安定狭心症や大動脈瘤患者には運動負荷は避けるべきである．運動負荷での負荷量が十分か否かは目標心拍数（最大心拍数の85％）が目安である．左脚ブロック例は，運動で偽陽性になるので薬物負荷がよい．

3) アイソトープの注射漏れ

特に負荷心筋血流シンチでは虚血の判定ができなくなるため避けなければならない．血管外への漏れがなくても静脈壁内にアイソトープが付着することがある．投与後の生理食塩水フラッシュは重要である．

4 心筋 SPECT の読影

1) 正常 SPECT 像

planar 像から集積欠損，心筋肥厚，肺と肝臓の集積を確認し，アーティファクトを除外する．右室の描画，肺の取り込み増加も planar 像で評価できる．心筋 SPECT 像は，垂直長軸，水平長軸，短軸の各断層像を再構成する（図1）．短軸断層像の中隔基部は弁口部を切るため欠損に見えることが多い．前乳頭筋や後乳頭筋が hot spot に見える症例もある．

2) 標準セグメントとスコア化

心エコーと共通評価できる 17 セグメントモデル（図2）が汎用

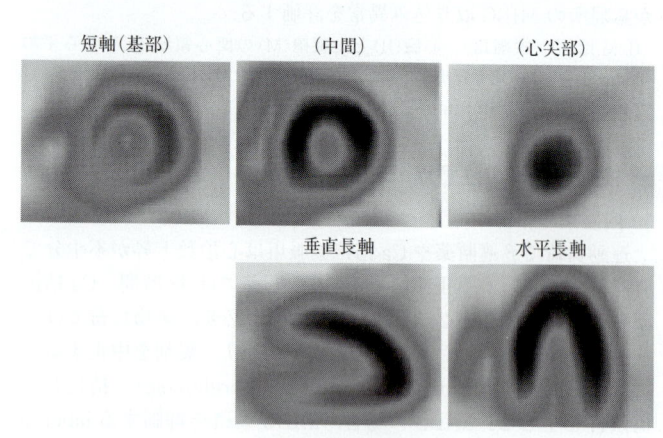

短軸（基部）　　　（中間）　　　（心尖部）

垂直長軸　　　水平長軸

図1　心筋 SPECT 像（一部）

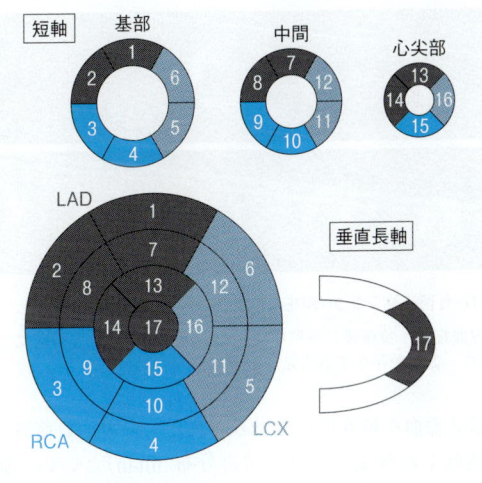

図2 17 segment model

されている．冠動脈との対応は個人差が大きく，境界領域では総合判定が必要である．血流低下の程度は，0～4点(0正常，1軽度低下，2中等度低下，3高度低下，4欠損)の5段階に分類する．低下の程度を広さと強さで表すことができる．各セグメントのスコアの合計，summed stress score(SSS)，summed rest score(SRS)，summed difference score(SDS)を半定量指標として，治療評価，予後評価，患者間比較を行う．

3) 虚血評価

運動負荷で心拍数と血圧が上がると酸素需要量が増加する．正常冠動脈は拡張し冠血流量が増加するが，高度狭窄部位は十分拡張できない．冠血流量の差が大きくなり，欠損像となる(図3)．薬物負荷では心拍数，血圧は上がらず酸素需要量増大はない．冠血管拡張の程度差が欠損像となる．負荷時欠損が安静時正常になることを，^{201}Tl では"再分布"，再分布のない ^{99m}Tc は"fill-in"という．欠損像が正常化すれば完全再分布(fill-in)といい(図3)，誘発虚血を意味する[*]．典型例は狭心症．負荷時と安静時の欠損像に差がなければ，固定性欠損といい，典型例は心筋梗塞．両者の中間，すなわち欠損の程度が軽くなるか範囲が狭くなる場合は，不完全再分布(fill-in)や部分的再分布(fill-in)などと表現し，

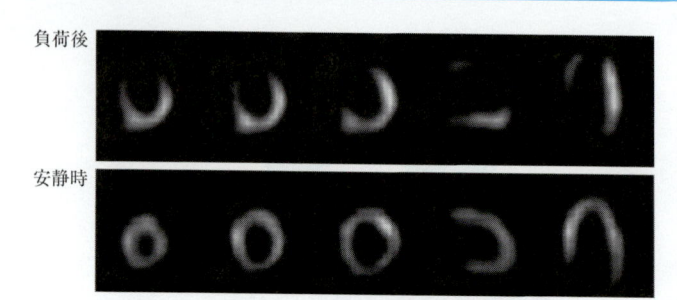

図3 ^{99m}Tc 負荷心筋シンチ(SPECT像)

LADの虚血症例．負荷後に前壁中隔，心尖部に欠損像，安静時に"完全 fill-in"を認め，虚血が存在する所見．

梗塞＋誘発虚血や梗塞周辺部でみられる．一方，負荷時より安静時の集積低下が強くなれば，逆再分布(fill-in)といい，血行再建後や再灌流後の責任血管領域にみられる．正常心筋と障害心筋の混在状態が原因であるが，原因不明の場合もある．冠疾患の疑いが低い患者の小範囲逆再分布は多くがアーティファクトである．負荷心筋血流シンチは心事故予測に有用で，正常結果ならば心事故発生率は健常人同等で年間1％以下である．虚血領域が広いほど心事故発生率は高くなる．

＊運動負荷の欠損を心筋虚血(ischemic myocardium)，薬物負荷の欠損を誘発性心筋虚血(jeopardized myocardium)と区別することがある．

4) 心筋 viability の評価

高度虚血では ^{201}Tl 再分布が遅れ，24時間後に再分布を示すことがある．早期像，後期像とも％uptake＊≧50％ならば viability (＋)と判定する．^{99m}Tc 投与前の ISDN 投与が検出能向上に有用という報告もある．心電図同期 SPECT(gated SPECT)の利点は血流と心室機能を同時に評価可能な点である．減弱 artifact なども壁運動を加えることで真の異常と鑑別できる．さまざまな解析法があるが，再構成から画像処理までを一括評価するソフトウェア，例えば QGS(quantitative gated SPECT)が普及している．QGS では，血流，壁運動，壁厚増加率，駆出分画，容積曲線の情報を得ることができる．

＊最高 count 部位を100％とし，その何％の count があるか．

5) 慢性心不全の重症度と予後予測

心臓交感神経機能シンチで H/M 比と WR を評価する．H/M 比は交感神経終末へ摂取された MIBG を表し，WR は MIBG の血中への流出速度を表す．慢性心不全の重症度に応じて心臓交感神経機能に異常をきたす．重症なほど H/M 比が低く，WR は高値になる．

〔中里　良〕

● 文献

1) 中田智明，他：負荷心筋シンチグラフィに関する安全指針　WG 報告 (2013 年 4 月改訂) 心臓核医学：16：1-7，2013
2) 循環器病ガイドライン：心臓核医学検査 (2010 改訂版) 2010, http://www.j-circ.or.jp/guideline/index.htm, 1-87
3) Klocke FJ, et al: Circulation 108: 1404-1418, 2003 (PMID: 12975245)

6 CT 検査 computed tomography testing

狭心症，大動脈解離，大動脈瘤，肺動脈血栓塞栓症では重要な検査である．検出器の多列化(multi-detector CT；MDCT)により体軸方向への解像度がよくなり，三次元画像が作成できる．また，ガントリーの回転速度が上がり時間分解能がよくなり，拍動している心臓にも応用される．

● 心臓CT(冠動脈CT)検査でわかること

①冠動脈の狭窄度やプラークの評価
②大動脈解離，大動脈瘤の診断，治療経過観察
③肺動脈血栓塞栓症の診断，治療経過観察

心臓CTの検査数は増加しており，信頼性の高い検査と結果を担保するための指標の確立が必要である．society of cardiovascular computed tomography(SCCT)から心臓CT(冠動脈CT)検査のためのガイドラインと，読影と報告書のためのガイドラインが発表されている[1, 2]．心臓CTに関しては十分教育を受けた医師が施行し読影するのが望ましい．読影と報告書に関するガイドラインは近年アップデートされた[3]．

大動脈解離や大動脈瘤を中心とする大動脈疾患の診断には，画像診断が重要な役割を果たす．大動脈疾患の画像診断法には，単純X線写真，CT，MRI，超音波，血管造影などがある．CTは確定診断，治療方針決定，経過観察などにおいて中心的役割を果たしている．

1 CT撮影方法

1) 心臓CT

心臓CT装置は，管回転球速度400 msec未満で，32列以上の検出器を備えたシステムが推奨される．検出器の素子幅は0.75 mm以下とすべきである．造影剤の急速注入が可能なデュアルヘッド型自動注入器が推奨される．禁忌でない限り，検査時の心拍数を低下させる目的でβ遮断薬を，冠動脈を拡張させて画質を向上させる目的で硝酸薬を投与すべきである．スキャン開始

前に，呼吸停止の練習を行う必要がある．呼吸停止が不十分または不可能な場合は，スキャンを施行すべきではない．心臓CT検査の造影剤使用方法は標準化されていない．各々の施設の装置に適する検査プロトコールを作成する必要がある．非造影検査（冠動脈カルシウムスキャン）は多くの施設で通常行われているが，冠動脈カルシウムスコアリングは全例に必須というわけではない．

2) 大動脈疾患

大動脈解離や大動脈瘤のCTでは，単純CT，造影早期相の撮像を必須とし，症例に応じて造影剤後期相を追加する．単純CTでは，壁の石灰化の程度，内側偏位の有無に加えて，偽腔閉塞型解離における壁内血腫の認識，大動脈瘤の切迫破裂を疑わせる壁在血栓内の高濃度域などの評価に有用である．造影では，肘静脈から非イオン性造影剤を自動注入器で注入しながら，dynamic CTで全大動脈の良好な造影早期相の撮像を行うことを原則とする．造影剤の総量は100 mL以内で十分であり，撮影時間によって加減する．

MDCTでは，1 mm以下の薄いスライス厚で高速かつ広範囲の撮影が可能であり，横断像に加えて，得られたボリュームデータからvolume rendering(VR)，multi-planar reformation(MPR)などの画像を再構成することにより，三次元的な情報が得られる（図1）．心臓CTでは，心拍動に伴うアーチファクトのない画像再構成のために，適切な心位相の画像を選択することは極めて重要である．

2 検査施行時の注意点

①造影剤を使用するため，腎機能に注意が必要である．特に高齢者や糖尿病患者では必ず事前に腎機能をチェックする．造影剤アレルギーの既往のチェックも忘れてはいけない．造影剤の副作用としてはアレルギー反応以外に，造影剤腎症がある．造影剤腎症の定義は，造影剤投与後2〜3日以内の0.5 mg/dLもしくは25％以上の血清クレアチニン上昇である．血清クレアチニンの上昇は，しばしば死亡を含めた重篤な臨床結果に関連する．検査前の説明を十分に行い，承諾を得たうえで行う．心房細動や期外収縮が頻発する場合には難しくなる．

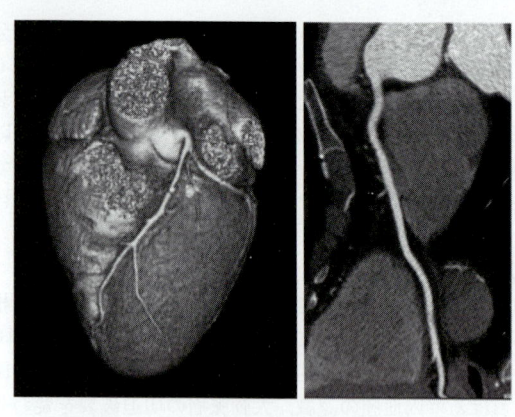

図1 冠動脈CTのVR像(左)とMPR像(右)

②現状ではALARA*のルールに従い放射線被曝を最小限に抑えることが推奨されている．使用するCT装置や撮影プロトコールにより異なるが，近年ではMDCTによる冠動脈造影はカテーテルによる冠動脈造影よりも被曝量が少ない．

*ALARA(アララ)：as low as reasonably achievable(合理的に可能な限り低く)．1977年勧告で示した放射線防護の原則概念．

3 読影とその評価

1) 心臓CT

心臓CTと侵襲的冠動脈造影には類似点と相違点がある．侵襲的冠動脈造影は二次元投影画像であるが，CTは三次元ボリューム画像であり，低吸収域(プラーク，心筋，心臓周囲脂肪など)の描出が可能である．心臓CTを用いることで侵襲的冠動脈造影と同様の狭窄度の判定のみならずプラークの有無や性状についても知ることができる．心臓CTには，心筋，心膜，弁の形態と機能，大動脈および肺血管構造の詳細など，冠動脈以外の情報も含まれている．このような幅広い情報を理解するには，体系的なアプローチが必要である．心臓CTを十分に読影・理解するためには①冠動脈および心臓の性状解剖，②冠動脈硬化および先天異常などの病態生理，③造影/非造影心臓CTにおける冠動脈および心臓病変の特徴，④CTの技術的側面の理解および限界，⑤ワー

クステーションの使用法，⑥得られた画像の問題と解決法，を熟知しておく必要がある．

心臓の動き，石灰化や金属によるアーチファクト，画像ノイズ，造影効果不良などにより検査の質が低下し，冠動脈狭窄に類似した画像や狭窄が不明になる恐れがある．米国心臓病学会による冠動脈区域分類にわずかな修正を加えたものが心臓CTに使用されている．詳細はガイドラインを参考されたい[2]．冠動脈の狭窄度とプラークの有無，性状は分けて報告すべきである．冠動脈の狭窄重症度の定量評価は推奨されておらず，下記のグレード分類による定性評価（半定量評価）が推奨されている．

グレード分類	評価内容
0：正常	プラーク，内腔狭窄ともに認めない
1：軽微狭窄	25％未満の狭窄を伴うプラーク
2：軽度狭窄	25〜49％の狭窄
3：中等度狭窄	50〜69％の狭窄
4：重度狭窄	70〜99％の狭窄
5：閉塞	完全閉塞

造影剤の注入方法や撮像タイミングが侵襲的冠動脈造影と大きく異なるため，血管造影で側副血行路が明らかでない場合にも心臓CTでは閉塞部位の遠位側に造影効果を認める場合があることを理解しておくべきである．完全閉塞した区域内の石灰化情報は，経皮的冠動脈インターベンションを成功させるための有用な情報となる．冠動脈バイパスグラフトの評価における心臓CTの診断能は高い．ステント開存については多くの場合，評価可能であるが，ステント内狭窄の評価はステント径，種類，素材，ストラット形状などにより大きく左右されるため注意が必要である．冠動脈以外の心臓の所見としては，心室・心房の肥大，拡張，菲薄化，造影効果不良，腫瘤および先天異常がないかどうか評価すべきである．

2) 大動脈解離，大動脈瘤

大動脈瘤の大きさや範囲，壁在血栓，大動脈壁の石灰化を知ることができる．DeBakey Ⅰ型とⅡ型，Stanford A型は緊急手術が選択されることが多い．偽腔開存型大動脈解離では，剥離内膜により分割された2腔の存在が認められる．偽腔の特徴として，

真腔と比べて血栓を有することが多く,腔自体も大きいことが挙げられる.解離腔と大動脈分枝との位置関係を把握することも重要である.血栓閉鎖型は偽腔開存型に比し予後良好だが,真腔から偽腔に向けて交通口の残存を示す造影剤の小突出像が認められることがあるが,瘤化や再解離,出血をきたすこともある.心臓後部のアーチファクトを剥離内膜と誤ることがあるので注意が必要である.剥離内膜が薄い例では検出できずに false negative になることもある.大動脈外縁の脂肪層を剥離内膜と間違える場合や通常の大動脈瘤の血栓表面の石灰化を偏位した剥離内膜と間違える場合があるので注意が必要である.

3) 肺動脈血栓塞栓症

肺動脈の血栓をとらえることで診断が可能である.肺換気血流シンチグラフィより診断精度が高く,疑った場合には CT が第一選択の検査となる.

4) 閉塞性動脈硬化症

下肢閉塞性動脈硬化症でも MDCT による血管造影が診断に用いられる.

〔中里 良〕

● 文献

1) Abbara S, et al: J Cardiovasc Comput Tomogr 3: 190-204, 2009 (PMID: 19409872)
2) Raff GL, et al: J Cardiovasc Comput Tomogr 3: 122-136, 2009 (PMID: 19272853)
3) Leipsic J, et al: J Cardiovasc Comput Tomogr 8: 342-358, 2014 (PMID: 25301040)

7 心臓 MRI

　心臓 MRI 検査は虚血性心疾患に対して高い診断精度をもつことが大規模前向き試験で示され，その有用性が広く認識されるようになった．虚血性心疾患の標準的検査法としての運用が望まれる．急性心筋梗塞では，PCI 後 7〜10 日後の評価が治療後の機能回復の予測に有用[1, 2]．慢性期では，追加再灌流に対する機能回復の予測に有用[3, 4]．

1 撮影法

　MRI は撮影法によりさまざまな病態をとらえることが可能である．虚血性心疾患ではシネ MRI による心機能評価，遅延造影 MRI による梗塞範囲・深達度の評価，T2 強調画像による浮腫・area at risk の評価，薬物負荷パーフュージョンによる虚血の評価を行う．

1) シネ MRI

　心電図同期下に balanced fast field echo(FFE)法（グラディエントエコー法による高速撮影法の一種）で撮影し，壁運動を評価する．左室短軸像に加えて二腔，三腔，四腔断像の撮影を行う．時間分解能は 50 msec 前後（1 心拍 20〜30 コマ程度）．短軸像の駆出率評価は，超音波検査と比較して高い再現性が利点で，最も信頼性の高い定量的心機能の評価法である．

2) 遅延造影 MRI(delayed enhanced cardiac MRI)

　造影剤投与後，15 分前後に撮影し，遅延相における壊死心筋への造影剤 pooling(delayed enhancement；DE)を同定する．正常心筋と壊死心筋との造影効果の差を強調するために，inversion recovery 法（反転回復法）*を用いて，正常心筋の造影効果を下げ相対的に造影効果を強調する．遅延造影 MRI では，梗塞巣の壊死心筋が造影効果により高信号を示す．虚血性心疾患に対する画像評価の中心的な役割を担っている．

* 通常の T1/T2 強調画像の磁場印加前に，反転磁場を加えることで水信号の消去(FLAIR 法)，脂肪消去(STIR 法)などが可能になる手法．

3）T2 強調画像

心腔内血流信号，心臓周囲脂肪の信号を抑制した black-blood 脂肪抑制 T2 強調画像が用いられる．急性期の浮腫性変化を反映して心筋が高信号を示す．急性と陳旧性の鑑別に役立つ．

4）薬物負荷心筋パーフュージョン

造影剤を急速静注後，短時間ごと（通常 2 心拍に 1 撮影）のダイナミック撮影を行う．心筋が造影される動脈相の造影効果の変化をとらえ，心筋血流灌流を評価する．虚血域は造影の遅延あるいは欠損像として描出される．ATP や dipyridamole を用いた薬剤負荷を行い負荷時と安静時の造影効果の差をとらえることで，潜在的な虚血評価が可能．負荷心筋 RI と比較し空間分解能に優れ，有意狭窄の診断能は負荷心筋血流 SPECT と同等以上である[5]．

ピットフォールとして，造影剤通過時に内膜下に帯状の低信号を示す artifact（dark rim artifact）がある．dark rim artifact は，心腔内が最も造影される時相で出現し，負荷/安静時で変化がない点で虚血心筋の低信号部と判別できる．

2 心臓 MRI による虚血性心疾患の病態理解

心筋の灌流量低下が心筋の需要を超えても，即座に心筋壊死を生じるわけではない．虚血持続時間と心筋障害程度の相関が知られている．虚血性心疾患における一連の病態の変化が，各種画像診断の評価法とどのように関わるのかを認識することが重要である．MRI は予後予測に重要な不可逆性/可逆性病変の差をとらえることが可能であり，他の画像診断モダリティを凌駕している．

1）虚血心筋における病態と各種撮影法

虚血が生じてから不可逆性の変化が生じるまで，一連の変化が生じるが，MRI は以下の病態の評価が可能である．①拡張能・収縮能低下（シネ MRI による壁運動評価），②可逆的心筋ダメージによる狭心症（負荷心筋パーフュージョンによる虚血評価，T2 強調画像における area at risk 評価），③不可逆的心筋ダメージによる viability 喪失．内膜下梗塞から貫壁性梗塞へ（遅延造影による壁深達度の評価），④ microvascular obstruction（MVO）による高度障害．

2) 遅延造影 MRI による壁深達度の評価

不可逆期にはいると，遅延造影の示す壁深達度の程度に相関し心筋 viability が低下する．高い分解能があり内膜下梗塞の明瞭な描出が可能．遅延造影 MRI は 50％以下の内膜下梗塞の同定感度が核医学検査と比較して高い[1]．壁深達度 25％の内膜下梗塞では，RI の感度 20％に対し，DE の感度は 90％である[6]．急性心筋梗塞では PCI 再灌流後の梗塞心筋における viability 残存の評価が，以後の機能回復の予測に有用で，慢性期では血行再建の適応を判断する検査として臨床的意義が高い．

3) area at risk（リスク領域）の評価

area at risk は虚血下でも梗塞に陥らなかった領域である[7]．遅延造影を示す梗塞部周辺に，虚血による壁内浮腫を反映し，black-blood 脂肪抑制 T2 強調画像において高信号域として描出される．この領域に壁運動の異常が認められる場合には気絶心筋に相当し，遠隔期の機能回復が望める領域であることがわかる．

4) microvascular obstruction

長時間の阻血にされた梗塞心筋では，毛細血管網の破綻が生じ，その後のカテーテル再灌流療法によって血流が再開しても，組織血流が再開しない no-reflow 現象が生じる．MRI においてはこの毛細血管網の破綻した領域は microvascular obstruction（MVO）領域として描出される．MVO は，梗塞周辺部のみが造影され，その中心にコア状の非造影域として描出される．再灌流後の MVO の存在は，その後の心機能回復の予後不良を示唆する重要な所見と報告されている[8]．

3 各種適応における心臓 MRI 評価

急性心筋梗塞と慢性期梗塞は，基本的病態は同じ疾患だが，評価事項や目的が異なることに留意する．

1) 急性心筋梗塞に対する PCI 後評価

急性心筋梗塞に対する心臓 MRI のタスクは，急性心筋梗塞発症時の病変の程度と広がりの評価，冠動脈造影検査で診断，治療された責任血管と急性心筋梗塞病変との一致の確認，再灌流療法後の心筋 viability 残存の評価と以後の機能回復の予測である．

心筋梗塞巣は，該当する冠動脈責任血管に一致した区域性の遅延造影域として描出される．急性期では浮腫性の変化を反映し脂

肪抑制 T2 強調画像にて高信号を示すため,急性心筋梗塞巣と陳旧性梗塞巣との区別に役立つ.

PCI 再灌流療法後の予後予測では,遅延造影にて示される梗塞の壁深達度,サイズおよび MO の存在の有無と広がりが重要[9].遅延造影 MRI における transmural extent が 0 % の深達度で 77 %,1〜25 % で 67 %,26〜50 % で 56 %,51〜75 % で 35 %,75〜100 % で 4.7 % の患者に PCI 遠隔期の壁運動改善が認められたと報告されている[1].

2) 急性期から慢性期にかけての造影範囲

特に梗塞後 1 週間まで大きく造影域が縮小する.また非梗塞心筋の厚みも変化することで,梗塞心筋 / 非拘束心筋の割合が変化していく.陳旧性心筋梗塞に対する待期的 CABG 術前評価に際しては,各区域における梗塞の壁深達度と CABG 再灌流療法後の壁運動改善には高い関連性があり,術後の予後予測として重要な指標.急性梗塞と陳旧性梗塞の viability 評価においては,50 % 以下の内膜下梗塞では両者に大きな差はあまり見られないが,急性心筋梗塞では transmural extent が 51〜75 % の重傷病変でも,35 % の患者で心機能の改善が見られるにもかかわらず,陳旧性では心機能改善が有意に低く,評価に留意が必要.transmural extent が 0 % の区域では 78 %,1〜25 % の領域で 60 %,25〜50 % で 42 % の CABG 後機能回復が見られたのに対し,50 % を超える領域は機能回復の可能性は低く 51〜75 % で 10 %,76〜100 % では 1.7 % のみ[2].

3) 狭心症に対する評価

虚血の有無の評価は,急性期以後の治療方針を決定する重要な項目である.負荷心筋血流シンチと比較して,負荷心筋パーフュージョン MRI は虚血の診断能が高く,多枝病変の検出にも優れる.負荷心筋パーフュージョン MRI で同定された虚血群は,非虚血群と比較して有意に心事故発生率が高く,治療適応の根拠として有用である.

(植田琢也)

● **文献**

1) Choi KM, et al: Circulation 104: 1101-1107, 2001 (PMID: 11535563)
2) Kim RJ, et al: N Engl J Med 343: 1445-1453, 2000 (PMID: 11078769)
3) Greenwood JP, et al: Lancet 379: 453-460, 2012 (PMID: 22196944)
4) Lund GK, et al: Radiology 245: 95-102, 2007 (PMID: 17885184)
5) Sakuma H, et al: Am J Roentgenol 185: 95-102, 2005 (PMID: 15972407)
6) Wagner A, et al: Lancet 361: 374-379, 2003 (PMID: 12573373)
7) Friedrich MG, et al: J Am Coll Cardiol 51: 1581-1587, 2008 (PMID: 18420102)
8) Nijveldt R, et al: Radiology 250: 363-370, 2009 (PMID: 19164698)
9) Baks T, et al: J Am Coll Cardiol 47: 40-44, 2006 (PMID: 16386662)

8 冠動脈造影，左室造影

A 冠動脈造影，左室造影

冠動脈造影(CAG)や左室造影(LVG)は，心疾患全般に必要な基本手技である．確実な技術を身につけておきたい．合併症を起こさないための操作技術の習得と工夫が必要である．

1 適応

> 冠動脈病変・弁の狭窄や逆流・心内シャントなどの定量評価
> 心筋生検，薬物負荷試験

- 心機能，腎機能，貧血，全身状態を考慮して行うことが重要．
- 侵襲的検査であり，あまり安易に行うべきではない．次に行う治療戦略と緊急性を常に考えて行うようにしたい．

2 合併症

検査器具や薬剤などの進歩により昔よりは安全になったが，より高リスク患者に行うようになっており全体として合併症の頻度はあまり低下していないことを銘記すべきであり，事前の丁寧な説明が大切である．時には「しない」という選択肢もあり得る．
- 死亡・心筋梗塞：左心カテに伴う死亡合併症の頻度は，診断カテ 0.02〜0.05 %，待機的 PCI 1997 年 0.4 % → 2006 年 0.2 %(0.1〜0.3%)，緊急 PCI 1.4%程度である．Q 波心筋梗塞の合併は待機的 PCI 1997 年 1.8%→ 0.3〜0.4%である．
- その他：出血，心大血管・末梢血管損傷，不整脈，腎障害，心不全増悪，脳塞栓，造影剤アレルギーなど．
- 造影剤アレルギー(日本医放会誌 65：300-301, 2005)：非イオン性造影剤の重度副作用 1/2.5 万，死亡 1/40 万．ガドリニウム造影剤の重度副作用約 1/1.9 万，死亡例約 1/83 万．

3 アクセス（動脈穿刺）部位

(1) **橈骨動脈**：出血リスクが低く早期離床が可能．当院では左橈骨動脈穿刺が多い（右を選択する施設も多い）．小柄女性や高齢者は spasm や血管蛇行のため安全に行うことができない場合がある．慢性期の橈骨動脈閉塞率は数%（3〜6%）である．

● アレン試験（Allen's test）：陽性を確認する

橈骨・尺骨動脈を手首で強く圧迫し血流を遮断する．その状態でグー・パーを10回繰り返す．手掌が白くなったら尺骨側のみ圧迫を解除する．数秒以内に親指側手掌の赤みが回復すれば「陽性」と判定する．手掌血流の二重支配が確認できる．

(2) **大腿動脈**：以前は主流であったが出血リスクや床上安静が必要であり，待機的 CAG では減少した．しかし循環動態が不安定な場合，細い橈骨動脈が予想（高齢者，小柄な女性）される場合は躊躇せず大腿動脈穿刺を選択すべきである．穿刺目標は大腿骨頭の上半分を狙う．静脈（V），動脈（A），神経（N）の走行上の注意は大腿内側から V-A-N の順である．

(3) **上腕動脈**：橈骨動脈穿刺の普及前によく行われていた．神経損傷，動静脈瘻，仮性動脈瘤など穿刺部位の合併症発生率が高く使用頻度が減少．橈骨動脈や大腿動脈が使用不可能な場合は上腕動脈を使用せざるを得ない．慎重な穿刺を心掛ける．

4 シース，カテーテルサイズの選択（図1）

4 Fr か 5 Fr を選択．5 Fr を使用する施設が多い．ST 上昇型 AMI 時には早期再灌流のため最初から 6 Fr シースを選択する．

5 カテーテルの種類

(1) **Judkins カテーテル（JL, JR）**：最も頻用されるカテーテル（size 3.5〜5.0）．4.0 が標準．大動脈径が大きい場合（大動脈弁輪拡大など）は 4.5〜5.0 を選択する．

(2) **両冠動脈用カテーテル（BR4 など）**：1本で左右両方の冠動脈造影ができる便利なカテーテル．Judkins カテに比べて若干技術が必要であるが，カテ交換不要で時間短縮に有用である．

(3) **Amplatz カテーテル（AL1, AR2 など）**：冠動脈の異所性開口時に有効．AL は左右の冠動脈に engage 可能．AL 型カテを

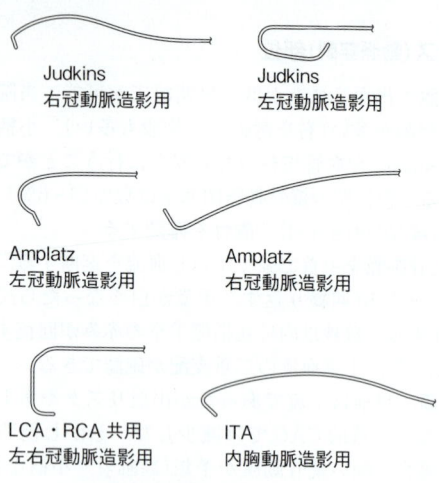

図1 各種カテの先端形状

Judkins 右冠動脈造影用
Judkins 左冠動脈造影用
Amplatz 左冠動脈造影用
Amplatz 右冠動脈造影用
LCA・RCA 共用 左右冠動脈造影用
ITA 内胸動脈造影用

（フクダ造影カテーテル添付文書を転載）

冠動脈から引き抜くと，素直に抜ける場合と奥に入り込む場合がある．奥に入る場合はカテを押しカテ先を入口部から外し，回転させるとよい．

(4) **マルチパーパス（MP1 など）**：左右冠動脈だけでなく左室造影にも使用できる all-in-one カテーテル．バイパス造影時にも有効．便利であるが engage するのに技術が必要．

(5) **pig tail カテーテル**：主に LVG や大動脈造影に使用される．LVG 時，先端が腱索に trap されていないことを確認する．

6 カテーテルの基本操作と心カテ時の注意

(1) **カテ先操作**：基本操作は押すか引くか，（右か左に）回すかである．しかし実際には右に回しながら押すか，左回しで引くかである．カテ先操作は直線的な動作と回転を別々に行うイメージではない．圧波形を常に確認し，急に圧波形が消失した場合，kinking（捻れ）を考え，逆方向にカテを回して戻す．カテ先端でなく途中の捻れにも注意する．強引で急激なカテ操作は厳禁である．ガイドワイヤーを入れてのカテ操作は圧モニターができないので特に注意する．フラッシュやエア抜

き時にカテ先端がフリーであることを意識して確認する．

(1)-a 右 Judkins(JR)カテによる右冠動脈挿入のコツ

JRのカテは次の3段階をイメージして操作する．①先端を大動脈弁尖から半椎体程度引上げ，カテのたわみを伸ばす．②時計方向回転にトルクを駆けると自然にカテ先端が下に落ちる，③そこから少しカテを持ち上げるように引っ張りながら緩徐に回転トルクをかけると右冠動脈を捉えることができる．

(1)-b 左 Judkins(JL)カテによる左冠動脈挿入のコツ

JLのカテは次の2段階をイメージして操作する．①カテ先端が左冠動脈洞内にあることを確認する．②反時計方向回転にトルクを駆けるとカテ先端が後側に移動する．ゆっくり持ち上げ調整しながら左冠動脈に挿入する．時計方向回転でカテ先は進み，反時計方向回転で後退する．

(2) ガイドワイヤー(GW)操作：血管損傷予防のため絶対に無理に押さない．GWが入らない場合，必ずGWを引いて角度をかえて再びゆっくり進める．また先端が目標血管以外に迷入しないように注意する．特にGWを大動脈弁底部で反転させる場合に冠動脈に入らないように注意する．

(3) 圧モニターの常時監視：特に助手は注意を払うよう心掛ける．圧波形が急に消失した場合，kinking，冠動脈や他の小血管へのwedge，血管壁に先端が強く当たっているなどを考える．この状態でフラッシュしたり，強く造影すると血管を損傷しやすい．

(4) 透視時間や造影剤使用量の節約：注視時以外にも透視を続けたり，必要以上にテストショットを繰り返すのは修正が可能である．

(5) 周囲への配慮：術者は総監督であり，患者の安全を確保し，無事に心カテを終らせる最終責任者である．透視や撮影の際にスタッフの放射線防護対策にも気を配る必要がある．

7 撮像方法

・**撮像方向の略語**：LAO 左前斜位，RAO 右前斜位，AP 正面，CRA 頭側，CAU 尾側，spider 尾側＋左前斜位．

(1) 右冠動脈(RCA)：近位部…LAO 30°，中間部…RAO 30°，末梢…LAO 10〜20° CRA 30°，LADへの側副血行路…RAO 30°

(2) **前下行枝(LAD)**：全体像…LAO 35〜45° CRA 25°，近位〜中間…RAO 30° CRA 30°，中間〜末梢…AP CRA 30°
(3) **回旋枝(LCX)**：近位〜中間…RAO 30° CAU 30°，中間〜末梢…AP CAU 30°，LMTと近位部…LAO 35〜45° CAU 25°（spider）
(4) **左室造影**：前壁，心尖，後壁…RAO 30°，中隔，側壁…LAO 60°

8 読影(冠動脈評価)：狭窄部位と狭窄度の診断(AHA分類)

(1) **狭窄部位**：AHAセグメント ＃1〜＃15で表記（例えばLMT→＃5）
(2) **狭窄度**：0〜50％：軽度狭窄，50〜75％：中等度狭窄，75〜90％：有意狭窄，90〜99％：高度有意狭窄，100％：完全閉塞
(3) **側副血行路(collateral channel)** ☞ p469
(4) **血行再建の必要性を評価**：有意狭窄でも血行再建が絶対必要とは限らない．心筋虚血（症状，心電図，RI，MRI，FFR）があれば血行再建の適応となる．緊急時，多枝病変の場合原則，責任病変のみを治療する．

9 心カテ後の止血

(1) **大腿動脈穿刺**：シース抜去前に圧痛の有無を確認し，必要なら局麻剤を追加する．最初の3分は強く穿刺部（皮膚でなく血管の穿刺部位）をピンポイントで圧迫止血する．次の10分は拍動を感じながら常に同じ圧力で圧迫止血を続ける(8 Frより太いカテや動脈硬化が高度な場合15分に延長)．その後，小瓶（造影剤の空瓶など）を弾性包帯で固定し，圧迫止血を継続する．逆説的であるが完全な止血を確認しないことが重要．砂嚢による圧迫は無効．止血が完全でなければ，再度繰り返す．
(2) **橈骨動脈穿刺**：動脈閉塞を減らすような止血を工夫することがポイントである．強く短い止血ではなく，緩い長めの止血を心掛ける．

（三橋弘嗣）

B Swan-Ganzカテーテル(SGカテーテル)

SGカテーテルはエドワーズライフサイエンス社の商品名で、肺動脈カテーテルや右心カテーテルとほぼ同義. 血行動態の把握に有用であるが、合併症や測定誤差の問題があり注意が必要. ここでは先天性心疾患で特に注意すべきことを解説する.

1 最近のSGカテーテル(肺動脈カテーテルPAC)の適応

- 高リスク心疾患患者でもルーティンの使用は適応でない
- 血行動態が変化しやすい重症患者や薬効評価のモニタリング
  心原性ショック、重症慢性心不全、肺高血圧症、Pseudosepsis症候群、輸液速度や量の調節
- 体心室が右室の患者
- 心臓移植前の検査

PAC未使用群より使用群で死亡率が高いという報告(1996年Connors)以降、合併症リスクの増加や予後を改善しないという報告が相次ぎ、1990年代後半から使用頻度は減少した[1]. 現在ではルーティンな使用(術後など)は非適応とされ、ショック、肺高血圧、体心室右室、重症慢性心不全などが適応[2].

CT, MRIの有用性が形態診断はもちろん、機能評価でも認められている. カテーテル検査の優れている点は、肺血管内圧、血管抵抗、心係数、短絡量などの正確な評価(特に術前評価)とカテーテル治療や電気生理検査などを同時に施行可能な点である.

2 SGカテーテルの禁忌(添付文書から抜粋)

- 再滅菌・再使用の禁止.
- カテーテル留置的にMRIを行うとカテーテルが溶融する危険があるので施行しない.
- 右左心内シャントや肺内シャントがある場合、バルーン膨張に空気を使用しないこと. 炭酸ガスは血液中に速やかに融解するので、バクテリアフィルターを通して使用する. 炭酸ガスはラテックス製バルーンから拡散するのでバルーン膨張後2〜3分後に萎んでしまうので要注意.
- ラテックス(天然ゴム)過敏症のある患者はメロン, 桃, 栗など

の果物と交差反応があり要注意.

3 SG カテーテル(標準タイプ)の基本構造(図1)

バルーンの膨張径は通常13 mm, 先端から30 cmに注入用側孔(日本人仕様は23 cm, 小児仕様は15 cm)がある. 先端から4 cmにサーミスター(温度センサー)があり, 側孔から冷水をbolus投与して心拍出量を測定(熱希釈法)する. カテ径は6〜7 Fr. 先端がS字状で大腿静脈からの挿入が容易なタイプ(S-Tip), 連続心拍出量や混合静脈血酸素飽和度測定, 短期ペーシング, 輸液などが可能ないろいろなタイプがある.

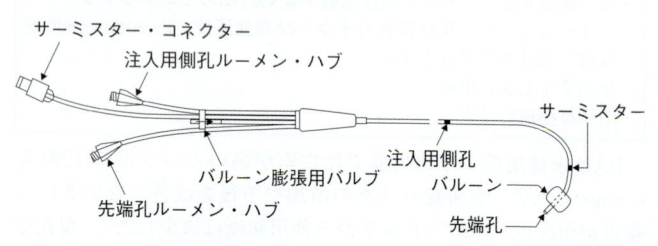

図1 SG カテーテル基本構造

(Edwards Lifesciences 添付文書)

4 SG カテーテルでわかること

先端孔位置の圧測定や採血が可能. 主な測定項目と正常値を示す.

圧測定(正常値) mmHg	圧以外の測定項目(正常値)
・RAP[*1] 2〜6, 平均圧<5	・心係数(CI) 2.4〜4.0 L/分/m²
・RVP[*2] 20〜30/0〜8	・体血管抵抗 700〜1,600 dyne・秒・cm⁻⁵
・PAP[*3] 20〜30/4〜12	・肺血管抵抗 20〜130 dyne・秒・cm⁻⁵
・PCWP[*4] 2〜14, 平均圧<15	・混合静脈血酸素飽和度(S_vO_2) 75%

[*1]右房圧, [*2]右室圧, [*3]肺動脈圧, [*4]肺動脈楔入圧.

● 先天性心疾患の右心カテ

①O_2飽和度測定のための採血, ②圧測定(各部位の血管内圧および引き抜き圧), ③造影を行う. 血行動態の把握には①②が

重要．正確な採血と測定を心がける．

5 SGカテで気をつけること

1) 合併症
(1) **穿刺・挿入に関連する合併症**：気胸，血腫，心室期外収縮，結び目形成，静脈スパスム(特に正中静脈からの挿入時)
(2) **バルーン位置・膨張に関連する合併症**：破裂(右 → 左短絡時に注意)，肺梗塞(1分以上の長時間膨張)，肺動脈破裂(バルーンの過膨張が原因)，先端が末梢過ぎるとびらん・喀血の原因
(3) **長期留置に伴う感染症(敗血症)誘発**：予防的には3日間程度でシースとともに交換，感染を疑う場合，抜去時先端を培養．

2) 計測誤差

計測時期と位置に注意する．圧測定は呼気終末で計測する．正確なPCWP計測は，肺底部(zone 3)で行う(図2)．PAがPaもしくはPvよりも高いzone 1, 2では肺胞圧からの圧排の影響を受ける．zone 3ではPaからPvが連続した液体円柱としてみなされ，この部位でwedgeすることで，左房圧が肺静脈と肺毛細血管床を介してカテーテルの先端に正確に伝わる．楔入状態での採血は酸素飽和度が高値となるので採血直前の圧波形でカテ位置を確認する．酸素飽和度はさまざまな要因で測定誤差が出る．矛盾するデータであれば再度採血を行う．

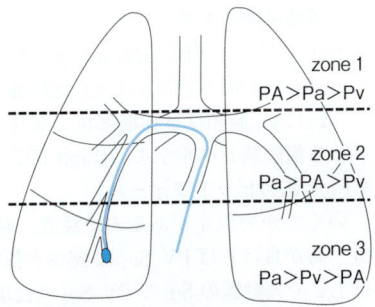

PA：肺胞圧，Pa：肺動脈圧，Pv：肺静脈圧

図2　肺循環の3区域

6 心拍出量(cardiac output；CO)の測定方法

測定方法と計算プロセスを理解し，計測結果を鵜呑みにしないで他の画像検査(心エコーなどのmodality)と矛盾がないか検証する．心拍出量の測定方法には，熱希釈法とFick法がある．

1) 熱希釈法

SG カテーテル側孔から冷水(生理食塩水やブドウ糖)を(5〜)10 mL 急速投与し,先端のサーミスタで測定した時間−温度曲線から心拍出量を計算する.短絡疾患や中等度以上の TR があると不正確になる.低心拍出患者(<2.5 L / 分)では,熱希釈法は Fick 法に比べ心拍出量を過大評価しやすい[3].

2) Fick 法

Fick の原理(下式)に基づいた測定方法である.

酸素消費量(VO_2)＝CO×動静脈酸素含量較差(Fick の原理)

変形すれば,CO(L / 分) = 酸素消費量 / 動静脈酸素含量較差
= [VO_2(mL / 分)/CaO_2−$CmvO_2$(mL/dL)] ×1/10(L/dL)
= VO_2/ [1.36×Hb×(動脈−混合静脈)O_2 sat/100] ×1/10

- [略語] 酸素 O_2, 含量 C, 飽和度 sat, 動脈 a, 混合静脈 mv.
- 運搬可能酸素量:1.36 mL/Hb 1 g(通常溶存酸素量は無視)
- O_2 含量(mL/dL)=1.36(mL/g)×Hb(g/dL)×O_2 飽和度(%)/100
- $SmvO_2$(%) = (3×SVC O_2 飽和度＋1×IVC O_2 飽和度)/4
- IVC O_2 飽和度は採取部位で変化する.通常は肝静脈血が入る横隔膜レベルがよい(high IVC).

● Fick 法のピットフォール

いくつかの仮定があるので注意.肺静脈血(PV)採取は通常困難.肺が良ければPV So_2 は98％と仮定する.右左短絡がなければLVや大動脈の So_2 でPV So_2 の代用可能.PVとLVや大動脈間で So_2 解離があれば肺の異常か右左短絡の存在を疑う.必要ならLVから micro カテを逆行性挿入しPVを採血する.安静時酸素消費量もカテ室で実測できればよいが通常困難である.La-Farge 式で推定することが多いが,誤差が生じる[4].Fick 法では,各計測値の値をどのように解釈するかを考えながら算出することが大切である.

- 低心拍出患者(<2.5 L / 分)では,熱希釈法は Fick 法と比較して心拍出量を過大評価しやすい[3].

7 短絡量の求め方(Fick 法)

1) 肺体血流比(Qp/Qs)

Fick 法を応用して Qp/Qs を算出する.

- Qs:体血流量(L / 分) = 心拍出量(L / 分)

- Qp:肺血流量(L/分) = 酸素消費量/肺動静脈酸素含量較差
  $= VO_2/(CpvO_2 - CaO_2) = VO_2/(CpvO_2 - CpaO_2) \times 1/10$
- Qp/Qs = 体動静脈血 O_2 含量較差/肺動静脈血 O_2 含量較差
  $= (CaO_2 - CmvO_2)/(CpvO_2 - CpaO_2)$
  $= (SaO_2 - SmvO_2)/(SpvO_2 - SpaO_2)$

2) 短絡量,短絡率の算出

短絡がある場合,酸素化された肺静脈血流量(有効肺血流量 QE)を考える.

- 左右短絡量 = $Qp - QE$,右左短絡量 = $Qs - QE$
- QE(L/分) = $VO_2/1.36 \times Hb \times (SpvO_2 - SmvO_2)/100 \times 10$

①左右短絡のみ ⇒ $Qs = QE$ であり,短絡量 = $Qp - Qs$
②両方向性短絡の時
  - 左右短絡量 = $Qp \times (SpaO_2 - SmvO_2)/(SpvO_2 - SmvO_2)$
  - 左右短絡率(%) = 左右短絡量/Qp
  - 右左短絡量 = $Qs \times (SpvO_2 - SaO_2)/(SpvO_2 - SmvO_2)$
  - 右左短絡率(%) = 右左短絡量/Qs

8 注意すべきポイント

1) Qp,Qs を計算する際の手順

- 短絡部位の把握:サンプルの O_2 飽和度の変化から判断.
- 短絡前後の酸素(O_2)飽和度を使用:短絡前後の O_2 飽和度変化を短絡量計算に利用する.PDA では O_2 step up 後の左右肺動脈末梢でのサンプルを PV O_2 飽和度として利用する.
- 肺静脈(PV)採血:心房中隔が開いていれば,PV または LA から直接採血する.なければ,PV 値を仮定する.肺の酸素化が良ければ PV O_2 飽和度を 98% と仮定.右左短絡の考えられない例では大動脈か左室の O_2 飽和度で代用可能.

2) 適切なサンプルの選択,特に混合静脈血(mv)

Qp や Qs を測定する場合,短絡がどの部位にあるかによって,計算式に使用する O_2 飽和度の部位が異なるため,心エコーの所見とも併せて,どの部位のサンプルを使用するか検討する.また,予期せぬ短絡が見つかる場合もある.一般的には短絡の前の心腔を選ぶ.例えば,VSD がある場合は,右心室で O_2 step up が見られるため,心室より前の心房で mv を得る必要がある.心房に短絡がなく,TR がないなら RA のサンプルでよい

が，TRが多い場合はRAのO₂飽和度も上昇している場合がある．その場合はSVCとIVCからmvを計算するが，IVCのサンプルを低めの位置でとるようにして，TRの影響を避ける．

3) 30%以上のO₂投与下では溶存酸素を計算式に含める

O₂含量 = 1.36 × Hb × O₂飽和度(%)/100 + 0.003 × O₂分圧

9 心房中隔欠損(ASD)における右心カテーテル検査のコツ

1) 採血部位

静脈洞型ASDや部分肺静脈還流異常除外のためSVC上下で採血する．右左短絡除外には(右上)PVで直接採血する．

2) 混合静脈血(mv)

ASDでは左右短絡血流がIVCに流れ，IVC O₂飽和度が高くなる．正常では腎静脈O₂飽和度＞肝静脈O₂飽和度．横隔膜レベルIVC(high IVC)が不自然に高ければlow IVCと比較する．高値ならば計算で得られるSmvO₂(%)(上述)を使用せずに，SVCのみをmvとして使用することもある．

3) 肺高血圧合併例

100% O₂をマスクないし人工呼吸器で5〜10分程度投与し，負荷前後の肺血管抵抗*を評価する．この場合，酸素含有量に溶存酸素(上述)を含めて計算する．

* 肺血管抵抗(PVR) = (平均PAP − PCWP)/Qp (Wood単位)

・Wood単位：圧(mmHg)/流量(L/分)，小児科領域で多用．
・CGS単位(メートル単位)：dyne・秒・cm⁻⁵，Wood単位×80

(白井丈晶)

● 文献

1) Wiener RS, et al: JAMA 298: 423-429, 2007 (PMID: 17652296)
2) Chatterjee K: Circulation 119: 147-152, 2009 (PMID: 19124674)
3) van Grondelle A, et al: Am J Physiol 245: H690-692, 1983 (PMID: 6624939)
4) Wilkinson JL: Heart 85: 113-120, 2001 (PMID: 11119478)

C 側副血行路，冠動静脈瘻

1 側副血行路（collateral flow）

心筋の虚血に対する適応現象として側副血行路が発達する．側副血行路は心筋虚血を補填するかたちで閉塞部位を順行性にブリッジ，もしくは対側血管から逆行性に発達する．側副血行路の発達で，梗塞範囲を軽減させ，梗塞後の EF 低下を軽減させ，瘤化や左室破裂のリスクを低下できる．狭窄が供給血管に生じ側副血行路領域の虚血が進行すると jeopardized collateral という．

1）側副血行路の主要パターン（図1～3）（%は参考文献での頻度）

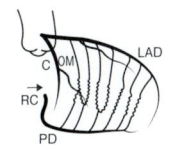

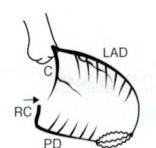

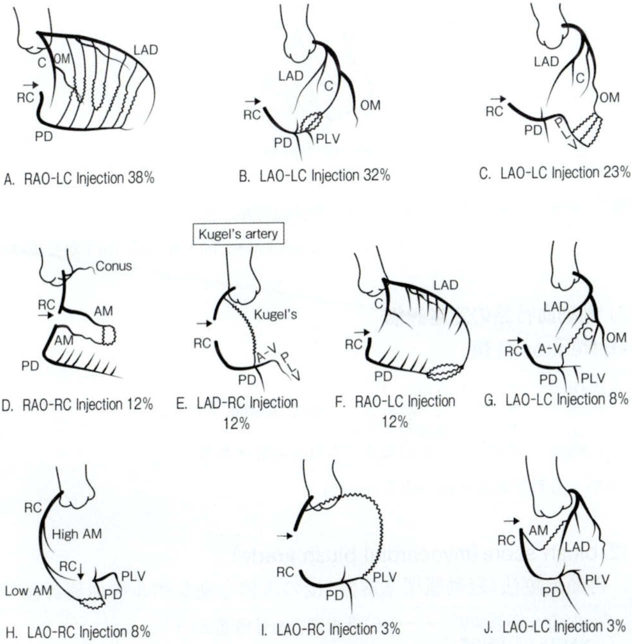

A. RAO-LC Injection 38%

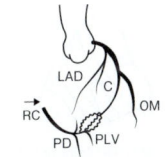

B. LAO-LC Injection 32%

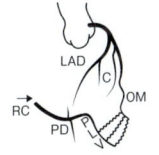

C. LAO-LC Injection 23%

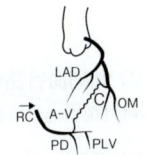

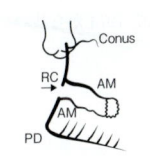

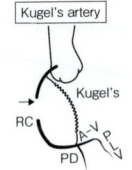

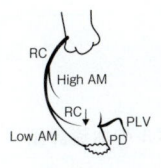

D. RAO-RC Injection 12%

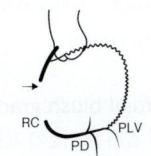

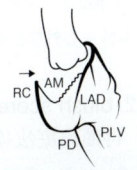

E. LAD-RC Injection 12%

F. RAO-LC Injection 12%

G. LAO-LC Injection 8%

H. LAO-RC Injection 8%

I. LAO-RC Injection 3%

J. LAO-LC Injection 3%

図1　右冠動脈（RCA）閉塞の場合：側副血行路 10 型

(Levin DC: Circulation 50: 831-837, 1974 から抜粋)

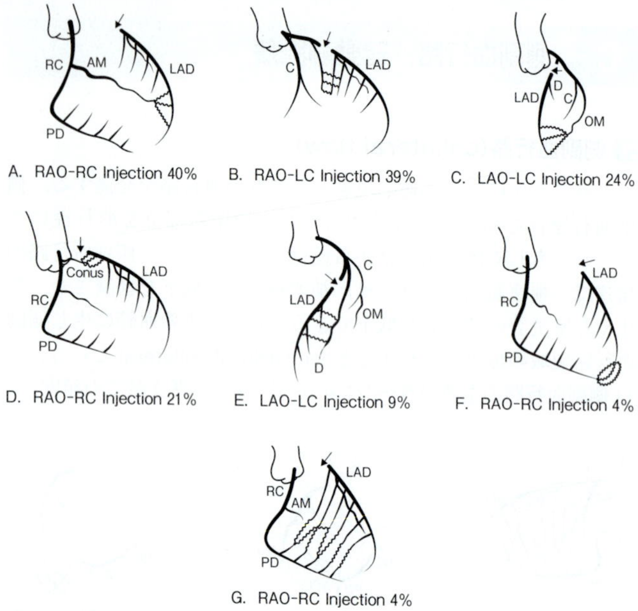

A. RAO-RC Injection 40%　　B. RAO-LC Injection 39%　　C. LAO-LC Injection 24%

D. RAO-RC Injection 21%　　E. LAO-LC Injection 9%　　F. RAO-RC Injection 4%

G. RAO-RC Injection 4%

図2　左前下行枝(LAD)閉塞の場合：側副血行路7型

(Levin DC: Circulation 50: 831-837, 1974 から抜粋)

2) 側副血行路の定量評価
(1) Rentrop 分類

Grade 0	まったく認めない
Grade 1	側副血行路を認めるが，本幹*は造影されない
Grade 2	本幹が一部造影される
Grade 3	閉塞部位の近位部まで本幹が造影される

*本幹：心外膜動脈(epicardial artery).

(2) blush score (myocardial blush grade)
再灌流療法(冠動脈閉塞解除)後の末梢心筋レベルの血流評価

Grade 0	心筋染影(−)〜(±)造影剤の血管外漏出(＋)
Grade 1	心筋染影(＋)
Grade 2	心筋染影(＋＋)非梗塞血管領域染影よりは薄い
Grade 3	心筋染影(＋＋＋)非梗塞血管領域染影と同等

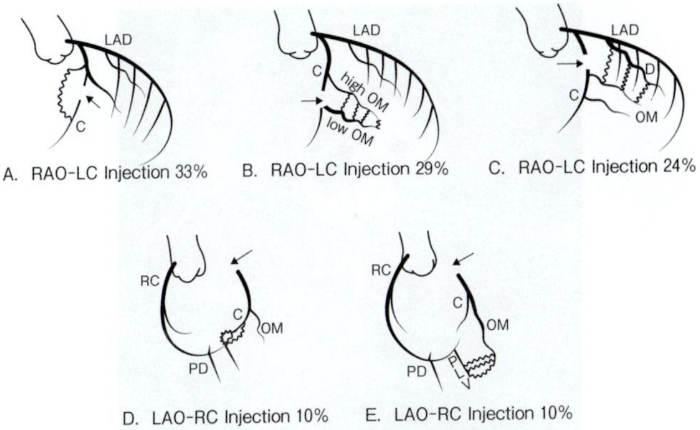

A. RAO-LC Injection 33%　B. RAO-LC Injection 29%　C. RAO-LC Injection 24%

D. LAO-RC Injection 10%　E. LAO-RC Injection 10%

図3　回旋枝(LCX)閉塞の場合：側副血行路5型

(Levin DC: Circulation 50: 831-837, 1974 から抜粋)

3) 側副血行路（血管新生）の発達因子

繰り返す心筋虚血は，冠動脈の側副血行を促す重要な因子である．90％以上の狭窄例の約70％に側副血行路を認める．ヘパリン運動療法で側副血行路は増加し，効果は1年以上持続する．閉塞性睡眠時無呼吸患者では側副血行路の有意な発達がみられる（Rentrop score 2.4±0.7 vs 1.6±1.2, p=0.02）．スタチン（eNOS活性化）やインスリン感受性改善は血管新生を増強させる．細胞増殖因子（VEGF，bFGF，HGFなど*）による血管新生療法が期待されているが，癌増殖，糖尿病性網膜症，動脈硬化進展などにも血管新生は必須であり，必ずしも予想どおりの結果ではない．

* VEGF（vascular endothelial growth factor）：血管内皮増殖因子
bFGF（basic fibroblast growth factor）：線維芽細胞増殖因子
HGF（hepatocyte growth factor）：肝細胞増殖因子

2 冠動静脈瘻〔coronary arteriovenous (AV) fistula〕

動・静脈間の交通網を動脈血が短絡し，静脈血酸素飽和度を上昇させる疾患．血管腫との厳密な区別は困難である．冠動静脈瘻は比較的まれな疾患で，発症頻度は0.002％（やや女性に多い傾向あり）．胎生初期の心外膜血管網と心筋内類洞が交通し，心筋内

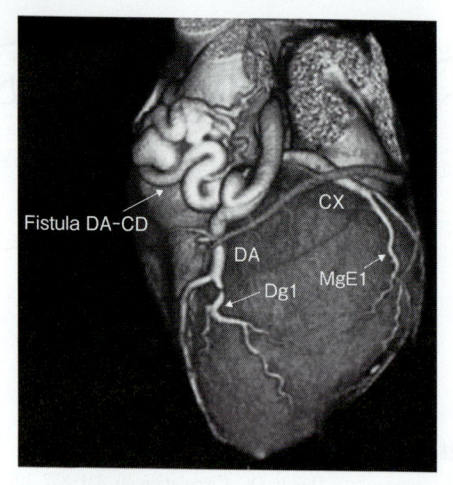

図4 冠動静脈瘻

CD = right coronary artery：右冠動脈, CX = circumflex：回旋枝, DA = descending artery：下行枝, Dg1 = first diagonal branch： 第1対角枝, MgE1 = first marginal branch：第1縁枝.
(Chirantan VM: Ann Thorac Surg 93: 2084, 2012 から転載)

類洞が残存することにより形成される(詳細不詳). 後天的要素としてはカテーテル治療, 心筋生検, 川崎病の合併症などで生じる. 動静脈瘻の起始血管としては右冠動脈, 左冠動脈に有意な差はなく, 瘻の開口部は右室, 右房, 肺動脈の順に多い. 比較的他の心奇形を合併しやすく(20～50％), Fallot 四徴症, 心房中隔欠損症, 動脈管開存症, 心室中隔欠損症, 肺動脈閉鎖兼心室中隔欠損症などに合併しやすい.

1) 冠動静脈瘻の自然歴と合併症

冠動静脈瘻は年齢とともに増大傾向を示す(このため早期に外科的修復を勧める意見がある). シャント量が多くなれば, 盗血現象を生じ, 狭心症を伴う. 冠血流増加により冠動脈拡張や瘤化が生じる. その他肺高血圧症, シャント部位の心内膜炎を生じることもある. 右心房への負荷が加わり, 心房細動の合併も多い(図4).

2) 冠動静脈瘻の症状

小児期はシャント量も少なく，症状が出現するのは成人になってからが多い．多くは易疲労感，労作性呼吸困難の症状を呈することが多いが，狭心痛，心不全を生じることもある．

3) 冠動静脈瘻の手術適応

> シャント率30％以上，有症状，虚血性変化・肺高血圧・心不全徴候の出現，細菌性心内膜炎の既往，冠動脈瘤破裂の危険

(浅野　拓)

● 文献

1) Levin DC: Circulation 50: 831-837, 1974 (PMID4425386)
2) Dodge-Khatami A, et al: Ann Thorac Surg 69 (3 Suppl 1): S270-297, 2000 (PMID: 10798435)
3) Mavroudis C, et al: Ann Thorac Surg 63: 1235-1242, 1997 (PMID: 9146308)
4) Chirantan VM: Ann Throrac Surg 93: 2084-2092, 2012 (PMID: 22560322)
5) 今野草二：呼吸と循環 21：397，1973

9 冠動脈狭窄の新しい評価法(IVUS, OCT, FFR)

IVUS, OCT, FFR は主に冠動脈造影時に冠動脈狭窄を評価する検査である．本項ではその検査・診断方法について述べる．

1 IVUS(intravascular ultrasound, 血管内超音波法)(図1～3)

- IVUS では内膜・外膜は判別できない．
- 中膜層は密度が低く，黒く表示される．
- 赤血球の反射エコーにより血流を確認．

血管内の超音波検査であり，血管造影では見えないような細かい評価を行うことができる．主な目的を表1にまとめる．病変評価や治療評価にも有効で，PCI の補助も可能である．

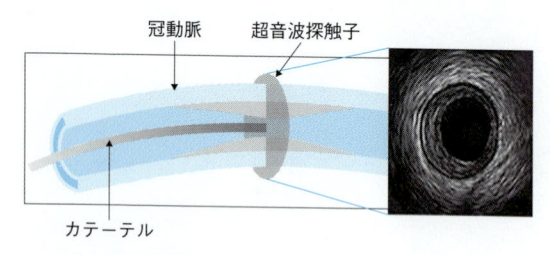

図1 血管内超音波のしくみ

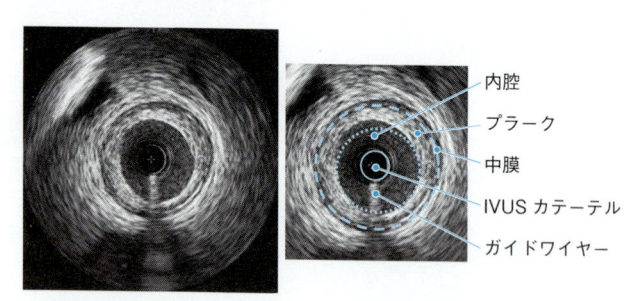

図2 IVUS 画像

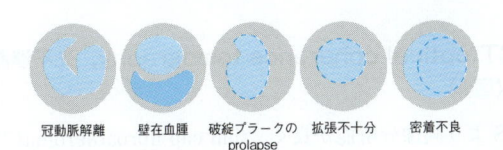

図3　代表的な IVUS 所見（模式図）

冠動脈解離　壁在血腫　破綻プラークの prolapse　拡張不十分　密着不良

表1　IVUS の目的

病変形状診断
病変計測：（短軸）血管内径，外径　（長軸）病変長 病変性状：血栓，プラーク（線維性，脂質性）
治療効果判定
ステント拡張の確認：malapposition（不完全密着）の有無？ PCI 後の残存病変の確認：プラークシフトなどの確認 治療後合併症の確認：解離（dissection），血腫など
治療補助
IVUS ガイド PCI（IVUS-guide PCI）

1）特徴

- 画像分解能が低い：血栓や不安定プラーク，特に thin cap fibroatheroma（TCFA）*の評価には OCT のほうが優れている．
- IVUS-guide PCI：IVUS 画像と透視画像の位置対応関係を正確に判断しながら行えばかなり少量の造影剤量で PCI が行える．
- マーカーと観察部位の間に製造メーカーごとに差異があるのでステント留置時には注意が必要である．
- MLA（minimum lumen area）：ステント留置後のIVUS は重要．MLA を必ず計測し，MLA<4 mm^2 なら問題である．ステント再狭窄（ISR）の定義にも 4 mm^2 が使用されている．

* 不安定プラーク（vulnerable plaque, unstable plaque）：血栓を形成し急速に進展するプラークをいう．病理学的に次の3つに分類される．①破綻しやすい粥腫（60〜70％）．薄い線維性被膜を有する粥腫（thin cap fibroatheroma, TCFA），②浅潰瘍形成性粥腫（20〜40％）．線維性被膜は比較的厚いが，浅潰瘍のため血栓形成が起きやすい．③石灰化結節を伴うプラーク（5％）．石灰化結節は比較的大きく，線維性被膜を欠くことが多い．

2 OCT(optical coherence tomography, 光干渉断層法)(図 4)

　IVUS より画像分解能が良く，thin cap fibroatheroma(TCFA)を剖検以外で唯一詳細に評価できる．OCT-guide PCI も普及しているが，深達度が低く，血管外径を計測できないのが難点．以前はバルーンオクルージョンしかなかったが，最近の使用感はIVUS に劣らない．

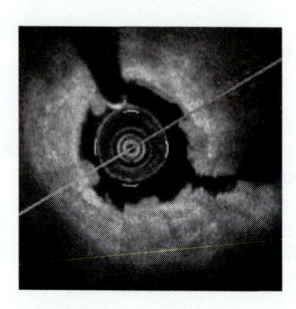

図 4　OCT

3 IVUS と OCT の比較

IVUS(intravascular ultrasound, 血管内超音波法)

・画像分解能は 150 μm 程度で，TCFA(thin cap fibroatheroma)の基準である 65 μm の評価は困難．
・中心から血管壁方向への深達度は 4〜8 mm で，中膜など血管壁深部や血管全体のプラーク量の評価に有利．
・① TFCA，② Plaque burden≧70%，③血管内腔≦4 mm² の 3 つを認める病変はイベント発生率 18.2%，3 つとも認めない病変は 1.9%(ハザード比 11.05，95% CI 4.39〜27.32)〔PROSPECT 研究，Virtual Histology(VH)-IVUS(Volcano 社)を使用〕

OCT(optical coherence tomography, 光干渉断層法)(図 5)

・画像分解能は 10〜15 μm で，血管内膜や不安定プラーク(TCFA やプラークびらん)の評価に有利．
・中心から血管壁方向への深達度は 1.5〜2.0 mm で，血管壁深部や血管全体のプラーク量の評価には不向き．

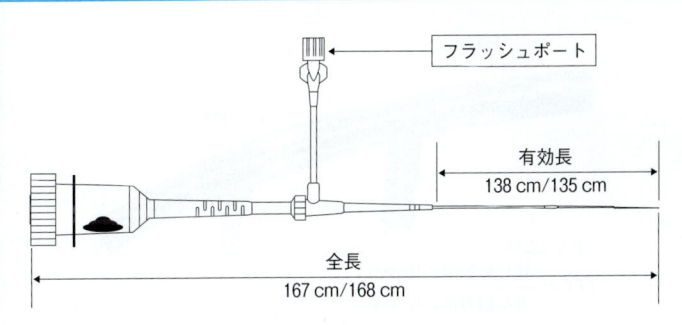

図5 SJM OCT イメージングカテーテル

(SJM 株式会社，添付文書管理番号　11-LL-05)

　実際の PCI では IVUS が使用されることが多い．ステントやバルーンのサイズ決定に非常に重要な血管外径がわかるからである．内腔しか観察できない OCT では近位部と遠位部を基準(reference)としてサイズを決定せざるを得ないが，びまん性狭窄では基準面に病変があるので OCT による基準は不正確である．サイズ決定に重要な血管外径は IVUS が有用である．OCT 施行時によく問題になるのが，病変を通過していても狭窄遠位部に造影剤が入らないと画像がしっかり撮れないことである(特に高度狭窄や急性冠症候群の場合)．その場合には①造影剤を入れてからシャフトを押すか，②フラッシュポートから造影剤を流入することで遠位部に造影剤を満たすという方法が有効である．②のため当院ではシャフト内部フラッシュポートの使用前のフラッシュは一度 heparin 生食で空気を完全に抜いてから造影剤を満たすようにしている．

4 FFR(fractional flow reserve，心筋血流予備量比)

1) 冠動脈病変の解剖学的重症度

　いわゆる見た目の狭さと心筋虚血の程度とは必ずしも一致しない．冠動脈疾患の診断と治療において，心筋虚血を適正に評価することはきわめて重要である．予後を悪化させるのは，見た目の冠動脈狭窄ではなく，虚血の存在であることを循環器医は認識する必要がある．

(最大充血時)

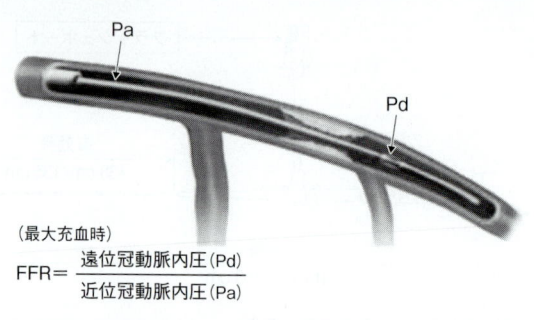

$$FFR = \frac{遠位冠動脈内圧(Pd)}{近位冠動脈内圧(Pa)}$$

図6 FFRの考え方

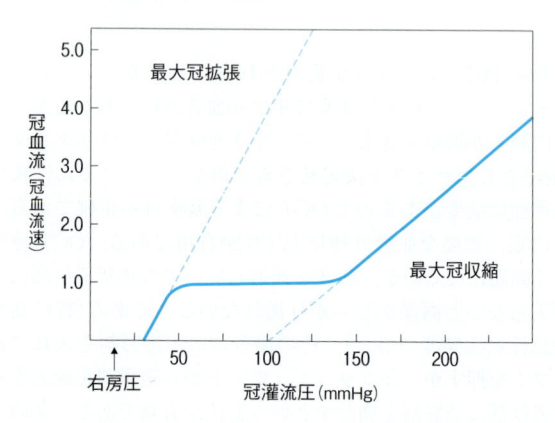

図7 冠灌流圧と冠血流

(医学のあゆみ 210, 2004を改変)

2) 測定方法

FFRは心筋虚血の指標である．径0.014インチで先端から3cmに圧センサーがある圧ワイヤーで測定する簡便な評価法である．最大冠充血時の狭窄遠位部と近位部の圧の比で算出される（図6）．

(1) 最大充血：なぜ重要かというと，最大充血時のみ冠動脈圧と冠血流量が比例するからである（図7）．別の見方をすれば，冠灌流圧は血圧が低下しても血流が保持されるという自動能を表している．最大充血は重要で表2の薬剤を使用する．

表2 最大充血を惹起しうる薬剤

薬剤	投与経路	LCA 投与量	RCA 投与量
papaverine hydrochloride	冠動脈内	12 mg	8 mg
ATP/adenosine	冠動脈内	30〜50 μg	20〜30 μg
ATP/adenosine	経静脈	140 μg/kg/分	
dipyridamole	経静脈	0.56 mg/kg(4分かけて投与)	

3) FFRの原理

(最大限拡張時)抵抗血管の狭窄近位部圧をPa,遠位部圧をPd,冠静脈圧をPv,血管抵抗をRとすると,狭窄非存在下での最大血流量(Qn)は,Qn=(Pa-Pv)/R,狭窄存在下での最大血流量(Qs)は,Qs=(Pd-Pv)/Rとなり,心筋血流予備量比はFFR=Qs/Qn=(Pd-Pv)/(Pa-Pv)≒Pd/Paとなる.微小循環障害時には,狭窄部を通過する血流量が低下し,Pdは上昇するだろう.狭窄部を介する圧較差が小さくなるためFFRは大きくなり,狭窄率を過小評価するため注意が必要である.

正常 1.0 gray zone 0.75〜0.80 有意狭窄 <0.75

4) FFRガイドPCI

FFRがPCIストラテジーを変化させている.血管造影ガイドPCIとFFRガイドPCIではFFRガイドのほうがイベント発生の低減に有効である.最近はSPECTなどで客観的な心筋虚血評価がなくとも,FFRを冠血管ごとに評価し,PCIを行う機会が多くなっている.FFR 0.75以上でPCI回避例の5年予後は非常に良好(心臓死や心筋梗塞の年間発生率<1%)で,PCI施行例より良いという結果(DEFER study)[1]は重要である.つまり(見た目の)狭窄に対して積極的に治療することが必ずしも良い結果にならないということを銘記すべきである.

(水野 篤)

● 文献

1) Pijls NH, et al: J Am Coll Cardiol 49: 2105-2111, 2007 (PMID: 17531660)

第7章

デバイス治療

1　不整脈植込みデバイス

完全植込み型恒久的ペースメーカーが1958年初めて臨床応用されて以来，ペースメーカーの技術的進歩は目覚ましく，"最も成功した人工臓器"と言われている．徐脈性不整脈だけでなく，致死的不整脈に対する植込み型除細動器(implantable cardioverter defibrillator；ICD)や心不全に対する心臓再同期療法(cardiac resynchronization therapy；CRT)など治療対象が広がっている．メーカー間や機種間での機能的差異が目立ち，より複雑になっている．ここでは不整脈植込みデバイス(ペースメーカー，ICD，CRT)に関する基本的事項を整理したい．

1 恒久的ペースメーカー(permanent pacemaker)

1) ペースメーカーコード

ペースメーカーのモードや機能を簡潔に表示するために米国ICHD(Intersociety Commission for Heart Disease Resources)が提唱するコード表現法を下記に記す[1]．

● NBG code (一部改変)

I桁 刺激部位	II桁 感知部位	III桁 応答様式	IV桁 program機能	V桁 抗頻拍機能
O[1]	O	O	R[*1]	O：None
A[2]	A	T[5]	C[*2]	P：Paced
V[3]	V	I[6]	M[*3]	S：Shocks
D[4]	D	D[7]	P[*4]	D：P & S

[1] none, [2] Atrium, [3] Ventricle, [4] dual, [5] triggered, [6] inhibited, [7] dual(T & I), R：Rate Modulated, C：Communicating, M：Multiprogrammable, P：Simple Programmable.

[*1] 心拍応答(rate response)機能：主に体動時に心拍数を徐々に設定値まで増加させる機能．体動感知には加速度センサーが一般的である．胸郭インピーダンスや電極局所のインピーダンスの変化で心拍数を制御させる機種もある．
[*2] 通信(communicating)機能：pacemakerの通信機能を示している．「C」表示がなくても，現在の機器はほとんどこの機能を有する．
[*3] 設定可能変数≧4：現在のDDD pacemakerはすべてこれに当たる．
[*4] 設定可能変数≦3：通常の設定項目はrate, output, sensing.

- 一般的に3文字目までで概ね機能の把握は可能である．
- 最も基本的なものはVVIであり，心室に電極一本挿入し，心室のみを刺激(ventricular pacing)する．心室でR波を感知(ventricular sensing)し，自己心拍が設定以上の頻度で認められる時には抑制(inhibited)される．
- DDDは心房・心室双方にリードが挿入されており，心房心室双方で刺激(dual pacing)，感知(dual sensing)が可能である．抑制(inhibited)および同期(triggered)の両方(dual)の機能を有する．また，VDDは洞機能の保たれた房室ブロックに対して用いられ，心房興奮に同期(triggered)し，心室を刺激する．
- NBGコードでは，心室中隔や心房中隔などのリード留置部位を具体的に記すことはできない．コードの確認だけでなく，リード留置部位を胸部X線などで確認することが必要である．
- モードスイッチ(mode switch)機能：DDDでは心房性頻拍時に心室は設定上限の頻拍になりやすい．心房性頻拍感知時にDDD→DDIに自動的に変更する機能をいう．
- 右室心尖部ペーシングが高頻度であるほど，長期的に心房細動や心不全の合併頻度が増す可能性や，生命予後に影響を与える可能性が示唆されており，最近では**"自己脈をより優先させる機能"** を有したペースメーカーが出ている．しかしながら，長期的な効果は不明な点が多く，今後十分な評価が必要である．

2) 植込み後のペースメーカー設定

現在のペースメーカーは非常に多機能で，患者に応じた細かな設定が可能である．モード，刺激レート，出力電圧，パルス幅，感度，不応期，AV間隔，自動閾値測定設定の有無，リード(単極，双極)などの基本項目は熟知する必要がある．患者状態や電池寿命などを十分に考慮して設定することが重要である．

(1) 刺激レートの設定

- 通常の設定は50～60拍/分．刺激レート設定の際，自己脈の心拍数が概ねどの程度かを参考にし，不必要なペーシングを避けるようにする．しかし心不全や感染症などの合併時には，心拍出量の確保のため80～100拍/分程度に設定する場合もある．
- DDDやVDDでは心房興奮を感知した際にどの程度まで心室ペーシングを追従させるかどうか(tracking rate)を設定する必要がある．通常，上限が130拍/分程度に設定することが多い．

(2) 出力電圧とパルス幅

- 出力電圧とパルス幅は刺激閾値[*1]を参考に決定する．安全域を確保するため電圧は刺激閾値の2～3倍程度に設定する．植込みから数週間は刺激閾値が不安定になりやすい．局所の炎症などの影響もあり，最大で数倍程度まで上昇することがある[*2]．その後リード先端の固定や局所の炎症が徐々に安定する．しかし，まれに局所の炎症や線維化が高度であったり，リード先端のわずかな"ずれ"(micro-dislodgement)を認め，閾値が想定外に上昇することもある．
- ペーシングに伴う消費エネルギー[*3]は，電圧(U)の2乗とパルス幅(t)には比例する．電池消耗を抑えるにはパルス幅より電圧を低く設定するほうが，より効果的である．

[*1] 刺激閾値(stimulation threshold)：ペーシング刺激により心筋を捕捉するために必要な最低限の出力電圧とパルス幅．

[*2] 最近ではリード先端の炎症を抑制するためにリード先端からステロイドが溶出するタイプが一般的である．

[*3] 刺激エネルギー(E)：$E(\mu J) = U^2(V) \times t(ms) / $ 電気抵抗$(k\Omega)$

(3) 感度設定

- 適切な感知のためには，一般にR波やP波高は高ければ高いほど良い．良好な感度設定のためには心室リードからのR波高≧10 mV(最低 5.0 mV)，心房リードからのP波高≧2.0 mV(最低 1.0 mV)が望ましい．実際の感度設定は波高の1/2以下にすることが多い．設定感度以上の電位は自己のPおよびR波と認識される．波高は，リード位置や心筋状態，植込み後の炎症などさまざまな要素で影響を受けやすい．設定感度未満の低電位は感知されない(undersensing)ので注意すべきである．またundersensingを恐れるあまり，感度設定を低くしすぎるとT波感知や，far field sensing(後述)によりoversensingをきたすことがある．
- 十分な大きさのR波高やP波高が得られる時には問題ないが，やむを得ず小さな数値しか得られない場合に，心内波形の立ち上がり速度である，slew rate(V／秒)が参考になる．P波のslew rateは＞0.5 V／秒．R波のslew rateは＞0.75 V／秒．

(4) 不応期 (refractory period)

自己心拍の感知後やペーシングスパイク後の一定時間(300～

350 msec)はノイズや far field sensing などによる不適切な挙動を避けるため信号を感知しない期間を設けている（不応期）．最近の機種は，初期設定の不応期のままで問題となることは少ない．しかしセンシング不全などを認めた場合には，適切な不応期の設定が行われているかどうかを確認する必要がある．

3) 電池消耗の所見
電池電圧やバッテリーインピーダンスのチェックで予測可能である．テレメトリーの際に予測電池寿命も表示されるので参考にすべきである．その他，体外から磁石を当てた際の設定レート（magnet rate）の減少などから電池消耗を推測することもできる．

4) ペースメーカー不全の診断
ペースメーカー機能の基本は，(1)ペーシング（心筋刺激）と(2)センシング（自己心拍の感知）の2点である．

(1) ペーシング不全（pacing failure）
ペーシング刺激が心筋に捕捉されず P 波や QRS 波を伴わない．

[原因]
・刺激エネルギーの不足：出力設定が不十分．
・電極（リード）の異常：断線，リーク，位置異常（dislodgement）．
・刺激閾値の上昇：リード先端付近の心筋組織の変化（炎症・線維化），リードによる穿孔．

※心房および心室筋の不応期にペーシング刺激が重なった場合，生理的に捕捉できないのでペーシング不全ではない．

(2) センシング不全（sensing failure）
センシング不全は，さらに以下の2つ［①と②］に分かれる．

① undersensing
P 波や QRS 波が感知されずペーシングが行われる．不適切なタイミング（受攻期など）にペーシングが入ると危険を伴う．一部捕捉したペーシングにより，動悸を認めることがある．

[原因]
・心腔内電位（P 波，R 波）の波高低下による感知不全．
・感度設定が高い．
・電極（リード）異常：断線，リーク，位置異常，先端電極周囲の心筋組織の変化．

② oversensing
P 波や QRS 波のような感知すべき波形以外を感知し，その結

果ペーシングが抑制される．oversensing が続くと抑制が継続され，徐脈や心停止を認めることがある．

［原因］
- far field sensing：異なる心腔や遠隔地の電気信号を感知し，ペーシング刺激が抑制されることがある．最も重篤なケースの1つとしてクロストークがある．クロストーク(crosstalk)は心房刺激を心室側で感知し，ペーシングされないこと．通常，不応期設定でこの事象は起きない．
- T波やペーシング自体の after potential を誤って感知する．T波の oversensing は植込み型除細動器(ICD)でも問題となる．
- 電磁干渉に伴う心腔以外の電位を感知．

(3) 鑑別すべき事象
- 自動閾値測定(auto capture management)：ペーシング出力を適性に保ち，電池寿命を延長させることが可能．通常は夜間に設定されていて患者の自覚はない．モニタリング中は，ペーシング不全と間違われることがある．
- 自己心拍優先アルゴリズム：心室の自己心拍が保たれていれば自己心拍を優先させ，ペーシング率を減らすためのアルゴリズム．AV間隔を徐々に延長させ，自己心拍を感知すれば自己心拍を優先させたり，自己R波が規定数脱落したら心室ペーシングを開始することができる．アルゴリズムを熟知していないとペースメーカー不全と誤る．メーカー間でアルゴリズム名称や機能が異なるため確認が必要．
- ヒステレーシス(hysteresis)：自己心拍 sensing 後の escape interval を意図的に延長させ自己心拍を温存させる機能．設定レートより遅い自己心拍でもペーシングが行われないのでペースメーカー不全と誤ることがある．
- 設定レートより心拍数が減少した場合の鑑別．

①期外収縮：期外収縮を脈として触知しない(無効収縮)ために脈拍減少．心房および心室双方で起きる可能性がある．
②pacing failure：ペーシングにより心筋を捕捉できない．
③oversensing：T波や体動に伴う筋電位，また電磁干渉によりペースメーカーが抑制されるために生じる．
④電極の断線や漏電(リーク)．
⑤特殊アルゴリズム(上述，hysteresis など)によるもの．
⑥電池消耗．

5) 電極(リード)損傷の診断

正常リードのインピーダンスは平均500〜800Ω程度である．植込み後のインピーダンスは大きく変化することは少ない．高インピーダンス(1,000Ω程度)リードを用いることで，電池消耗を減らすことも可能である．リードの状態はインピーダンスの変化を定期的に捉えることによって診断可能である．植込み型除細動器のショックコイルのインピーダンスは，通常30〜60Ω程度である．

※英語はリード全体をlead，刺激発生の電極をelectrodeと区別する．日本語では両者とも電極と表記されるので注意．

(1) インピーダンスの低下

リードの絶縁不良が生じるとインピーダンスは低下し，漏電(リーク)が生じ，電池消耗が著しくなる．多くの場合，電極の中央を通っている先端側の電極(陰極)は問題なく使えるため単極にプログラムを変更する．

(2) インピーダンスの上昇

高インピーダンスリード以外でインピーダンスが1,000Ω以上であった場合，リードの破損・断線が疑われる．鎖骨下や上大静脈，リード先端などが損傷部位として可能性があるが，胸部X線写真で確認できることは少ない．

6) 損傷以外のリードトラブル

(1) 心室穿孔

植込み早期の合併症．穿孔を生じても所見は軽微(刺激閾値上昇や波高が得られないなど)であることが多い．心窩部痛や違和感，心嚢液貯留(心タンポナーデ)，肋間筋や横隔膜の収縮などが疑う根拠になる．胸部X線，心エコー，CTなどの画像検査で確認する．直前の画像とリード先端を比較することが重要．

(2) 横隔神経刺激

植込み時(仰臥位)に認めなくても，座位や立位で生じる場合がある．刺激出力の変更を試みる．最悪，リード位置変更が必要．

(3) スクリューインリードによる周囲臓器の損傷

電極そのものを心筋に"ねじ"のように固定するスクリューインリードでは，心膜や胸膜へ先端が接し，炎症を生じることがある．また極めてまれであるが，気胸や大血管損傷の報告もある．

(4) Twiddler syndrome

植込み後に患者が局所を"いじる(twiddler)"ことで,最悪の場合,リード位置異常(dislodgement)が生じることをいう.

7) ペースメーカー症候群

心室収縮が心房と同期していないと,心室拡張末期に心房収縮がないので十分な心室充満が得られず1回心拍出量が低下し,血圧が変動する.心房圧が不適切な上昇を示す.これらが原因でめまいや脱力感,血圧変動などが生じることをいう.心房と心室を同期させる,生理的ペーシングを行うことで改善する.

2 植込み型除細動器(ICD)

ペースメーカーは最低の脈拍数を確保することが目的であるが,植込み型除細動器(implantable cardioverter defibrillator; ICD)は致死的不整脈(心室細動,心室頻拍)に抗頻拍ペーシング(anti-tachycardia pacing;ATP)やショックを行う目的の積極的な治療である.1980年に米国で臨床実験に成功後,1985年FDAで承認,本邦でも1996年に保険償還され,毎年5,000例程度(CRT-Dを除く)の植込みがされている.

1) 概念

あらかじめ定義した頻拍周期を満たす頻拍を致死的不整脈として感知し,ATP(後述)やショック治療を開始する.端的に言えば,心室頻拍(VT)や心室細動(VF)の頻拍周期を数え,設定以上であれば,致死的不整脈と認識させ治療している.この定義は基本的に,頻拍周期のみに依存するので,心房細動や上室性頻拍のfar field sensingやT波sensingによるダブルカウントなどが不適切作動の原因となる.VTに比べVF波形が不規則であるため自動感度調整で極力波形を適切に感知するように工夫されている.

2) 抗頻拍ペーシング(ATP)とショック治療

(1) 抗頻拍ペーシング(ATP) (図1)

頻拍を形成するリエントリー回路に頻拍周期より短い間隔のペーシング刺激を興奮間隙(excitable gap)に侵入させることで,頻拍停止を行うことができる.ATPで頻拍が停止した場合,ショック治療に伴うような苦痛を伴うことはない.ペーシング周期を一定に保ったburst pacingと徐々に刺激間隔を短縮させるramp pacingと大きく2種類あり,頻拍周期や頻拍時の患者状態

興奮旋回方向
興奮間隙：excitable gap
ATP による電気刺激
リエントリー回路

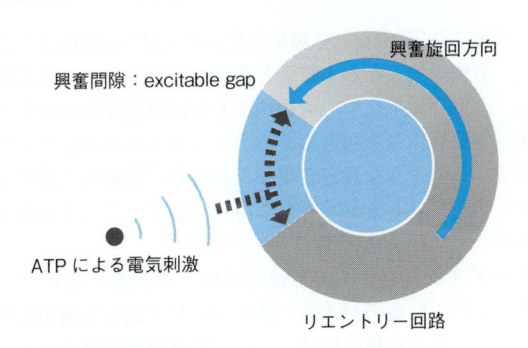

図1　ATP の仕組み

を参考に設定する．

(2) ショック治療

VT および VF をより確実に停止させることができる．特に VF は適切かつ確実な停止が必要であり，デバイスが有する最大出力で治療を行う．VT では頻拍時の患者状態を考慮し，より苦痛の少ない低出力で治療を開始することもある．

3) 治療ゾーンの設定

- VF，FVT (fast VT)，VT ゾーンの3つに大きく分かれている．不整脈を定義するための頻拍周期や検出時間(回数)の設定が可能．背景となる基礎心疾患を考慮し，VF ゾーンのみとする場合や，複数の治療ゾーンを設定する場合がある．
- VF ゾーンでは，初回から最大出力でショック治療を行う．2回目以降は極性変更などを行う．VF ゾーンでも ATP で停止する例もあり，充電中に ATP を併用できるようになっている．
- VT ゾーンでは，ATP を優先させ，停止しなければショックを行う．安定した血行動態の VT には有効．不安定な血行動態の VT には早期にショック治療を行うように設定する．Fast VT は異なる頻拍周期のより速い頻拍に対して治療設定を行う場合に必要である．

4) 不適切作動への対処

- 不適切作動によるショック治療は患者予後を悪化させる．
- 心房細動や上室性頻拍症：不適切作動としては最も遭遇する頻度が高い（約40～50％）．感度調節や治療ゾーンの変更，また

頻拍の起こり方(onset)や頻拍周期の安定性(stability)などを解析し,治療対象となる不整脈と鑑別するアルゴリズムもある.また,上室性頻拍症や心房頻拍などでは洞調律時の波形と比較させ,不適切作動を回避できるアルゴリズムを有しているものもある.このような設定変更のみならず,積極的に薬物治療やカテーテルアブレーションを併用し治療することも考慮すべきである.

- T波のダブルカウント:各社で対処する機能に違いがあるため植込まれているデバイスの機能に応じて設定を適切に変更する.やむを得ない場合には,リード位置変更や再挿入なども考慮する.
- リードトラブル:ショックリードが不完全断線やリークを生じると,ノイズが生じ,そのノイズそのものを心室細動などと誤認識し,不適切作動を生じることがある.最近ではリードインピーダンスなどの変化を捉え未然にこのようなトラブルを防ぐ工夫がされている.

5) 生活上の注意

- 自動車運転:ICD および CRT-D は原則運転禁止で植込み時に免停となる.6 か月間意識消失や作動がなければ,ICD 研修を履修した医師の診断書の元,公安委員会が許可すれば運転可能になる.ただし,定期的(6 か月ごと)に診断書を提出する必要がある.また,職業運転(タクシー,トラック,鉄道,飛行機)は認められない.意識消失や作動の場合は作動から 12 か月間は運転停止.本体交換の場合,7 日間,リード交換や追加は 30 日間観察して作動がなければ運転を許可する.
- 運動:基礎疾患にもよるが,本体に強い衝撃が直接伝わる運動は好ましくない.激しい運動は,不整脈の誘発,リードや機器への物理的負担増,筋電位の過剰感知などを惹起する.
- 電磁干渉(☞ p493).

3 心臓再同期療法(CRT)

心臓再同期療法(cardiac resynchronization therapy;CRT)に対する反応が良好なのは同期不全(dyssynchrony)が強い例とされている.CRT-D は CRT に除細動機能が付加されたものである.

1) CRT の適応と判断

> ・低心機能（EF＜35％）を伴った慢性心不全例（NYHA Ⅲ度以上）
> ・薬物治療抵抗性心不全で，かつ心電図 QRS 幅 120 ms 以上

- 上記基準での CRT 反応群（レスポンダー）は約 70％程度である．
- 一般に，QRS 幅が狭い群よりも広い群のほうが治療反応は良好であるとされている（特に左脚ブロック型）．
- 経胸壁心エコーによる同期不全の描出がレスポンダーの選択に良い結果をもたらすかどうかは現在疑問視されている．
- 左室リードは左室壁運動の最遅延部位に留置することが理想であり，左室側壁から後側壁がそれに当たる．
- 一般に虚血心，特に左室側壁が線維化した梗塞後心筋や重症 MR，左室径が極端に高度な場合は反応に乏しいとされる．
- 一般的適応は NYHA Ⅲ度以上である．昨今の傾向としてより軽度の心不全へ試みられ，予後改善効果も得られている．

2) CRT 植込み時の注意点

- 経カテーテル的に冠静脈から左室側壁にリードを留置する．リード位置が治療の奏効を決定している．したがって CRT の問題は左室リードに関するものが多い．植込み時には冠静脈解離，穿孔や横隔神経刺激など，植込み後には閾値上昇，位置移動，横隔神経刺激などを認める．合併症は植込み例の約 5％に認める．

3) 植込み後の設定

- 最も重要なことは心室ペーシング率を高く保つことである．
- 心房細動などで心室ペーシング率が低くなる場合には，房室接合部アブレーションの併用を考慮する（ablate & pace）．
- 設定の至適化
  ① AV delay：拡張期僧帽弁逆流を防ぎ，拡張期の心室充満を維持するように設定する．経胸壁心エコーで僧帽弁の左室流入パターンから明瞭な E 波，A 波を描出し，A 波の終了時（心房収縮の終了）に合わせ，心室収縮を行えるように設定する．
  ② V-V delay：CRT は左室内，心室間，心房心室間の各々の同期不全を適切に補正するのが理想である．右室と左室のペーシング時期を変更する（V-V timing）ことで左室内同期不全の解除が可能．経胸壁心エコーによる大動脈弁での

VTI(velocity time integral)を参考にするが,一般に再現性に乏しい.
※ A-V delay や V-V delay など設定の至適化に関しては未だ議論が多く,特に問題となるのは,心拍数増加時(運動時)や定期的な設定の至適化の時期などである.

4 植込みデバイス共通の問題点

1) 遠隔モニタリング

電話やインターネット回線を通じて定期的に転送される情報でデバイスの状態を監視できる.遠隔モニタリングシステムでプログラム変更はできない.しかしICDの作動状況やリード異常に関する情報をより早期に,来院せずに解析することが可能である.現時点では日常のチェックの補助として用いられている.

2) 植込みデバイス感染

植込みデバイス感染のリスク因子は以下のとおりであるが,本体交換がリスク因子であることは特に銘記すべきである.一般的な頻度は0.1~10%程度と幅が広く,近年その頻度は増加傾向にある.一般的なペースメーカーに比べ,ICDやCRT-Dは感染率が高い.

(1) 感染のリスク因子[2]

> 本体交換,植込み時の一時的ペースメーカー挿入,糖尿病,心不全,糖尿病,慢性腎臓病(GFR<60 mL/分),妊娠,高齢者,抗凝固やステロイド治療,デバイスへの比較的早い処置

(2) 徴候

デバイス感染徴候は比較的軽微なことが多い.局所の疼痛,びらん,腫脹,体外露出,ポケット液体貯留などである.心内膜炎に伴うリード感染ではポケットなどに異常を認めない.

(3) 早期型と遅延型

- 早期型:植込み手技と関連があり,十分な感染対策が有効.術前の抗菌薬投与(cefazolin 1 g 術前60分以内に投与),局所の消毒,止血,生食による十分なポケット内洗浄が重要.
- 遅延型:植込み後半年以上で認める.圧迫壊死による本体露出は感染同様に扱う.菌血症から生じたリードやポケットの二次感染は心内膜炎と同様の病像を呈することがある.

(4) 起炎菌

表皮ブドウ球菌などのコアグラーゼ陰性ブドウ球菌が40%程度，黄色ブドウ球菌が約30%程度（一部にMRSAがあり注意）を占める．グラム陰性桿菌や真菌もまれであるが認め，菌陰性（culture negative）は適切な検体であれば10%以下である．

(5) 治療

最も避けるべきは中途半端な治療である．デバイス感染の診断後は，本体およびリードを含むすべてのシステム全抜去が原則である．菌血症の合併時は，心内膜炎に準じ抗菌薬治療を行う．本体抜去後，感染が安定した段階で対側へ新規植込みを行う．

3) 電磁干渉（electro-magnetic interference）

植込みデバイスの正常な作動に障害を与える可能性のある電磁波やマイクロ波などの外因性の電磁的要因を総称して，電磁干渉（electro-magnetic interference）という．一般生活に影響を及ぼす可能性があるものもあり，適切な指導が必要である．本邦では，電磁干渉を含めた医療機器に関する電波の影響は総務省が管理監督しており，そのためのホームページも用意されている[3]．

(1) MRI対応ペースメーカー

従来のペースメーカーはMRI撮像が禁忌である．一部の製品がMRI撮像可能である．ただし，本体だけでなく，専用リードが必要であり，1.5テスラのみの対応である（2014年1月現在）．ICDも一部機種で撮像可能である．対応機器の確認が必要である．

(2) 院内での注意

- CTやX線：主流のパルス型の場合，本体直上にX線を5秒以上当てないようにする．ICDのsensingはoffにする．
- 電気メス：電気メスと対極板の間に本体がある場合，単極リード，少ない電池残量では要注意．ペーシング依存の場合はVOOへ変更する．ICDのsensingはoffにする．

(3) 院外での注意

- 携帯電話：第三世代の携帯電話の安全性は確立している．本体から15cm離すことが推奨されている（2014年1月現在）．
- 一般家電：電子レンジや冷蔵庫などは適切なアース接続で通常通り使用可能．IH（induction heating）機器の使用は望ましくない．炊飯ジャーは電源がついたまま抱えて持ち運ばないこと．

無線 LAN や WiFi は安全に使用できる.
- 自動車関連：エンジンをかけたままボンネットを開け覗き込まない. スマートキーの使用は問題ない. 自動車内のアンテナから適切な距離(2014 年 1 月現在 22 cm)離れる必要がある.
- RFID[*1], EAS[*2] とワイヤレスカード：盗難防止ゲート近くでは立ち止らないようにする. タグリーダーには極端に近づきすぎないこと. 交通機関などのワイヤレスカードは問題なく使用可能である. リーダー部へ近づきすぎないこと.

[*1] RFID：radio frequency identification(電波による個体識別)の略. RF タグ(IC タグ)から電磁波などで行う近距離通信.

[*2] EAS：electric article surveillance(電子式商品監視システム)の略. いわゆる, 万引き防止機器.

(西原崇創)

● 文献

1) Bernstein AD, et al: Pacing Clin Electrophysiol 25: 260-264, 2002 (PMID: 11916002)
2) Klug D, et al: Circulation 116: 1349-1355, 2007 (PMID: 17724263)
3) 総務省：電波利用ホームページ. http://www.tele.soumu.go.jp/j/sys/ele/medical/index.htm

2 アブレーション

A カテーテルアブレーション（経皮的心筋焼灼術）

カテーテルアブレーションは，電極カテーテルを経静脈的あるいは経動脈的に心臓血管内に挿入し，心筋内の不整脈発生源や回路を同定して，高周波通電によって焼灼する治療法である．適応となる疾患は主に頻脈性不整脈であり，本邦では1994年に保険償還後に急速に普及し，現在は不整脈に対する治療法の1つとして，なくてはならないものとなっている．

アブレーションの利点は，不整脈を「根治できる」ことである．抗不整脈薬による薬物治療は不整脈を一時的に抑え込むだけで根治治療ではない．

抗不整脈薬の服用期間や副作用の問題もあり，不整脈の種類によってはアブレーションを積極的に行っていくことは診療上大きなメリットとなる．もちろんアブレーションは侵襲的治療であるため，治療の成功率と合併症を常に念頭に置き，適応は慎重であるべきであろう．

アブレーションは，心臓カテーテル室で透視装置を用いてカテーテル位置を確認し，心内電位をみながら行う．近年ではCARTOやEnSiteといった3Dマッピングシステムを用いて治療を行うことが多い（図1）．心内電位の解釈には心臓電気生理学的に習熟する必要がある．心内電位記録装置や刺激装置（stimulator）の操作に熟練した臨床工学技士が必要となり，高い専門性が要求される治療である．

1 適応疾患：頻脈性不整脈が主な対象

通常型心房粗動，発作性上室頻拍，心房頻拍，心房細動，心室期外収縮，心室頻拍

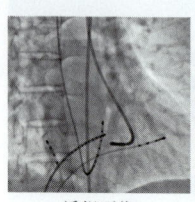

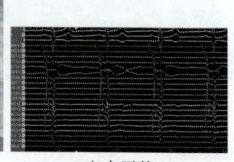

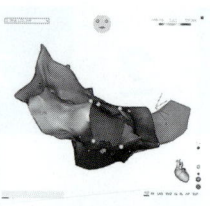

透視画像　　　心内電位　　　3Dマッピング

図1　アブレーションに使用するもの

1) 通常型心房粗動

通常型 AFL は，三尖弁輪を反時計方向に旋回するマクロリエントリーである．三尖弁輪-下大静脈間の解剖学的峡部(cavotricuspid isthmus；CTI)を必須伝導路としている．同部位に線状焼灼を行ってブロックラインを作成することで根治させることが可能である(図2)．アブレーションの手技自体が容易で成功率が非常に高く(95%以上)，合併症が少ないので通常型 AFL を認めた際は，薬物治療よりカテーテルアブレーションを優先し積極的に行う．ガイドライン[1]の Class I 適応は，有症状の AFL，AF 治療中に出現した Ic Flutter*，AF アブレーション時に合併した AFL である．症状はなくても基礎心疾患を有して心機能低下を伴うもの，他の頻拍のアブレーション中に誘発されたもの，パイロットなど職業上の制限を伴う場合の適応は Class IIa である．

* Ic Flutter(Class IC antiarrhythmic drug induced AFL)：AF に対して Ic 群薬使用後に AFL となり，固定した AFL．

2) 発作性上室頻拍(PSVT)

PSVT を房室間のリエントリー性頻脈と定義すると，(1)房室結節回帰性頻拍(AVNRT)と(2)房室回帰性頻拍(AVRT)の2つに大別できる．いずれのアブレーションも非常に高い成功率(95%以上)が得られ，再発も少ない．今やアブレーションは PSVT の根治治療の第一選択となっている．

(1) **AVNRT**：房室結節に fast pathway と slow pathway の二重の伝導路があることが頻拍の原因であり，slow pathway 領域に対する焼灼を行う．slow pathway 領域は，CS[*1] 入口部付近の中〜後中隔領域に位置し，Koch の三角(Todaro 靭帯，CS

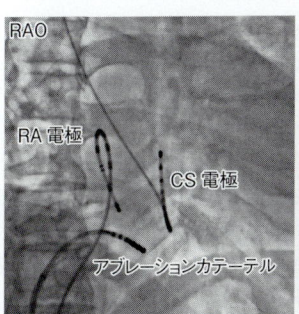

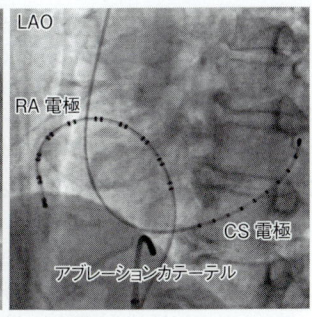

A　カテーテルアブレーション（経皮的心筋焼灼術）　497

図2　CTI アブレーション時の電極配置と通電部位

左は右前斜位（RAO）像，右は左前斜位（LAO）像．RA：右房，CS：冠静脈洞

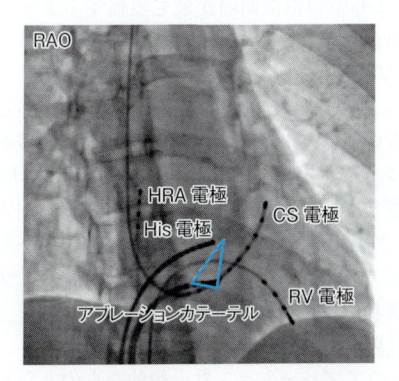

図3　AVNRT アブレーション時の電極配置と通電部位

心臓の右前斜位（RAO）像．青い三角は Koch の三角．HRA：高位右房，His：ヒス，RV：右室，CS：冠静脈洞

入口部，三尖弁弁輪で囲まれた領域）の下方に存在する．また，アブレーションカテーテルの電位としては，心房電位と心室電位の比が 0.2 以下となるような心室側で，心房波に dull & spike となるような電位を探して焼灼する．これら解剖学的および電位的アプローチを用いてアブレーションする（図3）．通電が成功すると junctional rhythm が得られること

が多い．アブレーションの end point は，common AVNRT は1エコー[*2]まで，uncommon AVNRT は slow pathway による VA 伝導の消失までとするのが一般的である．

[*1] CS：coronary sinus，冠(状)静脈洞．
[*2] 1エコー：房室伝導の後に続く1回までの逆行性室房伝導．

(2) AVRT：房室弁輪部に存在する副伝導路(Kent 束)によって房室間リエントリーが生じる．Kent 束に対する焼灼を行う．Kent 束は左側・右側・中隔のいずれにも存在し，右側や中隔では一般に治療難易度が上昇する．顕性 WPW 症候群では Kent 束の伝導消失(順行・逆行とも)を，潜在性 WPW 症候群では Kent 束逆行性伝導の消失を目標に行う．アブレーションカテーテルで房室弁輪部の弁下あるいは弁上において，心房と心室の電位間隔が最も短縮するような部位を探して焼灼を行う．

3) 心房頻拍(AT)

心房内リエントリーや自動能亢進による頻拍である．基礎心疾患を有するものでは，開心術後の切開線や瘢痕領域を障壁とするマクロリエントリー性のものが多い．頻拍回路の局在は症例によってさまざまで，回路の全貌や緩徐伝導部位を同定するために3D マッピングを用いることが多い．回路の局在が多様で，治療難易度が高くなることがあり，AFL や PSVT のアブレーションに比べると成功率は低くなる．

4) 心房細動(AF)

近年，AF のアブレーションは一般的なものとなり，患者数の増加と相まってその件数は急増している．薬物治療による AF のリズムコントロールには限界があり，「発作の消失」を確実に達成できる治療は，カテーテルアブレーションしかないといえる．ガイドラインにおける Class I 適応は，高度の左房拡大や高度の左室機能低下を認めず，かつ重症肺疾患のない薬物治療抵抗性の有症候性の発作性 AF で，年間 50 例以上の AF アブレーションを実施している施設で行うとあるが，適応は徐々に拡大している．

AF アブレーションの実際の手技としては肺静脈隔離(図 4)が基本となる．AF の trigger である心房期外収縮の9割が肺静脈起源で，肺静脈の電気的隔離で発症を抑制できることが理論的根拠である．特に発作性 AF(PAF)では，trigger を抑える肺静脈

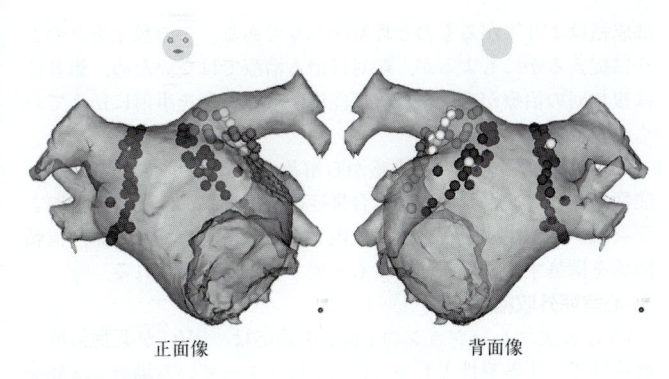

図4 **肺静脈隔離**
左心房のアブレーションラインを3Dマッピング上に表示.

隔離が有効な治療となることが多い．肺静脈の隔離方法はさまざまであるが，肺静脈入口部の左房前庭部で周囲の心房組織も含めて広く電気的に隔離する拡大肺静脈隔離術が一般的で，同側の肺静脈を一括して同時隔離する方法や，肺静脈の1本1本を個別隔離する方法などが行われる．持続性AFは，PAFと異なり，AFのtriggerだけでなく基質に対するアプローチが必要となることが多い．基本の肺静脈隔離に加え，左房の線状アブレーションやCFAE(complex fractionated atrial electrogram)と呼ばれる複雑電位に対するアブレーションを追加するなどさまざまな手法がある．アブレーションの手技自体は習熟を要するため，経験を積んだ術者によって行われることが望ましい．ブロッケンブロー針による中隔穿刺や左房内の複雑なカテーテル操作など比較的合併症が多い手技で，心タンポナーデと脳梗塞には十分注意する．左房食道瘻はまれな合併症であるが，致死率が非常に高く，予防が極めて重要である．

アブレーション前後で抗凝固療法を行う．抗凝固療法が行えない症例はClass III適応でありアブレーション禁である．抗凝固は，治療後3か月間は続けることが望ましい．

治療成功率(報告のばらつきが大きい)は，1回の治療で約80％，2回以上の複数回治療で90％以上である．なお，この成績は発作性AFに対するものであり，病状の進行した持続性AFで

は成績はより下がるものと理解すべきである．この数字をどのように捉えるかにもよるが，絶対に治る治療ではないため，患者には複数回の治療が必要になる可能性があることを事前に伝えておくべきである．

成功すれば，AFの不快感から解放され，QOLが改善する可能性がある．しかし成功率や合併症について，治療前に患者および家族へよく説明を行い，治療内容を十分理解してもらい，信頼関係を構築することが何よりも重要であると考えられる．

5) 心室期外収縮(PVC)

PVCのアブレーションのClass I 適応は，PVCが薬物治療に抵抗性で，①多形性VTやVFの契機となっている場合，②頻発するPVCによってQOLの低下や心機能低下・心不全をきたしている場合，③頻発するPVCによって両室ペーシングのペーシング率が低下し十分な効果が得られない場合，が挙げられる．

アブレーションカテーテルを右室あるいは左室へ挿入し，実際にPVCが出ている最中にマッピングを行う．PVCが頻発しているほどマッピングが容易であるため，頻発例ほど治療はやりやすい．アブレーションは，カテーテル先端電位の先行度，ペースマッピング，心室電位に先行するpre-potentialなどを指標に行われる．

6) 心室頻拍(VT)

アブレーションの適応となるVTは，単形性持続性VTであり，①薬物治療に抵抗性で心機能低下や心不全に伴うもの，②脚枝間リエントリーによるもの，③ICD植込み後に抗頻拍治療が頻回に作動するもの，④有症状でQOLの低下を伴う特発性VT，⑤VTによって両室ペーシング率が低下し十分な効果が得られないもの，がClass I の適応である．VTにも，器質的心疾患を伴わない特発性VTと器質的心疾患を伴う瘢痕関連性VT(scar-related VT)の2つがある．前者は右室流出路起源特発性VTとベラパミル感受性特発性VTであり，通電部位がほぼ判明していてアブレーションの成績も安定しており，高い成功率と長期効果が示されている．一方，後者は心筋梗塞や心筋症などさまざまな器質的心疾患に伴うVTであり，不整脈基質の分布と局在がさまざまであること，低左心機能や心不全のため全身状態が不良であったり心室頻拍時に血行動態が破綻することが多いこ

と，などからアブレーションとしては難易度が高いことが多い．心内膜側からの焼灼でVTを根治できない場合は，外科的治療や心外膜アブレーションを組み合わせることもある．

VTのアブレーション時には，CARTOやEnSiteなどの三次元マッピングを用いることが標準的である．これらを用いることで，頻拍中の興奮電波マッピングや洞調律時の基質マッピングを作成し，VTの回路や不整脈基質の局在を明らかにすることが可能である．その他，電位情報や12誘導波形の変化を観察しながら，エントレインメントマッピングやペースマッピングを組み合わせて治療を行っていく．臨床でみられた頻拍が停止し，誘発されなくなることをもって治療のエンドポイントとすることが多い．

2 合併症

穿刺部のトラブルとして，出血や皮下血腫，仮性動脈瘤，動静脈シャントなどがある．鎖骨下静脈穿刺時は気胸や血胸に注意する．左心系（左房や左室）にカテーテルを挿入する場合は血栓形成のリスクがあり，抗凝固を十分行う．心筋の焼灼に伴う合併症として心タンポナーデがあり，部位によっては，横隔神経麻痺や房室ブロック，冠動脈損傷，心房細動アブレーションでは左房食道瘻や食道迷走神経障害に注意する．

(増田慶太)

文献
1) カテーテルアブレーションの適応と手技に関するガイドライン（循環器病の診断と治療に関するガイドライン2012）

B アブレーション手術

　カテーテルアブレーションは，単独治療として行うことが多い．しかし手術では他の疾患治療と併せて行う場合がほとんどである(99.5％，2010年日本胸部外科学会統計報告)．近年では高周波デバイスも登場し，治療にかかる時間が短縮されたことから積極的に行われるようになってきている．

1 アブレーション手術の歴史

　最初のアブレーション手術は WPW 症候群に対する副伝導路遮断術で，右室-右房間を切離して縫合する方法(cut and sew)であった(Sealy, 1968年)．以後，心房頻拍，心室頻拍などさまざまな不整脈に対して治療されるようになった．しかし cut and sew は切開に伴う出血リスクを抱えていた．亜酸化窒素による凍結凝固法(Harrison, 1977年)がこの問題を解決し不整脈治療が前進した．現在の不整脈治療の9割以上を占める心房細動治療はカテーテルで房室結節を焼灼し，ペースメーカー治療を併用するアブレーション＆ペーシングである(Scheinman, 1982年)．自己の洞結節機能を維持する治療としては洞結節-房室結節間を細い道(corridor)でつなぎ，その他の心房筋を隔離する方法(Corridor 法)である(Guiraudon, 1985年)．しかしこれらの治療は心房筋が心房細動状態で心房キック効果がなく血栓症リスクも減らせないのが問題であった．この問題を解決したのが maze 手術であった(Cox, 1987年)．この手術は心房筋を迷路(maze)のように切り心房内のリエントリー回路を遮断するというものであった．その後手技が改良され，maze Ⅲ手術，Radial 手術，肺静脈隔離術などが現在行われている．

2 各疾患に対する治療

1) WPW 症候群

　現在ではカテーテル治療がほぼ100％である．心内膜側から焼灼できず外科治療を行っている症例がある．外科治療はマッピングで得られた副伝導路を弁輪部に沿って心房筋を離断することによって行う．心内膜アプローチ法(岩, 1969年)，心外膜側から

冠動静脈を剥離して弁輪部に凍結凝固を行う方法(Guiraudon, 1981年)などがある.

2) 心室頻拍

頻拍起源が心内膜の特発性心室頻拍(右室流出路や左室後中隔起源)に対してはカテーテル治療が選択される. 再発を繰り返すなど治療困難な場合に外科治療が選択される. 右室流出路心筋切除および後中隔凍結凝固が行われる. 虚血性心室頻拍は梗塞部周囲を興奮旋回する. 残存虚血に対する冠動脈バイパス術を行う際に梗塞部周囲の凍結凝固が適応になる. 不整脈のみの場合, カテーテルアブレーションが行われる.

3) 心房粗動

心房粗動は比較的広い範囲を規則的に回る旋回回路が形成されて生じる. 回路の途中で狭い部分があると整流効果が生まれて旋回回路が生じやすくなる. 生理的な峡部は三尖弁と冠静脈洞の間および冠静脈洞と下大静脈の間である. この部分を凍結凝固することにより心房粗動を停止させることができる.

4) 心房細動

心房細動は自動能を持った心房細胞が洞結節以外で発火することにより生じる. これらが局所で小さな旋回回路(マイクロリエントリー回路)を形成し, 複数の旋回回路が房室結節を不規則に刺激し, 不整な心室応答を生じる. この反応は自然経過で生じる場合(孤立性心房細動)と心房負荷による心房全体の変性(リモデリング)により生じる場合に2分されるが, どちらが原因かはっきりしない場合も多い.

(1) 心房細動治療(maze手術)の原則

①心房を細かく切開しマイクロリエントリ回路を遮断, ②肺静脈を電気的に隔離(肺静脈隔離)し, 肺静脈からの異常興奮を遮断し, 心房全体への異常興奮伝搬を防ぐ, ③左心耳を切除して左心耳内血栓予防である(図1).

当初のmaze Iは洞結節動脈切断による洞機能不全症例が多かったことから改良され, 現在maze IIIとなっている. maze手術の問題点は切開線が長く, 手術時間の延長や出血が多くなることである. 心房内マッピングの結果, 僧帽弁疾患では特に左房のリエントリー時間が短く心房細動が左房起源であることが示唆されたことからmaze手術の左房側のみ行うLA maze

a: maze I
b: maze II
c: maze III

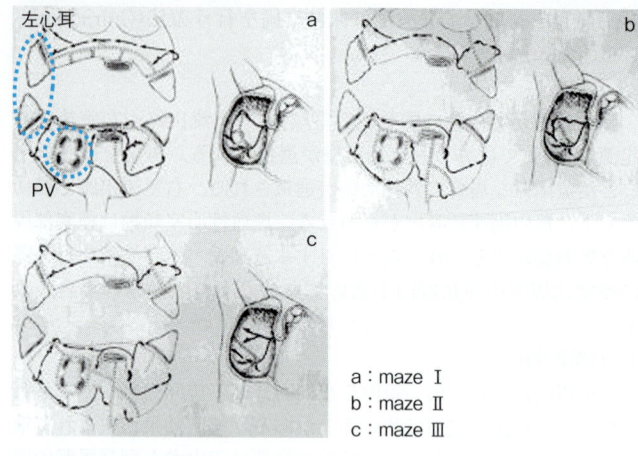

図1 maze 手術の変遷

手術という手法が報告されている．手術後3年で maze 手術が約9割の洞調律維持率なのに対して，LA maze 手術では約8割の維持率であった．後に肺静脈周囲に心房細動の原因となる自動能をもつ細胞が多く存在し，この部位が起源であることが約8割であることが判明し，肺静脈隔離術(PV isolation)が行われるようになった．肺静脈隔離術の遠隔成績は洞調律維持が約7割程度と報告されている．

(2) **適応**：心房細動が持続すると心房壁のリモデリングが進行し，洞機能低下をきたす．したがって洞調律に復帰しない可能性が高くなる．左房径≧60 mm，V_1 f 波振幅＜0.1 mV，心房細動持続10年以上の場合，洞調律復帰率が有意に低い．このため多くの施設でこれらの患者を除外して治療適応としている．

(3) **当院の方針**：1997年より心房細動治療適応のある患者に対して，僧帽弁疾患に伴う場合はLA maze 手術，それ以外で人工心肺を使用する手術の場合 maze III 手術を行い，また人工心肺を使用しない場合は高周波焼灼術を心臓外から行うことによる肺静脈隔離術を行ってきた．

(4) **当院の成績**：2011年まで76例の不整脈外科治療を行い，併

施した手術は弁形成や弁置換手術が67例(88%)を占め,その他は冠動脈バイパス術や大動脈手術などであった.行った治療はLA maze手術が54例(71%)と最も多く,次いでmaze Ⅲ手術が18例(24%),肺静脈隔離術4例(5%)であった.退院時洞調律維持率は88%,治療後10年の心房細動回避率は88%であった.遠隔期に洞機能不全に伴うペースメーカー植込み術を6例(8%)に認め,また脳出血,脳梗塞をそれぞれ1名(1%)に認めた.症例数が少なく術式別の遠隔成績は求められなかったが,全体として成績は良好で,当院での治療基準は妥当であった.

〔阿部恒平〕

● 文献

1) Cox JL: J Thorac Cardiovasc Surg 101: 584-592, 1991 (PMID: 2008096)
2) Nitta T: Semin Thorac Cardiovasc Surg 19: 3-8, 2007 (PMID: 17403451)
3) Sueda T, et al: Ann Thorac Surg 62: 1796-1800, 1996 (PMID: 8957389)

3 非侵襲的陽圧換気 noninvasive positive pressure ventilation(NPPV)

NPPVは気管挿管/気管切開といった人工気道を留置せず，マスクなどを用いて陽圧換気を行う呼吸管理法である．急性心原性肺水腫に有用で数多くのエビデンスがあり，急性心原性肺水腫に対する呼吸療法の第1選択はNPPVによる持続的陽圧呼吸（CPAP）モードでの呼吸管理である．

1 NPPVの利点と欠点：間欠的陽圧呼吸(IPPV)との比較

1) 利点

- 上気道防御機構の温存 → 人工呼吸器関連肺炎(VAP)の予防・減少．
- 挿管チューブによる軟部組織損傷の低減．
- 気管挿管に起因する患者ストレスが少ない→話せる・食事がとれる・休憩ができる・鎮静剤不要．
- 導入・離脱のハードルが低い．

2) 欠点

- 患者の協力が必須．
- 食道と気道の分離が不十分 → 誤嚥のリスク．
- 口腔・咽頭・気管内吸引が困難．
- 高い気道内圧を与えられない．
- 換気量測定は正確さに欠ける．
- NPPVで粘りすぎると心負荷が増大する．
- 患者の悪化に気付きにくい．

2 NPPVの適応

1) NPPV導入の適応疾患

証拠力	適応疾患
十分	急性心原性肺水腫，COPD患者の急性増悪時や人工呼吸器離脱時，免疫不全患者の人工呼吸管理
有力	術後呼吸不全，抜管困難，喘息
不十分	ARDS，睡眠時無呼吸症候群，肥満低換気症候群

実際のNPPV適応は現場の習熟度に応じて決定される．自施設のNPPVに対する管理能力を知っておくことが重要である．しかし上記疾患，特に十分な証拠群のすべてがNPPVの第一選択というわけではない．当初より気管挿管が適切とされる患者（ex.適応疾患でありながらも下記の禁忌項目を満たす患者）もいるため，その見極めが大切である．

3 NPPV導入の禁忌

- 重篤症例：心停止・呼吸停止，肺以外の臓器不全，重篤な脳疾患，消化管出血，血行動態不安定(重篤不整脈を含む)．
- 物理的困難：顔面外傷・奇形，上気道閉塞，気道確保困難．
- その他：本人の協力が得られない患者(意識障害，不穏，せん妄状態)，気道分泌物多量(排出不能)，誤嚥リスクが高い患者．

4 NPPVにおける換気モード選択

NPPVと挿管下の侵襲的人工呼吸(IPPV)との相関関係は以下のとおり．

● NPPVとIPPVの換気モード対応表

非侵襲的陽圧換気(NPPV)	間欠的陽圧呼吸(IPPV)
CPAP[*1]	CPAP[*1]
S(spontaneous)	PSV[*2]＋CPAP[*1]
T(timed)	PCV[*3]＋CPAP[*1]
S/T(spontaneous/timed)	バックアップ(PCV[*3])付のPSV[*2]＋CPAP[*1]

[*1] CPAP：continuous positive airway pressure, 持続的陽圧呼吸
[*2] PSV：pressure support ventilation
[*3] PCV：pressure control ventilation

● NPPVにおける各換気モードの基本的な適応疾患

(1) **CPAP**：一定の気道内圧を保つモード
 適応：急性心原性肺水腫，閉塞性睡眠時無呼吸症候群，自発呼吸があり$PaCO_2$貯留のない呼吸不全

(2) **S**：自発呼吸に同調してIPAPとEPAPを供給するモード
 適応：神経筋疾患のない慢性呼吸不全

(3) **T**：設定された呼吸回数と呼吸時間に応じてIPAPとEPAPを繰り返すモード(図1)
 適応：COPD，拘束性胸郭疾患

(4) S/T：自発呼吸がある場合はSモード，自発呼吸がない場合は自動にTモードに移行するモード

適応：急性呼吸不全（急性心原性肺水腫以外），COPD，拘束性胸郭疾患の慢性期

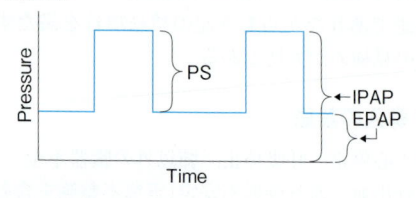

図1 IPAP/EPAP

● 急性心原性肺水腫におけるNPPV

急性心原性肺水腫患者の呼吸管理はNPPVが第一選択である．酸素投与のみでいたずらに経過観察することなく，積極的にNPPV導入を図る．最初に選択されるべき換気モードはCPAPである．CPAP導入後も頻呼吸や呼吸困難が続くようであれば，PSVを加えるという治療戦略が望ましい．急性心原性肺水腫の救急外来での呼吸療法に関するRCTでは患者生存退院を指標にするとCPAP 100％＞PS 75％＞酸素投与 70％の順（p＝0.029）である[2]．

5 NPPV導入の手順

1) 機器の準備

急性心原性肺水腫にNPPVを導入する場合，高いFiO_2が設定できる機器が望ましい．

2) NPPV機器のセットアップと事前確認

①電源を入れる．電源スイッチの位置は機器ごとに異なるので予め確認をする．電源コードは非常用電源につなぎ，バッテリー搭載の有無も確認しておく．

②酸素配管への接続を行う．酸素を接続しなくても換気が開始される機種がある．酸素濃度を設定する場合，中央配管や酸素ボンベの**酸素配管への接続を必ず確認**する．

③動作確認を行う．この動作確認方法は機器ごとに異なるので要注意．自動で自己診断を行い動作確認する機種と，テストピースを用いて手動で動作確認する機種とがある．使用機器の動作

確認方法を装着前にチェックしておく．
④回路にマスク圧モニターラインを接続する．

6 NPPV の導入

● マスクの選択と適合（fitting）
①適切なマスクサイズを選択する．
②患者の顔に選択したマスクをあてがいサイズを確認する．
・鼻口マスク：口のまわりにフィットする最小のサイズを選択．
　顎下にマスクが落ちない，口を開いても口唇がはみ出ない，目にかからない，鼻孔がはさまったり閉塞しない，横になってもフィットしているなどを確認する．
・鼻マスク：サイズに迷ったら小さめのサイズを選択．
　鼻孔が挟まったり閉塞せずフィットするかどうかを確認する．
③徒手でマスクを保持し，マスクをフィットさせる．
　最初からマスクをバンドで固定すると失敗につながる．まず徒手でマスクをフィットさせる．
④患者に十分説明した後，目標設定圧より低い値から開始し，徐々に設定圧を上昇させる．
　急性心原性肺水腫の場合，PEEP 圧は通常 10 mmHg 程度に設定する．しかし説明なくいきなり 10 mmHg の圧をかけると患者の不快感が先行し，導入失敗につながる．まずは，少々圧がかかり呼吸をサポートすることを説明し，FiO_2 1.0 で目標設定圧より低い圧から開始する．その後徐々に設定圧を上げていく．

【例】FiO_2 1.0　PEEP 4 → PEEP 6 → PEEP 8 → PEEP 10
　その後，患者の慣れをみながら適宜 PEEP を調整する．
⑤マスクをストラップ固定する．
　患者が NPPV に慣れてきたのを確認できたら，ストラップでマスク固定をする．固定ストラップは左右バランスよく留める．義歯は装着したまま導入，マスクがずれたら一度マスクを外してから再装着する．この際，締めすぎていないか，ずれていないか，リーク量を確認する．
・マスクフィッティングのコツは閉めすぎないことである．
・リーク量の目標は通常 10〜30 L／分に調整する．使用機器のリーク補正範囲内であれば有効換気を得ることができる．機器

の特性を確認すること．リーク量が少なすぎる時はストラップを締めすぎていないか確認する．
⑥患者状態を評価する．

　急性期患者にNPPVを導入した場合，患者は重篤であり導入後15分，30分，60分，2～3時間と繰り返し患者状態を評価する．評価ポイントは，自覚症状（呼吸困難感）改善，心拍数・呼吸数の改善，呼吸補助筋を使った呼吸様式の改善，動脈血液ガス上pH改善，酸素飽和度の改善である．

　状態が改善しないか増悪する場合，気管内挿管による侵襲的人工呼吸（IPPV）を検討する．NPPVで粘り過ぎると状態をより悪化させるのでNPPV撤退時期を誤らないように留意する．

7 NPPVにおける設定項目

PEEP	急性心不全ならば10 cmH$_2$O程度を目標．閉塞性疾患ならば，患者状態に合わせて適切なCounter PEEPを調整する．
FiO$_2$	患者の低酸素状態を回避するため，適宜調整．急性心不全であれば1.0で開始し，適宜漸減でよい．慢性呼吸不全患者では，酸素飽和度が呼吸トリガーになっている場合があるため，酸素飽和度・呼吸回数を見ながら調節する．
IPAP[*1] EPAP[*2]	S/TモードならばEPAPがPEEPに相当し，(IPAP-EPAP)圧がpressure supportに相当する．慢性呼吸不全の場合，8 cmH$_2$O /4 cmH$_2$Oを初期設定とし，患者状態にあわせて調整するとよい．
RR[*3]	S/Tモードにおけるバックアップ呼吸回数．
IPAP[*1] rise time	吸気開始から設定IPAPに達するまでの時間．これが短すぎると圧迫感につながり，長すぎると吸い足りない感につながる．
inspiratory time	バックアップ換気時の吸気開始から吸気終了までの時間．rise time＋プラトー時間を示す．

[*1] IPAP：inspiratory positive airway pressure，吸気気道陽圧
[*2] EPAP：expiratory positive airway pressure，呼気気道陽圧
[*3] RR：respiratory rate，呼吸数

（大谷典生）

● 文献
1) 聖路加国際病院呼吸療法チーム：NPPVハンドブック．医学書院，2006
2) Crane SD, et al: Emerg Med J 21: 155-161, 2004 (PMID: 14988338)

4 補助循環(IABP, PCPS), 補助人工心臓(VAD)と心臓移植

経皮的補助循環(IABP, PCPS)は,あくまでも循環維持のための補助であり,原疾患の治療が重要である.病態に合わせて補助循環後も難治性心不全が持続するならば,長期使用可能な補助人工心臓(VAD)と心臓移植を視野に入れた治療戦略を練ることが重要である.

1 補助循環の適応

補助循環が必要な病態は,他の内科的治療では維持困難な循環不全である.心機能の可逆性で整理すると以下のようになる.

可逆性(+)	急性冠症候群,心筋炎,肺血栓塞栓症,心停止後症候群(低体温療法施行目的を含む),十分な薬物治療が行われていない低左心機能による急性心不全
可逆性(−)	慢性心不全(DCMや拡張相HCM,陳旧性心筋梗塞)の急性増悪,広範囲急性心筋梗塞

2 循環補助の考え方

血行動態が安定したら,いつまでも同じ条件下で漫然と補助循環を使用せず,常に離脱を意識して設定変更を試みる.治療抵抗性で低左心機能が遷延し,不安定な血行動態が持続する際には,VADを考慮する.不可逆的病態では,より早期からVADへの移行および心臓移植を念頭に置く.可逆性疾患では開始2〜4日以内,不可逆性疾患では開始当日からVADへの移行を意識する.補助循環の長期使用は,鎮静や安静臥床を強いるので全身状態が悪化しやすい.また循環補助が不十分だと他臓器障害をきたしやすい.他臓器障害が重篤ならばVAD後の予後も不良である[1].また本邦では心臓移植適応や植込型VADの適応にもならないことを銘記する.

大動脈バルーンパンピング(IABP)

IABP(intraaortic balloon pumping)は、胸部下行大動脈内で、バルーンを拡張期に膨張、収縮期に弛緩させ、①後負荷減少(吸引効果)による心拍出量増加と心筋酸素需要量の減少、②平均大動脈圧維持と冠動脈血流量を増加させる圧補助装置である。IABPの冠動脈血供給効果は、ショックや心筋虚血など冠充血の自己調節能が著しく低下した状況で高いことが示されている[2]。

1 駆動のタイミング

トリガーは心電図と動脈圧がある。心電図トリガーが一般的である。バルーン膨張のタイミングは大動脈弁閉鎖直後(T波頂点のやや後ろ、圧波形では dicrotic notch)とする(図1)。収縮期のバルーン膨張は後負荷を増大させてしまうので注意。弛緩のタイミングは左室収縮直前(QRS波直前)が望ましい。開始時は2:1で駆動させ、IABP非駆動時の波形と比較して収縮期圧が最も低くなるように設定する。収縮期圧低下と拡張期圧上昇(二峰性波形)を確認した後に1:1で駆動させる。自動設定のまま作動させることが多いが、適切な作動かどうかを評価する技術は必要である。

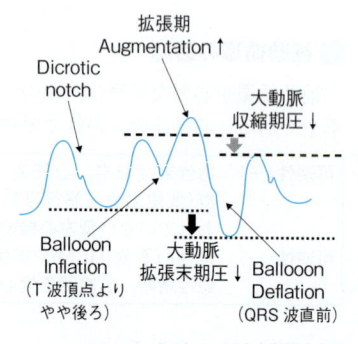

図1 IABP駆動のタイミング

2 IABPの適応疾患

- 冠動脈疾患：重症急性心筋梗塞，不安定狭心症時のCABGまでの待機，高リスク患者（心機能低下や左主幹部病変）に対するPCI（予防的使用），PCI中のslow flow, no reflow現象
- 重症急性心不全：急性心筋炎，心原性ショック，慢性心不全増悪，低心拍出症候群（LOS），β遮断薬などの心保護薬導入時の補助，（心不全が関与する）難治性不整脈

3 IABPの禁忌

- 中等度以上のAR，動静脈シャント ⇒ 逆流による左室負荷↑
- 大動脈解離，胸部・腹部大動脈瘤 ⇒ 挿入時の破裂リスク
- 両側性の高度閉塞性動脈硬化症 ⇒ 下肢阻血の増悪
- コントロールがつかない敗血症や出血

4 IABP使用の実際

1) 挿入方法

通常，付属シースを用いて挿入するが，シースレスで使用する場合もある．バルーン先端は左鎖骨下動脈直下（1～2 cm下），下端は腎動脈よりも上に留置する．身長≧160 cmならばバルーンサイズ40 ccを選択する（150～160 cm ⇒ 35 cc，≦150 cm ⇒ 30 cc）．挿入前に，あらかじめバルーンを十分陰圧にする．

2) 維持・離脱

駆動中はheparinによる抗凝固を行う（ACT 150～200秒）．アシスト回数を減少する時には抗凝固を強化する．心機能改善とともに拡張期augmentationが減少する．これを確認し，血行動態モニターが安定していたら数時間ごとにアシスト回数を2：1⇒4：1（⇒8：1）と減らして慎重に離脱を試みる．

3) 合併症：補助必要下の途中離脱は致命的になるので予防が重要.

- 下肢虚血：挿入前に両側足背動脈の触知部位，左右差を確認.
- 動脈損傷：カテーテル挿入時に注意.
- 挿入部出血，血腫：貧血の評価や，挿入部の観察をする.
- 感染：予防的な抗菌薬使用も検討.
- 血小板減少：heparin起因性血小板減少症（HIT）との鑑別.
- 神経障害：特に鎮静下動脈挿入では注意する.

- コレステロール塞栓症：まれだが，腎不全や下肢切断の原因.

経皮的心肺補助(PCPS)*

遠心ポンプと膜型人工肺を用いた閉鎖回路で，大腿静脈脱血，大腿動脈送血で心補助を行う．心補助率は60〜80%，3〜4L/分の流量補助を行う．PCPSは一時的補助であり，離脱か補助人工心臓への移行かを常に考え，時期を決定する．

* PCPS(percutaneous cardiopulmonary support)：欧米ではpercutaneous cardiopulmonary bypass, ECMO(extracorporeal membrane oxygenation)と呼ばれる．ECMOは呼吸補助を中心にした考えでVeno-Venous(VV)ECMOが基本．Veno-Arterial(VA)ECMOはPCPSと同義である．

1 PCPSの血行動態(図2)

脱血管を大腿静脈に挿入し右房脱血を行う．送血管を大腿動脈に挿入し，総腸骨〜外腸骨動脈送血を行う．両心補助と呼吸補助が可能である．逆行性血流となり，左室後負荷は増大する．心負荷からみれば，高流量補助が必要なら順行性血流(図3 ☞ p518)の補助人工心臓への移行が必要である．後負荷を軽減させ，心筋酸素供給量を増加させるIABPとの併用は有用である．PCPS+IABP下では，自己心による順行性血流時で脳血流が増加する[3]．自己心，肺機能，後負荷の評価のために

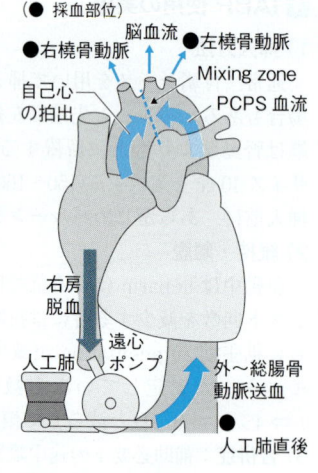

図2 PCPSの循環

mixing zone(自己心の拍出とPCPS送血の混合部位)を考えることが重要である．①右橈骨動脈，②人工肺直後に加えて，③Swan-Ganzカテーテル，④左橈骨動脈(IABP先端血)で評価すると管理しやすい．右橈骨動脈と左橈骨動脈の間の酸素化血が脳

を灌流することになる.

2 PCPSの適応

IABPの効果が不十分ならば，PCPS導入を考慮する．PCPSはV-Aバイパスであり，急性肺血栓塞栓症や呼吸不全にも使用される．心肺蘇生に対するPCPSの有効性も報告されている[4]が，その適応はVT/VF，目撃者や心肺蘇生の有無，心肺停止時間などで総合的に判断する.

3 禁忌

前述のIABPの禁忌に準ずる.

4 使用の実際

1) 循環開始直後の確認事項

- 血液色の確認：脱血側では暗赤色(非酸素化血)，送血側では鮮血色(酸素化血)を認める．人工肺の酸素交換能の簡易チェックとして最も基本的な確認.
- 脱血管の振動の有無：脱血不良の徴候であり，出血による循環血液量減少や脱血管位置異常を疑い，迅速な対処が必要．脱血不足の場合，鎖骨下静脈に脱血管を追加することもある.
- 抗凝固はheparinでACT 200秒程度に維持する(heparinコーティング回路の場合)．溶血をきたすことがあり注意する.

2) PCPS管理のポイント：特に問題となる3点について述べる.

- 適正な補助流量：補助流量は臓器血流保持が可能な最低限とする．不要な補助流量の増加は脱血流を増加し，前負荷不足に対する過剰補液の原因となる．さらに後負荷も増大し肺うっ血を引き起こす．病態，自己の残存心機能により適正なPCPS補助流量は絶えず変化するので注意する.
- PCPS中の強心薬使用：原則として強心薬は併用し，離脱かVAD移行かを常に意識する．強心薬を減量し，高流量補助にすると後負荷増大による肺うっ血をきたしやすい．強心薬併用下で，自己心機能の改善に合わせて補助流量を調節する.
- 離脱かVAD移行かの決定：尿量維持困難(<0.5〜1.0 mL/kg/時)，補助流量増加に伴う補液量増加と後負荷増大によって，PCPS管理下でも肺うっ血が経時的に増悪するならば，補助開

始当日でも VAD への移行を検討する.逆に補助流量を減量でき,他臓器障害もなければ安全に離脱できるまで補助を継続することも可能.

5 モニタリング

1) 心電図
VT や VF で PCPS に完全依存(大動脈弁閉鎖)しても血行動態は破綻しないことが多い.しかし不整脈自体が心筋障害をきたす一因となるのでそのコントロールは必要.脱血量増加による左室虚脱が不整脈の原因となることもある.

2) 動脈圧
PCPS は定常流で,自己心機能の程度により脈圧は変化する.平均動脈圧を血圧指標とする.動脈圧は後負荷であり,末梢臓器灌流に最低限必要な平均動脈圧(60〜70 mmHg)に調節する.低すぎる際には,昇圧薬(noradrenalin, vasopressin など)を用いて補液過剰になるのを防ぐ.

3) 動脈血ガス
右橈骨動脈の血流が自己心拍出なのか,PCPS なのかは mixing zone に依存する.大動脈弁開放と脈圧があれば右橈骨動脈血 PaO_2 は自己肺機能を反映している.脳への酸素供給を保つため右橈骨動脈血を $PaO_2 \geq 100$ mmH$_2$O にする.

4) 右心カテーテル
中心静脈圧(CVP),右房圧(RAP)は右房脱血の影響が強く,循環血液量を反映しない.肺動脈圧および肺動脈楔入圧も同様であるが,CVP や RAP よりは影響が少なく自己心の左室前負荷の重要な指標である.混合静脈血酸素飽和度(S_VO_2)は,人工肺での酸素化(一般的に人工肺直後 PaO_2 は 300 mmHg 程に設定されている)の影響を受けるために自己心機能の指標とはならないが,末梢循環が保持されているかの判断に用いる.$S_VO_2 \geq 70\%$ を目標とする.熱希釈法は右房脱血の影響を受けるために評価できない.

5) その他のモニタリング
PCPS 時の過剰輸液を防ぐため膠質浸透圧はアルブミン 3.5 mg/dL, Hct$\geq$30 % を目標に維持する.末梢循環は尿量(1.0 mL/kg/時)と乳酸値で評価する.心室内血栓の有無,大動

脈弁開放, 左室径や駆出率は心エコーで評価する. 脱血管の位置, 肺うっ血状態を胸部 X 線で確認する.

6 離脱(weaning)

1) 自己心機能

オフテスト(on-off test)以外に自己心機能回復の明確な評価基準はない. PCPS 流量, 左室前負荷, 強心薬などの条件を一定にして, 次の①〜③の変化から総合評価する. ①脈圧(脈圧上昇は自己心機能改善を示唆), ②心エコー(左室駆出率や大動脈弁開放時間), ③ mixing zone(大動脈弁が開き mixing zone の末梢移動は, 自己心回復を示唆).

2) 自己肺機能

高濃度酸素や高気道内圧による肺傷害を避ける設定(FiO_2≦50%, 最大気道内圧≦30 cmH_2O, PEEP 6〜10 cmH_2O)で管理する. 自己心拍出があれば, 右橈骨動脈の PaO_2 から自己肺機能を評価する. 心機能に比べ肺機能低下が著しければ PCPS 離脱時に VV ECMO への移行を検討する.

3) オフテスト

ACT 250 秒程度にし, PCPS 流量を下げる. 機器ごとに最低ポンプ回転数が決まっており, さらに流量を下げるには送血管の部分クランプを行う. 流量≦2.0 L / 分では血栓形成の危険性が高い. ≦0.5 L / 分では遠心ポンプ特性から送血量が不安定となるので速やかに送血管をクランプする. 5〜10 分程度, 補助なしで評価する. 離脱目安は, 収縮期血圧≧80 mmHg, 肺動脈楔入圧≦12 mmHg, 心係数≧2.2 L / 分, S_VO_2≧70% である. 一度停止させた回路による再循環は行わない.

補助人工心臓 ventricular assist device(VAD)と心臓移植

難治性心不全(AHA/ACC Stage D)に対し INTERMACS profile 分類(表 1)で VAD 適応を決める. 本邦でも 2011 年以降, 体外設置型 VAD に加え, 植込型 VAD が使用可能となった. 植込型 VAD は実施認定施設のみで使用可能である(2016 年). 適応患者の理解が重要である.

表1 J-MACS profile 分類（INTERMACS*と同等）

分類	J-MACS	INTERMACS nickname	VAD 決定
1	重度心原性ショック	crash & burn	数時間
2	進行性の衰弱	sliding fast	数日
3	安定した強心薬依存	dependent stability	数週
4	安静時症状	frequent flyer	数か月
5	運動不耐容	house-bound	
6	軽労作可能状態	walking wounded	
7	安定状態		

適応：■ 体外式 VAD　■ 植込型 VAD　特殊例で植込型 VAD
心臓移植緊急度　status 1：分類1～3，status 2：分類4～6
* Interagency Registry for Mechanically Assisted Circulatory Support

1 VAD の使い分け（本邦）

　植込型 VAD は，心臓移植が前提(bridge to transplantation；BTT)であり，INTERMACS 2～3 が適応となる．体外設置型 VAD は，INTERMACS 1 が適応となり，心機能の回復を目的(bridge to recovery；BTR)とした使用や，循環動態が破綻し他臓器障害をきたした症例に，可逆性を判断する目的(bridge to decision；BTD)で用いる*．また，VAD からの離脱はできないが，他臓器不全からは回復し，心臓移植待機登録可能なら植込型へ移行(bridge to bridge；BTB)する．右心不全が合併し両心補助が必要な場合にも用いることがある．

上行大動脈送血
左室心尖部脱血

図3 LVAD left ventricular assist device の循環

* bridge to candidacy(BTC)：他臓器不全を合併し移植判定が下せない場合，移植判定を保留し，植込型 VAD を装着することを BTC という．移植登録の可能性の高い(likely)，五分五分(moderately likely)，低い(unlikely)がある．本邦では限られた適応．

2 VADの将来と心臓移植

　ドナー不足で移植数が限られるため，登録審査には時間を要する．審査準備中にcrashすると植込型VADの適応外となる．65歳以下で全身合併症のない慢性心不全患者では，補助循環導入やcrashを予測して早めに心臓移植登録を行う．植込型VAD導入を考慮する指標の確立が望まれる．移植数に比べ植込型VAD数は著しく増加し，VADでの長期在宅治療(destination therapy；DT)が主流になるかもしれない．

(渡邉琢也)

● 文献

1) Kirklin JK, et al: J Heart Lung Transplant 33: 555-564, 2014 (PMID: 24856259)
2) De Silva K, et al: JACC Cardiovasc Interv 7: 631-640, 2014 (PMID: 24726295)
3) Yang F, et al: J Transl Med 12: 106, 2014 (PMID: 24766774)
4) Sakamoto T, et al: Resuscitation 85: 762-768, 2014 (PMID: 24530251)

第8章

循環器疾患と栄養

1 急性循環不全の栄養の特徴

循環不全が重症慢性化すると主要臓器の機能障害とともに高度栄養障害(心臓悪液質)に陥る.心不全の原因除去は難しいことが多く,いったん心臓悪液質に陥るとその改善は困難である.重症慢性化を防ぐために急性期栄養管理は重要である.

1 急性循環不全と栄養障害

急性循環不全時にはレニン・アンジオテンシン・アルドステロン系が亢進し,バソプレシン分泌も増加する.血管抵抗性が増大し,水とナトリウム(Na)の貯留が促進し,肺水腫,全身浮腫,肝腫大,骨格筋酸素不足,食欲不振が出現する.特に消化器系と腎の障害は栄養管理上重要で,全身状態変化により栄養処方を調整する[1].

1) 摂取エネルギー量低下
(1) 食欲低下による摂取エネルギー低下
腸管浮腫で蠕動が減弱し,嘔気や腹満感が増強.口内や咽頭の浮腫による物理的摂取困難,電解質異常や末梢循環不全による全身倦怠や抑うつ傾向,低酸素血症による呼吸困難や嚥下運動障害,薬物の影響など,いろいろな原因で食欲が低下する.

(2) 消化管の消化・吸収機能異常による摂取効率の低下
腸管絨毛機能低下のため便秘や下痢を起こす.

2) 消費エネルギー量増加
(1) 基礎代謝亢進
交感神経活動優位による頻脈と多呼吸.心筋酸素消費量亢進(代償で1.5倍の拍出量)や努力性呼吸による呼吸筋の酸素消費量増加.自律神経障害による発熱や末梢循環不全による中枢温の上昇.これらの原因で基礎代謝量が増加する.

(2) 代謝効率の低下
細胞低酸素症のため好気性代謝から嫌気性代謝へシフトし,ATP産生が低下する.肝機能障害のため糖新生低下,アルブミン合成障害,免疫能低下がみられる.

3) 栄養物の喪失
(1) **蛋白質の喪失**：腹水・胸水貯留による低蛋白血症．腸管のリンパ管拡張による蛋白漏出胃腸炎．右心不全による一過性ネフローゼで蛋白尿が増加する．
(2) **アルブミン(Alb)合成能の低下**：酸化ストレスや炎症性サイトカイン増加，肝機能障害により Alb 合成が低下する．
(3) **電解質・微量栄養素の欠乏**：利尿剤や下痢により Na, 亜鉛 (Zn), マグネシウム(Mg), カリウム(K), 水溶性ビタミンが急激に排泄される．Zn 欠乏は味覚低下が，Mg 不足は Na/K ATPase を不活性化させ，細胞内からの K が増え高 K 血症をもたらす．ジギタリス投与時に Mg 不足や低 K 血症が起こるとジギタリス中毒になりやすい．カルシウム(Ca)不足は不整脈や血管拡張低下を起こす．

2 栄養評価

栄養評価は各個人の栄養状態を問診，身体測定，臨床検査などで客観的に評価することである．栄養不良の程度，分類(クワシオコール，マラスムス)*，栄養障害のリスクを明らかにし，栄養処方を決定し，栄養療法の効果を判定する．

* kwashiorkor は蛋白質欠乏による栄養失調．低蛋白血症でお腹は大きく腫れる．開発途上国の乳幼児にみられる．marasmus はカロリー摂取不足で起こるが低蛋白血症(−)．極端なるいそうが特徴である．

(1) 問診(subjective global assessment；SGA)
体重変化，食物摂取状況の変化，消化器症状，労働や歩行などの機能性障害の程度と期間，やせの程度，浮腫の有無などを聞き取り評価する．入院時に看護師が行うことが多い．

(2) 体計測：必要エネルギーを推定し，栄養計画を立案
エネルギー貯蔵量や身体構成成分の評価を行う．身長，体重，体重減少率％，BMI，上腕三頭筋部皮脂厚，上腕周囲長の測定を行う．体重増減の評価は浮腫などの影響で困難である．上腕三頭筋部皮脂厚，上腕周囲長の計測や生体インピーダンス法(bioelectrical impedance analysis；BIA 法)で除脂肪量(lean body mass；LBM)や体脂肪量を測定して評価する．LBM は蛋白源(窒素)であり正常 70% 以下に減少すると窒素死(nitrogen death)*の可能性が高くなるため定期的評価を行う．

* 窒素死:筋肉量減少は創傷治癒の遅延や免疫能障害をきたす.

(3) 臨床検査

臓器の低灌流とうっ血により肝障害や急性腎不全を起こすため評価が難しくなるが pre-Alb は半減期が 2〜3 日と短いため評価しやすい.

3 栄養管理

高度侵襲下の重症患者では蛋白異化による糖新生と脂肪組織からの脂肪酸による内因性エネルギーが発生する. 超急性期は極力低カロリー栄養(permissive underfeeding)が原則であり[2], 食塩と水分の制限が急性循環不全時の基本である. 投与可能なエネルギー量の規定因子は水分量である.

1) 食塩・水分の管理

重症では 800 mL 以下とする. 汁物を控えた食事の水分量は 1,000〜1,200 mL / 日である. 1 g の食塩(濃口醤油小さじ 1 杯 6 g)は 200〜300 mL の体液量を増加させるため食塩制限量は 1 日<6 g / 日, 高血圧では<5 g / 日, 重症心不全では<3.0 g / 日に制限する. しかし急激で強力な減塩は循環血漿量を低下させ, 脱水や食欲不振を起こし, 栄養不足を招きやすい. 悪液質を回避するためにも摂食量調査を行い, 種々の制限内で分割食など献立の工夫が必要である.

2) 栄養素の管理

(1) **糖質**:水分制限下では高糖質液の静脈栄養を使用することが多く高血糖を招きやすい. 浸透圧が高くなり循環血液量が増えやすい. 高血糖や心負荷の観察が必要である. 糖質や蛋白質の呼吸商(産生 CO_2 / 消費 O_2)は 1.0 であるが, 脂質は 0.7 で炭酸ガス発生が少ない. 代謝亢進時に糖質投与量が多いと呼吸不全状態では炭酸ガスの蓄積が起こりやすい.

(2) **脂質**:脂肪の利用は糖質制限, インスリン節約, 水分制限が可能となる. 天然の長鎖脂肪酸(LCT)に比べて合成された中鎖脂肪酸(MCT)は, 膵リパーゼで急速に遊離 MCT へ消化され, 水溶性を示す. ブドウ糖並みの吸収速度で吸収上皮細胞に取り込まれ門脈へ転送される. MCT は脂肪乳剤や経腸栄養剤に利用されており, 侵襲時のエネルギー源として利用しやすい.

　十分なエネルギー(糖質および脂肪)投与は蛋白質の節約作

用が可能となる．ストレスの状態にもよるが35 kcal/kg 程度のエネルギー投与を目標とする．

(3) 蛋白質：蛋白質は吸収障害や喪失分を補うため1.5〜2.0 g/kgとし，合併症に応じて調整する．急性腎不全の場合透析施行時には1.2 g/kgであるが，非透析の場合には0.6 g/kgとし，エネルギーは35 kcal/kgとする．

　長期循環不全後に急激に栄養投与するとrefeeding syndrome*をきたす．心不全増悪や意識障害のリスクを伴うので段階的に増やす(☞ p526)．ビタミンB群投与とリン補充(リン酸2カリウム注)および血清リン値のモニタリングを行う．

* refeeding syndrome：長期間絶食時に経口や経静脈的に栄養を急に与えると液体と電解質の移動のためビタミンB1欠乏や電解質異常など，さまざまな臨床的問題が生じる症候群．

● 栄養処方例（当院の場合）

血行動態と利尿が安定してから経腸栄養を開始する．

① 水分制限のため1 mLあたり水分0.7 mL，エネルギー2 kcalの栄養剤(テルミール2.0α，食品タイプ)を選択し，10 mL／時間で投与する．

② 8時間ごとに胃残量を評価し，200 mL以下であれば24時間ごとに10 mL／時間ずつ増量する．

・胃残量が多い場合は10 mL／時間へ減量し消化管蠕動促進薬を開始する．

・すでに10 mL／時間の場合は経腸栄養を中止し，GFO®を10 mL／時間へ切り変える．

③ 30 mL／時間まで増量できたら間欠投与へ移り目標栄養量の25〜35 kcal/kgが得られるまで増量する．

　腎障害が合併した場合，BUNの上昇を認める場合には，非蛋白質カロリー／窒素1gの比が150〜300 kcal/Nになるように調整する．低蛋白栄養剤(リーナレンLP，食品タイプ)との混合を検討する．

(松元紀子)

● 文献
1) 馬場忠雄，他(編)：新臨床栄養学第2版．医学書院，pp502-503, 2012
2) 2010年度合同研究班(編)：急性心不全治療ガイドライン(2011年改訂版) http://www.j-circ.or.jp/guideline

2 栄養はいつから,どの程度開始するのか?

1 投与栄養量の決定

臨床の場では概略で目標エネルギーを決定し,その後経過を観察しながら調整する.浮腫の場合が多く,体重は平常時体重で算出する.推定簡易式として 20〜25 kcal/kg/日[1],または Harris-Benedict 式*を用いる.急性期では肝や骨格筋からのグリコーゲンの放出と,骨格筋崩壊や腸間膜筋崩壊によるアミノ酸の再吸収と再利用により内因性エネルギーが確保されている.過剰な外因性エネルギーは栄養ストレスをもたらすので,開始は 30〜50% 程度の 6〜15 kcal/kg/日程度でよい[2].

* 男 = 66.47 + 13.75 × 体重 kg + 5.0 × 身長 cm − (6.76 × 年齢)
女 = 655.1 + 9.56 × 体重 kg + 1.85 × 身長 cm − (4.68 × 年齢)

2 開始時期と栄養剤の選択

循環作動薬が投与されていても血行動態が安定し,尿量が確保され,胃内液貯留が 250 mL 以下であれば,経腸栄養(EN)を開始する.酸素投与量が減量し,酸素飽和度が維持できれば経口食の開始を検討する[1].胃内液増加,イレウス,代謝性アシドーシスの進行が認められた場合は腸管虚血の可能性があり,静脈栄養とする.グルタミンが腸管上皮細胞のエネルギーであり,ブドウ糖とともに好中球のエネルギー源になる.EN 投与前にグルタミンや 5% ブドウ糖液を EN で持続投与(5〜10 mL /時間)することは腸管免疫に有効との報告があり[4],米国(SCCM/ASPEN) 2009 では内科系 ICU でグルタミン 0.3〜0.5 g/kg/日が推奨された(グレード B)高濃度配合食品が市販されている.また,オリゴ糖,水溶性食物繊維(グアーガム)は大腸内細菌のエネルギー源である短鎖脂肪酸を産生する.これらを投与することは下痢の予防に有効で,配合食品も市販されている.

脂肪乳剤に関してはグルコース過剰投与による相対的ビタミン不足や水分投与量の減少,高エネルギーによる窒素節約効果が期

待できる．中心静脈栄養が長期間になる場合は，静脈投与(ただし投与速度を 0.1 g/kg/日以下)を検討する．中性脂肪値が 300 mg/dL であれば人工脂肪粒子は円滑に加水分解を受けていると判断できる[4]．

経腸栄養剤は，半消化態栄養剤(窒素源は蛋白質)もしくは消化態栄養剤(窒素源はペプチド)で 1.5～2.0 kcal/mL を選択し 20 mL/時の持続投与から開始する．水分含有が 75～70% と少ないため，20 mL/時の少量投与であっても 1 日投与栄養量は 720～960 kcal/日を確保でき，同時に水分量は 360～336 mL/日に抑制できる．

3 合併症対策(下痢と腎不全)

腸管虚血で粘膜萎縮が起こった場合でも腸管上皮のペプチド輸送系はアミノ酸輸送系より比較的機能を維持される[3]．1.5 kcal/mL の消化態栄養剤を選択し，10～20 mL/時で持続投与を試み，1 週間～2 週間で目標栄養量の投与を目指す．

脂肪を含有しない成分栄養剤(窒素源はアミノ酸)は稀釈せずに 10 mL/時から投与する．1 kcal/mL でありエネルギーが不足するほか，長期間使用の場合には脂肪酸不足を発症する．末梢静脈にて脂肪乳剤の投与を検討するか，早期に脂肪含有消化態栄養剤への変更を検討する．

急性腎不全を合併した場合，栄養管理は CKD ガイドライン[5]に準じて行う．エネルギーは 25～32 kcal/kg/日，蛋白質は 0.3～0.5 g/kg/日，カリウム制限，リン制限，食塩 5 g 未満で行うが，実際には体液貯留や下痢のため十分なエネルギー投与ができることが少ない．

(松元紀子)

● 文献
1) 2010 年度合同研究班(編)：急性心不全治療ガイドライン(2011 年改訂版) http://www.j-circ.or.jp/guideline
2) 寺島秀夫, 他：静脈経腸栄養 24：19-35, 2009
3) 細谷憲政(監)：消化・吸収-基礎と臨床．pp308-319, 第一出版社, 2002
4) 標葉隆三郎, 他：実践静脈栄養と経腸栄養応用編．pp100-102, エルゼビア・ジャパン, 2005
5) 日本腎臓学会(編)：CKD 診療ガイド 2012. 日本腎臓学会誌 54：1031-1224, 2012

3 特殊な栄養素：ビタミンB₁(VB₁)，CoQ10，Se

1 ビタミンB₁(VB₁, thiamine)

　VB₁ はクエン酸回路のピルビン酸と α-ケトグルタル酸の酸化的脱炭酸反応を活性化させる．VB₁ 欠乏で活性化が低下し，ATP 産生が減少する．つまりエネルギーが不足し，末梢神経障害，浮腫，拡張期血圧低下を伴う心不全(脚気心)を呈する(☞p25)．TPN 管理時に VB₁ が不足すると Wernicke 脳症が起こる．VB₁ は水溶性で酸，アルカリ，熱に不安定である．十二指腸から回腸で吸収される．半減期は 10〜14 日と短く，体内貯蔵量が少ない．VB₁ は体内に 30 mg，約 30 日分が骨格筋(50%)，心筋，肝臓，腎臓，脳に多く存在する．VB₁ の血中濃度基準値は 47〜99 ng/mL である．胚芽，豚赤身肉，種実類に多く含まれる．生鮮食品や蛋白摂取量が少なく，菓子や炭水化物が多い食習慣では欠乏しやすい．VB₁ の必要量は 1 日 1〜2 mg，1,000 kcal に 0.5 mg である．70 歳女性の推奨量は 0.9 mg／日であるが，国民健康栄養調査の平均摂取量は 0.72 mg／日で，充足は十分でない[1]．

　アルコール依存症者や慢性的食欲不振および蛋白制限が必要な腎不全患者は VB₁ が欠乏しやすい[2]．VB₁ 欠乏が予想されれば VB₁ を積極的に補充するか，脚気心の予防を栄養士に指導してもらう．利尿剤使用時は電解質排泄のみでなくビタミン喪失もきたす．VB₁ 欠乏時には利尿剤でも浮腫が軽減せず，感冒などを契機に急速に乳酸アシドーシスを呈し劇症の急性心不全(衝心脚気)に陥ることもある．fursultiamine 200 mg 投与で 24 時間以内に循環動態が安定した報告もある[3]．VB₁ 欠乏が関与する急性心不全は VB₁ 補充で治療可能であり，留意したい．しかし心不全に対して VB₁ 補充療法の積極的効果についてはまだ限定的であり evidence は少ない[4]．

2 コエンザイム Q10
(CoQ10, ubiquinone, ubidecarenone)

　CoQ10 は体内合成される脂溶性ビタミン様物質で，電子伝達系の補酵素(コエンザイム)として ATP 産生や抗酸化作用に関与．CoQ10 合成系とコレステロール合成系は共通で HMG-CoA 還元酵素が主に調節している．HMG-CoA 還元酵素を阻害するスタチンは CoQ10 合成量を減少させる．

　CoQ10 は心筋代謝改善による心不全薬として日本では 1974 年から承認されている．アントラサイクリン系抗癌剤の心毒性に対して使用されることが多い．米国では CoQ10 単独投与の有効性を認めていない．

　サプリメントとして普及しているが，ビタミンと異なり食事摂取基準がなく，安全な摂取量は不明である．既に CoQ10 含有健康食品は 150〜200 mg / 日と治療量 (30 mg / 日) より遙かに多い．CoQ10 は他剤との相互作用に問題がある．降圧剤と CoQ10 (多くは ≧200 mg) の併用で相加的の血圧降下，血糖降下剤併用で HbA1C 低下，warfarin 併用で抗凝固作用減弱 (CoQ10 のビタミン K 様作用) などの報告がある[5]．いずれにしても，データ不足で詳細は不詳である．妊娠・授乳中は避けたほうが無難．

3 セレン(Se)

　ケシャン病 (克山病，Keshan disease) は黒竜江省克山県で多発した中国風土病で Se 欠乏症による心筋症である．Se は必須微量元素の 1 つであり，酸化還元に関与するグルタチオンペルオキシダーゼ (GPx) の活性中心である．岩石由来で水中に溶解する．食品中に広く含まれ，通常の食生活では欠乏しない (1 日推奨量 25〜30 μg / 日，血中 Se 濃度 9.7〜16 μg/dL)．Crohn 病や短腸症候群患者の成分栄養剤や医薬経腸栄養剤の多くは Se を含まない．長期投与で赤血球大球性化，爪床蒼白化，拡張型心筋症による心不全などが生じる[6]．亜 Se 酸ナトリウム (Se 含有 100 μg / 日) 補充療法もあるが，予防には強化食品を定期的に投与する．正常人では Se を強化摂取しても心臓病の予防効果はない．

〔松元紀子〕

● 文献

1) 厚生労働省　平成 23 年　国民健康・栄養調査結果の概要　www.mhlw.go.jp/bunya/kenkou/kenkou_eiyou_chousa.html
2) Hida M, et al: Jpn J Nephrol 36: 740-745, 1994 (PMID: 8084075)
3) 石井裕一：日本内科学会誌　97：176-178, 2007
4) Keogh A, et al: Heart Lung Circ 12: 135-141, 2003 (PMID: 18705154)
5) 独立行政法人国立健康・栄養研究所「健康食品」の安全性・有効性情報 www0.nih.go.jp/eiken/
6) 伊藤明美：静脈経腸栄養　26：121-125, 2011

付録

1 食品中のビタミンK含有量

　ビタミンK(VK)は肝臓で凝固因子産生に関与し，warfarinの作用と拮抗する．VK含有食品の不適切摂取や中断はwarfarinの作用に影響し，PT-INRを変動させる．VKは骨代謝の必須微量栄養素であるが，腸内細菌で合成されるため抗生剤使用例を除き欠乏症はまれである．食品中に広く含まれ，わが国の平均摂取量(成人)は男性が238μg／日，女性は229μg／日である[1,2]．当院給食(非納豆献立)の摂取量は約280μg／日である．warfarin内服時のVK摂取量は約80μg／日が理想で，250μg／日を超えるとPT-INRが0.5〜0.7程度低下する[3]．納豆，モロヘイヤ，青汁，クロレラのVK含有量は600μg/100g以上である[1]．1回の摂取でも控えるべきである．特に納豆中の納豆菌が腸内でVK(メナキノン-7)を多量に産生する(☞ p263)．100g摂取の2〜4時間後のメナキノン-7血中濃度は51.9倍，48時間後でも9倍を維持する[4]．したがってwarfarin処方患者には「納豆禁止」を徹底指導することが大切である．健康人が望ましい栄養バランスを摂るためには緑黄色野菜の目標量を100g／日にするが，warfarin内服時にはモロヘイヤ，ほうれん草などは50g／日以下が望ましい．

　かつて薬価記載栄養剤(ツインライン，ラコール)は治療目的のためVKを強化していたが，現在はすべて低濃度に調整されており(ツインラインNF，ラコールNFへ名称変更)臨床上の配慮は不要である．

(松元紀子)

● 文献
1) 日本食品標準成分表2010．文部科学省科学技術学術審議会資源調査分科会報告，2010
2) 厚生労働省　平成23年　国民健康・栄養調査結果の概要　www.mhlw.go.jp/bunya/kenkou/kenkou_eiyou_chousa.html
3) 藤野知美：臨床薬理　41：43-52，2010
4) 須見洋行：日本家政学会誌　40：309-312，1999

2 warfarin 使用のコツ

　近年，warfarin より重篤な副作用が少ない新規抗凝固薬(NOAC)が次々と承認され，臨床で活用されている．しかし人工弁置換術後の血栓塞栓症予防や深部静脈血栓症時の肺塞栓予防などの目的には，warfarin が使用されている．warfarin の抗凝固作用は，肝臓でのビタミン K 依存性凝固因子である第Ⅱ，Ⅶ，Ⅸ，Ⅹ因子の生合成を抑制することにより発揮される．しかし，warfarin 治療の問題点として，食事の影響，相互作用のある薬剤の多さ，比較的狭い治療域，遺伝子多型の影響も含めた効き具合の個人差が知られており，intentional normalized ratio(INR)を用いた投与量の調整を行う必要がある．

1 warfarin の相互作用

　warfarin は一対の鏡像異性体[*1](S-warfarin および R-warfarin)[*2] の等量混合物(ラセミ混合物)である．S-warfarin の抗凝固作用は R-warfarin に比べ，約 5 倍である．S-warfarin はほぼ CYP2C9 で，R-warfarin は CYP3A4，CYP1A2 など複数の酵素で代謝される．S-warfarin の代謝酵素である CYP2C9 活性に影響する薬剤との相互作用が重要である．また warfarin は血漿蛋白結合率が高い．薬理効果を発揮するのは遊離形であり，血中 warfarin の 1～10％である．残りの warfarin は 90～99％はアルブミンと結合して薬理的には不活性である．warfarin より蛋白結合能が強い aspirin，高尿酸薬(febuxostat 以外)，valproate(VPA)などを併用すると遊離 warfarin が増加し，warfarin の作用が増強しやすい．

[*1] 鏡像異性体(エナンチオマー)：以前は光学異性体といわれたが，定義が明瞭な鏡像異性体が使用されるようになった．
[*2] ラテン語の S：sinister(左)，R：rectus(右)の略．ギリシャ語の L：levo(左)，D：dextro(右)を用いることもある．

2 相互作用に注意する薬剤

(1) CYP2C9 阻害薬 → 作用増強
抗不整脈薬(amiodarone), 抗尿酸血症治療薬(bucolome, benzbromarone, allopurinol), アゾール系抗真菌薬〔miconazole (MCZ), fluconazole(FLCZ)〕, サルファ剤(sulfaphenazole), フルオロウラシル系抗悪性腫瘍薬〔TS-1, UFT tegafur(TGF), doxifluridine(5'-DFUR), capecitabine, fluorouracil(5-FT)〕, NSAIDs(celecoxib, meloxicam).

(2) CYP2C9 誘導薬 → 作用減弱
リファマイシン系抗酸菌薬〔rifampicin(RFP)〕, 抗てんかん薬〔phenobarbital(PB), phenytoin(PHT), carbamazepine (CBZ)〕, 制吐剤(aprepitant), 肺高血圧症治療薬(bosentan).

(3) CYP3A4 阻害薬 → 作用増強
マクロライド系薬〔erythromycin(EM), clarithromycin(CAM)〕など.

(4) ビタミン K 製剤 → 著しい作用減弱(ビタミン K 拮抗)
骨粗鬆症治療薬ビタミン K_2 製剤(menatetrenone)(併用禁忌).

(5) アミノグリコシド系抗生物質 → 作用増強
ビタミン K 産生腸内細菌抑制によるビタミン K 産生抑制. 腸管からのビタミン K 吸収を阻害する.

(6) 抗不整脈薬
・作用増強：amiodarone, propafenone, quinidine
・影響(-)：pirmenol, cibenzoline, disopyramide

(7) β 遮断薬
propranolol で warfarin 作用増強の報告があるが, それ以外のβ遮断薬では相互作用はないと考えられている.

(8) NSAIDs → 作用増強
蛋白結合能の違いによる遊離 warfarin 増加だけでなく, NSAIDs 自体が消化管出血を助長する可能性にも留意する.

(9) 食品および健康食品
①作用を減弱させる食品：
　・ビタミン K 高含有：青汁, クロレラ, 大麦若葉.
　・納豆(☞ p263). 含有ビタミン K より納豆菌作用が問題.
②作用を増強させる食品：マンゴー, 亀ゼリー(亀苓膏).

③酵素誘導（CYP2C9, CYP3A4）：セント　ジョーンズ　ワート（St. John's wort, セイヨウオトギリソウ）．
- あまり警戒する必要のないと思われる循環器薬

　Ca 拮抗薬*（nifedipine, amlodipine, diltiazem, verapamil），ARB（olmesartan, candesartan, losartan など），ACE 阻害薬（enalapril など），digoxin．

*Ca 拮抗薬は CYP3A4 で代謝され，R-WF と競合阻害する可能性はあるが，臨床的にはほとんど問題がない．

3 特別な背景を有する患者への投与

warfarin は胎盤を通過する．臨床的にも催奇形性や出血による胎児死亡例の報告があり，妊婦への使用は禁忌である．わずかではあるが，母乳中に移行するため，warfarin 服用中患者の授乳には注意をすべきであり，乳児の低プロトロンビン血症に注意し，必要に応じてビタミン K シロップの投与をすべきである．

4 その他注意すべき副作用

warfarin による抗凝固療法で最も頻度が高い副作用は出血であり，重篤な副作用も報告されている．発生頻度は低いが皮膚などの組織における壊死または潰瘍も重大なリスクである．

WF による肝障害の発生機序は，直接的な肝毒性ではなく，アレルギーに起因すると考えられている．warfarin による肝障害の頻度は低いとの報告があるが，血清トランスアミナーゼ AST（GOT），ALT（GPT）の著明な増加を認めた重篤例もある．

（尾関理恵）

3 妊娠と薬剤（特に循環器系薬剤）

母体に投与された薬剤は，母体血中から胎盤循環を経て胎児に移行する．薬剤が問題になるのは，催奇形性（妊娠初期：器官形成期，妊娠4〜15週）と胎児毒性（妊娠中期以降）であるが，妊娠女性の病態の良好なコントロールは，母児両者の予後に関与する．投与中の薬剤が母児にとって本当に必要か否か，より安全な薬剤への変更は可能なのか，常に最新の情報を収集し，さまざまな観点から検討することが重要である．

1 薬剤の選択

慢性疾患を持つ女性患者とは，常にいつ頃妊娠するのか，妊娠したらどうするのか，を相談しておくことが大切であり，可能なら妊娠する少し前からより安全（添付文書で「禁忌」でない）な薬剤に変更することが望ましい．warfarinやACE阻害薬，ARBなどは催奇形性があるため，妊娠初期から禁忌である．しかし，病態コントロールと妊娠の両立のために，あえてリスクのある薬剤を使用することもある．例えば，warfarinは妊娠前からheparinへの変更が望ましいが，現実的には難しく，妊娠に気がついた時点で可及的速やかに変更している．治療中の患者には月経が遅れたらまず妊娠を疑い，すぐ連絡受診するよう指導しておく．安全な薬とは，エビデンスの確立した古典的薬剤を意味する．降圧剤では，多くのデータが蓄積し，ヒトでの安全性が確立しているhydralazineやmethyldopaが第一選択になり，Ca拮抗薬は第二選択になる．基本的に新しい薬剤は避けるが，必要な薬効が得られない場合には，産科医と相談の上，変更を考慮する．母体や胎児に治療上必要な薬剤投与をためらうべきではない．薬剤の目的，メリット，想定される妊婦および胎児への影響，服用しない場合に考えられる問題点（必要な薬剤が投与されないことで，母体の病気が胎児にも悪影響を及ぼし，胎児死亡や後遺症を残すこともあるということ）をきちんと伝え，同意を得ることが大切である．主だった循環器系薬剤を表1に示す．

表 1-a 主な降圧薬の特徴（妊娠中および授乳中の使用）

分類	一般名	商品名	添付文書[*1] 妊娠 有	添付文書[*1] 妊娠 禁	添付文書[*1] 授乳	特徴・副作用	催奇形性	胎児毒性	使用中の授乳
中枢性交感神経抑制薬	methyldopa	アルドメット	○		中止	妊娠中の第一選択薬 倦怠感、口渇	なし	なし	可能
血管拡張薬	hydralazine hydrochloride	アプレゾリン	○		中止	頭痛、新生児血小板低下	なし	後期であり	可能
カルシウム拮抗薬	nifedipine	アダラート	○	○[*3]	中止	頭痛、頻脈、低血圧	なし	低い	可能
カルシウム拮抗薬	nicardipine	ペルジピン（注）			中止	頭痛、頻脈、低血圧	なし	低い	可能
ACE 阻害薬	captopril	カプトリル		○	中止	胎児腎形成障害 腎不全 羊水過少	あり	中期、後期であり	可能
ACE 阻害薬	enalapril	レニベース		○	中止	胎児腎形成障害 腎不全 羊水過少	あり	中期、後期であり	可能
ARB	losartan candesartan	ニューロタン		○	中止	胎児腎形成障害 腎不全 羊水過少	あり	中期、後期であり	可能
β遮断薬	atenolol	テノーミン	○		中止	IUGR 徐脈 低血糖	なし	中期、後期であり	潜在的毒性
β遮断薬	propranolol	インデラル	○[*2]		中止	IUGR 徐脈 低血糖	なし	中期、後期であり	可能
β遮断薬	metoprolol	セロケン		○	中止	IUGR 徐脈 低血糖	なし	中期、後期であり	潜在的毒性
β遮断薬	esmolol	ブレビブロック	○		中止	低血圧 徐脈	なし	有益性投与	可能
β遮断薬	carvedilol	アーチスト		○	中止	IUGR 徐脈 低血糖	なし	中期、後期であり	おそらく可能
αβ遮断薬	labetalol	トランデート	○		中止	妊娠中のβ遮断薬の第一選択薬 IUGR 徐脈 低血糖	なし	低い	可能
α遮断薬	prazosin	ミニプレス	○		中止	使用報告少ない	なし	低い	潜在的毒性
ループ利尿剤	furosemide	ラシックス	○		中止	子宮内胎盤循環低下・胎児脱水	なし	低い	可能
サイアザイド系利尿薬	trichlormethiazide	フルイトラン	○		中止	血小板減少・溶血性貧血	なし	なし	可能
サイアザイド系利尿薬	hydrochlorothiazide	ニュートライド	○		中止	血小板減少・溶血性貧血	なし	なし	可能
K 保持性利尿薬	spironolactone	アルダクトン	○		中止	女性化作用の可能性	なし	動物であり	可能

注）薬剤情報は文献 1）Briggs GG, et al. Drugs in pregnancy and lactation, 10th edn. Philadelphia: Lippincott Williams & Wilkins, 2014 と, 文献 3）村島温子 薬物治療コンサルテーション 妊娠と授乳 2014 南山堂 から得た.
ACE 阻害薬：アンギオテンシン変換酵素阻害薬, ARB：アンギオテンシンⅡ受容体拮抗薬, IUGR：子宮内胎児発育遅延.
[*1] 薬剤添付文書による. 妊娠・授乳婦への投与に関する情報. □空欄は記載なし.
　　禁：禁忌 妊婦または妊娠している可能性のある婦人には投与しないこと／投与しないとこが望ましい.
　　　　また投与中に妊娠が判明した場合には, ただちに投与を中止すること.
　　　　授乳中の婦人に投与することを避け, やむを得ず投与する場合には授乳を中止させること.
　　有：有益性投与 治療上の有益性が危険を上回ると判断される場合にのみ投与すること.
[*2] 緊急時やむをえない場合以外は投与しないことが望ましい.
[*3] 妊娠 20 週までは禁忌.

表 1-b 主な抗心不全薬の特徴（妊娠中および授乳中の使用）

分類	一般名	商品名	添付文書[*1] 妊娠 有	添付文書[*1] 妊娠 禁	授乳	特徴・副作用	催奇形性	胎児毒性	使用中の授乳
ループ利尿薬	furosemide	ラシックス	○		中止	子宮内胎盤循環低下・胎児脱水	なし	低い	可能
サイアザイド系利尿薬	hydrochlorothiazide	ニュートライド	○		中止	血小板減少・溶血性貧血	なし	なし	可能
カリウム保持利尿薬	spironolactone	アルダクトン	○		中止	女性化作用の可能性	なし	動物であり	可能
ジギタリス製剤	digoxin	ジゴキシン	○			徐脈 IUGR	なし	なし	可能
	metildigoxin	ラニラピッド	○			徐脈 IUGR	なし	なし	
硝酸薬	nitroglycerin	ミリスロール	○		中止	使用報告少ない	なし	低い	おそらく可能
	isosorbide	ニトロール	○		中止	使用報告少ない	なし	動物であり	おそらく可能
末梢血管拡張薬	hydralazine hydrochloride	アプレゾリン	○		中止	頭痛 新生児血小板低下	なし	後期であり	可能
カテコールアミン系製剤[*3]	dopamine	イノバン	○			使用報告少ない	使用報告少ない	有益性投与	おそらく可能
	dobutamine	ドブトレックス	○			使用報告少ない	使用報告少ない	低い	おそらく可能
	adrenaline	アドレナリン注	○		中止	使用報告少ない	使用報告少ない	有益性投与	潜在的毒性
	noradrenaline	ノルアドレナリン		○		使用報告少ない		あり	潜在的毒性
	isoprenaline	プロタノールS	○			使用報告少ない	なし	記載なし	おそらく可能
PD III 阻害薬[*2]	milrinone	ミルリーラ	○		中止	使用報告少ない		動物であり	おそらく可能
	pimobendan	アカルディ	○		中止	使用報告少ない			
	olprinone	コアテック		○	中止	使用報告少ない			
β遮断薬	propranolol	インデラル	○[*2]		中止	IUGR 徐脈 低血糖	なし	中期、後期であり	可能
	atenolol	テノーミン	○		中止	IUGR 徐脈 低血糖	なし	中期、後期であり	潜在的毒性
	carvedilol	アーチスト		○	中止	IUGR 徐脈 低血糖	使用報告少ない	中期、後期であり	おそらく可能
	metoprolol	セロケン	○		中止	IUGR 徐脈 低血糖	なし	中期、後期であり	潜在的毒性
hANP	carperitide	ハンプ	○		中止	使用報告少ない			
ACE阻害薬	captopril	カプトリル		○	中止	胎児腎形成障害 腎不全 羊水過少	あり	中期、後期であり	可能
	enalapril	レニベース		○	中止	胎児腎形成障害 腎不全 羊水過少	あり	中期、後期であり	
ARB	losartan	ニューロタン		○	中止	胎児腎形成障害 腎不全 羊水過少	あり	中期、後期であり	
	candesartan	ブロプレス		○	中止	胎児腎形成障害 腎不全 羊水過少	あり	中期、後期であり	

PD III 阻害薬：ホスホジエステラーゼIII阻害薬，hANP；ヒト心房性ナトリウム利尿ペプチド，ACE阻害薬；アンジオテンシン変換酵素(ACE)阻害薬，ARB；アンジオテンシンII受容体拮抗薬，IUGR；子宮内胎児発育遅延．

[*1] 薬剤添付文書による，妊婦・授乳婦への投与に関する情報．□空欄は記載なし．
　禁：禁忌　妊婦または妊娠している可能性のある婦人には投与しないこと／投与しないことが望ましい．
　また投与中に妊娠が判明した場合には，ただちに投与を中止すること．
　授乳中の婦人に投与することを避け，やむを得ず投与する場合には授乳を中止させること．
　有：有益性投与　治療上の有益性が危険を上回ると判断される場合にのみ投与すること．

[*2] 緊急時やむをえない場合以外は投与しないことが望ましい．

[*3] カテコールアミン，PD III 阻害薬は妊娠中の使用が限られているため，催奇形性についてのデータはない．血管収縮作用の強いノルアドレナリンは，子宮血流への影響が懸念されるため，添付文書では禁忌となっている．
一般に，これらの薬剤を必要とするほどの循環動態の不安定さは，妊娠の継続および胎児の安全のために治療は不可欠と考えられるため，治療の有益性を優先すべきである．

注）薬剤情報は文献 1) Briggs GG, et al. Drugs in pregnancy and lactation, 10th edn. Philadelphia: Lippincott Williams & Wilkins, 2014 と，文献 3) 村島温子　薬物治療コンサルテーション　妊娠と授乳　南山堂　2014 から得た．□空欄は記載なし．

表 1-c 主な抗不整脈薬の特徴(妊娠中および授乳中の使用)

V-W分類[*1]	一般名	商品名	添付文書[*2] 妊娠 有	添付文書[*2] 妊娠 禁	授乳	特徴・副作用	催奇形性	胎児毒性	使用中の授乳
ⅠA	procainamide	アミサリン	○		中止	ループス様症候群	なし	低い	可能
ⅠA	disopyramide	リスモダン		○	中止	子宮収縮	なし	後期であり	可能
ⅠA	quinidine	硫酸キニジン	○		中止	血小板減少	なし	なし	可能
ⅠB	lidocaine	オリベス	○			徐脈 中枢神経系副作用	なし	なし	可能
ⅠB	mexiletine	メキシチール	○		中止	徐脈 中枢神経系副作用 低出生体重児	なし	低い	可能
ⅠB	phenytoin	アレビアチン	○			胎児ヒダントイン症候群 不整脈に対する保険適応なし	あり	有益性投与	可能
ⅠC	propafenone	プロノン	○			正常な心臓ではなし	症例すくなく不明	動物であり	可能
ⅠC	flecainide	タンボコール		○	中止	正常な心臓ではなし	症例すくなく不明	動物であり	可能
Ⅱ群(β遮断薬)	atenolol	テノーミン	○		中止[*4]	IUGR 徐脈 低血糖	なし	中期、後期であり	潜在的毒性
Ⅱ群(β遮断薬)	propranolol	インデラル	○[*3]		中止	IUGR 徐脈 低血糖	なし	中期、後期であり	可能
Ⅱ群(β遮断薬)	esmolol	ブレビブロック		○	中止	低血圧 徐脈	なし	有益性投与	可能
Ⅱ群(β遮断薬)	metoprolol	セロケン	○		中止	IUGR 徐脈 低血糖	なし	中期、後期であり	潜在的毒性
Ⅲ群	amiodarone	アンカロン	○[*5]		中止	甲状腺機能異常 徐脈 IUGR	なし	あり	禁忌
Ⅲ群	sotalol	ソタコール		○	中止	徐脈	なし	中期、後期であり	潜在的毒性
Ⅳ群	verapamil	ワソラン		○	中止	低血圧 徐脈	症例すくなく不明	可能	可能
Ⅳ群	bepridil	ベプリコール		○	中止	症例少ない	症例すくなく不明	低い	おそらく可能
その他	adenosinn	ATP				悪心 顔面紅潮	なし	有益性投与	おそらく可能
その他	digoxin	ジゴキシン	○			徐脈 低出生体重児	なし	なし	可能

注) 薬剤情報は文献 1) Briggs GG, et al. Drugs in pregnancy and lactation, 10th edn. Philadelphia: Lippincott Williams & Wilkins, 2014 と, 文献 3) 村島温子 薬物治療コンサルテーション 妊娠と授乳 南山堂 2014 から得た.
[*1] V-W 分類:Vaughan-Williams 分類.
[*2] 薬剤添付文書による,妊婦・授乳婦への投与に関する情報.□空欄は記載なし.
  禁:禁忌 妊婦または妊娠している可能性のある婦人には投与しないことが望ましい.また投与中に妊娠が判明した場合には,ただちに投与を中止すること.
  授乳中の婦人に投与することを避け,やむを得ず投与する場合には授乳を中止させること.
  有:有益性投与 治療上の有益性が危険を上回ると判断される場合にのみ投与すること.
[*3] 緊急時・やむをえない場合以外は投与しないことが望ましい.
[*4] 母乳中高濃度に移行する.
[*5] 原則禁忌,やむを得ず投与する場合には十分な説明が必要.
妊娠前から不整脈発作を持っているケースでは,母体,胎児ともに安全性が確立している抗不整脈薬はなく,とくに妊娠 3 か月までは投薬を避けるべきとされているので,妊娠前に不整脈発作を非薬物療法(ペースメーカー,カテーテルアブレーション)でコントロールしてからの妊娠が望まれる.

表 1-d 主な抗血栓薬・血栓溶解剤の特徴（妊娠中および授乳中の使用）

分類	一般名	商品名	添付文書[*1] 妊娠 有	添付文書[*1] 妊娠 禁	授乳	特徴・副作用	催奇形性	胎児毒性	使用中の授乳
クマリン系抗凝固薬	warfarin	ワーファリン		○	中止	胎児ワルファリン症候群（軟骨形成不全、神経系の異常）、胎児出血	あり	あり、初期禁忌	可能
抗凝固薬	heparin	カプロシン皮下中	○[*3]			長期使用による骨塩低下、HIT(heparin induced trombocytopenia)	なし	なし	可能
抗血小板薬	aspirin	バファリン 81 mg	○[*2]		中止	動脈幹早期閉鎖、出血傾向の可能性	なし	大量では1, 3rdでリスク[*4]	低用量では問題なし
PGI2誘導体製剤	beraprost	ドルナー		○	中止	使用報告少ない	なし	動物実験では催奇形もないが情報少なく、現時点では禁忌	
EPA製剤	ethyl icosapentate	エパデール		○	中止	使用報告少ない	なし	原材料はイワシ 常用量で問題ないとは考えられる	
抗血小板薬	dipyridamole	ペルサンチン			中止	低血圧、狭心症	なし	低い	おそらく可能
抗血小板薬	ticlopidine	パナルジン			中止	出血、肝機能障害	なし	低い	潜在的毒性
血栓溶解薬	urokinase	ウロキナーゼ	○			使用報告少ない			おそらく可能
	t-PA	アクチバシン	○			使用報告少ない	なし	なし	可能
ATⅢ製剤	human anti-thrombin Ⅲ	ノイアート	○			使用報告少ない	なし	低い	おそらく可能

PGI2誘導体製剤：プロスタサイクリン誘導体製剤、EPA製剤：エイコサンタエン酸製剤、HIT：heparin induced trombocytopenia.
注）薬剤情報は文献1）Briggs GG, et al. Drugs in pregnancy and lactation, 10th edn. Philadelphia: Lippincott Williams & Wilkins, 2014 と、文献3）村島温子 薬物治療コンサルテーション 妊娠と授乳 南山堂 2014 から得た。□空欄は記載なし。
[*1] 薬剤添付文書による、妊婦・授乳婦への投与に関する情報。□空欄は記載なし。
　禁：妊婦または妊娠している可能性のある婦人には投与しないこと／投与しないとこが望ましい、また投与中に妊娠が判明した場合には、ただちに投与を中止すること。
　授乳中の婦人に投与することを避け、やむを得ず投与する場合には授乳を中止させること。
　有：有益性投与　治療上の有益性が危険を上回ると判断される場合にのみ投与すること。
[*2] 出産予定日12週以内は投与しないこと。
[*3] 安全性は確立していない。
[*4] 末期は投与しないことが望ましいが、症例によって35週まで継続している。

2 妊娠を知らずに、禁忌薬を使用した場合

「禁忌」薬剤は、明らかな胎児有害作用が証明されている薬から実際には母児に悪影響を及ぼさないものまで幅広い。妊娠中に使用した場合、短絡的に妊娠の中断を示唆してはならない。国立成育医療研究センターや当院、虎の門病院の「妊娠と薬相談外来」に問合わせる。下記文献[1~3]の参照も有用である。

3 授乳と薬剤

分娩後、最優先すべきは母親の治療であるが、母乳栄養の利点

を鑑み十分に検討すべきである．実際には多くの薬剤で母乳育児と薬剤使用は両立可能である．授乳期に母体に投与された薬剤は，母体血液から母乳中へと移行する．amiodaroneは，母乳中に濃縮して排出されるため授乳中止を勧めるが，ほとんどの循環器薬の母乳への移行量はわずかで，授乳も問題ないと考えられている．本邦の添付文書では，母乳へ移行する薬剤は授乳禁忌となっている．授乳を継続するか否かには，十分な説明と患者同意が必要である．授乳中の薬剤安全性については多くの書籍[1~4]がある．インターネットで検索可能な米国NIHのLactMedデータベース[5]は更新も頻回で有用である．

4 男性への投与

男性の内服薬で催奇形性が報告されている循環器薬はない．

(酒見智子)

● 文献

1) Briggs GG, et al: Drugs in pregnancy and lactation, 10th edn. Philadelphia: Lippincott Williams & Wilkins, 2014
2) 佐藤孝道：妊娠と薬　第2版．じほう，2010
3) 村島温子：薬物治療コンサルテーション　妊娠と授乳　改訂2版．南山堂，2014
4) Hale, et al: Medication and Mothers' Milk 2014
5) http://toxnet.nlm.nih.gov/cgi-bin/sis/htmlgen?LACT

4 鎮静 sedation

　鎮静の目的とは，患者の不安感の除去と快適性の確保であり，決して眠らせることではない．ICUでの鎮痛・鎮静管理の原則は，十分な鎮痛と必要最低限な鎮静である．鎮静薬の選択は，使用目的，投与期間，薬物動態などを考慮して行う．
※鎮静薬と鎮痛薬は似て非なるものである．鎮静薬に鎮痛作用はないが，健忘作用がある．鎮痛薬に鎮静作用はあるが，健忘作用はない．

1 適正使用

　不要な鎮静薬を減らすために鎮静薬を使用しないで解決できる問題がないか検討する．患者の状況理解を助け苦痛聴取を可能にするコミュニケーション方法の確立，床上安静の苦痛除去(体位交換，除圧マットなど)，周囲環境整備(光，音など)，生活リズムの確保，家族の支援などである．

2 鎮静の評価

　鎮静の必要性や鎮静状況の適切評価で人工呼吸器装着日数(1～2日)やICU滞在(1.5～3.0日)，入院期間の短縮が図れる．毎日の鎮静覚醒試行(daily interruption)で，患者を覚醒させ鎮静の必要性を評価することで，不要な鎮静を減らし鎮静期間の短縮化を図る．すべての患者に共通した「至適鎮静レベル」はない．
※注意
・ただし，機械的な鎮静覚醒試行による必要性評価は，興奮や不穏を助長し，チューブトラブルなどの危険性が増す．本来の鎮静目的が不十分となる．十分な安静が重要な急性期(約2日)，筋弛緩管理中，昏睡状態では薬剤減量などで検討する．
・鎮静評価としてBIS(bispectral index)などの客観的モニターは主観的モニターの代用とするには現状では不適切である．
1) **鎮静スケール**：信頼性と妥当性があり，最頻用されているRichmond Agitation-Sedation Scale(RASS)を示す．

ステップ1:30秒間,患者を観察する.これ(視診のみ)によりスコア0～+4を判定する.
ステップ2:
1) 大声で名前を呼ぶか,開眼するように言う.
2) 10秒以上アイ・コンタクトができなければ繰り返す.以上2項目(呼びかけ刺激)によりスコア−1～−3を判定する.
3) 動きが見られなければ,肩を揺するか,胸骨を摩擦する.これ(身体刺激)によりスコア−4,−5を判定する.

スコア	用語	説明	
+4	好戦的な	明らかに好戦的な,暴力的な,**スタッフに対する差し迫った危険**	
+3	非常に興奮した	**チューブ類またはカテーテル類を自己抜去;攻撃的な**	
+2	興奮した	**頻繁な非意図的な運動,人工呼吸器ファイティング**	
+1	落ち着きのない	**不安で絶えずそわそわしている**,しかし動きは攻撃的でも活発でもない	
0	意識清明な落ち着いている		
−1	傾眠状態	完全に清明ではないが,呼びかけに10秒以上の開眼及びアイ・コンタクトで応答する	呼びかけ刺激
−2	軽い鎮静状態	呼びかけに10秒未満のアイ・コンタクトで応答	呼びかけ刺激
−3	中等度鎮静	状態呼びかけに動きまたは開眼で応答するがアイ・コンタクトなし	呼びかけ刺激
−4	深い鎮静状態	呼びかけに無反応,しかし,**身体刺激で動きまたは開眼**	身体刺激
−5	昏睡	呼びかけにも身体刺激にも**無反応**	身体刺激

(日本呼吸療法医学会人工呼吸中の鎮静ガイドライン作成委員会:人工呼吸中の鎮静のためのガイドライン,2007)

※ RASS −4～−5の場合,評価を中止し,後で再評価する.
※ RASS≧−3の場合,せん妄評価(CAM-ICU)を行う.せん妄はICU患者の約80%に認め,せん妄群は入院が長く,死亡率も高い.ICUのせん妄評価法は日本語版CAM-ICU(confusion assessment method for the ICU)を用いる.

2) 鎮痛評価:ICU患者の多くは疼痛を伴う.特に経口挿管,気管吸引,体位交換,処置,術後などは疼痛を伴う.第1選択薬はオピオイド静注薬,神経障害性疼痛にはgabapentinを使

● 主な鎮痛薬の特徴

薬剤	力価	持続使用	メモ
morphine	1	1〜50 mg／時間	GFR低下で遷延，H*遊離(＋)
fentanyl	50〜100	0.025〜0.25 mg／時間	脂溶性が高い，H*遊離(−)
pentazocine	1/2〜1/4	15〜30 mg，3〜4時間反復	GFR無関係
buprenorphine	33〜40	0.2〜0.3 mg，6〜8時間反復	脂溶性が高い

*H：ヒスタミン

3 主な鎮静薬

ICUで用いる主な鎮静薬の特徴と具体的投与方法を示す．

1) midazolam(ドルミカム)

- 保険：全身麻酔，集中治療における人工呼吸中の管理．
- 機序：ベンゾジアゼピン系の超短時間型睡眠導入薬．中枢神経のGABA-Clチャネルを開き興奮性ニューロンを抑制する．
- 用量：初回 0.03〜0.06 mg/kg，維持量 0.01〜0.18 μg/kg/分
- 薬理：鎮静(＋＋) 健忘(＋＋) 鎮痛(−) 催眠(＋＋) 抗痙攣(＋＋)

 効果発現2〜5分，持続30分，蛋白結合率＞95％，肝代謝(CYP3A4)，尿排泄，腎不全で用量半減，胎盤通過(＋)，乳汁移行(＋)，pH＜4水溶性で安定，pH＞4脂溶性となり沈殿や白濁．

※半減期延長は，高齢者2倍，心不全2倍，肝障害で2.5倍．

- 特徴：2〜3日以上の投与で代謝産物が蓄積．脂肪組織から薬剤が血中に動員され覚醒が遅延する．短期鎮静に向いている．
- 禁忌：急性狭隅角緑内障，重症筋無力症，HIV治療薬(プロテアーゼ阻害薬や逆転写酵素阻害薬)，ショックや昏睡患者
- 副作用：依存性(連用時)，呼吸抑制・舌根沈下，心室不整脈

※悪性症候群(syndrome malin)：発熱，錐体外路症状(筋強剛，無動，嚥下困難)，頻脈，血圧変動，発汗，WBC・CPK増加などが出現．体冷却，水分補給などとdantrolene 40 mg投与(初回)．

2) propofol(ディプリバン)

- 保険:全身麻酔,集中治療における人工呼吸中の管理.
- 機序:γアミノ酪酸(GABA)$_A$受容体を賦活する.
- 用量:開始量 0.3 µg/kg/分,維持量 0.5〜3 µg/kg/分
- 薬理:鎮静(++) 健忘(+) 鎮痛(-) 抗不安(++) 催眠(++)

  発現≦1分,持続 10〜15分,8時間持続注入後で40分未満.肝代謝,代謝物活性(-),腎排泄,胎盤通過(+),乳汁移行(+)
- 特徴:短時間作用性.呼吸抑制(+++),気管支収縮(-),血管拡張(+),心拍数への影響(-),悪性高熱(-),制吐(+),多幸感(+)
- 副作用:血圧低下,徐脈,心収縮抑制,横紋筋融解(<0.1%)などがある.脂肪製剤であり長期使用時に中性脂肪を測定する.

※尿酸排泄が増加し,時に異常変色尿(白色〜ピンク色,時に緑色)が出現.

※Propofol注入症候群:高用量・長期使用で生じるまれな致死的合併症.代謝性アシドーシス,脂質異常症,多臓器不全が進行し,治療抵抗性徐脈〜不全収縮(心静止)に至る.乳酸アシドーシス,CPK,Brugada型心電図変化をみたら中止する.

3) dexmedetomidine(プレセデックス)

- 保険:集中治療における人工呼吸中および離脱後の管理,局所麻酔下における非挿管での手術および処置時の鎮静.
- 機序:脳橋(青斑核)や脊髄のα_2受容体の選択的アゴニスト.
- 用量:6 µg/kg/分で10分間持続投与(急速飽和).維持量は 0.2〜0.7 µg/kg/分.深い鎮静の長期維持(>24時間)は困難.
- 薬理:鎮静(++) 健忘(+) 鎮痛(+) 抗不安(++)

  効果発現 5〜10分,維持量 0.2〜0.7 µg/kg/分,$t_{1/2}$ 2.39±0.71時間,肝代謝(肝血流量依存性),腎排泄,蛋白結合率≧94%,胎盤通過性(+),乳汁移行(+)
- 特徴:認知機能障害のない唯一の鎮静薬.呼吸抑制はほとんどなく NPPV 使用時でも使いやすい.
- 副作用:循環器系の副作用が高頻度.負荷時高血圧,低血圧,徐脈,呼吸抑制は各々>5%,心房細動(<4%),心停止(<1%).迷走神経亢進時や急速静注時に徐脈,洞停止の危険↑.

低酸素血症(＜5％)，集中治療室で熟練医師のもとで使用すること．

4) 上記3薬の比較と選好順序

> 短期(＜24時間)⇒ dexmedetomidine＞propofol ≒ midazolam
> 長期(＞24時間)⇒ propofol ≒ midazolam＞dexmedetomidine

・propofol vs midazolam

propofolのほうがmidazolamより鎮静レベルの調節性が良好で，人工呼吸器の離脱時間が短い．しかし，予後やICU滞在期間の有意差は出ていない．

・dexmedetomidine vs propofol

人工呼吸器の離脱時間に差は認めないが，dexmedetomidineのほうが鎮痛薬の使用量が有意に少ない．

(高尾信廣)

● 文献

1) 人工呼吸中の鎮静ガイドライン　日本呼吸療法医学会，2007
2) Jacobi J, et al: Crit Care Med 30: 119-141, 2002 (PMID: 11902253)
3) Kress JP et al: Crit Care Med 34: 2541-2546, 2006 (PMID: 16932231)

事項索引

欧文

数字・記号

4T's スコア 63, 64
6 分歩行距離 229
10% tumor 26
17 segment model 445
^{99m}Tc 442
^{123}I 442
^{201}Tl 442
α ガラクトシダーゼ (α-GLA) 215
γ(μg/kg/分)換算・早見表 22
% FAC 425
% FS (% functional shortening) 425

A

AAE (annulo-aortic ectasia) 282
ABI (ankle brachial pressure index) 307
ACE 阻害薬 231
ACS (acute coronary syndrome) 49
ACS 時のステント選択 72
acute aortic dissection 77, 82
acute left heart failure 13
adult congenital heart disease (ACHD) 381
AF (atrial fibrillation) 249
AF with slow ventricular response 257
AFL (atrial fibrillation) 496
AFL (atrial flutter) 249
ALCAPA (anomalous left coronary artery from the pulmonary artery) 75
ALI (acute limb ischemia) 125
ALS (advanced life support) 4
Amplatz カテーテル 459
aortic aneurysm 282
aortic valvuloplasty (AVP) 171
aortomegaly 282
AR (aortic [valve] regurgitation) 166
ARB (angiotensin II receptor blocker) 232, 341
argatroban 64
ARVC (arrhythmogenic right ventricular cardiomyopathy) 111, 224
AS (aortic [valve] stenosis) 156
ASD (atrial septal defect) 346, 468
ASD closure 352
ASO (arteriosclerosis obliterans) 306
AT (anaerobic threshold) 335
AT (atrial tachycardia) 246
atheroembolism 66

ATP (anti-tachycardia pacing) 488
atrioventricular connection 387
AV block (atrioventricular block, AVB) 256
AVNRT (atrioventricular nodal reentrant tachycardia) 244, 496
AVRT (atrioventricular reentrant tachycardia) 244, 498

B

Ball on T 121
balloon aortic valvuloplasty (BAV) 160, 163
Barlow's disease 187
Behçet 病 284
beriberi heart 29
betamethyl-iodophenyl-pentadecanoic acid (BMIPP) 150
BIA 法 (bioelectrical impedance analysis) 523
blocked APC 417
blocked PAC 255
BLS (basic life support) 2
blue toe syndrome 129
blush score (myocardial blush grade) 470
BNP (brain natriuretic peptide) 230, 440
Borg 指数 330

bradycardia 255
Brugada 型心電図分類 113
Brugada 症候群 112, 417
Brugada の VT 鑑別アルゴリズム 110
BTB(bridge to bridge) 518
BTD(bridge to decision) 518
BTR(bridge to recovery) 518
BTT(bridge to transplantation) 518
Buerger 病 129, 307
BWG 症候群(Bland-White-Garland syndrome) 75

C

CABG 456
Cadillac risk score 51
carcinoid syndrome 178
cardiac amyloidosis 226
cardiac neurosis 407
cardiac rehabilitation program 333
cardiac sarcoidosis 226
cardiac tamponade **45**
cardiac tumor 301
cardiogenic shock 20
Carey Coombs 雑音 183
Carney's complex 303
carotid sinus hypersensitivity 119
Carpentier 分類 365
CCS 分類 391
ceftriaxone(CTRX) 102
CHADS$_2$ スコア 253
cholesterol crystal embolism(CCE) 66
chronic heart failure 228
chronic myocardial ischemia 142
chronic myocarditis 264
CLI(critical limb ischemia) 125
collateral flow 469
combined valvular disease 198
commotio cordis 121
complete transposition of great arteries (complete TGA) 378
computed tomography testing 448
congenital cardiovascular disease(CCVD) 402
[congenitally] corrected transposition of great arteries([c] cTGA) 360
coronary arteriovenous (AV)fistula 471
coronary artery aneurysm 74
CPAP(continuous positive airway pressure) 506
CPR(cardiopulmonary resuscitation) 2
CPX(cardiopulmonary exercise test) 335
Crawford 分類 284
CRT(cardiac resynchronization therapy) 490
CS(clinical scenario) 14
CT 検査 448
CYP(cytochrome P450) 339

D

Da Costa 症候群 407
Dana Point 269
DCM(dilated cardiomyopathy) 217
DDD 483
DDI 483
DeBakey 分類 80, 83
delayed enhanced cardiac MRI 453
dissecting aneurysm 284
distal bypass 130
DOA 22
DOB 22
door to balloon time の短縮 69
DPP4 阻害薬 341
drug interaction 338
Duke 臨床診断基準, 感染性心内膜炎の 99

E

Ebstein 病 189, 364
ECLS(extracorporeal life support) 43
ECMO(extracorporeal membrane oxygenation) 43, 514
Edward-Stewart 分類 289
EF(ejection fraction) 425
Ehlers-Danlos 症候群 132
Eisenmenger 化 346
Eisenmenger 症候群 372
electrical storm(ES) 116
electro-magnetic interference 493
endoleak 293
ePTFE(expanded polytetrafluoroethylene) 74
EVT(endovascular therapy) 129

extracorporeal cardiopulmonary resuscitation (ECPR) 43

extrasystole 240

F

faint 119
Fallot 四徴症 377
FFR (fractional flow reserve) 477
FFR ガイド PCI 479
Fontan 手術 381
Framingham Heart Study 13, 228

G

Gorlin の式 173
GRACE スコア 51

H

HACA study 10
Hampton hump sign 90
hANP 22
HAPE (high altitude pulmonary edema) 18
Harris-Benedict 式 526
HCM (hypertrophic cardiomyopathy) 209
heparin 起因性血小板減少症 63
Heyde 症候群 156
high output [heart] failure 30
HIT (heparin-induced thrombocytopenia) 63
HIV 関連 PAH (HRPAH) 280
HPAH (heritable PAH) 269

hs-CRP (high-sensitivity CRP) 439
hybrid coronary revascularization (HCR) 155
hyperkinetic heart syndrome (HHS) 408
hyperviscosity syndrome 373
hysteresis 486

I

IABP (intraaortic balloon pumping) 512
ICD (implantable cardioverter defibrillator) 488
idiopathic VF 112
IE (infective endocarditis) 98
imatinib 281
index of pulmonary vascular disease (IPVD) 374
infected aortic aneurysm 288
inflammatory abdominal aortic aneurysm (IAAA) 287
IPAH (idiopathic pulmonary arterial hypertension) 269
ischemic cascade 150
ischemic memory 150
ISDN 22
IVUS (intravascular ultrasound) 474

J

J-MACS profile 分類 518
Janeway 発疹 102
Judkins カテーテル 459

K

Kawasaki disease 151
Killip 分類 51
Kirklin 分類, VSD の 356
knuckle sign 90
Kommerell 憩室 289

L

LAMB 症候群 304
LBM (lean body mass) 523
lipid rescue 24
lipid resuscitation 24
long flight thrombosis 97
LOS (low output syndrome) 14, 20
Lown 分類 241
Lutembacher 症候群 177
LVAD (left ventricular assist device) 518

M

MAC (mitral anular calcification) 300
Marfan 症候群 285, 367
maze 手術 503
McConnell sign 90
microvascular angina 408
MIDCAB 155
migration 293
mitral apparatus 181
mitral valvuloplasty (MVP) 188
MNMS (myonephropathic metabolic syndrome) 127
MR (mitral regurgitation) 181
MS (mitral stenosis) 172

MVR (mitral valve replacement) 176
myocardial protection 162
myxoma 303

N

NAD 22
NAME 症候群 304
narrow QRS tachycardia 243
NBG code 482
NCA (neurocirculatory asthenia) 407
Nice 分類 271
NOAC (novel oral anticoagulant, non-vitamin K antagonist oral anticoagulants) 260, 338
NOMI (non occlusive mesenteric ischemia) 131
non STEMI (非 ST 上昇型心筋梗塞) 49
noncardiogenic pulmonary edema 18
noncompaction of left ventricle (LV) 436
NPE (neurogenic pulmonary edema) 18
NPPV (noninvasive positive pressure ventilation) 506
NT-pro BNP 440
NTG 22
nuclear cardiology testing 442
NYHA の心機能分類 229, 393

O

OCT (optical coherence tomography) 476
on-off test 517
on-pump CABG 153
OPCAB (off-pump CABG) 153
open mitral commissurotomy (OMC) 176
orthostatic hypotension 119
Osler 結節 102

P

P 糖蛋白 (P-gp) 338
PAD (peripheral arterial disease) 306
PAN (polyarteritis nodosa) 139
paradoxical pulse 46
paraganglioma 26
PCPS (percutaneous cardiopulmonary support) 43, 514
PE (pulmonary embolism) 89
PEA (pulseless electrical activity) 89
peak CK 55
pericardiocentesis 297
pericarditis 40
peripartum cardiomyopathy (PPCM) 401
PFL (plexiform lesion) 270
pheochromocytoma 26
pig tail カテーテル 460
postural hypotension 119
PPH (postprandial hypotension) 323

pregnancy-induced hypertension (PIH) 399
premature contraction 240
prosthetic valve endocarditis (PVE) 203
prosthetic valve failure (PVF) 201
PS (pulmonary stenosis) 195
pseudoaneurysm 283
PSVT (paroxysmal supraventricular tachycardia) 244, 247, 417, 496
PT-INR 532
PTMC (percutaneous transluminal mitral commissurotomy) 179
PTMC (percutaneous transvenous mitral commissurotomy) 175
PTTM (pulmonary tumor thrombotic microangiopathy) 96
pulmonary hypertension (PH) 269
PVC 394, 500

Q

Qp 467
Qp/Qs 467
Qs 466
QT 延長症候群 113
QT 短縮症候群 114, 123, 417

R

radiation-induced heart disease (RIHD) 298
RASS (Richmond Agitation-Sedation Scale) 542

RCRI(revised cardiac risk index) 391
Rentrop 分類 470
resistance exercise 331
restrictive cardiomyopathy (RCM) 222
reverse ischemic cascade 150
Roth 斑 102
Rubenstein 分類 256
Rutherford 分類 307

S

SAM(segmental arterial mediolysis) 87
SAM(systolic anterior motion) 26, 188
sedation 542
segmental approach (Van Praagh) 386
Sellers 分類(MR の重症度分類) 183
shaggy aorta 症候群 129
short QT syndrome (SQTS) 123
side branch malperfusion 80
simple risk index 51
sinus bradycardia 255
Soto 分類，VSD の 356
SS pattern 198
Stanford 分類 79, 83
STEMI(ST 上昇型心筋梗塞) 49
subepicardial aneurysm 65
subvalvular pulmonary stenosis 195
supravalvular pulmonary stenosis 195

Swan-Ganz カテーテル (SG カテーテル) 463
syncope 119
syndrome myxoma 303
syndrome X 408
SYNTAX スコア 145
systolic anterior motion (SAM) 26, 188

T

t-PA 53
takotsubo cardiomyopathy 25
targeted temperature management(TTM) 10
TAVI(transcatheter aortic valve implantation) 164, 208
TBI(toe brachial pressure index) 307
TEE(transoesophageal echocardiography) 431
tetralogy of Fallot (TOF) 377
thyrotoxic storm or crisis 27
TIMI 血流分類(flow grade) 54
TOF＋肺動脈閉鎖(PA) 377
TR(tricuspid regurgitation) 189
transcatheter aortic valve replacement (TAVR) 160
transcatheter mitral valve interventions (TMVI) 180
troponin 437
true aneurysm 283
TS(tricuspid stenosis) 193

TTE(transthoracic echocardiography) 423

U

ULP(ulcer-like projection) 77
ULP 型解離(ulcer-like projection) 287
ultraslow thrombolytic therapy 203

V

VAD(ventricular assist device) 517
valvular pulmonary stenosis 195
vancomycin(VCM) 102
vasovagal syncope 119
VDD 483
vegetation 100
ventricular fibrillation (VF) 109
ventricular tachycardia (VT) 109, 500
VSD(ventricular septal defect) 355
VVI 483

W

waon therapy 331
warfarin と納豆 263
water bottle shape 41
weaning 517
Weber-Janicki 分類 229
Wellens の鑑別アルゴリズム 110
Westermark sign 90
WHO 肺高血圧症機能分類 271
wide QRS tachycardia 109, 243

Wilkins Score 175
WOEST trial 68
WPW 症候群 415, 502

和文

あ

アテローム塞栓症 66
アフェレシス治療 267
アブレーション手術 502
アルコール性心臓病 218

い

イノウエ・バルーン 163
イノウエ・バルーンカテーテル 180
インピーダンス 487
医原性巨大血腫 135
維持期心臓リハビリテーション 336

う

右室梗塞 60
右室面積駆出率 427
植込み型除細動器 488
運動療法 327

え

栄養障害 522
炎症性腹部大動脈瘤 287

お

オフテスト 517

か

カテーテルアブレーション 495
カテコールアミン誘発性多形性心室頻拍 114
カルチノイド腫瘍 192
カルチノイド症候群 178, 189
下肢潰瘍 128
下肢慢性動脈閉塞 306
下大静脈径 431
下大静脈フィルタの適応例 93
化学療法で誘発される心不全 404
仮性瘤 283
家族性アミロイドーシス 227
過動心症候群 408
過粘稠症候群 373, 375
回復期心臓リハビリテーション 335
解離性大動脈瘤 282
解離性瘤 284
拡張型心筋症 217
脚気心 29, 30, 218
褐色細胞腫 26
川崎病 151
完全大血管転位 378
完全房室ブロック 257
冠動静脈瘻 471, 472
冠動脈造影 458
冠動脈瘤 74
乾酪性 MAC 300
間欠性跛行 306, 310
間欠的陽圧呼吸 506
感染性心内膜炎 98
―― の予防 205
感染性大動脈瘤 288

き

奇脈 46
起立性低血圧による失神 119
期外収縮 240
逆たこつぼ型心筋症 25
急性右心不全 32
急性下肢虚血 125
急性冠症候群 49, 84
―― の重篤な合併症 58
急性期心臓リハビリテーション 333
急性呼吸促迫症候群 422
急性左心不全 13
急性循環不全 2, 522
急性心筋炎 36
――, インフルエンザと 38
急性心筋虚血 49
急性心筋梗塞 78, 415, 438, 455
急性心不全患者の管理アルゴリズム, 入院早期における 15
急性心膜炎 40
急性腎不全 527
急性大動脈解離 77, 82
―― に生じる合併症 83
急性大動脈症候群 78
急性肺塞栓症 97
急性リウマチ熱 174
巨大血腫 132
虚血性心疾患 454
虚血の滝 150
虚脱 47
狭心症 456
胸骨圧迫 4
胸部 X 線写真, CCU における 419
極型 Fallot 377
緊急カテーテル検査 69

く

クリニカルシナリオ 13
クリニカルパス, 急性心筋梗塞 334
クワシオコール 523
グラフト血栓症 126

け

経胸壁心エコー 423
経静脈的血栓溶解療法 53
経静脈ペーシング 258
経食道心エコー 431
経皮経管的僧帽弁交連切開術 175
経皮的僧帽弁交連切開術 179
経皮ペーシング 258
頸動脈洞過敏症 119
劇症型心筋炎 36
血管内超音波法 474
血管内冷却法 10
血管迷走神経反射性失神 119
血行再建療法 310
血栓吸引カテーテル 72
血栓症 64
血栓溶解療法
── の禁忌 92
── の禁忌項目 53
結節性多発動脈炎 139
血圧コントロール，入院患者の 319
血圧値の分類(JSH2014) 315
嫌気性代謝閾値 335
顕微鏡的腫瘍塞栓 96
原発性アミロイドーシス 226
原発性肺高血圧症 269

こ

コエンザイム Q10 529
コモシオ・コルディス 121
コレステロール結晶塞栓症 66
コレステロール塞栓症 66
コントロール不良高血圧 318

コンパートメント症候群 127
甲状腺クリーゼ 27
抗凝固薬の緊急止血用製剤 137
抗凝固療法 204, 252
抗血小板薬併用療法 68
抗血小板療法，周術期の 396
抗心不全薬の特徴(妊娠中および授乳中の使用) 538
抗頻拍ペーシング 488
拘束型心筋症 222
後天的血友病 133
恒久的ペースメーカー 482
降圧目標(診察室血圧：JSH2014) 316
降圧薬の特徴(妊娠中および授乳中の使用) 537

高血圧 314, 394
高山病による肺水腫 18
高度房室ブロック 257
高尿酸血症(痛風) 324
高拍出性心不全 30
膠原病性 PAH 280

さ

左冠動脈肺動脈起始異常 75
左脚ブロック 415
左室拡張能障害パターン 428
左室駆出率 425
左室造影 458
左室緻密化障害 436
左室内径短縮率 425
左室肥大 415, 416
左室面積駆出率 425
左室流出路圧較差 213
左心機能低下に関連した化学療法薬 404

左心室収縮機能評価 425
再灌流療法 53
催奇形性 536
三尖弁逆流 189
三尖弁狭窄 193

し

シトクロム P450 339
シネ MRI 453
脂質異常症 321
脂肪乳剤を使用する蘇生 24
自己心拍優先アルゴリズム 486
自動閾値測定 486
持続的陽圧呼吸モード 506
失神 119
主要心区分分析法 386
収縮性心膜炎 298
周産期心筋症 401
修正大血管転位 360
重症下肢虚血 125, 128
重症下肢虚血症状 306
徐脈 255
徐脈性心房細動 257
徐脈性不整脈 59
除脂肪量 523
衝心脚気 31
上腸間膜動脈解離 87
上腸間膜動脈閉塞 131
状況失神 119
食餌性低血圧 323
心 Fabry 病 215
心アミロイドーシス 226

心外膜下心室瘤 65
心筋 SPECT 444
心筋 viability 446
心筋炎後病変 218
心筋虚血 418
── に関連した化学療法薬 405

心筋血流シンチ 443
心筋血流予備量比 477
心筋梗塞後の運動療法 328
心筋シンチ 265
心筋生検 264
心筋内虚血メモリー 150
心筋保護 162
心原性(心血管性)失神 119
心原性ショック 20, 25, 60
心サルコイドーシス 111, 218, 226
心疾患合併妊婦 398
心室・大血管結合 387
心室期外収縮 394, 415, 500
心室再同期療法 220
心室細動 4, 109, 417
心室中隔欠損 355
心室中隔穿孔 61
心室頻拍 109, 500, 503
心臓 MRI 453
心臓核医学検査 442
心臓交感神経機能シンチ 443
心臓再同期療法 490
心臓腫瘍 301
心臓神経症 407
心臓震盪 121
心臓リハビリテーション 327, 333
心タンポナーデ 40, 45, 296
心停止の原因検索 5H5T 6
心毒性, 抗癌剤による 403
心嚢液貯留 45, 416
心嚢穿刺 47, 297
心破裂 60
心肺運動負荷試験 335
心肺蘇生法 2

心不全 342
―― に対する運動療法 329
心不全診断, BNP/NT-pro BNP と 441
心房細動 249, 503
心房粗動 249, 417, 496, 503
心房中隔欠損 346, 468
心房中隔裂開術 278
心房頻拍 246, 498
心膜炎 40
侵襲的処置時の抗凝固療法 205
神経原性肺水腫 18
神経循環無力症 407
真性瘤 283
深部静脈血栓 97
新規経口抗凝固薬 (NOAC) 260
滲出性心嚢液貯留 295
滲出性心膜炎 41
人工血管感染症 107
人工弁
―― に伴う合併症 201
―― のドプラ指標基準値 430
人工弁機能不全 201
人工弁心内膜炎 203
腎機能低下時に注意すべき循環器薬 343
腎被膜下血腫 134

す

スタチン 341
ステロイド治療が有効な心筋炎 267
ステント血栓症 72
推定右房圧 431

せ

セレン 529
センシング不全 485

生体インピーダンス法 523
成人 TOF 378
成人先天性心疾患 381
脊柱管狭窄症 309
先天性心血管疾患 402
先天性心疾患 464

そ

早期再分極症候群 114, 417
僧帽弁狭窄症 172
僧帽弁形成術 188
僧帽弁口面積 173
僧帽弁置換術 176
僧帽弁乳頭筋断裂 61
僧帽弁閉鎖不全症 181
僧帽弁輪石灰化 300
叢状病変 270
足関節上腕血圧比 307
足趾上腕血圧比 307
側副血行路 469
続発症 64

た

ダブルスイッチ手術 361
たこつぼ(型)心筋症 25
代謝性筋腎症候群 127
体温管理療法 10
体表面冷却法 10
待機的 PCI 71
胎児毒性 536
大動脈解離 408
―― の病型分類 83
大動脈拡張症 282
大動脈ステントグラフト 290
大動脈バルーンパンピング(IABP) 512
大動脈弁逆流 166
大動脈弁狭窄症 156
大動脈弁形成術 171
大動脈弁拡張症 282

大動脈瘤 282
高安動脈炎 284

ち

遅延造影 MRI 453
超高齢者の急性心筋梗塞 56
超低速血栓溶解療法 203
腸管虚血 527
腸腰筋血腫 134
直視下僧帽弁連交切開術 176
陳旧性大動脈解離 286
鎮静 542

て

デブリードマン 129
低侵襲冠動脈バイパス術 155
低体温療法 10
低尿酸血症 326
低拍出症候群 14, 20
抵抗性運動 331
点状出血 102
転移性腫瘍 304
電磁干渉 493

と

東京女子医大分類, VSD の 356
糖尿病 320
糖尿病性足潰瘍の神戸分類 128
洞性徐脈 255
洞性頻脈 244
洞不全症候群 256, 417
洞房ブロック 256
動静脈間シャント 31
特発性心室細動 112
特発性心室頻拍 112
突然死 270
—— の高リスク群, 肥大型心筋症の 210

な

内臓・心房位 386
内臓動脈動脈瘤の頻度とその鑑別 140

に

二次救命処置 4
二次性(内分泌性)高血圧 319
二次性高尿酸血症 324
二次性徐脈 258
二重濾過血漿交換療法 267
肉眼的腫瘍塞栓 96
尿酸分画排泄率(FE$_{UA}$) 325
妊娠 384, 397
—— と薬剤 536
妊娠管理, Marfan 症候群患者の 370
妊娠高血圧症候群 399
妊娠時抗凝固療法, 機械弁置換術後患者の 399

ね

粘液腫 303
粘液腫症候群 303
粘液腫性僧帽弁逸脱症候群 187

の

脳性 Na 利尿ポリペプチド 230
囊状大動脈瘤 283

は

肺移植 279
肺血栓塞栓症 78
肺高血圧, TR で生じる 191
肺高血圧症 269
肺腫瘍塞栓 96

肺静脈隔離 499
肺塞栓症 89
肺動脈狭窄症 195
肺動脈性肺高血圧症 408
肺動脈塞栓症 97
反射性(神経調節性)失神 119

ひ

ヒステレーシス 486
ビタミン B$_1$ 528
ビタミン K 532
肥大型心筋症 209, 417
非 ST 上昇型心筋梗塞 438
非心原性肺水腫 18
非心臓手術の術前心リスク評価 390
非侵襲的陽圧換気 506
非閉塞性腸間膜虚血症 131
微小血管狭心症 408
光干渉断層法 476
頻脈 243
頻脈性不整脈 58

ふ

フロッピー弁症候群 187
不安定狭心症 49
不応期 484
不整脈原性右室心筋症 111, 224
負荷心エコー 433
分枝血管灌流障害 80

へ

ペーシング不全 485
弁下スコア 175

ほ

補助人工心臓 517
放射線性心障害 298

房室回帰性頻拍 244, 496
房室結節回帰性頻拍 244, 496
房室結合 387
房室ブロック 256, 417
紡錘状大動脈瘤 283
傍神経節腫 26
発作性上室頻拍 244, 247, 417, 496

ま

マラスムス 523
マルチパーパス 460
末梢保護フィルター 72
慢性血栓塞栓性肺高血圧症 279
慢性心筋炎 218, 264
慢性心筋虚血 142
慢性心囊液貯留 295
慢性心不全 228

む

無症候性心筋虚血 142

や

薬剤惹起性 PAH 280
薬剤惹起性心臓弁膜症 178
薬物相互作用 338

ゆ

疣腫 98, 100

ら

卵円孔開存閉鎖 353

り

リズムコントロール 252
リハビリテーション, 急性大動脈解離の 86
離脱 517

旅行医学, 循環器疾患患者と 411
両冠動脈用カテーテル 459

れ

レートコントロール 251
レジスタンストレーニング(RT) 336
連合弁膜症 198

ろ

ロングフライト血栓症 97
老人性アミロイドーシス 227
漏出性心囊液貯留 295

わ

和温療法 331

薬剤索引

A

acetazolamide 235
adenosinn 539
adrenaline 538
agalsidase α 216
agalsidase β 216
alteplase 203
ambrisentan 273
amiodarone 7, 116, 212, 219, 539
amlodipine 272, 317
ampicillin(ABPC) 102
andexanet alfa 137
apixaban 137, 261
aspirin 540
atenolol 537〜539
azathioprine 266
azosemide 190

B

benidipine 147
benzylpenicillin(PCG) 175
benzylpenicillin benzathine(DBEPCG) 175
bepridil hydrochloride hydrate 539
beraprost 276, 540
bisoprolol 232, 409
bosentan 273

C

cabergoline 178
candesartan 317, 537, 538
captopril 537, 538
carperitide 538
carvedilol 537, 538
cefazolin(CEZ) 103
ceftriaxone(CTRX) 103
cibenzoline 212
clotiazepam 409
cyclophosphamide (CPA) 404

D

dabigatran 261
denopamine 148, 238
dexmedetomidine 545
digoxin 236, 538, 539
diltiadem 272
dipyridamole 540
disopyramide 211, 539
dobutamine 538
docarpamine 238
dopamine 538

E

edoxaban 137, 262
enalapril 231, 537, 538
eplerenone 234
epoprostenol 276
ergotamine 178
esmolol 537, 539
ethyl icosapentate 540

F

fenfluramine 178
flecainide 539
fondaparinux 92, 137
furosemide 190, 234, 235, 537, 538

H

heparin 540
human anti-thrombin Ⅲ 540
hydralazine 400
hydralazine hydrochloride 537, 538
hydrochlorothiazide 537, 538

I

isoprenaline 538
isosorbide 538
isosorbide mononitrate (ISMN) 146

L

labetalol 537
landiolol 251
lidocaine 7, 115, 539
lorazepam 409
losartan 537, 538

M

macitentan 273
maprotilline 409
methyldopa 537
metildigoxin 538
metoprolol 537〜539
mexiletine 539
midazolam 544
milrinone 538
minocycline(MINO) 42
monteplase 53, 92

N

nicardipine 537
nicorandil 147
nifedipine 272, 537
nifekalant 7, 116
nitroglycerin 538
noradrenaline 538

O

olprinone 538

P

penicillin G (PCG) 102
pergolide 178
perindopril 317
phenytoin 539
pimobendan 237, 538
prazosin 537
predonisone 266
procainamide 115, 539
propafenone 539
propofol 545
propranolol 211, 251, 537～539

Q

quinidine 539

R

rifampicin (RFP) 103
riociguat 278
rivaroxaban 137, 261

S

sildenafil 274
sotalol 539
spironolactone 190, 233, 235, 537, 538
sunitinib 405

T

t-PA 540
tadalafil 274
ticlopidine 540
tolvaptan 236
trastuzumab 404
trichlormethiazide 235, 537

U

urokinase 92, 540

V

vancomycin (VCM) 103
verapamil 211, 251, 539

W

warfarin 213, 220, 260, 263, 273, 532, 533, 540